当代中医专科专病诊疗大系

泌尿系统疾病诊疗全书

主审　林天东　庞国明

主编　王海亮　赵俊峰　刘光珍
　　　林峰　吕静　葛晓东

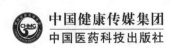

中国健康传媒集团
中国医药科技出版社

内 容 提 要

　　本书共分为基础篇、临床篇、附录三大部分，基础篇主要介绍了泌尿系统疾病的相关理论知识，临床篇详细介绍了常见泌尿系统疾病的中西医结合认识、诊治、预防调护等内容，附录包括临床常用检查参考值、开设泌尿系统专病专科应注意的问题。全书内容丰富，言简意赅，重点突出，具有极高的学术价值和实用价值，适合中医临床工作者学习阅读参考。

图书在版编目（CIP）数据

泌尿系统疾病诊疗全书 / 王海亮等主编 . — 北京：中国医药科技出版社，2024.1
（当代中医专科专病诊疗大系）
ISBN 978-7-5214-4020-1

Ⅰ . ①泌…　Ⅱ . ①王…　Ⅲ . ①泌尿系统疾病—诊疗　Ⅳ . ① R69

中国国家版本馆 CIP 数据核字（2023）第 115799 号

美术编辑　陈君杞
版式设计　也　在

出版　**中国健康传媒集团** | 中国医药科技出版社
地址　北京市海淀区文慧园北路甲 22 号
邮编　100082
电话　发行：010-62227427　邮购：010-62236938
网址　www.cmstp.com
规格　787×1092mm $^1/_{16}$
印张　20 $^3/_4$
字数　515 千字
版次　2024 年 1 月第 1 版
印次　2024 年 1 月第 1 次印刷
印刷　北京盛通印刷股份有限公司
经销　全国各地新华书店
书号　ISBN 978-7-5214-4020-1
定价　**176.00** 元

获取新书信息、投稿、为图书纠错，请扫码联系我们。

《当代中医专科专病诊疗大系》
编 委 会

1

朱恪材　朱章志　朱智德　乔树芳　任　文　刘　明

刘　洋　刘　辉　刘三权　刘仁毅　刘世恩　刘向哲

刘杏枝　刘佃温　刘建青　刘建航　刘树权　刘树林

刘洪宇　刘静生　刘静宇　闫金才　闫清海　闫惠霞

许凯霞　孙文正　孙文冰　孙永强　孙自学　孙英凯

纪春玲　严　振　苏广兴　李　军　李　扬　李　玲

李　洋　李　真　李　萍　李　超　李　婷　李　静

李　蔚　李　慧　李　鑫　李小荣　李少阶　李少源

李永平　李延萍　李华章　李全忠　李红哲　李红梅

李志强　李启荣　李昕蓉　李建平　李俊辰　李恒飞

李晓雷　李浩玮　李燕梅　杨　荣　杨　柳　杨　楠

杨克勤　连永红　肖　伟　吴　坚　吴人照　吴志德

吴启相　吴维炎　何庆勇　何春红　冷恩荣　沈　璐

宋剑涛　张　芳　张　侗　张　挺　张　健　张文富

张亚军　张国胜　张建伟　张春珍　张胜强　张闻东

张艳超　张振贤　张振鹏　张峻岭　张理涛　张琼瑶

张攀科　陆素琴　陈　白　陈　秋　陈太全　陈文一

陈世波　陈忠良　陈勇峰　邵丽黎　武　楠　范志刚

林　峰　林佳明　杭丹丹　卓　睿　卓进盛　易铁钢

罗　建　罗试计　和艳红　岳　林　周天寒　周冬梅

周海森　郑仁东　郑启仲　郑晓东　赵　琰　赵文霞

赵俊峰　赵海燕　胡天赤　胡汉楚　胡穗发　柳忠全

姜树民　姚　斐　秦蔚然　贾虎林　夏淑洁　党中勤

党毓起　徐　奎　徐　涛　徐林梧　徐雪芳　徐寅平

徐寒松　高　楠　高志卿　高言歌　高海兴　高铸烨

郭乃刚　郭子华　郭书文　郭世岳　郭光昕　郭欣璐

郭泉滢　唐红珍　谈太鹏　陶弘武　黄　菲　黄启勇

梅荣军　曹　奕　崔　云　崔　菲　梁　田　梁　超

寇绍杰　隆红艳　董昌武　韩文朝　韩建书　韩建涛

韩素萍　程　源　程艳彬　程常富　焦智民　储浩然

曾凡勇　曾庆云　温艳艳　谢卫平　谢宏赞　谢忠礼

靳胜利　雷　烨　雷　琳　鲍玉晓　蔡文绍　蔡圣朝

臧　鹏　翟玉民　翟纪功　滕明义　魏东华

编　　委（按姓氏笔画排序）

丁　蕾　丁立钧　于　秀　弓意涵　马　贞　马玉宏

马秀萍　马青侠　马茂芝　马绍恒　马晓冉　王　开

王　冰　王　宇　王　芳　王　丽　王　辰　王　明

王　凯　王　波　王　珏　王　科　王　哲　王　莹

王　桐　王　夏　王　娟　王　萍　王　康　王　琳

王　晶　王　强　王　稳　王　鑫　王上增　王卫国

王天磊　王玉芳　王立春　王兰柱　王圣治　王亚莉

王成荣　王伟莉　王红梅　王秀兰　王国定　王国桥

王国辉　王忠志　王育良　王泽峰　王建菊　王秋华

王彦伟　王洪海　王艳梅　王素利　王莉敏　王晓彤

王银姗　王清龙　王鸿燕　王琳樊　王瑞琪　王鹏飞

王慧玲　韦　溪　韦中阳　韦华春　毛书歌　孔丽丽

双振伟　甘陈菲　艾春满　石国令　石雪枫　卢　昭

卢利娟　卢桂玲　叶　钊　叶　林　田丽颖　田静峰

史文强　史跃杰　史新明　冉　靖　丘　平　付　瑜

付永祥　付保恩　付智刚　代立媛　代会容　代珍珍

代莉娜　白建乐　务孔彦　冯　俊　冯　跃　冯　超

冯丽娜　宁小琴　宁雪峰　司徒小新　皮莉芳　刑益涛

邢卫斌　邢承中　邢彦伟　毕宏生　吕　雁　吕水林

吕光霞　朱　保　朱文胜　朱盼龙　朱俊琛　任青松

华　刚　伊丽娜　刘　羽　刘　佳　刘　敏　刘　嵘

刘　颖　刘　熠　刘卫华　刘子尧　刘红灵　刘红亮

刘志平　刘志勇　刘志群　刘杏枝　刘作印　刘顶成

刘宗敏　刘春光　刘素云　刘晓彦　刘海立　刘海杰

刘继权　刘鹤岭　齐　珂　齐小玲　齐志南　闫　丽

闫慧青　关运祥　关慧玲　米宜静　江利敏　江铭倩

汤建光　汤艳丽　许　亦　许　蒙　许文迪　许静云

农小宝　农永栋　阮志华　孙　扶　孙　畅　孙成铭

3

孙会秀	孙治安	孙艳淑	孙继建	孙绪敏	孙善斌
杜 鹃	杜云波	杜欣冉	杜梦冉	杜跃亮	杜璐瑶
李 伟	李 柱	李 勇	李 铁	李 萌	李 梦
李 霄	李 馨	李丁蕾	李又耕	李义松	李云霞
李太政	李方旭	李玉晓	李正斌	李帅垒	李亚楠
李传印	李军武	李志恒	李志毅	李杨林	李丽花
李国霞	李钍华	李佳修	李佩芳	李金辉	李学军
李春禄	李茜羽	李晓辉	李晓静	李家云	李梦阁
李彩玲	李维云	李雯雯	李鹏超	李鹏辉	李满意
李增变	杨 丹	杨 兰	杨 洋	杨文学	杨旭光
杨旭凯	杨如鹏	杨红晓	杨沙丽	杨国防	杨明俊
杨荣源	杨科朋	杨俊红	杨济森	杨海燕	杨蕊冰
肖育志	肖耀军	吴 伟	吴平荣	吴进府	吴佐联
员富圆	邱 彤	何 苗	何光明	何慧敏	佘晓静
辛瑶瑶	汪 青	汪 梅	汪明强	沈 洁	宋震宇
张 丹	张 平	张 阳	张 苍	张 芳	张 征
张 挺	张 科	张 琼	张 锐	张大铮	张小朵
张小林	张义龙	张少明	张仁俊	张欠欠	张世林
张亚乐	张先茂	张向东	张军帅	张观刚	张克清
张林超	张国妮	张咏梅	张建立	张建福	张俊杰
张晓云	张雪梅	张富兵	张腾云	张新玲	张燕平
陆 萍	陈 娟	陈 密	陈子扬	陈丹丹	陈文莉
陈央娣	陈立民	陈永娜	陈成华	陈芹梅	陈宏灿
陈金红	陈海云	陈朝晖	陈强松	陈群英	邵玲玲
武 改	苗灵娟	范 宇	林 森	林子程	林佩芸
林学英	林学凯	尚东方	呼兴华	罗永华	罗贤亮
罗继红	罗瑞娟	周 双	周 全	周 丽	周 剑
周 涛	周 菲	周延良	周红霞	周克飞	周丽霞
周解放	岳彩生	庞 鑫	庞国胜	庞勇杰	郑 娟
郑 程	郑文静	郑雅方	单培鑫	孟 彦	赵 阳
赵 磊	赵子云	赵自娇	赵庆华	赵金岭	赵学军

赵晨露　胡　斌　胡永昭　胡欢欢　胡英华　胡家容
胡雪丽　胡筱娟　南凤尾　南秋爽　南晓红　侯浩强
侯静云　俞红五　闻海军　娄　静　娄英歌　宫慧萍
费爱华　姚卫锋　姚沛雨　姚爱春　秦　虹　秦立伟
秦孟甲　袁　玲　袁　峰　袁帅旗　聂振华　栗　申
贾林梦　贾爱华　夏明明　顾婉莹　钱　莹　徐艳芬
徐继国　徐鲁洲　徐道志　徐耀京　凌文津　高　云
高美军　高险峰　高嘉良　高韶晖　郭士岳　郭存霞
郭伟杰　郭红霞　郭佳裕　郭晓霞　唐桂军　桑艳红
接传红　黄　姗　黄　洋　黄亚丽　黄丽群　黄河银
黄学勇　黄俊铭　黄雪青　曹正喜　曹亚芳　曹秋平
龚长志　龚永明　崔伟峰　崔凯恒　崔建华　崔春晶
崔莉芳　康进忠　阎　亮　梁　伟　梁　勇　梁大全
梁亚林　梁增坤　彭　华　彭丽霞　彭贵军　葛立业
葛晓东　董　洁　董　赟　董世旭　董俊霞　董德保
蒋　靖　蒋小红　韩圣宾　韩红卫　韩丽华　韩柳春
覃　婕　景晓婧　嵇　朋　程　妍　程爱俊　程常福
曾永蕾　谢圣芳　靳东亮　路永坤　詹　杰　鲍陶陶
解红霞　窦连仁　蔡国锋　蔡慧卿　裴　晗　裴琛璐
廖永安　廖琼颖　樊立鹏　滕　涛　潘文斌　薛川松
魏　佳　魏　巍　魏昌林　瞿朝旭

编撰办公室主任　高　泉　王凯锋

编撰办公室副主任　王亚煌　庞　鑫　张　侗　黄　洋

编撰办公室成员　高言歌　李方旭　李丽花　许　亦　李　馨
　　　　　　　　　李亚楠

5

《泌尿系统疾病诊疗全书》
编 委 会

主　审　林天东　庞国明

主　编　王海亮　赵俊峰　刘光珍　林　峰　吕　静　葛晓东

副主编　张林超　龚永明　叶乃菁　王国桥　孙继建　肖耀军

　　　　杨旭凯　吴维炎　高　云　郭存霞　刘子尧　史跃杰

　　　　汪　梅　王　琳　刑益涛　沈洪亮

编　委　（按姓氏笔画排序）

　　　　于小明　王　珏　王　娅　王　蕾　王冬玲　王圣治

　　　　王交托　王凯锋　王定国　王紫菲　王蒙蒙　孔丽丽

　　　　双振伟　白洋洋　任瑞　华　刚　刘宗敏　刘艳艳

　　　　齐锦河　许　亦　孙　扶　孙　畅　苏晓斐　李　豪

　　　　李　霄　李亚楠　李军武　李丽花　李佳修　李振东

　　　　杨旭凯　吴益涛　何志强　张　侗　张小林　张馈馈

　　　　张嘉琪　陈丹丹　陈瑞廷　周树明　庞　鑫　庞勇杰

　　　　郑仁东　郑晓东　郑晓鹏　屈颖伟　赵巧英　胡培森

　　　　胡雪丽　咸培伟　贾林梦　夏　旭　高言歌　黄　洋

　　　　崔洪泉　琚保军　董世旭　董建设　蒋俊玲　潘世杰

坚持中医思维　彰显特色优势
提高临床疗效　服务人民健康

王　序

中医药学是中华民族的伟大创造，是中国古代科学的瑰宝，也是打开中华文明宝库的钥匙，为中华民族的繁衍生息作出了巨大贡献。党和政府历来高度重视中医药工作，特别是党的十八大以来，以习近平同志为核心的党中央把中医药工作摆在了更加突出的位置，中医药改革发展取得了显著成绩。2019 年 10 月 20 日发布的《中共中央　国务院关于促进中医药传承创新发展的意见》指出，传承创新发展中医药是新时代中国特色社会主义事业的重要内容，是中华民族伟大复兴的大事，对于坚持中西医并重，打造中医药和西医药相互补充协调发展的中国特色卫生健康发展模式，发挥中医药原创优势、推动我国生命科学实现创新突破，弘扬中华优秀传统文化、增强民族自信和文化自信，促进文明互鉴和民心相通、推动构建人类命运共同体具有重要意义。

传承创新发展中医药，必须发挥中医药在维护和促进人民健康中的重要作用，彰显中医药在疾病治疗中的独特优势。中医专科专病建设是坚持中医原创思维，突出中医药特色优势，提高临床疗效的重要途径和组成部分。长期以来，国家中医药管理局高度重视和大力推动中医专科专病的建设，从制定中长期发展规划到重大项目、资金安排，都将中医专科专病建设作为重要任务和重点工作进行安排部署，并不断完善和健全管理制度与诊疗规范。经过中医药界广大专家学者和中医医务工作者长期不懈的努力，全国中医专科专病建设取得了显著的成就。

实践表明：专科专病建设是突出中医药特色优势，遵循中医药自身发展规律和前进方向的重要途径；是打造中医医院核心竞争力，实现育名医、建名科、塑名院之"三名"战略的必由之路；是提升临床疗效和诊疗水平的重要手段；是培养优秀中医临床人才，打造学科专科优秀团队的重要平台；是推动学术传承创新、提升科研能力水平、促进科技成果转化的重要途径；是各级中医医院、中西医结合医院提升社会效益和经济效益的有效举措。

事实证明：中医专科专病建设的学术发展、传承创新、经验总结和推广应用，对建设综合服务功能强、中医特色突出、专科优势明显的现代中医医院和中医专科医院，建设国家中医临床研究基地，创建国家和区域中医（专科）诊疗中心及中西医结合旗舰医院，提升基层中医药特色诊疗水平和综合服务能力等方面都发挥着不可替代的基础保障和重要支撑作用。

《中共中央 国务院关于促进中医药传承创新发展的意见》对彰显中医药在疾病治疗中的优势，加强中医优势专科专病建设作出了规划和部署，强调要做优做强骨伤、肛肠、儿科、皮科、妇科、针灸、推拿以及心脑血管病、肾病、周围血管病、糖尿病等专科专病，要求及时总结形成诊疗方案，巩固扩大优势，带动特色发展，并明确提出用 3 年左右时间，筛选 50 个中医治疗优势病种和 100 项适宜技术等任务要求。2022 年 3 月国务院办公厅发布的《"十四五"中医药发展规划》也强调指出，要开展国家优势专科建设，以满足重大疑难疾病防治临床需求为导向，做优做强骨伤、肛肠、儿科、皮肤科、妇科、针灸、推拿及脾胃病、心脑血管病、肾病、肿瘤、周围血管病、糖尿病等中医优势专科专病。要制定完善并推广实施一批中医优势病种诊疗方案和临床路径，逐步提高重大疑难疾病诊疗能力和疗效水平。可以说《当代中医专科专病诊疗大系》（以下简称《大系》）的出版，是在促进中医药传承创新发展的新形势下应运而生，恰逢其时，也是贯彻落实党中央国务院决策部署的具体举措和生动实践。

《大系》是由享受国务院政府特殊津贴专家、全国第六批老中医药学术继承指导老师、全国名中医，第十三届和十四届全国人大代表庞国明教授发起，并组织全国中医药高等院校和相关的中医医疗、教学科研机构 1000 余名临床各科专家学者共同编著。全体编著者紧紧围绕国家中医药事业发展大局，根据国家和区域中医专科医疗中心建设、国家重点中医专科建设，以及省、市、县中医重点与特色专科建设的实际需要，坚持充分"彰显中医药在疾病治疗中的优势"，坚持"突出中医思维，彰显特色主线，立足临床实用，助提专科内涵，打造品牌专科集群"的编撰宗旨。《大系》共 30 个分册，由包括国医大师和院士在内的多位专家学者分别担任自己最擅长的专科专病诊疗全书的主审，为各分册指迷导津、把关定向。由包括全国名中医、岐黄学者在内的 100 多位各专科领域的学科专科带头人分别担任各分册主编。经过千余名专家学者异域同耕，历尽艰辛，寒暑不辍，五载春秋，终于成就了《大系》。《大系》的隆重出版不仅是中医特色专科专病建设的一大成果，也是中医药传承精华，守正创新进程中的一件大事，承前启后，继往开来，难能可贵，值得庆贺！

在2020年"全国两会"闭幕后，庞国明同志将《大系》的编写大纲、体例及《糖尿病诊疗全书》等书稿一并送我，并邀我写序。我不是这方面的专家，也未能尽览《大系》的全稿，但作为多年来推动中医专科专病建设的参与者和见证人，仅从大纲、体例、样稿及部分分册书稿内涵质量看，《大系》坚持了持续强化中医思维和中医专科专病特色优势的宗旨，突出了坚持提高临床疗效和诊疗水平及注重实践、实际、实用的原则。尽管我深知中医专科专病建设仍然不尽完善，做优做强专科专病依然任重道远。但我相信，《大系》的出版必将为推动我国的中医专科专病建设和进一步彰显中医药在疾病治疗中的独特优势，为充分发挥中医药在维护和促进人民健康中的重要作用，产生重大而深远的影响。

故乐以此为序。

国家中医药管理局原局长
第六届中华中医药学会会长　王国强

2023 年 3 月 18 日

陈 序

由我国优秀的中医学家、全国名中医庞国明教授等一批富有临床经验的中医药界专家们共同协力合作，以传承精华、守正创新为宗旨，以助力国家中医专科医学中心、专科医疗中心、专科区域诊疗中心、优势专科、重点专科、特色专科建设为目标，编撰并将出版的这套《当代中医专科专病诊疗大系》丛书（以下简称《大系》），是在 2000 年、2016 年由中国医药科技出版社出版《大系》第一版、第二版的基础上，以服务于当今中医专科专病建设、突出中医特色、强化中医思维、彰显中医专科优势为出发点和落脚点，对原书进行了修编补充、拾遗补阙、完善提升而成的，丛书名由第一版、第二版的《中国中西医专科专病临床大系》更名为《当代中医专科专病诊疗大系》。其内容涵盖了内科、外科、妇科、儿科、急诊、皮肤以及骨科、康复、针灸等 30 个学科门类，实属不易！

该丛书的特点，主要体现在学科门类较为齐全，紧密结合专科专病建设临床实际需求，融古贯今，承髓纳新，突出中医特色，既尊重传统，又与时俱进，吸收新进展、新理论和新经验，是一套理论联系实际、贴合临床需要，可供中医、中西医结合临床、教学、科研参考应用的一套很好的工具书，很是可贵，值得推荐。

今国明教授诚邀我在为《大系》第一版、第二版所写序言基础上，为新一版《大系》作序，我认为编著者诸君在中华中医药学会常务理事兼慢病分会主任委员、中国中医药研究促进会专科专病建设工作委员会会长庞国明教授的带领下，精诚团结、友好合作，艰苦努力多年，立足中医专科专病建设，服务于临床诊疗，很接地气，完成如此庞大巨著，实为不可多得，难能可贵，爱乐为之序。

中国科学院院士
国医大师 陈可冀

2023 年 9 月 1 日

王　序

    传承创新发展中医药，是新时代中国特色社会主义事业的重要内容，《中共中央 国务院关于促进中医药传承创新发展的意见》明确指出"彰显中医药在疾病治疗中的优势，加强中医优势专科建设"。因此，对中医专科专病临床研究进行系统整理、加以提高，以窥全貌，就显得十分重要。

    2000 年，以庞国明主任医师、林天东国医大师等共同担任总主编，组织全国1000 余位临床专家编撰的《中国中西医专科专病临床大系》发行海内外，影响深远。二十年过去，国明主任医师再次牵头启动《大系》修编工程，以"传承精华，守正创新"为宗旨，以助力建设国家、省、市、县重点专科与特色专科为目标，丰富更新了大量内容和取得的成就，反映了中医专科研究与发展的进程，具有较强的时代性、实用性，并将书名易为《当代中医专科专病诊疗大系》，凡三十个分册，每册篇章结构，栏目设计令人耳目一新。

    学无新，则无以远。这套书立意明确，就其为专科专病建设而言，无疑对全国中医、中西医结合之临床、教学、科研工作，具有重要的参考意义。编书难，编大型专著尤难，编著者们在繁忙的医疗、教学、科研工作之余，倾心打造的这部巨著必将功益杏林，更希望这部经过辛勤汗水浇灌的杏林之树（书）"融会新知绿荫蓬，今年总胜去年红"。中医之学路迢迢，莫负春光常追梦，当惜佳时再登高。

中国工程院院士

国医大师　王琦

北京中医药大学终身教授

2023 年 7 月 20 日于北京

打造中医品牌专科　带动医院跨越发展
——代前言

"工欲善其事，必先利其器。"同样，肩负着人民生命健康和健康中国建设重任的中医、中西医结合工作者，也必当首先要有善其事之利器，即过硬的诊疗技术和解除亿万民众病痛的真本领。《当代中医专科专病诊疗大系》丛书（以下简称《大系》），就是奉献给广大中医、中西医结合专科专病建设和临床诊疗工作者"利器"的载体。期望通过她的指迷导津、方向引领，把专科建设和临床诊疗效果推向一个更加崭新的阶段；期望通过向她的问道，把自己工作的专科专病科室，打造成享誉当地乃至国内外的品牌专科，实施品牌专科带动战略、促助医院跨越式发展，助力中医药事业振兴发展。

专科专病科室是相对于传统模式下的大内科、大外科等科室名称而言的。应当指出的是，专科专病科室亦不是当代人的发明，早在《周礼·天官冢宰》就有"凡邦之有疾病者……则使医分而治之"。"分而治之"就是让精于专科专病研究的医生去分别诊疗。因此，设有"食医""疾医""疡医"等专科医生，只不过是没把"专科专病"诊疗分得那么细和进行广泛宣传罢了。从历代医家著述和学术贡献看，亦可以说张仲景、华佗、叶天士等都是专科专病的诊疗大家。因仲景擅伤寒、叶天士擅温病、华佗擅"开颅术"等，后世与近代的医学家们更是以擅治某病而誉满华夏，如焦树德擅痹病、任继学擅脑病等。因此，诸多名医先贤大家们多是专科专病诊疗的行家里手。

那么，进入 21 世纪以来，为什么说加强中医专科专病建设的呼声一浪高过一浪呢？究其原由大致有四：

首先是振兴中医事业发展、突出中医特色优势的需要。20 世纪 80 年代以后的中医界提出振兴中医的口号，国家也制定了相应的政策，中医事业得到了快速发展。但需要做的事还有很多很多。通过专科专病建设，可以培育、造就一大批高水平的中医、中西医结合专业人才，突出中医特色，总结实用科学的临床经验，推动中医、中西医结合专科专病的深入研究，助力中医药事业振兴发展！

第二是促进中西医协同、开拓医疗新领域的需要。中医、西医、中西医结合是健康中国建设中的三支主要力量，尽管中西医结合在某些领域和某些课题的研究方面取得了一些重大成就和进展，但仍存在着较浅层次"人为"结合的现象，而深层次的基础医学、临床医学等有机结合方面还有大量工作要做。同时，由于现在一些医院因人、财、物等条件的限制，也很难全面开展中西医结合的研究和临床实践。而通过开展专科专病建设，从某些病的基础、临床、药物等系统研究着手，或许将成为开展中西医协同、中西医结合的突破口，逐步建立起基于实践、符合实际的中西医协同、中西医结合的诊疗新体系，以开拓中医、中西医结合临床、教学、科研工作的新领域，实现真正意义上的中西医协同、中西医结合。

第三是服务于健康中国建设和人民大众对中医优质医疗日益增长新要求的需要。随着经济社会的发展和现代科学技术的进步，传统的医疗模式已满足不了人民群众医疗保健的需要，广大民众更加渴望绿色的、自然的、科学的、高效的和经济便捷的传统中医药。因此，开展中医专科专病诊疗，可以引导病人的就医趋向，便于病人得到及时、精准、有效的诊治；专科专病科室的开设，易于积累临床经验、聚焦研究方向、多出研究成果，必将大大促进中医医疗、医药、器械研发的进程，加快满足人民群众对中医药日益增长的医疗保健需求的步伐。

第四是提高两个效益的需要。目前有不少中医、中西医结合医院，尤其是市、县（区）级中医院，在当代医疗市场的激烈竞争中显得"神疲乏力"、缺少建设与发展中的"精气神"，竞争不强的原因虽然是多方面的，但没有专科特色、没有品牌专科活力是其重要的原因之一。"办好一个专科，救活一家医院，带动跨越发展"，已被许许多多中医、中西医医院的实践所证实。可以说，没有品牌专科的医院，是不可能成为快速发展的医院，更不可能成为有特色医院的。加强专科专病建设的实践表明：通过办好专科专病科室，能够快速彰显医院的专业优势与特色优势；能够快速提高医院的知名度，形成品牌影响力；能够快速带动医院经济效益和社会效益的提升；能够快速带动和促进医院的跨越式发展。

有鉴于上述四点，《大系》丛书，应运而生、神采问世，冀以成为全国中医、中西医结合专科专病建设工作者的良师益友。

《大系》篇幅宏大，内容精博，内涵深邃，覆盖面广，共30个分册。每分册分基础篇、临床篇和附录三大部分。基础篇主要对该专科专病国内外研究现状、诊疗进展以及提高临床疗效的思路方法等进行了全面阐述；临床篇是每分册的核心，以病为纲，分列条目，每个病下设病因病机、临床诊断、鉴别诊断、临床治疗、预后转归、预防调护、专方选要、研究进展等栏目，辨证论治、理法方药一线贯穿，使中医专科专病的诊疗系统化、规范化、特色化；附录介绍临床常用检查参考值和专科建设的注意事项（数字资源），对读者临床诊疗具有重要参考价值。

《大系》新全详精，实用性强。参考国内外书籍、杂志等达十万余册，涉及方药数万种，名医论点有出处，方药选择有依据，多有临床验证和研究报告，详略有序，条理清晰，充分反映了当代中医、中西医结合专科专病的临床实践和研究成果概况，其中不乏知名专家的精辟论述、新创方药和作者的独到见解。为了保持其原貌，《大系》各分册中所收集的古方、验方等凡涉及国家规定的稀有禁用中药没有做删改，特请读者在实际使用时注意调换药物，改换替代药品，执行国家有关法规。

本《大系》业已告竣，她是国内 1000 余位专家、学者、编者辛苦劳动的成果和智慧的结晶。她的出版，必将对弘扬祖国中医药学，开展中医、中西医结合专科专病建设，深入开展中医、中西医结合之医疗、教学、科研起到积极的推动作用，并为中医药事业的传承精华、守正创新和人类的医疗卫生保健事业做出积极贡献。

鉴于该《大系》编著带有较强的系统性、艰巨性、广泛性以及编者的认知差别，书中难免存在一些问题，真诚希望读者朋友不吝赐教，以便修订再版。

庞国明

2023 年 7 月 20 日于北京

编写说明

　　进入 21 世纪，医院发展突飞猛进，专科的发展更是日新月异。随着科技的进步，更多医学问题被发现和重新审视，尤其是一些疾病的并发症。与此同时，人们对解决这些问题的期望也越来越高，但是西医学的发展仍有一定局限性，而中医药作为拥有几千年历史的传统医学，对我国人民的健康发挥着巨大作用。

　　中医学是世界医学的宝贵财富，它随着中华民族的繁衍和发展而不断地丰富，是中华民族智慧的结晶，为维护中华儿女的健康发挥了极大的作用。但是，中医学复杂的思维及个性化的诊疗体系，与当今标准化的临床疗效工作有些格格不入，所以《当代中医专科专病诊疗大系》编委会决定从适应现代临床的角度出发，编写此书。《泌尿系统疾病诊疗全书》正是在这种背景下编写完成的，从医人员参考本书能够更好地发挥中医在治疗专病专科方面的优势。

　　本书包括基础篇、临床篇、附录，涵盖了中医学及西医学中泌尿系统的常见病和多发病，而且用中医学的诊疗思维统一了疾病的辨病和辨证，涵盖了病因病机、临床诊断、鉴别诊断、临床诊疗、预防调护和专方选要等方面。在每一个篇章中都尽可能多地融入西医学的内容，可以使读者在阅读本书时对该疾病有更全面的认识。

　　本书为临床诊治各类泌尿系统疾病提供了有益的参考，以及许多有效的、简便的诊疗方法，希望对各位读者有所帮助。为保留方剂原貌，玳瑁、穿山甲等现已禁止使用的药品，未予改动，读者在临床应用时应使用相应的代用品。

　　本书的编者是从事临床工作的专家、教授、医学博士以及中医学、中药学相关的专业人员，在此感谢各位编者为本书的编写付出的辛勤汗水，贡献了多年积累的宝贵经验。

　　尽管编写团队在编写过程中，费心构思、精心推敲，付出了巨大努力，但难免有不足之处，诚挚希望各位同道及读者在使用过程中提出宝贵意见，以便再版时修订完善。

编委会

2023 年 6 月

目　录

基础篇

临床篇

数字资源

基础篇

第一章　国内外研究现状及前景

第一节　现状与成就

早在 2000 多年前我国就有关于泌尿系和生殖系统疾病的详细描述，中医学在泌尿系疾病的研究中发挥了巨大的作用，中西医结合方法是我国治疗泌尿系疾病的独特优势。20 世纪中叶，现代泌尿外科快速发展，尤其是在 1949 年以后，现代泌尿外科在艰苦的环境中创立、在改革开放中成长、在创新跨越中快速发展，经历从无到有、从小到大的过程，也取得了如今的成绩。中医药在泌尿外科疾病的治疗中发挥着重要的作用，从整体来看，泌尿外科疾病的病因不外乎外因与内因两大类：外因以风、寒、湿、热及疫毒为主，内因则包括内伤七情、饮食不节、妊娠劳伤、疲劳过度等。外因可以看作泌尿外科疾病初发与复发的主导因素，内因则会导致脏腑虚损、正气不足。外因通过内因起作用，这就是所谓的脏腑气血亏损，邪气乘虚内侵，邪正交扰，内外合邪而致病。亦有医家提出主因与诱因论，认为主因是风、寒、湿、热等外邪侵袭导致肺、脾、肾虚损，这是泌尿外科疾病发病的基本病理机制；诱因则有七情、酒色、饮食、劳累等，其是泌尿外科疾病发生发展的辅助性因素。

中医学认为，泌尿系疾病的病机是本虚标实。本虚是指肝肾脾虚，肾及膀胱功能失调，以脾肾两虚、肝肾阴虚为多见。标实有外感六淫、水湿、湿热、瘀血及热毒等，其中以湿热、瘀血为重点，湿热、瘀血广泛存在于泌尿系疾病的各个病变类型及病理阶段中，湿热与瘀血相互交结、互为

阻滞，是泌尿系疾病发生发展的主要病机，也是导致泌尿外科疾病缠绵难愈及恶化的原因之一。湿热内蕴、瘀阻肾络的病理机制贯穿于整个泌尿系疾病的发生发展中，治疗泌尿系疾病的关键也在于此。

将传统中医辨证论治思维和西医学的定性定量指标相结合，认识疾病发展过程中的病理机制，进而阐明各种原发性疾病本虚标实证候的物质基础，这是现代中医临床诊疗发展的结果。比如在研究慢性肾小球病肾虚证候时，现有理论支持以肾虚为切入点，揭示慢性肾小球病肾虚证与下丘脑－垂体功能紊乱及免疫功能的改变相关，这就是异病同证的依据，同时也揭示了同为肾虚证，但在不同的系统疾病中又有特异性的病理改变，比如在肾小球病肾虚证中会有肾功能改变、血尿渗透压改变等病理变化。这些对进一步认识慢性肾小球病的中医病机特点，更好地把握病证实质，对"扶正祛邪、标本兼治"治疗原则的提出，以及"补肾活血、清湿热"治疗方法的确定都具有重要的意义。

中医药治疗泌尿系疾病的疗效早已被广泛认可，许多中药，如黄芪、水蛭、大黄、川芎、雷公藤、当归、冬虫夏草等都可以对泌尿系疾病起到延缓进展、减轻损伤程度及保护肾脏等相关组织的作用。近年来，中医药理论和实验研究不断发展，证实了中药在抗凝、调节内分泌及免疫功能、抗增生及纤维化、清除循环免疫复合物、抗氧化及拮抗钙离子等方面均有明显疗效。临床的观察证实了激素治疗泌尿外科疾病时配合中药治疗，不但可以减轻激素治疗时引起的不良反应，还可以增强激素治疗的疗效。临床治疗泌尿外科疾病时，

可以根据激素治疗的不同阶段，合理调整使用中药。比如在使用大剂量激素治疗的阶段，往往会出现阴虚火旺证，这时可给予墨旱莲、地骨皮、女贞子、龟甲、知母等滋阴降火类中药治疗；在激素减量阶段，多出现阴阳两虚证，可给予补骨脂、黄芪、肉苁蓉、菟丝子、党参、淫羊藿等益气温肾类中药治疗；在持续使用激素治疗阶段，则需要在滋阴的基础上适当地加用党参、山茱萸、黄芪、金樱子等益气补肾固涩类中药治疗，同时重用活血化瘀通络之品；在后期激素减量维持阶段，则需要加用补肾、健脾益气的中药，来缓解不适和降低复发率。

随着中医药事业的发展，肾病的中药治疗及辅助治疗均已在临床上取得了良好的疗效，并广泛应用于临床，但同时也发现了一些中药会对肾脏造成不良影响，如马钱子、雷公藤、苍耳子、斑蝥、朱砂、泽泻、防己、木通、独活、马兜铃及牵牛子等，其对肾脏的不良影响包括直接引起肾小球、肾小管损伤，或者导致肾脏缺血、肾脏炎性改变、肾脏脂肪样变性、肾脏反应等，引起肾脏功能受损，甚至出现肾衰竭。因此，在应用中药治疗泌尿外科疾病时，应详细了解所用药物的功效及机制，正确地选择和使用中药，切忌盲目过量使用，尽可能地减少中药的毒副作用，对肾功能损伤的患者应谨慎用药，以免引起不良的后果。

第二节　问题与对策

一、泌尿外科疾病的诊断

随着科学技术的发展，泌尿外科疾病的诊断技术水平也在不断提高，但仍存在一些问题。首先是仪器不全和配套设备不够完善，由于经济发展水平的不均衡，在西部，一些地区缺乏泌尿外科专科医院及配套的检查设备，只能做一些最基本的检查，而不能做泌尿外科疾病的专科检查，导致诊断不准确；其次基层医院病理学检验水平参差不齐，开展前列腺穿刺活体组织检查（简称活检）及肾脏穿刺活检病理检验的医疗机构不规范，不能确诊泌尿外科疾病的病理类型，导致不能准确地评估药物的疗效及疾病的预后；最后还存在盲目性检查问题，滥用 CT、MRI 等检查，这些都加重了患者的经济负担。

二、泌尿外科疾病的治疗

由于泌尿外科疾病病理的特异性，治疗泌尿系疾病的手术方式多种多样，部分手术方式还没有统一的规范标准，有的医院随意开展治疗，有的医院则无法开展治疗。由于治疗泌尿系疾病的特效药物种类不多，加之有的疾病诊断不清，特别是在基层医院盲目使用抗生素、糖皮质激素等药物的现象依然存在。

中西医结合治疗泌尿系疾病，应当辨病与辨证相结合，宏观辨证与微观辨证相结合，以西医病及中医证为基础的中西医相结合，宏观和微观并治，局部和整体并治。这不仅是中西医结合治疗泌尿系疾病研究进展的突破口，也是今后研究的方向。中西药相互作用的规律是连接中医、西医这两种不同医学理论的重要桥梁，只有不断深入研究，才有可能建立中西医结合理论的新概念、新方法，从而真正实现中西医的有机结合，进一步推动泌尿外科疾病学的发展。因此，要加快建设专科医院、专科病科室的步伐，提高医务人员的专业水平及科研素质，确定实事求是的科研态度，从理论到实践，从实验到临床多方面共同发展、创新及提高。

第三节　前景与思考

随着泌尿外科技术水平提高，国内外学术交流的蓬勃开展，我国大城市大医院泌尿外科的发展，无论是在规模上还是在治疗水平上均已达到国际水平，但一些边远贫困地区的治疗水平依旧落后。

所以，泌尿外科今后的主要方向仍是中西医结合，基础与临床研究相结合，加强中医学的基础理论研究，进一步探讨泌尿系疾病的发病机制、病理改变特点。泌尿外科疾病研究的首要任务是总结以往的研究成果，将其条理化、系统化。在此基础上，中西医相结合，取长补短，相互促进，共同发展，提高泌尿外科疾病的诊断治疗水平。

第二章　诊断思路与方法

第一节　诊断思路

一、明病识证，病证结合

病证结合，就是辨病与辨证论治相结合的诊疗方法。何谓病？何谓证？病，概括而言就是一种疾病全过程的共同性反应。证，是疾病发展过程中的特殊性反应。辨病论治，就是根据致病因子和病理损伤的反应状态，对疾病的各种变化进行处理。辨证论治，是根据四诊所收集的患者病情，辨清疾病的病因、性质、部位，以及邪正之间的关系，判断为何种性质的证，从而确定相应的治疗方法。二者都从不同角度反映了疾病的发生、发展和诊治规律。二者各取所长，取长补短，相辅相成，是提高临床疗效的必要手段，也是中西医结合临床医学的发展方向。

二、审度病势，把握规律

中医学认为邪气损伤人体的表现就是"病"，中医称诊断疾病的方式为"辨病"。辨病的目的就是分清不同疾病有别于其他疾病的病因、病位、病证及分型特征，以及这些特征产生的机制。中医的诊疗过程就是探讨邪气侵入人体后的运动和变化过程，以及诊治疾病所引起变化的过程，辨病可以诊断单个疾病的本质，在治疗上也有一定的规律可循。因此掌握疾病动态发展过程中某一阶段的规律，了解疾病发生的原因、部位和性质，详审病因，细辨病机，这是临床辨证论治过程中的关键。

三、审证求因，把握病机

无论辨病还是辨证，都离不开中医治疗疾病的根本原则——治病必求于本。"本"即疾病发生的起因和关键，诊断疾病的过程中医称为"辨病"。同一种疾病如果采取同一种治法，即同病同治，不同的疾病采取不同的治法，即异病异治。西医学认为，致病因素决定疾病的性质、病理变化和转归，治疗时也应采取相应的消除病因的方法，这是中西医的相通之处。

病机反映疾病的特异性和邪气侵入人体后的运动和变化规律。辨病论治是辨识疾病生理、病理变化的规律，并施以相应的治疗方法。辨证论治可以针对疾病的不同类型，施以不同的治法，是一种灵活且针对性强的治疗方法。两者结合，可以保持中医药的特色，及早发现无临床证候的隐匿性疾病，并施以治疗，提高中医药在临床上的使用率和有效率。

第二节　诊断方法

一、辨病诊断

辨病诊断是指西医借助理化仪器等手段，来明确疾病的病因、发病机制以及一些特异性临床特征的一种现代诊疗手段，辨病诊断是治疗疾病的前提和基础。由于泌尿系疾病众多，病因、病机复杂，临床特点各异，医务工作者首先要明确诊断疾病。如尿血可见于泌尿系结石、泌尿系炎症、泌尿系肿瘤、先天性畸形等多种疾病，这些疾病的发病机制不同，临床表现也不同。若血尿伴有疼痛则需要考虑泌尿系结石，B超检查可以协助诊断，必要时增加 CT 检查；无痛性血尿最常见膀胱肿瘤，B超检查可见膀胱内占位性病变，膀胱镜检查进一步明确诊断；血尿伴有尿频、尿急、尿痛多为泌尿系感染，经抗感染治疗后症状可明显缓解。只有明确诊断才能了解疾病的病因病机，才能做到有的放矢，采取针对性的治疗措施，达到满意的疗效，判断疾病的预后与转归。

泌尿系的各个器官（肾脏、输尿管、膀胱、前列腺、尿道等）都可能发生疾病，并波及整个系统。其主要表现在泌尿系本身，如排尿改变等，亦可表现在其他方面，如高血压、水肿、贫血等。泌尿系疾病的病因和其他系统疾病类似，包括先天性畸形、感染、免疫机制、遗传、损伤、肿瘤等，但又有特殊病因的疾病，如间质性膀胱炎、尿石症、肾衰竭等。

（一）常见疾病

1. 泌尿系感染

一般来说，泌尿系感染多与不良卫生习惯有关，约半数女性至少患过一次泌尿系感染，更有部分女性多次感染，甚至许多女性一年中会感染 1~2 次，在美国，每年有三千多万女性因泌尿系感染去就医。泌尿系感染的主要致病菌为大肠埃希菌，它广泛存在于人和许多动物的肠道中，女性较易受到感染。男性泌尿系感染通常是由性病引起，非特异性尿道炎及淋病最常引起男性尿道和膀胱炎症。

2. 前列腺疾病

前列腺增生、前列腺炎、前列腺癌是男性前列腺的常见疾病。

（1）前列腺增生　是男性老年患者的常见疾病之一。随着年龄的增长，男性或多或少都有前列腺增生。前列腺增生的主要症状有排尿困难，轻者夜间小便次数增多，有尿不尽或尿完后还有少量尿液排出的现象，严重者会出现尿流变细，甚至尿潴留的现象，同时常伴有腰酸腰痛、四肢无力、遗精等症状。前列腺增生早期常采用药物保守治疗，若药物不能有效控制症状或发生严重并发症时，可以选择手术治疗。

（2）前列腺炎　前列腺炎分急性和慢性两种。急性前列腺炎以寒战、发热、尿频、尿急、尿痛、排尿困难、会阴部和耻骨上部疼痛为主要症状，但临床较少见。慢性前列腺炎以排尿异常及前列腺附近区域疼痛为主要症状，日久可出现性功能障碍、焦虑、抑郁、失眠及记忆力下降等症状。后者占男科门诊量的 30%~50%，其中 20~40 岁的男性患者占 50%~80%。

（3）前列腺癌　前列腺癌的发病有明显的地理和种族差异。亚洲前列腺癌的发病率远低于欧美国家，但是近年来呈现上升趋势。前列腺癌患者主要是老年男性，且与年龄呈相关性，遗传是目前公认的引起前列腺癌最重要的危险因素之一。前列腺癌早期可无任何不适，随病情进展可逐渐出现下尿路梗阻、尿频、尿急、尿痛，严重者可出现尿潴留、尿失禁、血尿等症状，晚期发生骨转移后可出现骨痛、病理性骨折、贫血、脊髓压迫等症状。

3. 泌尿系肿瘤

泌尿系肿瘤包括肾、肾盂、输尿管、膀胱、尿道的肿瘤。其中肾盂以下为有管道的脏器，腔内均覆盖尿路上皮，所接触的内环境都是尿液，致癌物质常通过尿液刺激尿路上皮发生肿瘤，所以肾盂、输尿管、膀胱、尿道的尿路上皮肿瘤均有共性，并可能多器官发病。泌尿系肿瘤常在 40 岁以后发病，男性比女性多 1 倍。肾母细胞瘤和膀胱横纹肌肉瘤多于婴幼儿时期发病，男女发病率无差别。

4. 泌尿系结石

泌尿系结石是指发生于泌尿系的结石，

又称尿石症，包括了肾、输尿管、膀胱和尿道的结石。尿石症的发病率有明显的地区差异，世界上有许多尿石症高发地区，中国南方地区的发病率远高于北方地区。尿石症的发生发展与营养状况有密切关系，贫穷落后国家食物中蛋白以植物蛋白为主，尿中缺乏磷酸盐，容易发生膀胱结石，在小儿尤为常见，而发达国家大多为高蛋白饮食，常见成人含钙肾结石。泌尿系的梗阻、异物和感染都可能促进尿石形成，反之，尿石又可以是梗阻、感染的原因。代谢性疾病如甲状旁腺功能亢进症、高尿酸血症、胱氨酸代谢异常等也是尿石形成的原因。

5. 泌尿系畸形

泌尿系畸形以肾脏和输尿管畸形最为常见，常见的症状是血尿、排尿异常、腹痛、腹部包块，以尿路感染最为常见。生殖器畸形是指男性生殖器畸形、女性生殖器畸形。

肾畸形包括多房性肾囊性变、马蹄肾、孤立肾等。先天性输尿管畸形较为常见，包括了输尿管完全缺如、双输尿管畸形、输尿管膨出、异位输尿管开口、下腔静脉后输尿管、输尿管肾盂连接处狭窄等疾病。

重复肾、重复输尿管及开口异位是临床上较多见的小儿先天畸形，但在临床上的表现变异较大，临床诊治时有一定难度。重复肾分为上下两肾，一般上肾较小，常形成于畸形中不正常的部分，临床表现为肾发育不良、肾及输尿管积水、肾功能低下，下肾一般较为正常，无发育不良、肾及输尿管积水等表现，肾功能正常。输尿管可分别进入膀胱，来自下肾的输尿管一般正常，其开口亦从正常部位进入膀胱，而来自上肾的输尿管常有积水，其进入膀胱的部位也不正常，常自正常输尿管口的内下方进入膀胱。两条输尿管也可能在不同部位汇合成一条输尿管进入膀胱，称Y形输尿管。

（二）临床辨病诊断

1. 现病史及家族史

了解患者的现病史及家族史有利于疾病的诊断，假如患者有明确的不洁性生活史，如出现尿频、尿急、尿道口有异常分泌物等，首先要考虑性病，进一步检查尿道分泌物明确病原菌，有针对性地进行治疗。多囊肾患者一定要追问家族病史，对家族中未发病患者进行筛查，提出预防、治疗的方案。患者既往若有药物过敏史，在用药时要非常慎重。因此临床上应详细询问患者的现病史及家族史，包括起病情况，治疗经过，以及父母、兄弟、姐妹、子女等身体情况，有无家族遗传病史及传染病史等。

2. 血尿

血尿是泌尿系疾病中常见的临床症状，常见血尿原因如下。

泌尿系本身病变，如肾盂肾炎、膀胱炎、肾结核等。免疫反应性疾患，如肾小球肾炎、肾病综合征等。泌尿系结石，如肾结石、输尿管结石、膀胱结石等。上述疾病都有劳动后绞痛和血尿的特点，血尿应与血红蛋白尿相区别，血红蛋白尿在镜下见不到红细胞或只有少量红细胞，大量红细胞破坏溶血，尿的颜色不呈红色而呈酱油色，但隐血试验为阳性。肾肿瘤、输尿管癌、膀胱肿瘤等泌尿系肿瘤多见于40岁以上的患者，为无痛性全程血尿，当血块通过输尿管时，可发生疼痛，伴感染，可有尿频、尿急、尿痛等临床表现。另外还有泌尿系外伤、肾梗死、肾下垂、药物中毒（如磺胺药、庆大霉素、卡那霉素、四氯化碳中毒）等也可能导致血尿发生，这些血尿主要由于肾脏血管破裂或毛细血管壁通透性增高引起。

泌尿系邻近器官的病变，如急慢性前

列腺炎、精囊炎、急性输卵管炎、直肠肿瘤等导致的血尿，大多是炎症反应涉及泌尿系，引起尿路系统毛细血管通透性增高的结果。

全身性疾病，如败血症、急性细菌性心内膜炎、钩端螺旋体病、流行性出血热等感染；血液病，如白血病、再生障碍性贫血、血友病、过敏性紫癜、血小板减少症；心血管疾病，如充血性心力衰竭、肾动脉硬化症；结缔组织疾病，全身性红斑性狼疮、结节性多动脉炎等。上述疾病都可能引起血尿。

运动性血尿，是在剧烈运动后骤然出现的一过性血尿，它与运动强度过大、运动量增加过快及身体功能下降关系密切。运动性血尿大多数表现为镜下血尿，少数呈肉眼血尿，不伴随其他异常症状和体征，仅感觉疲惫乏力。停止运动后，血尿迅速消失，一般不超过3天，预后良好，对身体健康无影响。如果出现运动性血尿，可作为不适应运动负荷或身体功能下降的信号。多见于高强度训练完毕的运动员及军人。

3.尿路刺激征

尿路刺激征包括尿频、尿急、尿痛及尿不尽的临床表现，为膀胱颈和膀胱三角区受到刺激所致。主要原因为尿路感染，急性期表现更加明显。非感染性因素也可引起，如理化因素（环磷酰胺、射线等）、肿瘤和异物也可对膀胱黏膜造成刺激。尿频、尿急与尿痛三者同时出现的现象也称膀胱刺激征。

（1）尿频 包括生理性尿频和病理性尿频。生理性尿频因为饮水过多、精神紧张、气候改变导致；病理性尿频表现为排尿次数增多而每次尿量正常，全日总尿量增多，常见于糖尿病、尿崩症、急性肾衰竭多尿期。还可以表现为排尿次数增多而每次尿量减少，或仅有尿意但并无尿液排出，见于尿道受到刺激、膀胱容量减少、

下尿路梗阻、神经源性膀胱等。

（2）尿急 见于急性膀胱炎、尿道炎、前列腺炎、输尿管下段结石、膀胱癌、神经源性膀胱等，少数与精神因素有关，尿急常伴有尿频、尿痛。

（3）尿痛 见于尿道炎、前列腺炎、膀胱结石、膀胱结核、膀胱异物、晚期膀胱癌等，尿痛为灼痛或刺痛。尿道炎在排尿时会出现疼痛；膀胱炎常在排尿终末时疼痛加重；前列腺炎除有尿痛外，耻骨上区、腰骶部或阴茎头也会感觉疼痛；膀胱结石或异物，多有尿流中断。

4.尿失禁

尿失禁是由于膀胱括约肌损伤或神经功能障碍而丧失排尿自控能力，尿液会不自主地流出的现象。尿失禁按照症状可分为充溢性尿失禁、真性尿失禁、急迫性尿失禁及压力性尿失禁四类。①充溢性尿失禁：尿液不断地从尿道中滴出，这类患者的膀胱呈膨胀状态。②真性尿失禁：患者在站立时尿液全部由尿道流出，患者不自主地间歇排尿，不能自我控制，排尿时没有感觉，此类患者的膀胱是空虚的。③急迫性尿失禁：患者有十分严重的尿频、尿急症状，因逼尿肌无抑制性收缩而发生尿失禁。④压力性尿失禁：是当腹压增加时（如咳嗽、打喷嚏、提重物、上楼梯或跑步时）即有尿液从尿道流出，引起这类尿失禁的病因很复杂，需要做详细检查。

5.尿潴留

尿潴留是指膀胱内充满尿液但不能正常排出的现象。按发病特点分急性尿潴留和慢性尿潴留两类。急性尿潴留起病急骤，膀胱内突然充满尿液但不能排出，患者十分痛苦，胀痛难忍，烦躁不安，有时从尿道溢出部分尿液，但不能减轻下腹部的疼痛。慢性尿潴留多表现为排尿不畅、尿频，常有尿不尽感，有时有尿失禁。少数患者虽无明显慢性尿潴留症状，但是往往有明

显的上尿路扩张、肾积水，甚至出现尿毒症症状，如身体虚弱、呼吸有尿臭味、食欲缺乏、恶心呕吐、贫血、血清肌酐和尿素氮升高等。

尿潴留应与无尿鉴别，有些人出现无尿的症状，并不是尿潴留，往往是由于肾衰竭、肾脏不能产生足够的尿液而导致。对诊断不明确的患者，可做 B 超检查明确诊断。

6. 腰痛

腰痛是以腰部一侧或两侧疼痛为主要表现的症状，常可放射到腿部，是一种常见的临床证候。引起腰痛的病因很多，比较常见的有结石、外伤、劳累、腰椎畸形、腰椎肿瘤等。腰痛伴尿频，尿急，排尿不尽，多见于尿路感染、前列腺炎或前列腺肥大。腰背部剧烈疼痛伴血尿，或向会阴部放射疼痛，见于肾或输尿管结石。

（三）泌尿系体格检查

医生详细询问患者病史，了解发病经过和症状。除全面系统的全身检查外，泌尿系的体检仍要采用望、触、叩、听四种基本的检查方法。

1. 肾区检查

（1）望诊　检查时患者面向前站立或坐直，观察肾区有无肿块、肿胀、炎症现象，脊柱有无弯曲。如果脊柱侧凸很明显，多与炎症引起的腰肌痉挛有关，肋脊角、腰部或上腹部隆起则提示有肿块存在。

（2）触诊　患者仰卧，下肢屈曲，使腹肌松弛，检查者站在患者右侧，左手于肋脊角向上托起肋腹部，右手在同侧肋缘下进行深部触诊。两手合拢，触诊过程中嘱咐患者慢慢深呼吸，吸气时肾脏下移，于肋缘下深处触诊肾脏。因肾脏位置较深，一般不能触及。

（3）叩诊　检查者左手掌平放于背部肾区（肋脊角），右手握拳轻叩，如果有叩击痛则表示该侧肾脏或肾脏周围有炎症。

（4）听诊　怀疑有肾动脉狭窄、动脉瘤形成或动静脉畸形的患者，在上腹部两侧和肋脊角处听诊有无血管杂音，有助于诊断。

2. 输尿管检查

输尿管位于腹后壁脊柱两侧，一般不易触及，腹壁薄弱者，当有输尿管肿瘤或结石时，偶可触到条索状的肿块。

3. 膀胱检查

（1）视诊　可发现充盈隆起的膀胱。

（2）触诊　当膀胱中有 150ml 以上的尿液时，膀胱即可在耻骨联合水平上被触及。膀胱空虚状态下不能触及，可与腹内或盆腔其他肿瘤相鉴别。

（3）叩诊　尿液充盈时膀胱呈浊音。

4. 外生殖器官检查

（1）视诊　观察阴毛分布情况，尿道外口是否狭窄和有无脓性分泌物。男性还需观察有无包茎或包皮过长，龟头有无溃疡、瘢痕、新生物，阴茎勃起时有无弯曲，两侧阴囊的大小、形状是否对称，肿大的阴囊于平卧后是否消失。

（2）触诊　主要触诊男性。阴茎包皮能否翻起，分开尿道外口看有无狭窄、瓣膜及溃疡，阴茎海绵体内有无硬结、压痛，阴囊有无疼痛、肿大等。阴囊内有肿块时，应注意肿物的大小、硬度，观察其与睾丸、附睾及精索的关系如何，表面是否光滑，有无弹性，可否还纳，透光试验如何（鉴别鞘膜积液与疝）；双侧睾丸的大小、位置、形状、硬度、重量及感觉有无异常（鉴别肿瘤与急性睾丸炎）；附睾有无肿大、结节、压痛（鉴别急性附睾炎、慢性附睾炎及附睾结核）；有无精索静脉曲张，若曲张，要看平卧时是否消失；输精管是否增粗或呈结节状。

（四）实验室检查

尿液检查，采集标本时需要用清洁器

收取新鲜尿液，以中段尿为宜，晨尿最佳，女性患者应尽可能避开月经期。尿培养时女性可以采用导尿的尿标本，男性应清洗外生殖器。耻骨上膀胱穿刺获得的尿标本是无污染的膀胱尿标本。

1. 尿化学检查

（1）尿糖　正常人尿常规检查尿糖定性试验为阴性。超过近曲小管重吸收的能力会出现糖尿，其生理性原因有摄入糖过多、剧烈运动、精神紧张等，病理性原因可见于肾性糖尿、糖尿病等。

（2）尿酮体　正常情况下，尿酮体定性试验为阴性，但在肾小管功能衰竭、糖尿病酮症酸中毒、剧烈呕吐、腹泻等情况下，尿酮可出现阳性。

（3）尿蛋白定性试验　正常为阴性，如为阳性则为异常。

2. 尿沉渣检查

取尿沉渣滴于干净玻片上，涂匀，覆盖玻片后镜检，观察细胞、管型和结晶等。

（1）红细胞　正常人的尿沉渣中可有红细胞0~2个/HP，若红细胞大于3个/HP，则为异常。通常从新鲜尿液中的红细胞形态可以鉴别肾小球性血尿和非肾小球性血尿，前者的红细胞形态常有变异呈畸形，而后者的红细胞形态比较完整，红细胞常来自肾盂、输尿管、膀胱。这种检查常采用显微镜进行判断。如每毫升尿中畸形红细胞大于8000个，对肾小球性血尿的诊断意义较大。

（2）白细胞和白细胞　尿中白细胞以中性粒细胞为主，这是无明显退变的完整细胞，常分散不成堆。白细胞是指炎症过程退变或死亡的中性粒细胞，外形多不整齐，量较多并成堆。若白细胞多于5个/HP则为镜下脓尿，提示泌尿系感染，如肾盂肾炎、膀胱炎等。

（3）上皮细胞　当肾小管有病变时，尿中出现大量小圆形上皮细胞。

（4）管型　尿中管型是由蛋白质、细胞和细胞碎片在肾小管内凝集而成的，称为肾小管管型。其形成与尿蛋白的性质、浓度，尿液酸碱度及尿量有密切关系，应采集晨尿为标本检测。管型尿可因肾小球或肾小管性疾病引起，也可因炎症而形成，故出现管型尿并不一定代表肾脏有病变。透明管型是尿液中最常见的管型，在肾实质病变如间质性肾炎、肾小球肾炎等疾病中可大量出现，并伴有其他管型。

3. 尿三杯试验

尿三杯试验对判定出血、感染部位有一定的帮助，常用于男性尿路感染，但特异性不高。嘱咐患者一次排尿于三杯中，不要间断，第一杯收集开始的5~10ml尿，第三杯只收集最后的5~10ml尿，中间的全部收集于第二杯中。若第一杯尿液异常，提示病变在尿道；第三杯尿液异常，提示病变在后尿道、膀胱颈部或三角区；若三杯均异常，提示病变在膀胱或膀胱以上的部位。

4. 尿细菌学检查

革兰染色尿沉渣涂片检查可以初步判定细菌的种类，尿沉渣抗酸染色检查或结核菌培养有助于肾结核的诊断，尿培养菌落计数超过10^5/ml提示尿路感染。

5. 尿纤维蛋白降解产物测定

肾小球肾炎是一种免疫性疾病，在发病过程中存在着肾小球毛细血管的局部凝血及纤溶亢进和尿纤维蛋白降解产物（FDP）增多。若排除了其他可能引起FDP升高的因素外，FDP > lmg/ml即为阳性。它不仅可判定肾病的轻重和预后，还可以预测糖皮质激素治疗后的反应。

6. 尿细胞学检查

取新鲜尿沉渣离心沉淀后涂片染色做尿细胞学检查，检查阳性提示可能为尿路上皮移行细胞肿瘤。此法用于膀胱肿瘤的初筛或术后随访，若冲洗后收集尿液检查可能会提高阳性率。

（五）影像学检查

1. 超声

无创伤性检查，广泛用于疾病的诊断、治疗和随访。超声已成为泌尿系疾病的主要诊断方法。多普勒超声可确定动、静脉内血流情况，诊断睾丸扭转。

2. 尿路平片

能显示肾轮廓、大小、位置，腰大肌阴影，肿瘤骨转移和不透光的结石阴影。

3. 排泄性尿路造影

显示肾盂、输尿管形态，有无扩张，有无外形不规则、推移、压迫和充盈缺损等。

4. 逆行肾盂造影

经输尿管插管注入造影剂，能清晰显影。适用于不能做排泄性尿路造影或显影不清晰的情况。

5. 膀胱造影

经导尿管注入造影剂，若膀胱肿瘤则显示充填缺损，若膀胱破裂则表现为造影剂外渗，膀胱憩室也能被发现。

6. CT检查

适用于肾实质性和囊性疾病的鉴别诊断，可以确定肾损伤的范围和程度，对肾、膀胱、前列腺癌的分期及肾上腺肿瘤的诊断，均可以提供可靠的依据。

7. 放射性核素检查

可以测定肾小管分泌功能和显示上尿路有无梗阻。动态成像显示肾吸收、浓集和排出的全过程。可测定肾小球滤过率和有效肾血流量。

8. 磁共振成像

通过三个切面观察图像，对男性泌尿生殖系统肿瘤的诊断和分期，以及肾囊肿内容性质都能提供可靠的依据。

9. 肾动脉造影

肾动脉造影可以显示双肾动脉、腹主动脉及其分支。分别插管两侧肾动脉造影，能清晰显示肾血管形态，适用于肾血管疾病、肾实质肿瘤。

二、辨证诊断

所谓辨证诊断是通过四诊所获的资料综合分析，辨为中医某病、某证的一种诊断方法，是中医立法处方的基础。只有辨证准确，才能恰当施治，临床上才能取得满意的疗效。辨证的方法很多，都是在长期临床实践中形成的，如病因辨证、经络辨证等。其中病因辨证着重从病因角度去辨别证候，可以看成是外感病辨证的基础。六经辨证是外感病中"伤寒"病的辨证，卫气营血辨证是外感病中"温病"的辨证，经络辨证、气血津液辨证及脏腑辨证适用于杂病各科的辨证，脏腑辨证是杂病辨证的重点辨证。经络辨证与气血津液辨证可以看作是脏腑辨证互为补充的辨证方法。辨证是联系中医基础理论和临床的"桥梁"，证候学是中医理论体系的核心组成部分，辨证论治是中医防治疾病最主要、最具特色优势的方法和手段。

诊察疾病的基本方法，古称"诊法"。四诊所涉及的范围相当广泛，内容十分丰富，人体所表现的一切现象，与生命活动有关的社会和自然环境等，统统在诊察之列。四诊具有直观性和朴素性的特点，在感官所及的范围内，医生直接获取信息综合分析，及时作出判断。四诊的基本原理建立在整体观念和恒动观念的基础上，是阴阳五行、藏象经络、病因病机等基础理论的具体运用。四诊是搜集临床资料的主要方法，而搜集临床资料则要求客观、准确、系统、全面、突出重点，这就必须"四诊并用""四诊并重""四诊合参"。只有将四诊有机地结合起来，才能全面、系统、真实地了解患者的病情，做出正确的判断。

八纲即阴、阳、表、里、寒、热、虚、实，它是辨证论治的理论基础之一。八纲是分析疾病共性的辨证方法，是各种辨证的总纲，在诊断疾病的过程中，有执简驭繁，提纲挈领的作用，适用于临床各科的辨证，各科辨证是在八纲辨证的基础上加以深化。在八纲辨证中，阴阳、寒热、表里、虚实八类证候之间的关系，并非彼此平行，一般而言，表证、热证、实证隶属于阳证的范畴，里证、寒证、虚证隶属于阴证的范畴。所以，在八纲辨证中，阴阳两证是概括其他六证的总纲。当疾病发展到一定阶段时，还可以出现一些与病变性质相反的假象，如真寒假热、真热假寒、真虚假实、真实假虚等证。因此，进行八纲辨证时不仅要熟悉八纲证候的各自特点，同时还应注意它们之间的相互关系。

（一）阴阳

阴阳既能概括整个病情，又能用于一个症状的分析。明代医家张景岳也强调："凡诊脉施治，必先审阴阳，乃为医道之纲领。"阴阳是八纲辨证的总纲，它能统领表里、寒热、虚实三对纲领，故有人称八纲为"二纲六要"，由此可见，阴阳辨证在疾病辨证中的重要地位。

1. 阴证和阳证

凡病在里，在血，属寒，正气不足，机体反应呈衰退的表现均属阴证的范畴。其症状为精神萎靡、面色苍白、畏寒肢冷、气短声低、口不渴、便溏、尿清、舌淡苔白、脉沉迟微弱等。其病因病机为年老体弱或内伤久病，或外邪内传脏腑等导致正气衰弱、阳虚阴盛。

凡病在表，在气，属实，属热，正气未伤，机体反应呈亢盛的表现均属阳证的范畴。其症状为心情烦躁、面赤身热、气壮声高、口渴善冷饮、呼吸气粗、腹痛拒按、大便秘结、尿短赤、舌红绛苔黄、脉浮洪或滑数有力等。其病因病机为邪气入侵，邪盛而正气亦强，正邪俱盛。

2. 阴虚与阳虚

阴虚与阳虚是人体脏腑阴阳亏损病变而产生的证候。在正常生理状态下，人体阴阳要维持相对的平衡，一旦阴阳失去这种相对的平衡，就会发生阴阳盛衰的变化，从而产生疾病。

阴虚证的症状为潮热、盗汗、手足心热、消瘦、口干咽燥、小便短赤、舌红少苔、脉细数无力。其病机为久病或房事劳倦等导致精血、津液亏虚，阴不制阳。

阳虚证的症状为神疲乏力、面色苍白、少气懒言、畏寒肢冷、自汗、口淡不渴、大便溏薄、小便清长、舌淡苔白而润、脉虚弱等。其病机为久病、劳伤、大汗、大吐、大泻等导致阳气大衰、阳不制阴。

3. 亡阴和亡阳

亡阴和亡阳都是疾病发展过程中的危重证候。亡阴多在高热大汗、剧烈吐泻、失血过多等阴液迅速丧失的情况下出现，常见汗出而黏、呼吸短促、手足温、躁动不安、渴喜冷饮、面色潮红、舌红而干、脉数无力；亡阳常因邪毒炽盛或内脏病变严重耗损体内阳气所致，亦可因大汗、大吐、大泻、大出血等所致，常见冷汗如珠、面色灰白、呼吸气微、畏寒肢冷、精神萎靡、舌淡苔润、脉细微欲绝。

（二）表里

表里是辨别病变部位深浅和病情轻重的两纲。表、里原是身体组织结构方面的概念，在《黄帝内经》中，称外部为表，包括了皮毛肌腠，称内部为里，指体内脏器。一般来说，病在皮毛、肌腠、经络的属表证，病情较轻，病在五脏六腑、血脉、骨髓的属里证，病情较重。

1. 表证

表证指六淫之邪从皮毛、口鼻侵入人体所致的，病在肌肤、经络部位的一种证候，具有起病急、病程短、病位浅的特点。

临床症状以发热、恶风寒、身痛、头痛、苔薄白、肺浮为主，兼可出现咳嗽、鼻塞等症状。为六淫之邪客于皮毛肌表，阻遏卫气之宣发，郁而发热，且阳不能温煦肌肤，故恶寒；肺主皮毛，开窍于鼻，皮毛、口鼻受邪，肺气宣降不利则鼻塞、咳嗽；邪气郁于经络，气血流行不畅，故头痛、身痛；正邪交争于表则脉浮、舌苔薄白。表证分型如下。

（1）表寒　风寒外袭，正邪相争于肌表，症见恶寒重、头痛身痛明显、舌苔薄白而润、脉浮紧。

（2）表热　风热之邪侵犯肺卫，症见恶寒轻、发热、咽红且痛、舌质偏红、舌苔薄白黄、口渴、脉浮数。

（3）表虚　风邪侵犯肌表，卫外功能不固，症见恶风甚、汗出、脉浮缓。

（4）表实　风寒外袭，正邪交争，卫阳紧固腠理。症见恶寒重、无汗、头身痛、脉浮紧。

2. 里证

里证指外邪由表入里或直中于里，所致的病在脏腑、气血、骨髓等的一类证候。临床表现多样，有病程较长和病位较深的特点。临床症状可见不恶风寒、脉不浮，多有舌质、舌苔的变化。一般受三方面因素影响，一是表证发展而来，即表邪入里而成里证，二是表邪直中脏腑而成里证，三是情志内伤、饮食、劳倦等所致脏腑功能失调而成里证。里证分型如下。

（1）里寒　外寒传里，或阳气不足，症见畏寒喜暖、四肢不温、口不渴、恶心呕吐、腹痛泄泻、小便清长、苔白滑、脉沉迟。

（2）里热　外邪入里化热，或热邪直中脏腑，或五志化火，症见不恶寒、反恶热、高热、口渴、烦躁、汗出、大便秘结、小便短赤、苔黄燥、脉洪数或沉数。

（3）里虚　脏腑阴阳气血不足，功能减退，症见神疲懒言、声低气怯、食少纳呆、腹痛喜按、头晕、心悸、大便溏、舌质淡、苔白、脉沉弱。

（4）里实　外邪入里，结于胃肠，或由于脏腑功能失调引起，症见腹胀痛、拒按、大便秘结、小便黄赤、手足心汗出、舌苔厚燥焦黑、脉沉实。

（三）寒热

寒热是辨别疾病性质的两纲。一般来说，寒证表示机体阳气不足或感受寒邪，热证表示机体阳气偏盛或感受热邪。寒热在《黄帝内经》中论述颇多，比较明确，如《素问·阴阳应象大论》中明确指出："阳胜则热，阴胜则寒"在《素问·至真要大论》中又提出"寒者热之，热者寒之"的治则。

1. 寒证

寒证指感受寒邪，或阳虚阴盛，机体的功能活动衰减所致的证候。其临床表现为恶寒喜暖、口淡不渴、面色苍白、小便清长、大便稀溏、舌质淡、苍白而滑润、脉迟等。此为感受寒邪，或因阳气不足，致人体温煦不足，出现恶寒、面白、喜暖。阴盛于内，津液不伤则口淡不渴。阳虚不能温化小液，故小便清长，大便溏薄。阳气不足，寒湿内生，必见舌淡苔白而润。阳虚气弱，血脉鼓动无力，可见脉迟。

2. 热证

热证指感受热邪，或阳盛阴衰，表现为功能活动亢进的证候。其临床表现为发热喜凉、口渴饮冷、面红目赤、大便燥结、舌红苔黄而干、脉数。可由外感火热之邪而致，亦可由七情郁火，或饮食积热，或房事劳倦，阴精受损，导致阴虚阳亢等引起。若阳热偏盛，则身热喜冷；火热伤阴，津液被耗，故口渴饮冷，且小便短赤；大肠津液不足，则大便燥结；阳热亢盛，迫使血流加速，故脉数。

（四）虚实

虚实辨证是分辨邪正盛衰的两纲。凡机体功能衰退、低下和不足，或维持生理活动的物质缺损所引起的一类证候，均称为虚证；凡邪气较盛而正虚不明显的病证，均可称为实证。

1. 虚证

虚证多见于久病、重病之后，或素体虚弱，后天失调，导致正气不足，出现脏腑、气血、阴阳等亏损的证候。其症状为精神萎靡、面色苍白、身倦乏力、形寒肢冷、气短，或五心烦热、自汗、盗汗大便溏泄、小便频数、舌淡少苔、脉细弱等。此为先天禀赋不足，或由后天失养所致。如饮食失调，脾胃受损；或七情劳倦，内伤脏腑；或房事过度，耗乏真元，以及久病损伤正气等，临床中以后天致虚为多见。阳气虚，则不温不固，故可见面色苍白、形寒肢冷、神疲乏力、气短自汗、二便失调；阴血不足无以制阳，则阴虚而内热生，可见五心烦热、盗汗；气血两虚，气不足以鼓脉行，血不足以充脉道，故脉细弱；气血津液亏虚，不能濡养于舌，故舌淡苔少。

2. 实证

实证多是邪气亢盛所表现的证候，实证虽然邪气盛，但正气依然能抗邪，未至亏损的程度，故往往出现在邪正相争激烈阶段，多为外邪侵入人体，或内脏功能失调，代谢障碍，以致痰饮、水湿、瘀血等病理产物停留于体内所致。其症状为发热、腹胀痛拒按、胸闷、烦躁、神昏谵语、呼吸喘促、痰涎壅盛、大便秘结、小便不利、脉实有力、舌苔厚腻等。无论是外邪侵入，还是由于痰饮、水湿、瘀血等所致，皆属邪气过盛。正与邪争，可见发热；热扰神明，或浊邪蒙蔽心窍，可见神昏、烦躁、谵语。邪阻于肺，则肺宣降失常而胸闷、喘促。痰湿重者，必痰涎多而痰声辘辘，实邪积于胃肠，传导失调，可见腹胀满、痛而拒按、大便秘结。水湿内停，气化不行，则小便不利。正邪交争，搏击于脉，则脉实有力。湿浊蕴结，内蒸于舌，故舌苔见厚腻。

（七）泌尿系常见疾病的辨证诊断

1. 肾与膀胱病

肾藏精，主生殖，主水，主纳气，主骨生髓，为先天之本。肾司二阴，开窍于耳，其华在发。唾液为肾之液，在声为呻。

（1）肾阴虚　头晕目眩，耳鸣，腰膝酸软无力，低热，颧红，口干，盗汗，手足心热，舌红，脉细数。本证多由房事不节，耗伤肾精，或因其他脏腑之阴虚导致肾阴亏虚。

（2）肾阳虚　畏寒肢冷，腰膝冷痛，男子阳痿、早泄，女子宫寒不孕，小便清长，夜尿多，或尿少浮肿，舌淡苔白，脉沉迟，尺部弱。此证多由禀赋不足，素体阳虚，或年老体弱，阳气虚衰，或房事过度，阴损及阳所致。

（3）肾气不固　精神疲乏，腰膝酸软，小便频数而清，尿后余沥不尽，夜尿频多，甚或遗尿，小便失禁，或滑精，早泄，妇人白带清稀，胎动易滑，舌淡苔白，脉沉弱。此多由年老肾气衰弱，或幼年肾气未充，或久病劳损伤肾等致肾气亏耗，无力封藏、固摄所致。

（4）肾不纳气　气短喘促，呼多吸少，动则喘甚，声低气怯，咳逆汗出，腰膝酸软，四肢不温，面部虚浮，舌淡，脉虚。此证多由久咳伤肺，由肺及肾，或因房劳伤肾，气不归原，肾失摄纳所致。

（5）膀胱湿热　小便灼痛，尿频，尿急，或见血尿，或尿液浑浊，或有砂石，苔黄腻，脉滑数或濡数。此证大多因外感湿热，蕴结膀胱，或饮食不节，湿热内生，下注膀胱所致。

（6）膀胱虚寒　小便频数而色清，或小便淋漓失禁，或周身浮肿而小便短少，舌淡苔白，脉虚弱。此证多由肾气虚而不固或肾阳虚而不化水所致。

2. 泌尿系结石

本病属中医"砂淋""石淋"及"血淋"范畴，主要包括4种证型。

（1）气滞血瘀　腰部隐痛、钝痛，尿时或小便突然中断，疼痛剧烈，上连腰腹，砂石排出后疼痛即缓，或腰、侧腹部疼痛如掣如绞，痛引少腹，频频发作，痛时面色苍白、出冷汗、呕恶，伴尿血或尿色黄赤，舌质暗红或有瘀点、瘀斑，脉弦紧或缓涩。

（2）湿热下注　恶寒发热，腰痛，少腹急满，小便频数短赤，溺时涩痛难忍，淋漓不爽，舌苔黄腻，脉弦滑或滑数。

（3）肾阴虚　头晕耳鸣，腰酸腿痛，小便淋漓或不爽，失眠多梦，时有低热，心悸气短，五心烦热，盗汗，眼干或涩，腹胀便秘，食欲缺乏，脉细数，舌质红或少苔。

（4）肾阳虚　腰腿酸重，精神不振，全身怯冷，四肢欠温或下半身常有冷感，尿频或小便不利，夜尿多，面色白，脉沉细弱，舌苔白，舌质淡。

3. 良性前列腺增生

本病属中医"精癃""癃闭"的范畴，主要包括5种证型。

（1）湿热蕴结　平素夜尿症状明显，小便频数黄赤，昼夜均甚，尿急，尿线细，溺时隐痛或刺痛，尿道有灼热感，余沥不尽，伴低热，口渴欲饮，血尿，大便秘结，甚至小便不通，小腹胀满，欲解但排便不利，呈点滴状，舌质红，苔黄腻，脉弦数或滑数。

（2）脾肾气虚　尿频，排尿时间延长，时欲小便而量不多，排尿无力，尿程短，

尿后余沥不尽，伴面色萎黄，神疲无力，全身倦怠，动则气短，食欲缺乏，甚则小便不通，或点滴而出不成线，小腹胀，舌质淡，苔薄白，脉弦细。

（3）气滞血瘀　小便排出不畅，尿如细线或有分叉，每次尿时需分几段才能排出，非常吃力，尿道涩痛，有排不尽感，甚或小便阻塞不通，会阴憋胀，小腹胀满隐痛，舌质暗或有瘀斑，脉弦涩。

（4）气阴两虚　尿线细缓无力，尿程短，点滴不畅，时欲小便而量不多，时发时止，遇劳即发，腰膝酸软，口干咽燥，伴精神倦怠，潮热盗汗，时有头晕耳鸣，全身乏力，舌质淡，苔薄白或薄黄，脉细数。

（5）肾阳不足　尿意频频而量少，小便排出无力，尿线细，射程短，甚至滴沥不爽，严重者尿闭不通，伴有面色㿠白，畏寒肢冷，神疲乏力，腰膝酸软，小腹发凉，舌淡体胖，苔白，脉沉细弱。

4. 尿道肉阜

尿道肉阜又称尿道肉芽肿或血管性息肉，本病中医可分别归入"子痈""癥瘕"的范畴，主要包括3种证型。

（1）气滞血瘀　神疲乏力，面色晦暗，形体消瘦，肌肤有包块，质地坚硬，推之不移，疼痛拒按，尿道口流血，带下味秽臭，二便不畅，尿少色黄，脉细涩或弦细，舌紫暗有瘀斑。

（2）湿热郁毒　尿道口流血，倦怠乏力，赤白带下，腐臭难闻，尿黄灼热，便秘，阴痛，腹痛，口干苦不欲饮，舌暗，脉弦滑或滑数。

（3）肝肾阴虚　尿道口流血，色红量少，便干尿赤，带下赤白，头晕目眩，口苦咽干，手足心热，腰腿酸痛，舌红苔少，脉弦细。

5. 膀胱炎

本病多属中医"淋证"范畴，主要包

括 3 种证型。

（1）湿热蕴结　小便不畅，尿线变细，小便滴沥不通、点滴难下，或见尿道灼痛，偶有血尿，口苦口干，会阴部胀痛不适，大便干结，舌质红，苔黄腻，脉滑数。

（2）瘀血凝滞　小便频数，点滴而下，时而通畅，时而阻塞不通，少腹胀满疼痛，胁肋疼痛，腰骶会阴胀痛，消瘦乏力，舌质紫暗，或有瘀点，脉涩或细数。

（3）脾肾阳虚　小便不通或点滴难下，时有血尿，小腹胀满疼痛，双下肢水肿甚，腰膝冷痛，形寒肢冷，食欲缺乏，消瘦乏力，周身疼痛，夜间加重，大便稀溏或干结难解，舌淡暗，苔白，脉沉细。

6.膀胱肿瘤

本病多属中医"尿血""溺血""溲血""癃闭"范畴，主要包括 3 种证型。

（1）湿热下注　血尿伴小便频、急、涩、痛，少腹坠胀不适，身热不扬，食欲缺乏，口苦，下肢浮肿，夜寐不安，口渴不欲，舌红，苔黄腻，脉滑数或弦数。

（2）瘀毒蕴结　尿血成块或尿中有"腐肉"，少腹坠胀疼痛，排尿困难或闭塞不通，腹部包块，坚硬拒按，舌质暗，或有瘀斑，脉沉或弦涩。

（3）脾肾两虚　血尿日久，时作时止，下腹包块，坚硬如石，腰膝酸软，神疲乏力，头晕眼花，自汗出，纳呆食少，消瘦，舌淡，苔薄白或少苔，脉沉细无力。

7.压力性尿失禁

本病多属中医"膀胱咳"范畴，主要包括 6 种证型。

（1）肾阳虚　小便不禁，小便清长，畏寒肢冷，腰膝酸软或冷痛，女子白带清稀量多，舌淡苔白滑，脉沉细无力或迟缓。

（2）肾阴虚　小便不禁，间有小便短赤、灼热，头晕耳鸣，腰膝酸软，五心烦热，口干咽燥，舌红少苔，脉弦细数。

（3）脾气虚　小便不禁，倦怠无力，

肢体困重，纳少便溏，少腹时有坠胀，舌淡或淡胖，边有齿痕，苔白，脉迟缓或脉细无力。

（4）肺气虚弱　小便失禁，面色㿠白，少气无力，动则汗出，劳累或剧烈咳嗽后诸症加重，舌淡苔白，脉虚弱无力。

（5）下焦蓄血　小便滴沥不畅，时有失禁，小腹胀满疼痛或刺痛，痛处不移，可触及包块，尿中或有带血，舌质紫暗，边有瘀斑、斑点，脉细涩。

（6）湿热下注　小便不禁，伴有尿频、尿痛，口干口苦，烦热口渴，大便秘结，舌质红，苔黄腻，脉滑数。

8.膀胱过度活动症

膀胱过度活动症属中医学"淋证""气淋""劳淋"范畴，主要包括 4 种证型。

（1）湿热蕴结　小便短数、频急，淋漓不爽，灼热刺痛，溺色黄赤，少腹拘急胀痛，口苦，呕恶，或有腰痛拒按，腰酸小腹坠胀，或有大便秘结，舌红苔黄腻，脉滑数或濡数。

（2）肝郁气滞　脐腹胀满，尿后余沥不尽，小便涩痛，或痛及少腹、脐中，情志不舒，胸胁苦满，烦躁不宁，苔薄白或薄黄，脉沉弦。

（3）脾虚气陷　小便涩痛，淋漓不尽，时作时止，遇劳即发，腰酸膝软，神疲乏力，少气懒言，舌质淡，脉虚弱。

（4）肾元亏虚　小便余沥不爽，疼痛不甚，过劳即发，腰酸痛，乏力。肾阴不足表现为小便涩痛不尽，腰膝酸软，五心烦热，舌红少津，脉沉细数；肾阳不足表现为小便淋漓不尽，腰膝酸软，形寒肢冷，小便清长，舌淡苔白，脉沉细。

9.肾脏囊性疾病

本病可分别归入"积聚""腰痛""尿血"等范畴，主要包括 5 种证型。

（1）肝肾阴虚　头晕耳鸣，腰膝酸痛，腹部不适，五心烦热，夜寐不安，面色潮红，口苦咽干，便秘，舌红苔黄而干，脉细数而弦。

（2）阴虚内热　腹有肿块，腰膝酸痛，五心烦热，口干喜饮，尿热色赤，大便偏干，舌红少苔，脉细数。

（3）脾肾阳虚　面色㿠白虚浮，畏寒肢冷，腰腹冷痛，腹部有肿块拒按，尿少水肿，便溏，食欲缺乏，舌淡暗有瘀点，苔白滑或白腻，脉沉迟无力。

（4）湿热中阻　呕恶频繁，纳呆食减，面色萎黄无华，乏力，腰酸心悸，大便偏干，尿少水肿，腹有肿块，口苦口黏，头晕目眩，皮肤瘙痒，舌淡或淡红，苔黄腻，脉滑数无力。

（5）下焦湿热　尿热，尿频，尿急，尿痛，腰腹胀痛，发热，口干不欲饮或饮水不多，大便偏干或溏滞不爽，舌红苔黄腻，脉滑数。

第三章　治则与用药规律

第一节　治疗原则

疾病是人体阴阳平衡失调所表现出来的全过程，通过对临床证候产生的原因、性质、病变部位及趋势的分析，判断疾病并给予治疗。同一种疾病可以有不同的证，证不同，治亦不同，这就是"同病异治"。

证是疾病在某一阶段病理实质的反映，证候则是疾病过程中的临床表现。辨证治疗是中医治疗之根本原则。不同的疾病在其病情发展演变中，可以出现相同的证，证同治亦同，这就是"异病同治"。

通过收集分析临床证候来诊断疾病，通过辨证进行治疗，即病证结合治疗，也就是通俗意义上的中西医结合治疗，这是当前中医学的优势。在泌尿系疾病中也应急则治标，缓则治本，减少药物的毒副作用，提高临床疗效。

下文以泌尿系感染、泌尿系结石及膀胱肿瘤的辨病治疗、辨证治疗及病证结合为例，简述泌尿系疾病的治则与用药规律。

（一）泌尿系感染

1.辨病治疗

（1）一般治疗　急性感染时应卧床休息，多饮水，勤排尿，减少细菌在膀胱内的停留时间，有利于控制感染，女性应注意外阴部的清洁，清洗或擦抹外阴时应从前面向肛门方向进行，减少细菌污染。

（2）抗生素治疗　抗生素在治疗本病时有不可替代的作用。临床上一般选用广谱、低毒、强效、不易产生耐药性的药物。常用的药物有复方新诺明、呋喃妥因、诺氟沙星等。

2.辨证治疗

泌尿系感染属于中医中的淋证范畴，淋证是临床中的常见病、多发病。好发于女性，尤以婚育女性、老年妇女患病率高，而淋证中又以热淋居多。在泌尿系感染的妇女中，40%~50%属于此证。淋证采用抗感染药物治疗，疗效较好，但其复发率并未显著降低。中医药在提高热淋患者的临床治愈率、减少复发率方面有一定的优势，日益受到人们的重视。

热淋系因湿热蕴结于下焦，下注肾与膀胱，导致肾与膀胱气化失常，则小便不利，排便涩痛，尿赤，尿浑浊，小便频数，淋漓不畅，尿急，尿短少，尿痛，甚则癃闭不通，小腹急满，或伴有腰部酸痛，恶寒发热。

（1）膀胱湿热　治以清利膀胱（湿热），方剂可用八正散加减。

（2）肝经湿热　治以清利肝经，方剂可用龙胆泻肝汤加减。

（3）阴虚湿热　治以滋阴通淋，方剂可用知柏地黄汤加减。

（4）脾肾亏虚　治以补益脾肾，清热利湿，方剂可用无比山药丸加减。

（5）气滞血瘀　治以理气化瘀，方剂可用桂枝茯苓丸加减。

3.病证结合

临床常见尿路感染反复发作。在中医方面，选用清热利湿、利尿通淋及凉血活血止血的中药治标，选用补肾中药治本。在西医方面，采用敏感抗生素规律疗程治疗，两者相互取长补短，效果颇佳。

（二）泌尿系结石

1.辨病治疗

（1）保守治疗　①大量饮水。多饮水是

最简便有效的防治方法。尿量增加 50% 可以使尿石症的发病率下降 86%。对尿石症患者来说，每日尿量应保持在 2000~3000ml，而且要均匀地饮水。尤其是餐后 3 小时是排泄的高峰，更要保持足够的饮水量。②药物治疗，可以根据体内异常代谢的情况，适当口服一些药物，如噻嗪类药物、别嘌醇、正磷酸盐等。

（2）手术治疗　当结石引起的尿路梗阻已经影响肾功能，或经非手术治疗无效，无体外冲击波碎石治疗条件者，应考虑手术治疗。对双侧肾结石的患者，先取手术简便安全的一侧肾结石，对双侧输尿管结石的患者，先取肾积水严重的一侧。对有严重梗阻或全身虚弱不宜行较复杂手术的患者，可先行肾造瘘。

临床中根据结石大小、形状和部位，常用的有以下几种手术方式。①肾盂或肾窦切开取石术。切开肾盂、取出结石，鹿角状结石和肾盏结石，有时需做肾窦内肾盂肾盏切开取石术。②肾实质切开取石术。肾结石较大，不能经肾窦切开取石者，需切开肾实质取石。③肾部分切除术。适用于肾一极多发性结石（多在肾下极），或位于扩张而引流不畅的肾盏内，可将肾一极或肾盏连同结石一并切除。④肾切除术。一侧肾结石并有严重肾积水或肾积脓，肾功能严重受损或已经丧失功能，而对侧肾功能良好者，可切除患肾。⑤输尿管切开取石术。输尿管结石直径大于 1cm 或结石嵌顿引起尿流梗阻或感染的患者，经非手术疗法无效者可行输尿管切开取石术。

2. 辨证治疗

泌尿系结石属于中医理论中的"淋证"范畴，因湿热蕴结于下焦，久病热伤肾阴，肾中精气受损，膀胱气化失常，邪热内蕴，临床可见口燥咽干，苔黄脉数，若热伤血络，可见尿血，热湿相煎日久，可见尿砂石。

（1）湿热蕴结　治以清利湿热，通淋排石。方剂可用石韦散合八正散、三金汤加减。

（2）肝经气郁化火　治以清肝利气，通淋排石。方剂可用沉香散合石韦散加减。

（3）脾肾元气虚损　治以益肾健脾，补虚排石。方剂可用大补元煎合三金汤加减。

（4）肾虚气阴不足　治以益气滋阴，通淋消石。方剂可用益肾通淋汤加减。

3. 病证结合

在中医治疗方面，实证以涤除砂石、通淋利尿为主；虚证宜补益脾肾、化石通淋，攻补兼施。在西医治疗方面，采用保守及手术治疗，两者相互取长补短，中西结合治疗效果更佳。

（三）膀胱肿瘤

1. 辨病治疗

膀胱肿瘤的主要表现为血尿，尿频，尿急，尿痛，排尿困难，腰部疼痛不适等。目前，膀胱肿瘤仍以外科手术治疗为主。对于早期、单一、较小的膀胱肿瘤，TURBT 手术能完整地将肿瘤切除，术后需要规律化学治疗（简称化疗）；对于中晚期、较大、多发、低分化、恶性的膀胱肿瘤，则通常要切除膀胱，并利用回肠做个储尿囊来替代膀胱，即膀胱切除结合回肠代膀胱术。

2. 辨证治疗

（1）气血两亏　治以益气养血，健脾益肾。方剂可用八珍汤加减。

（2）肝肾阴虚　治以滋补肝肾。方剂可用六味地黄丸加减。

3. 病证结合

中西医治疗重在扶正和杀灭癌肿，术后或放射治疗（简称放疗）后配合中医药治疗。如化疗后出现尿频、尿急、尿痛，可以用扶正祛邪、清热解毒利尿中药治疗。

第二节 用药规律

一、辨病用药

泌尿系疾病的药物治疗具有一定的规律性，整体应用原则如下。

（1）足够的疗程，合适的剂量。

（2）尽量避免使用有肾毒性的药物。

（3）注意对症治疗，加强支持治疗。

二、辨证用药

以辨证为基础的中医药治疗要根据不同泌尿系疾病的辨证分型，根据证型，确立治法，在此基础上确定治法，如清热利湿、涩精止遗、温补肾阳、滋补肾阴、固肾纳气、平肝息风等治疗法则。

三、中西药合用

中西药合用可以减少毒副作用，降低并发症，防止病情恶化或复发，提高疗效。

四、特殊用药方法

（1）水针　水针就是把药物注射到身体特定的穴位，达到治疗疾病的一种方法。如注射到足三里用于缓解肾绞痛和输尿管绞痛等。

（2）外敷给药　外敷给药就是把药物研粉调成膏状敷于特定部位以达到治疗疾病的一种方法。如将如意金黄散外敷于阴囊治疗附睾炎（子痈），效果较好。

（3）药物灌肠　药物灌肠对于减轻危重患者的痛苦、延长患者生命有一定的疗效。

（4）药浴　药浴起源于《黄帝内经》，如用清热解毒的方药坐浴治疗泌尿系感染性疾病，有一定效果。

第四章　提高临床疗效的思路方法

第一节　提高临床疗效的思路

一、辨证准确，借助西医各种检查

中医学辨证论治非常重要，能否正确地辨证，直接影响到治疗效果。在临床辨证中首先需要分清主次，详细收集病历资料，不可遗漏，然后全面分析，了解既往诊断治疗及用药情况，分清什么是主要病因和次要病因，做到有的放矢。在治疗上也同样如此，如在治疗泌尿系感染时，单纯控制症状比较简单，但若尿细菌培养不转阴，则很容易复发，所以这种治疗也不是完全正确的。因此，借助西医临床检查方法对疾病的治疗和转归很重要。

二、外科治疗需结合中医施治

泌尿外科疾病均有其发生发展的规律，临床治疗的时候要根据疾病本身，突出个体化治疗特点，做到因病施治。如临床遇到较大的肾盂结石时可以考虑体外冲击波碎石，碎石后较小的结石可以直接排出，较大的结石仍需手术治疗，术后可以配合中医药调理。因此在治疗疾病时要具体问题具体分析，切不可一成不变。

（一）把握好治标与治本的关系

若想提高临床疗效，就必须把握好治标与治本的关系。大部分的泌尿外科疾病都是需要手术治疗的，针对其突出症状，采取相应治疗措施，如需手术治疗，必须马上手术以缓解病情，防止进一步发展，当症状缓解稳定后，就需要综合考虑病情，在调整机体内环境的同时也要匡扶正气，调整机体的不平衡状态，治疗疾病。在治疗时还需要注意下列问题。在紧急情况下首先需要解决标的问题。治标与治本是统一的，但需要注意治疗急性病一定要彻底，待病情稳定后再进一步治疗。其次，根治疾病是最终目的，只要患者情况允许，在治疗时要明确患者的体质特征，是阳虚、阴虚，还是痰湿内盛等，都可以作为治本的依据。对于不能根治的患者，要根据中医辨证治标，如治疗前列腺肥大时，应该按久病必瘀的治疗思路，用补中升提法加活血化瘀药来治疗，就能有较好的疗效。

（二）微观辨证与宏观辨证相结合

近年来，微观辨证与宏观辨证越来越受到重视。所谓宏观辨证，就是从全身整体去搜集症状，详细地询问病史，认真地检查体格，确定证候，然后施治。所谓微观辨证，即从机体的微观结构或病理改变角度去施治，正确分析各项实验室检查。目前，单纯的宏观辨证在临床辨证中有较大的局限性，西医学的快速发展让我们更加了解某些疾病的深层次机制。因此，微观辨证与宏观辨证相结合是了解病情，正确辨证治疗疾病的重要保障。目前，在这种观点指导下，中西医结合治疗泌尿系疾病成为临床诊疗的一种趋势。

（三）微观辨证结合现代中医药理论研究

中医学始终以辨证论治为原则。近代西医微观医学以及分子生物学的发展不仅促进了西医学的发展，也促进了现代中医药理论的快速发展。临床辨证要结合实验室检查及现代中医药理论研究成果，能明显提高临床疗效。如性功能障碍的患者，血常规检查时，全血黏度增高，多普勒超声显示患者阴茎血流缓慢，中医辨证时适当选加一些活血化瘀类中药，可以明显提高临床疗效。

（四）脉证结合

"观其脉证，随证治之"是中医辨证论治的特色，"个体化治疗"也是中医辨证论治的特色，就是说治疗需要脉证结合。疾病是在不断变化的，同一疾病在不同的季节、地域，临床表现也不尽相同，治疗必须根据疾病的这些变化规律不断调整，因证施治，随证施治。中医治疗时，应具体问题具体分析，根据疾病的发展规律辨证施治，该用成方时就用成方。在急性病变化较快时，治疗上应控制疾病的发展；慢性病若变化较缓，在病情稳定时可守方治疗。对于病程较久，病根较深，在一段时间内坚持守方治疗可能会取得较好的疗效。譬如治疗一些排尿后不适的疾病，简单的药物往往要坚持数月才能见效，有时候可根据患者症状变化适当调整，但也只是调整少量药物，总的治疗方针不能随便改变。

第二节　提高临床疗效的方法

一、看准时机应用中西医治疗

在临床中，西医联合使用糖皮质激素及免疫抑制剂治疗原发性肾病综合征，可以使病情由"脾肾阳虚"向"阴虚"演变。在出现"阴虚"症状后再给予中成药"养阴合剂"口服，疗效不如预期。可以调整中药的使用时机，同时使用中西药，提高疾病的临床缓解率，降低激素减量阶段的复发。这种"早期联合中药治疗肾病综合征"的模式是中西医结合的典型治疗方式。

二、重视药物和非药物疗法

在临床中，采用手术或体外冲击波碎石联合排石中药汤剂治疗泌尿系结石效果较佳，且结合中医辨证给予中药热罨包、穴位注射封闭及耳针治疗可缓解肾绞痛，实现了中、西医药物和非药物疗法的优势互补，显著地提高了患者的生存质量。

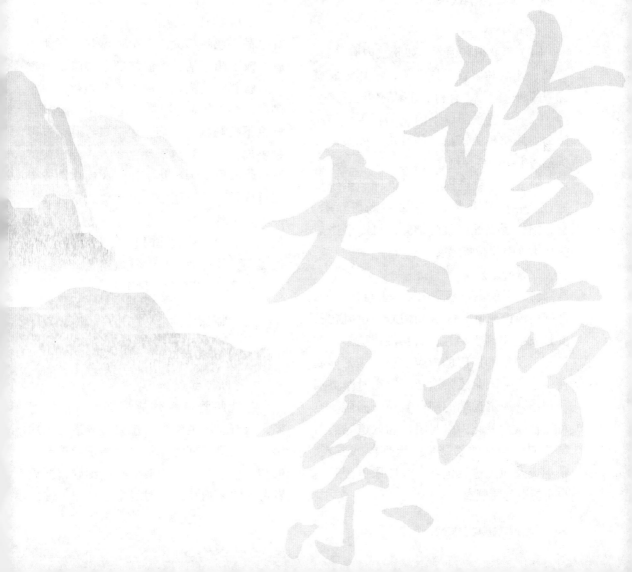

临床篇

第五章　泌尿系感染性疾病

第一节　膀胱炎

膀胱炎是指发生在膀胱的炎症，是泌尿系最常见的炎症，主要由特异性和非特异性细菌感染引起，还有其他特殊类型的膀胱炎。本节主要介绍非特异性细菌感染引起的膀胱炎。本病属中医"热淋"范畴。

一、病因病机

（一）西医学认识

1.病因

（1）膀胱内在因素　如膀胱内有结石、异物、肿瘤和留置导尿管等，破坏了膀胱黏膜的防御能力，有利于细菌的侵犯。

（2）膀胱颈部以下的尿路梗阻　排尿障碍，尿路失去了尿液的冲洗，残余尿成为细菌生长的良好培养基。

（3）神经系统损害　感染神经系统疾病或盆腔广泛手术（子宫或直肠切除术）后，损伤了支配膀胱的神经，可能会造成排尿困难引起膀胱感染。

2.感染途径

膀胱炎的主要感染途径是上行性感染，即致病菌由尿道上行侵入膀胱引起膀胱炎，女性发病率高于男性，因女性尿道短，常被邻近阴道和肛门的内容物所污染，即粪便－会阴－尿路感染途径。性交时摩擦损伤尿道，尿道远端的细菌被挤入膀胱。也可因性激素变化，引起阴道和尿道黏膜防御机制障碍导致膀胱炎。男性前列腺炎、精囊炎及包皮过长包茎，女性尿道旁腺炎也可能引起膀胱炎。

3.分类

膀胱炎主要由特异性和非特异性细菌感染引起，还有其他特殊类型的膀胱炎。特异性感染是指膀胱结核；非特异性细菌感染以大肠埃希菌最常见，其次是葡萄球菌、变形杆菌、克雷伯菌等；特殊类型的膀胱炎可分为间质性膀胱炎、腺性膀胱炎、化学性膀胱炎、气性膀胱炎、坏疽性膀胱炎等。一般而言，膀胱炎多指非特异性膀胱炎，临床上分急性和慢性膀胱炎。

（二）中医学认识

中医学认为膀胱炎多由过食辛热肥甘之品，或嗜酒太过，酿成湿热，下注膀胱，或下阴不洁，秽浊之邪侵入膀胱而致病。膀胱气化失司，故见小便短数，灼热刺痛，尿色黄赤。湿热与气血搏结于少腹，气机不畅则拘急胀痛，尿道口红肿，有秽物泌出，皆属湿热下注之象。舌红、苔黄腻、脉濡数均为湿热下注。久病体虚或劳伤过度导致脾肾两虚。湿浊留恋不去故小便不甚赤涩，淋漓不尽。正气虚弱，与邪气抗争无力，故时作时止，遇劳即发。肾气虚弱，故神疲乏力，气血不足。脾肾两虚，故舌红，苔薄白，脉沉细。

二、临床诊断

（一）辨病诊断

1.诊断要点

急性膀胱炎多伴有尿频、尿急、尿痛，膀胱、尿道痉挛，排尿时尿道有烧灼感，排尿终末期疼痛加剧，严重者伴有尿失禁，尿液浑浊，尿液中有白细胞，严重者可见终末血尿，有时为全程血尿。慢性膀胱炎仅有轻度尿频、尿急、尿痛，但常反复发作。

2.相关检查

（1）尿常规　可有白细胞和红细胞。

（2）中段尿细菌培养　为及时治疗，可先将尿涂片做革兰染色检查，初步明确细菌的性质，同时做细菌培养、菌落计数和抗生素敏感试验，为以后治疗提供更准确的依据。

（3）膀胱镜检查　反复发作的膀胱炎可行膀胱镜检查，但在急性期禁止做此检查。

（4）其他　诊断慢性膀胱炎时，需详细全面地做泌尿生殖系统的检查，以明确有无慢性肾脏感染，男性患者需要排除包皮炎、前列腺炎、精囊炎，女性患者应排除尿道炎、尿道憩室、膀胱膨出、阴道炎食物等情况。

（二）辨证诊断

1.膀胱湿热

（1）临床证候　小便短数，灼热刺痛，尿色黄赤，少腹拘急胀痛，尿道口红肿，有秽物泌出，口干，口苦，不思饮食，舌红，苔黄腻，脉濡数。

（2）辨证要点　小便淋漓不尽，尿道灼热刺痛，舌红，苔黄，脉濡数。

2.脾肾两虚

（1）临床证候　小便不甚赤涩但淋漓不尽，时作时止，遇劳即发，腰酸膝软，神疲乏力，舌红，苔薄白，脉沉细。

（2）辨证要点　轻度尿频、尿急，神疲乏力，舌红，苔薄白，脉沉细。

三、鉴别诊断

（一）西医学鉴别诊断

1.急性肾盂肾炎

急性肾盂肾炎除有尿频、尿急、尿痛外，还有寒战、高热和肾区疼痛的表现，而膀胱炎则无寒战、高热和肾区疼痛等。

2.膀胱结核

膀胱结核呈慢性膀胱炎症状，对常规抗生素治疗反应不佳，尿液检查中可以找到抗酸杆菌，尿路造影显示肾、输尿管有结核病变，晚期形成挛缩膀胱，而膀胱炎尿液中不能找到抗酸杆菌，抗生素治疗有效。

3.间质性膀胱炎

间质性膀胱炎尿液清晰，尿液中极少白细胞，无细菌，膀胱充盈时剧痛，膀胱镜检查可明确诊断，而膀胱炎尿液中含有白细胞，膀胱镜检查无间质改变。

（二）中医学鉴别诊断

热淋需要与石淋相鉴别。石淋多因肾、膀胱气化不利，导致尿液生成与排泄失常，加上饮食不节制，嗜食辛辣刺激食物而致湿热内生，蕴结于肾脏、膀胱等部位，煎熬尿液，结为砂石，结石阻碍导致气机不利、经络受阻，临床表现为尿频、尿急、尿痛及腰腹部疼痛等症状。湿热损伤脉络，还可出现血尿、舌红、苔黄腻、脉弦数，而热淋多因湿热下注于膀胱，病程愈久则致脾肾气虚，B超和CT检查可以鉴别。

四、临床治疗

（一）提高临床疗效的要素

（1）详细询问病史，进行仔细地体格检查，全面掌握患者的病情特点。

（2）完善相关检查，明确病因，控制感染，清除感染病灶。

（3）寻找发病诱因，如劳累、膀胱结石、肿瘤、尿道畸形等。

（4）及时复查相关指标，预防疾病复发。

（5）中西医结合治疗，西医学抗感染消炎控制感染，中医方面辨证论治，二者合用更能增强治疗效果。

（6）鼓励患者多饮水，勤排尿，有发热等全身感染症状时应卧床休息，避免食用辛辣刺激性食物。

（二）辨病治疗

1. 去除病因

有诱发因素者应积极治疗，去除诱因，如肿瘤、结石、异物等。

2. 积极应用抗炎药物

引起尿路感染的主要细菌是革兰阴性菌，以大肠埃希菌为主。感染初期可选用复方磺胺甲噁唑 2 片，每日 2 次，或用诺氟沙星 0.2g，每日 3 次，疗程 7~14 天。感染严重时宜静脉给药，根据尿培养结果选用药物，如头孢哌酮、左氧氟沙星、阿米卡星对葡萄球菌、克雷伯菌、变形杆菌、铜绿假单胞菌、大肠埃希菌的敏感率均在 90% 以上。

3. 其他

服用碳酸氢钠或枸橼酸钾等药物可碱化尿液，减轻膀胱刺激征。

（三）辨证治疗

1. 辨证论治

（1）膀胱湿热

治法：清热利湿通淋。

方药：八正散加减。萹蓄，瞿麦，车前子（包煎），木通，滑石，栀子，大黄，灯心草，甘草。

加减：大便干结者，加大黄；热甚者加金银花、连翘、蒲公英；少腹坠胀痛者，加乌药；尿血者，加生地黄炭、白茅根。

（2）脾肾两虚

治法：健脾益肾。

方药：参苓白术散合知柏地黄丸加减。

党参，白术，白扁豆，薏苡仁，怀山药，知母，黄柏，生地黄，泽泻，茯苓，滑石，砂仁，陈皮。

加减：畏寒肢冷者，加淫羊藿、仙茅；尿有余沥者，加益智仁、菟丝子。

2. 外治疗法

（1）针刺疗法　选肾俞、三阴交、关元、神阙穴，平补平泻，配耳针，选用肾区、膀胱区等，每日 1 次，10 日为 1 个疗程。

（2）中药硬膏贴敷治疗　贴敷膀胱区及神阙穴位，每日 1~2 次，对缓解疼痛等不适有明显疗效。

3. 成药应用

缩泉丸：用于脾肾两虚型，每次 3~6g，每日 3 次，口服。

4. 单方验方

玉米须（干品）50g，车前草（干品）30g，马英子（干品微炒）30g，加水 400ml，用温火煎 20 分钟，口服。[《中医杂志》，1999（8）：506.]

（四）医家诊疗经验

张文铠

深究《中藏经》中所论的"五脏不通，六腑不和，三焦痈涩，营卫耗失"淋证病因病机，再结合丰富的临床经验，从五脏进行辨证论治，将其分为肺淋、心淋、脾淋、肝淋及肾淋五种。针对淋证的治疗多以补气益肾、利湿清热通淋为主，可拟益肾通淋汤加减，方为生地黄、川牛膝、金银花、连翘、败酱草、地榆、桃仁、芡实、川续断、山药、红花、赤芍、鱼腥草、益母草、山茱萸、车前子、泽泻等。

五、预后转归

本病若能及时施治，对于体质较好的患者，可以较快地治愈。若久病体虚，或治疗不当，病程迁延，发展成为慢性膀胱炎，晚期会造成特殊性膀胱炎，出现排尿不畅，进而可能合并腺性膀胱炎、间质性膀胱炎等，逐渐出现尿流变细、排尿无力、尿痛加重等不适，严重影响生活质量，甚至可能出现膀胱肿瘤，危及生命。

六、预防调护

（一）预防

（1）增强体质，提高机体的防御能力。

（2）消除各种诱发因素如糖尿病、膀胱结石及前列腺增生所致的尿路梗阻等。

（3）积极寻找病因，去除炎性病灶，如男性的前列腺炎、精囊炎，女性的尿道旁腺炎、阴道炎及宫颈炎等。

（4）减少不必要的导尿及泌尿道器械操作，必要时应用预防性抗感染药物。

（二）调护

（1）鼓励患者多饮水，每日2L以上，以增加排尿量，冲洗掉膀胱、尿道内的细菌。

（2）注意个人卫生，保持会阴部清洁干燥。

（3）忌食油腻辛辣刺激食品，禁烟酒；宜吃清淡、富含水分的食物，如各种蔬菜、水果等。

七、研究进展

急性膀胱炎的病程较短，若及时治疗，症状多在1周左右消失，若未能及时治疗，可转为慢性，病情会反复发作。在治疗方面，多数临床医生仍以西医治疗为主，随着中医药的发展，越来越多的医生开始重视中医药的应用，中医学是以整体观念和辨证论治为诊疗特点，在临证配方和成药制剂方面给广大临床医师提供了更为安全可靠的备选方案，中医结合病因病机采用固本祛邪疗法可降低成本、提高临床疗效。近年来国内外学者分析治疗本病的方法和经验认为，在常规西医治疗的基础上加用中药汤剂或中成药，不仅能提高临床疗效，还可降低复发率，提高膀胱炎患者的生存质量。但对一些特殊类型的膀胱炎，还没有比较明确的有效药物，有待进一步研究探索。

主要参考文献

［1］乐石旺. 中医治疗慢性膀胱炎2例［J］. 中国中医药报，2017，10（16）：5.

［2］吕双喜，沈建武，高瞻. 中西医结合治疗腺性膀胱炎研究进展［J］. 中医学报，2018，33（3）：491-495.

［3］黄舒园，赵润璞. 中西医治疗腺性膀胱炎研究进展［J］. 中医临床研究，2017，9（1）：145-147.

［4］余扬. 对间质性膀胱炎的中医病机认识［J］. 中西医结合研究，2015，7（5）：270-272.

［5］侯兆辉. 八正散治疗慢性复发性膀胱炎42例［J］. 中国中医药现代远程教育，2016，14（9）：76-77.

［6］吴顺杰. 出血性膀胱炎的中医论治策略探讨［J］. 中华中医药杂志，2015，30（1）：149-152.

第二节　尿道炎

尿道炎是指因各种原因导致的尿道炎症，是一种常见的疾病，常合并膀胱炎，临床上分为急性尿道炎和慢性尿道炎两类。

一、病因病机

（一）西医学认识

尿道炎多见于女性，常因尿道口或尿

道内梗阻所引起，如包皮过长、包茎、后尿道瓣膜、尿道狭窄、尿道内结石等。或因邻近器官的炎症蔓延到尿道引起，如前列腺炎、精囊炎、阴道炎和宫颈炎等；有时可因器械操作或化学性刺激引起，如留置导尿管和器械检查等，不洁性生活也会导致尿道炎。

致病菌多为大肠埃希菌、链球菌和葡萄球菌。

（二）中医学认识

中医学认为尿道炎属"淋证"范畴，多因过食辛热肥甘之品或嗜酒太过，酿成湿热所致；或下阴不洁，秽浊之邪侵入尿道，发而为病；或脾肾两伤，饮食肥甘，贪凉饮冷，以致损伤脾胃，脾失健运，湿浊内停，久而化热；或病后湿热余邪未清，蕴结下焦，发为本病。症见小便短数，灼热刺痛，尿色黄赤，尿道口红肿，伴有秽物分泌，口干、口苦，不思饮食，舌红，苔黄腻，脉濡数。

二、临床诊断

（一）辨病诊断

1.诊断要点

急性尿道炎主要表现为尿道口有较多分泌物溢出，开始为黏液性，逐渐转变为脓性，女性患者尿道分泌物少见，但可见尿道灼热疼痛、尿频、尿急。慢性尿道炎症见分泌物逐渐减少或仅在清晨第一次排尿时，尿道口可见少量浆液性分泌物，尿频、尿急及尿道灼痛症状不明显。

2.相关检查

尿道分泌物涂片染色或细菌培养，可明确致病菌。若无尿道分泌物，应行尿三杯试验。慢性尿道炎可行膀胱镜检查、尿道造影等明确发病原因，急性期尿道内禁用器械检查。

（二）辨证诊断

湿热下法

（1）临床证候　小便短数，尿道灼热刺痛，尿色黄赤，尿道拘急胀痛，尿道口红肿，有秽物泌出，舌红，苔黄腻，脉濡数。

（2）辨证要点　小便淋漓不尽，尿道灼热刺痛，舌红，苔黄，脉濡数。

三、鉴别诊断

西医学鉴别诊断

1.急性膀胱炎

急性膀胱炎主要表现为尿频、尿急、尿痛等症状，但膀胱炎患者主要以排尿终末疼痛为主，膀胱区可有压痛，中段尿培养有细菌生长。尿道炎则多见尿道口有分泌物，多不伴有膀胱区压痛。

2.急性肾盂肾炎

急性肾盂肾炎主要表现为突发性尿频、尿急、尿痛等症状，常伴腰痛、畏寒及发热等症状，体检有肾区叩击痛，尿常规检查有白细胞。尿道炎可见尿道口有异常分泌物，不伴发热、肾区叩击痛。

3.急性前列腺炎

急性前列腺炎表现为尿频、尿急与尿痛，但前列腺炎有会阴部不适、排尿困难及发热等症状，直肠指检发现前列腺增大伴压痛。尿道炎多见尿道口异常分泌物，直肠指检前列腺无增大及压痛等不适。

4.膀胱结核

膀胱结核表现为尿频、尿急、尿痛，尿中发现白细胞，常有泌尿系结核病史，且尿抗酸染色可发现抗酸杆菌。尿道炎多见尿道口异常分泌物，无抗酸杆菌。

四、临床治疗

（一）提高临床疗效的要素

（1）详细询问病史和进行仔细的体格

检查，全面掌握患者的病情特点。

（2）完善相关检查，明确病因，控制感染。

（3）寻找发病诱因，如包皮过长、包茎等。

（4）中西医结合治疗，西医学抗感染治疗控制感染，中医辨证论治，增强治疗效果。

（5）多饮水，禁食烟酒和辛辣刺激性食物，未治愈之前禁止性生活。

（二）辨病治疗

1. 去除病因

有诱发因素者应积极治疗，去除诱因，如包皮过长、包茎、龟头炎、阴道炎、宫颈炎等。

2. 积极抗炎药物应用

急性尿道炎联合应用抗生素与化学药物，效果更好。喹诺酮类抗感染药，对革兰阴性、阳性菌均有效，常作为首选药物。

3. 全身治疗

注意休息，补充足够水分，保持会阴部清洁干燥。急性期避免性生活，慢性期若尿道外口或尿道内有狭窄，可行尿道扩张术。

（三）辨证治疗

1. 辨证论治

湿热下注

治法：清热利湿。

方药：八正散加减。萹蓄，瞿麦，车前子（包煎），木通，滑石，栀子，大黄，灯心草，甘草。

加减：大便干结者，加大黄；热甚者，加金银花、连翘、蒲公英；少腹坠胀痛者，加乌药；尿血者，加生地黄炭、白茅根。

2. 外治疗法

（1）前列安栓　用前列安栓纳肛，每天 1 次，每次 1 粒。

（2）微波照射　微波照射会阴部，每次 30 分钟，每周 2 次。

3. 成药应用

热淋清颗粒：用于湿热下注型尿道炎，每次 1~2 袋，每日 3 次，冲服。

五、预后转归

本病若能及时施治，可以较快地治愈，恢复较好。若遇体虚、久病之人，或治疗不当，病程迁延，细菌逆行上行，可能导致膀胱炎、肾盂肾炎，以至于全身感染，后果严重。若发展成为慢性尿道炎，晚期会造成尿道狭窄，出现排尿困难、尿流变细、排尿无力等，还可以引起急性或慢性尿潴留。

六、预防调护

（一）预防

（1）增强体质，提高机体的防御能力。

（2）消除各种诱发因素，如糖尿病、膀胱结石及前列腺增生等。

（3）积极寻找病因，并去除炎性病灶，如男性的前列腺炎、精囊炎，女性的尿道旁腺炎、阴道炎及宫颈炎。

（4）减少不必要的导尿及泌尿道器械操作，必要时应用预防性抗感染药物。

（5）洁身自爱，避免不洁性生活。

（二）调护

（1）鼓励患者多饮水，每日 2L 以上，以增加排尿量，冲洗掉尿道内的细菌。

（2）注意个人卫生，保持会阴部清洁干燥。

（3）忌食油腻辛辣刺激食品，禁食烟、酒。宜多吃清淡、富含水分的食物，如各种蔬菜、水果。

七、专方选要

清毒汤加减：紫花地丁、野菊花、蒲公英各 20g，萆薢 20g，黄柏 15g，车前子 15g，大黄 5g，通草 6g，甘草 5g。尿道刺痒加蛇床子、地肤子；尿道口红肿加牡丹皮、栀子；血尿加小蓟、白茅根；睾丸胀痛加鳖甲、荔枝核；伴前列腺炎者加王不留行。每天1剂，水煎2次，取汁200ml，分早晚2次服用。[《福建中医药》，2015，46（1）：21.]

八、研究进展

随着中医学对本疾病的深入研究，中药中发现半边莲、川草薢、忍冬藤等药物具有抗感染、抗炎、调节免疫、抗氧化等多种药理作用。微波、氦氖激光等技术在治疗尿道炎方面取得良好的效果。中医联合西医、辅助技术在治疗尿道炎中取得了显著效果。

主要参考文献

[1] 石永柱. 清热利尿通淋方治疗非淋菌性尿道炎疗效及对相关因子的影响 [J]. 中国计划生育学杂志，2020，28（8）：1226-1229.

[2] 李前豹. 温清并用法治疗慢性尿道炎验案二则 [J]. 亚太传统医药，2019，15（10）：97-98.

[3] 郝丹. 中西医结合治疗非淋菌性尿道炎40例 [J]. 中国中医药现代远程教育，2016，14（21）：89-90.

[4] 孙大林. 论男性尿道炎后综合征治法 [J]. 中国中医基础医学杂志，2021，27（3）：518-519.

[5] 周超烽. 男性尿道炎在泌尿外科及男科诊治现状调查 [J]. 中华男科学杂志，2019，25（9）：802-810.

[6] 巨武强. 左氧氟沙星治疗男性尿道炎的效果 [J]. 临床医学研究与实践，2018，3（10）：52-53.

第三节　前列腺炎

前列腺炎，尤其是慢性前列腺炎是泌尿外科的常见病，男性患者在青春期前少见，成人多见。常见病因为病原体随尿液侵入前列腺，导致前列腺感染。病理解剖证实前列腺炎病变一般局限于外周带，此处腺管与尿流垂直逆向开口于后尿道，易致尿液反流，而中央带及移行带腺管走向与尿流方向一致，不易发生感染。本病属中医"精浊"范畴。

一、病因病机

（一）西医学认识

1. 病因

前列腺炎可发生于各种年龄段的成年男性患者，Ⅰ型及Ⅱ型前列腺炎主要致病因素为病原体随尿液侵入前列腺导致感染。Ⅲ型前列腺炎发病机制未明，病因十分复杂，多数学者认为其主要病因可能是病原体感染、排尿功能障碍、精神心理因素、神经内分泌因素、免疫反应异常、氧化应激反应、下尿路上皮功能障碍等。Ⅳ型前列腺炎缺少相关发病机制的研究，可能与Ⅲ型的部分病因与发病机制相同。细菌性前列腺炎常见致病菌是大肠埃希菌，变形杆菌、克雷伯菌、假单胞菌和其他革兰阴性菌较少见。

2. 分类

（1）Ⅰ型　急性细菌性前列腺炎。

（2）Ⅱ型　慢性细菌性前列腺炎。

（3）Ⅲ型　慢性前列腺炎或慢性盆腔疼痛综合征。

（4）Ⅳ型　无症状性前列腺炎。

3. 感染途径

（1）上行性尿道感染。

（2）排尿后尿液反流到前列腺管感染。

（3）直肠细菌直接扩散或通过淋巴管蔓延侵入前列腺。

（4）血源性感染。

（二）中医学认识

中医学认为前列腺炎属于"精浊"范

畴，其病位在下焦"精室"，常见病因如下。①喜食肥甘厚味，辛辣炙热之品，或烟酒太过致脾胃运化失常，导致湿热内生，湿热下注精室而发病。②外感六淫湿热火毒之邪，移于下焦，阻于精室。③性事不洁，湿热毒邪侵入，结于精室。④忍精不泄，青壮年相火妄动，所愿不遂而又担心失精伤身，常手淫忍精不泄，腺液排泄不畅，湿浊留滞，加之下阴不洁，如包茎、包皮过长等，毒邪内侵与湿浊相搏而致病。⑤久病不愈或治疗不当，尿道炎、膀胱炎、肾盂肾炎等膀胱湿热毒邪流注精室发生尿频、尿急、尿痛、会阴腰骶部憋胀疼痛等不适。

二、临床诊断

（一）辨病诊断

1. 诊断要点

（1）前列腺炎症候群　Ⅰ型、Ⅱ型、Ⅲ型前列腺炎都可能表现为相似的临床证候，统称为前列腺炎症候群，包括盆骶疼痛、排尿异常和性功能障碍等。盆骶疼痛一般位于耻骨上、腰骶部及会阴部，放射痛也可能会向腹部或尿路放射，若向腹部放射酷似急腹症，沿尿路放射酷似肾绞痛，往往导致误诊。

（2）排尿异常　表现为尿频、尿急、尿痛、排尿不畅、尿线分叉、尿后滴沥、夜尿次数增多、尿道流出乳白色分泌物等，偶尔并发性功能障碍，包括性欲减退、早泄、射精痛、勃起减弱及阳痿。Ⅳ型无临床证候。

2. 相关检查

（1）前列腺液常规检查　前列腺液的白细胞数量多于 10 个，且卵磷脂减少时，有诊断意义，白细胞增多是炎症诊断的主要指标。

（2）尿常规分析及尿沉渣检查　尿常规分析及尿沉渣检查是排除尿路感染，诊断前列腺炎的辅助方法。

（3）细菌学检查　前列腺液发现白细胞以及细菌培养阳性者都可明确诊断为细菌性前列腺炎。

（4）其他实验室检查　前列腺炎的患者可能出现精液质量异常，如精液不液化、血精和精子活力下降等改变。

（二）辨证诊断

1. 湿热下注

（1）临床证候　尿频，尿急，尿痛，排尿末期或大便后可见尿道口有乳白色分泌物，尿黄赤，舌红，苔黄，脉滑数。

（2）辨证要点　尿频，尿急，尿痛，舌红，苔黄，脉滑数。

2. 气滞血瘀

（1）临床证候　小便淋漓不尽，会阴部、肛门及腰骶部坠胀疼痛不适，失眠多梦，阳事不举，遗精早泄，舌淡红，苔薄白，脉弦。

（2）辨证要点　小便淋漓不爽，会阴、肛门及腰骶部疼痛，舌淡红，苔薄白，脉弦。

三、鉴别诊断

西医学鉴别诊断

1. 急性膀胱炎

急性膀胱炎主要表现为尿频、尿急、尿痛等症状，但膀胱炎患者主要以排尿终末时疼痛为主，中段尿培养有细菌生长。前列腺炎尿常规检查多正常。

2. 急性肾盂肾炎

急性肾盂肾炎主要表现为突发性尿频、尿急、尿痛等症状，常伴腰痛、畏寒、发热等症状，体检有肾区叩击痛，尿液常规检查有白细胞。前列腺炎多无畏寒、发热及腰痛症状。

3. 膀胱结核

膀胱结核表现为尿频、尿急、尿痛，尿中发现白细胞，常有泌尿系结核病史，且尿抗酸染色可发现抗酸杆菌。前列腺炎尿常规多正常，无结核病史。

四、临床治疗

（一）提高临床疗效的要素

（1）详细询问病史，进行仔细的体格检查，全面掌握患者的病情特点。

（2）完善相关检查，明确病因，控制感染，清除感染病灶。

（3）寻找发病诱因，如过度劳累、饮酒、久坐等。

（4）复查相关指标，及时调整治疗方案。

（5）中西医结合治疗，西医学抗感染治疗控制炎症，中医辨证论治，二者合用增强治疗效果。

（6）鼓励患者多饮水，禁食烟酒辛辣刺激性食物，勿久坐及挤压会阴部。

（二）辨病治疗

1. 抗感染治疗

前列腺液培养发现致病菌是选择抗感染药物治疗的依据。除了选择敏感药物外，还应考虑药物穿透前列腺包膜进入前列腺内的能力。Ⅰ型主要是选择广谱抗生素，对症治疗和支持治疗。Ⅱ型推荐选择敏感性药物，疗程为4~6周，期间应对患者进行疗效阶段性评价，疗效不满意者，改用其他抗生素。Ⅲ型可先口服抗生素2~4周，再评估疗效，同时辅以非甾体抗炎药、α受体拮抗剂、M受体拮抗剂等改善排尿症状和疼痛。

2. 消炎、止痛药

非甾体抗炎药可改善症状，一般使用吲哚美辛内服或栓剂治疗。

3. 物理治疗

前列腺按摩可排空前列腺管内浓缩的分泌物以及引流腺体梗阻区域的感染灶，因此对顽固病例可在使用抗生素的同时，每3~7天做前列腺按摩。多种前列腺理疗，如微波、射频、超短波和热水坐浴等，对松弛前列腺、后尿道平滑肌及盆底肌肉，增强抗感染疗效和缓解疼痛症状。

4. M受体拮抗剂

临床上对伴有膀胱功能过度活动征表现为尿急、尿频、夜尿增多但无尿路梗阻的前列腺炎患者，可以使用M受体拮抗剂治疗。

5. α受体拮抗剂

排尿时后尿道内压增高致尿液反流入前列腺管，这是引起前列腺痛、前列腺结石及细菌性前列腺炎的重要原因，应用α受体拮抗剂可以有效地改善前列腺痛及排尿的症状，对防止感染复发有重要意义。α受体拮抗剂宜用较长疗程，使机体有足够时间调整平滑肌功能，巩固疗效。

6. 手术治疗

外科手术治疗可用于反复发作的慢性细菌性前列腺炎，摘除前列腺能够达到治愈的目的，但须慎用。

（三）辨证治疗

1. 辨证论治

（1）湿热下注

治法：清热解毒，祛湿排浊。

方药：程氏萆薢分清饮加减。萆薢，车前子，石菖蒲，丹参，虎杖，败酱草，红藤，金银花，土茯苓，瞿麦。

加减：大便干者，加用大黄；刺痛明显者，加桃仁、赤芍；口干者，加天花粉。

（2）气滞血瘀

治法：理气通络，活血化瘀。

方药：前列腺汤加减。丹参，泽兰，

赤芍，桃仁，红花，乳香，没药，王不留行，青皮，川楝子，小茴香，白芷，败酱草，蒲公英。

加减：乳白色分泌物量多者，加土茯苓、萆薢、车前子；会阴部疼痛者，加三棱、莪术；前列腺液白细胞较多者，加白花蛇舌草、金银花、连翘。

2.外治疗法

（1）中药栓剂纳肛　前列安栓或前淋通栓纳肛，每次1粒，每日1~2次。

（2）中药保留灌肠　多采用清热解毒利湿、活血化瘀止痛的药物，常用药物有车前子、黄柏、蒲公英、丹参、王不留行、川楝子等，煎液50~100ml，温度37~38℃，排便后保留灌肠，每日1次。

（3）中药熏洗　常用菟丝子、石菖蒲、乌药、黄柏、瞿麦、莪术、败酱草、乳香、没药等药物，每日1次，每次熏洗15~20分钟。

（4）体外高频热疗　临床治疗时患者仰卧于治疗床，以耻骨联合下缘为中心，在其臀侧及下腹各置一圆形平行电极板，距离皮肤5~7cm，维持最大功率的60%~70%，使人体局部区域温度在42~43℃，每次治疗1小时，隔日1次，10次为1个疗程。通过此法达到清热利湿、活血通络的功效。

（5）穴位埋线　穴位埋线时取命门、腰阳关、足三里、中极、关元、气海、三阴交为主穴，湿热下注者配阴陵泉、太冲，血瘀者加用血海，脾肾亏虚者加用肾俞，10天埋线1次，3次为1个疗程。利用埋线对人体器官功能的调节作用，从而恢复腺体的功能，进而达到治疗的目的。

（6）刺血疗法　取中极、肾俞、关元等穴位点，点刺放血。

3.成药应用

宁泌泰胶囊：用于湿热下注型，每次4粒，每日3次，口服。

4.单方验方

单验方组成：功劳叶、桑螵蛸、滑石、海浮石，水煎，口服。全方集补虚涩精、清热利湿、化瘀散结药于一体，攻补兼施，用涩于利之中，用补于遗之内，用药审慎而力专。[《国医论坛》，2017，32（1）：22-23.]

五、预后转归

急性前列腺炎若能及时治疗，可较快治愈。若遇体虚、久病之人，或治疗不当，病程迁延，可能会发展成为慢性前列腺炎。若症状反复发作，治疗效果欠佳，严重影响患者的日常工作，生活质量下降，患者会精神焦虑、烦躁，甚至患上抑郁症。

六、预防调护

（一）预防

（1）加强锻炼，提高机体的防御能力。

（2）积极治疗膀胱炎、肾盂肾炎、附睾炎等感染性疾病。

（3）合理应用抗生素，行尿道器械操作或导尿时严格遵循无菌操作规范。

（4）急性前列腺炎患者不宜做前列腺按摩，禁止性生活。

（二）调护

（1）鼓励患者多饮水，忌食油腻辛辣刺激食品，禁烟、酒。宜多吃清热利尿类食物，如冬瓜、绿豆芽、芥菜、马兰头等。

（2）注意个人卫生，保持会阴部清洁干燥。

（3）劳逸结合，避免憋尿，节制房事，避免忍精。

主要参考文献

[1] 李纪华. 清浊祛毒丸联合环丙沙星治疗慢性前列腺炎的临床研究 [J]. 现代药物与临

床，2021，36（5）：967-971.

［2］陈曙辉．程氏萆薢分清饮治疗慢性前列腺炎的网络药理学研究［J］．中国性科学，2021，30（4）：115-118.

［3］赵呈昀．慢性前列腺炎/慢性盆腔疼痛综合征治疗进展［J］．中国男科学杂志，2021，35（1）：55-59.

［4］王永．中医药治疗慢性前列腺炎的研究进展［J］．中国医学创新，2021，18（4）：171-175.

［5］俞旭君．慢性前列腺炎中西医结合多学科诊疗指南［J］．中华男科学杂志，2020，26（4）：369-376.

［6］龚长军．中药熏洗加坐浴治疗难治性前列腺炎的研究［J］．中医临床研究，2017，9（15）：94-95.

第四节　精囊炎

精囊炎是男性常见的感染性疾病之一，发病年龄多在20~40岁，以血精为主要临床表现，有急性和慢性之分，个体差异大，临床表现不尽相同。本病属中医"血精"范畴。

一、病因病机

（一）西医学认识

精囊炎多因细菌从尿道口、输精管侵入精囊腺逆行感染导致。当前列腺、直肠、膀胱等精囊邻近器官感染时，细菌可能直接蔓延至精囊腺引起感染。若体内还有其他部位的感染病灶，细菌也可以通过血液传播至精囊腺引起精囊炎。

（二）中医学认识

精囊炎主要表现为血精，在中医上属于"血精"范畴，病位在下焦。多由湿热毒邪侵袭精囊腺，热迫血行，损伤精室络脉；或久病迁延，邪毒未尽，损伤阴液，阴虚火旺，损伤精室络脉，出现血精。

二、临床诊断

（一）辨病诊断

1. 诊断要点

（1）疼痛　急性患者可见下腹疼痛，并牵涉到会阴和两侧腹股沟；慢性者则可出现耻骨上区隐痛，并伴会阴部不适。疼痛症状在射精时明显加剧。

（2）尿频、尿急、尿痛　急性者多见且症状明显，严重者可伴有全身症状，如畏寒、发热、全身疼痛等。

（3）血精　慢性患者以血精最常见，偶有陈旧性片状血块，血精常反复发作，迁延不愈。大多数患者会阴部及下腹部不适，可有射精痛，部分患者有尿道灼热等其他不适。

（4）其他症状　因惧怕血精而避免性生活，时间长者会有性欲低下、遗精、早泄，有的甚至出现神经系统症状，如头晕、四肢乏力等。

2. 相关检查

（1）直肠指检　急性精囊炎时，精囊增大，触痛明显，有波动感和压痛；慢性精囊炎时，精囊压痛不明显，周围界限不清，部分患者精囊质地较硬。

（2）细菌培养　若精液内有大量细菌与前列腺细菌不同，可诊断为细菌性精囊炎。直接穿刺精囊获取精囊液进行细菌培养和分析，更有诊断价值。

（3）经直肠超声检查　病程较短者，精囊增大，囊壁粗糙、增厚，囊内细小点状回声紊乱；病史长者精囊缩小。

（4）精囊造影　经阴囊皮肤直接穿刺输精管造影，X线片上可显示渗出、狭窄、扩张、闭锁和挛缩等，两侧多呈对称性改变。

（5）CT检查　急性患者不能分辨精囊

内部结构，射精管梗阻时可显示管腔扩张或低密度囊状扩张；慢性患者可导致精囊纤维化，CT 显示精囊变小。

（6）尿道镜检查　可见精阜呈炎性改变，有时表面呈颗粒状，有肉芽肿样增生，有时可见脓性分泌物或血性分泌物由射精管口流出。

（7）辅助检查　精液常规检查可见大量红细胞、白细胞，精液细菌培养为阳性。急性者血常规检查可见白细胞明显增加。

（二）辨证诊断

1. 湿热蕴结（急性者）

（1）临床证候　起病急，出现血精，伴尿频、尿急、高热、恶寒，局部疼痛剧烈，舌红，苔黄腻，脉滑数。

（2）辨证要点　起病急，肉眼血精，舌红，苔黄，脉滑数。

2. 湿热蕴结（慢性者）

（1）临床证候　起病缓，血精反复出现，或仅见射精疼痛，舌淡红，苔白，脉弦。

（2）辨证要点　起病缓，肉眼血精，舌红，苔黄，脉弦。

三、鉴别诊断

西医学鉴别诊断

精囊结核

精液减少，精液呈粉红色，带有血丝，严重时精液完全呈血液状，肛门指检有时可触及结节，精液检出结核分枝杆菌能明确诊断。精囊炎精液可呈血性，但精液中无结核分枝杆菌生长。

四、临床治疗

（一）提高临床疗效的要素

（1）详细询问病史和进行仔细的体格检查，全面掌握患者的病情特点。

（2）完善相关检查，明确病因，控制感染，清除感染病灶。

（3）寻找发病诱因，如尿路感染、前列腺炎、膀胱炎、尿道炎等。

（4）及时复查相关指标，预防疾病复发。

（5）鼓励患者多饮水，勤排尿，有发热等全身感染症状时应卧床休息，忌烟酒及辛辣刺激性食物，同时节制性生活。

（二）辨病治疗

1. 抗生素治疗

急性精囊炎者，可选用广谱抗生素控制炎症，如头孢菌素类等，连续治疗 2~3 周；慢性精囊炎者，宜选用脂溶性药物，如阿奇霉素、喹诺酮类药物，疗程 1~3 个月。对于难治性慢性精囊炎，可经皮穿刺输精管插管注入有效抗生素并进行治疗。

2. 抗雄激素药物

己烯雌酚 1mg，每日 1 次，2 周为 1 个疗程，可减轻精囊水肿。非那雄胺 5mg，每日 1 次，应用 1~3 个月，对顽固性血精有一定疗效。

3. 手术

因射精管狭窄导致出现堵塞的精囊炎患者，可经尿道行射精管开口切开手术治疗。

（三）辨证治疗

1. 辨证论治

（1）湿热蕴结（急性者）

治法：清热利湿、解毒消肿。

方药：龙胆泻肝汤加减。龙胆草，山栀子，黄芩，车前子，泽泻，牡丹皮，赤芍，延胡索，丹参，橘核，荔枝核，当归，生地黄，生甘草。

加减：射精疼痛者，加川楝子、杜仲；小便短赤者，加白茅根、石韦。

（2）湿热蕴结（慢性者）

治法：滋阴降火、活血止血。

方药：知柏地黄汤加减。知母，黄柏，

生地黄，山茱萸，怀山药，牡丹皮，泽泻，茯苓，侧柏叶，苎麻根，三七粉（冲服）。

加减：纯为血精者，加白及、蒲黄；腰部酸痛者，加杜仲、牛膝。

2. 外治疗法

（1）超声电导透药仪　嘱患者排空大便，取侧卧位，暴露肛门，碘伏消毒清洁肛门，经肛门缓慢插入治疗声头约7cm，将体内声头对向精囊部位，调至合适频率，治疗时间半小时。

（2）中药膏剂贴敷　鱼腥草、白花蛇舌草、菊花、丹参、赤芍、苍术、马齿苋、紫草，制成每袋30g的膏剂，使用时将制剂加入50ml生理盐水瓶中，充分混匀，并加温至30℃左右，每日或隔日贴敷1次，连续治疗6次为1个疗程。此法具有清热解毒、凉血活血、健脾利湿之功效，能改善局部血液循环，有效减轻精囊腺体的炎性渗出、肿胀、疼痛。

3. 成药应用

桂枝茯苓丸：用于湿热蕴结型，每次10粒，每日3次，口服。

4. 单方验方

苍术10g，黄柏3g，牛膝6g，蒲公英10g，败酱草10g，地锦草10g，甘草6g，水煎，早晚温服。[《湖南中医杂志》，2014，30（5）：139.]

五、预后转归

本病急性期预后良好，经及时准确治疗多能治愈。慢性精囊炎若迁延不愈，反复发作，常因射精疼痛而抑制性欲，久则导致性功能障碍，如性欲减退、阳痿、不射精、不育等，并出现一系列精神症状。

六、预防调护

（一）预防

（1）加强锻炼，增强体质。

（2）积极治疗尿道炎、膀胱炎、附睾炎等疾病。

（3）减少不必要的导尿及泌尿道器械操作。

（二）调护

（1）鼓励患者多饮水，忌食油腻辛辣刺激食品，禁烟酒。宜多吃清热利尿类食品，如冬瓜、绿豆芽、芥菜、马兰头等。

（2）注意个人卫生，保持会阴部清洁干燥。

七、专方选要

（1）加味地黄汤　生地黄、丹参、怀山药各15g，泽泻、牡丹皮、茯苓、山茱萸、知母、黄柏、墨旱莲、女贞子、郁金各10g，三七粉6g（冲服），仙鹤草30g。煎液内服，每日1剂，分早晚2次服用。[《浙江中医杂志》，2018，11（11）：809]

（2）血精汤　生地黄10g，熟地黄10g，黄柏10g，茯苓10g，牡丹皮10g，栀子10g，车前子10g，龟甲10g，墨旱莲15g，女贞子15g，山药20g，败酱草25g。煎液内服，每日1剂，分早晚2次服用。[《辽宁中医杂志》，2009，36（11）：1915-1916]

主要参考文献

[1] 秦国东，杨静，龙平华，等. 血精症患者精液病原菌分布及药物敏感性研究[J]. 检验医学与临床，2017，14（13）：1920-1922.

[2] 牛培宁，焦刚亮，杨凯，等. 曾庆琪教授从脾肾论治血精经验[J]. 西部中医药，2015，28（7）：94-95.

[3] 刘庆华. 中医药治疗血精症研究进展[J]. 新中医，2019，51（7）：28-31.

[4] 胡献国. 精囊炎的药膳治疗方[J]. 家庭中医药，2018，25（9）：36.

第五节　睾丸附睾炎

睾丸附睾炎是青壮年男性生殖系统非特异性感染的常见疾病，其自然病程4~6周，急性期治疗不彻底会进入慢性期，久治不愈。本病通常由细菌和病毒感染引起，睾丸及附睾本身很少发生感染，多继发于体内其他部位的感染。本病属中医"了病"范畴。

一、病因病机

（一）西医学认识

睾丸附睾炎多继发于尿道炎、前列腺炎、精囊炎、前列腺切除术后，当身体抵抗力下降时，大肠埃希菌、葡萄球菌、链球菌等致病菌侵入人体引发炎症，侵及附睾。患者附睾会有硬结，硬结大多发生在附睾头部或者尾部，临床以发生在尾部者居多。睾丸具有丰富的血液和淋巴液供应，对细菌感染的抵抗力较强，细菌性睾丸炎大多数是由于邻近的附睾发炎引起。

睾丸附睾炎也可由病毒引起，病毒可以直接侵犯睾丸，最常见的是流行性腮腺炎病毒，这种病原体主要侵犯儿童的腮腺，也极易侵犯睾丸，所以往往在流行性腮腺炎发病后不久，出现病毒性睾丸炎。也有少部分因外伤感染引起。

（二）中医学认识

中医学认为睾丸附睾炎属于"子痈"范畴，起病急，常伴恶寒发热，睾丸、附睾肿胀疼痛，灼热，阴囊皮肤紧张光亮，化脓或不化脓。多因感受外邪，或饮食不节，恣食肥甘辛辣之品，湿热内生发病；又或情志不舒，肝气郁结，疏泄不利，气郁化热，邪热郁结肝经，发为本病；也可见创伤血瘀，复染邪毒，瘀血化热导致。

二、临床诊断

（一）辨病诊断

1. 诊断要点

（1）急性睾丸附睾炎　发病急，寒战，高热，患侧睾丸或附睾肿大、疼痛，质地较硬，触痛明显，界限不清，疼痛可向腹股沟放射，精索增粗，压痛明显，阴囊皮肤发红，可伴全身酸痛及恶心、呕吐等不适。严重时可形成脓肿，按之有波动感，破溃后流出脓液。

（2）慢性睾丸附睾炎　起病缓慢，睾丸或附睾逐渐肿大，质硬，表面光滑，患侧阴囊坠胀伴轻度疼痛，疼痛常牵扯到下腹部及同侧腹股沟。检查时睾丸或附睾有不同程度的增大、变硬，有轻度压痛，同侧输精管可增粗。

2. 相关检查

（1）实验室检查　血常规检查提示白细胞计数超过正常水平，中性多形核白细胞比例升高。若先表现为附睾炎，尿液可呈泌尿系感染样改变，尿细菌培养与药敏试验对确定病原微生物及选用抗生素具有重要的指导意义。

（2）B超检查　睾丸炎B超的典型超声图像是睾丸体积增大，回声低且杂乱。彩色多普勒能量图能区分睾丸炎和肿瘤，因为炎症使睾丸内血流量增加。附睾炎B超检查可发现附睾肿大，回声变低，内部回声不均匀，见丰富的血流信号。睾丸或附睾脓肿形成者可见无血流信号的液性暗区。

（3）CT检查　可见患侧睾丸或附睾体积增大，脓肿形成时见低密度影。

（三）辨证诊断

1. 急性期

（1）临床证候　睾丸附睾肿胀疼痛，

可有脓肿形成，按之有波动感，舌红，苔黄腻，脉滑数。

（2）辨证要点　睾丸附睾肿胀疼痛，舌红，苔黄腻，脉滑数。

2.慢性期

（1）临床证候　睾丸附睾逐渐肿大坚硬，疼痛较轻，痛引少腹，形成脓肿，脓液清薄，舌苔薄白，脉沉细。若睾丸附睾外伤，则见肿胀疼痛不适，舌质淡红，可有瘀点瘀斑，苔薄白，脉沉数。

（2）辨证要点　睾丸附睾逐渐肿大坚硬，疼痛较轻，舌淡红，苔薄白，脉沉细。

三、鉴别诊断

（一）西医学鉴别诊断

本病需要与睾丸扭转相鉴别。睾丸扭转多突然发病，疼痛剧烈，阴囊托起时疼痛加重，彩超检查发现睾丸血流信号减少，严重者发生睾丸缺血坏死。

（二）中医学鉴别诊断

本病需要与水疝相鉴别。水疝病因主要有三点：一为肾气亏虚；二为湿热下注；三为肾虚寒湿。水疝多表现为阴囊肿大，触之囊性无痛，但睾丸附睾炎多有疼痛。

四、临床治疗

（一）提高临床疗效的要素

（1）详细询问病史，进行仔细地体格检查，全面掌握患者的病情特点。

（2）完善相关检查，明确病因，控制感染，清除感染病灶。

（3）寻找发病诱因，如泌尿生殖系感染、过度劳累及饮酒等。

（4）复查彩超等相关检查，及时调整治疗方案，防止疾病复发。

（5）鼓励患者增加营养，卧床休息，抬高阴囊可减轻疼痛、促进炎症吸收。

（二）辨病治疗

1.抗生素治疗

重视病因治疗，根据致病菌，选择敏感的抗生素治疗4~6周，及时复查彩超等检查评估疗效。

2.封闭治疗

应用利多卡因加入相应的抗生素在患侧进行精索封闭缓解疼痛，一般情况下，隔日封闭1次，2周为1个疗程。

3.手术治疗

急性睾丸附睾炎形成脓肿者，宜早期切开减压，对缓解症状和减少睾丸附睾萎缩有一定效果。对反复使用抗生素治疗效果差，局部肿胀明显并有脓肿形成者，可施行病变切除术。

（三）辨证治疗

1.辨证论治

（1）湿热蕴结

治法：清利湿热，解毒消痈。

方药：龙胆泻肝汤加减。龙胆草，山栀子，黄芩，车前子，泽泻，牡丹皮，赤芍，延胡索，丹参，橘核，荔枝核，当归，生地黄，生甘草。

加减：若高热、睾丸疼痛较剧者，加羚羊角、金银花、蒲公英、川楝子、延胡索、三棱、莪术；若酿脓者，加皂角刺、黄芪。

（2）气滞血瘀

治法：疏肝行气，活血散结。

方药：橘核丸加生地黄、玄参。橘核，海藻，昆布，海藻，川楝子，桃仁，厚朴，木通，枳实，延胡索，肉桂，木香，生地黄，玄参。

加减：若结节不散者，加王不留行、忍冬藤。

2.外治疗法

（1）热敷治疗　每日1~2次，每次15~30分钟，水温在40℃左右。

（2）金黄散外敷　蜂蜜调匀，外敷阴囊肿胀处，每次 30 分钟，每日 2~3 次。

（3）理疗　会阴部超短波、微波等，每日 1 次，每次 30 分钟，10~15 天为 1 个疗程。

3. 成药应用

复方丹参片：用于气滞血瘀型，每次 3 片，每日 3 次，口服。

4. 单方验方

将 7 粒胡椒压成粉，加适量面粉用温水调成糊状，摊在纱布上，敷于患处，每 2 天 1 次，2~3 次可见效。[《中国民间疗法》，2016，24（7）：25.]

五、预后转归

本病急性期预后良好，经及时准确治疗多能治愈。急性期若不积极治疗，可能转成慢性睾丸附睾炎，严重者可导致双侧病变，甚至睾丸萎缩，导致男子不育，严重者需手术切除。

六、预防调护

（一）预防

（1）中年男性要注重保养睾丸。

（2）如在触摸时发现有疼痛感，请及时到医院检查。

（3）积极治疗尿道炎、膀胱炎、精索炎等疾病。

（二）调护

（1）应多吃新鲜蔬菜与瓜果，提高身体抗炎能力。

（2）避免吃辛辣刺激食物，避免久站久坐、过度性生活等。

（3）注意个人卫生，保持会阴部清洁干燥。

七、专方选要

清肾散瘀方：败酱草 10g，黄柏 6g，海螵蛸 10g，乌药 6g，白芷 10g，山茱萸 10g，怀山药 10g，五味子 10g，煅龙骨 20g（先煎），煅牡蛎 20g（先煎），制大黄 6g，槟榔 10g，柴胡 10g，枳壳 6g，桃仁 10g，苏木 10g，赤芍 10g，白芍 15g，生甘草 2g。水煎服，每日 1 剂，分早晚服用。[《中国中医急症》，2019，28（2）：290-292.]

主要参考文献

[1] 左学军. 超声对附睾炎的临床诊断价值分析 [J]. 中国医学工程，2017，25（10）：96-98.

[2] 谭伟雄. 龙胆泻肝汤联合金黄散治疗急性附睾炎的疗效观察 [J]. 中国医学创新，2016，13（14）：68-71.

[3] 陶方泽，崔云. 崔云教授治疗附睾炎临证经验 [J]. 中华全科医学，2017，15（10）：1773-1775.

[4] 黄兆仙. 彩色多普勒超声诊断急性附睾炎的临床应用价值 [J]. 实用医学影像杂志，2016，17（1）：62-64.

[5] 白蓉. 超声在附睾炎（急性）诊断中的应用价值分析 [J]. 影像研究与医学应用，2018，2（6）：130-131.

[6] 赵俊. 如意金黄散联合抗生素治疗急性附睾炎 36 例疗效观察 [J]. 内蒙古中医药，2016，35（1）：69.

第六节　包皮龟头炎

包皮龟头炎是男性常见疾病，指包皮与龟头间的弥漫性炎症，是男性常见的泌尿系感染性疾病之一。本病属中医"阴头疮""阴头风"范畴。

一、病因病机

（一）西医学认识

包皮龟头炎是常见的泌尿系感染性疾

病，常见病因分为感染性因素和非感染性因素。感染性因素指由细菌、真菌、支原体、衣原体等感染引起，其中细菌感染多见，多由大肠埃希菌引起。非感染性因素包括包皮垢（尤其包茎、包皮过长者）、尿液和某些化学物质刺激，以及过敏反应、不洁性生活等引起。

（二）中医学认识

中医学认为包皮龟头炎属于"阴头疱""阴头风"范畴，多由于外阴不洁、性交不洁、包皮龟头外伤、化学性物质刺激等导致外邪乘虚入侵包皮和龟头而发病。本病的基本病机为湿热毒邪，内侵肝脉，下绕阴器以致脉络瘀阻，皮肤红肿、渗液；或包茎、包皮过长，局部不洁，感染秽浊淫毒之邪，淫邪毒热瘀滞于阴茎肌腠。若湿热毒邪郁久，热盛内腐则局部溃烂化脓。

二、临床诊断

（一）辨病诊断

1. 诊断要点

本病主要表现为包皮和龟头处瘙痒、水肿、红斑、渗出、糜烂，继发感染时有脓性分泌物自觉疼痛。病情严重者易溃烂形成溃疡、水疱，最后形成糜烂面，常继发包茎、尿道外口狭窄及前尿道狭窄等。

2. 相关检查

（1）体格检查 多有包皮过长、包茎病史。

（2）实验室检查 伴有分泌物者可进一步行细菌培养检查。

（二）辨证诊断

湿热下注

（1）临床证候 龟头及包皮处有灼热感并有红肿，阴茎疼痛，口干，心烦，舌尖红，苔黄，脉滑数，小便短赤。

（2）辨证要点 龟头及包皮处红肿、疼痛，舌尖红，苔黄，脉滑数。

三、鉴别诊断

西医学鉴别诊断

1. 硬下疳

硬下疳为硬性溃疡，边缘较整齐。包皮龟头炎多伴包茎或包皮过长，表现为局部红肿，溃疡少见且不规则。

2. 淋病

淋病也可发生包皮龟头炎，但主要表现为急性化脓性尿道炎。包皮龟头炎不伴有尿道分泌物。

3. 固定红斑性药疹

固定红斑性药疹常由于口服磺胺类药物或止痛类药物引起，发生于阴部，常有红肿、破溃、糜烂，多有复发。包皮龟头炎多因包茎或包皮过长引起，无用药诱因，对症用药后好转。

四、临床治疗

（一）提高临床疗效的要素

（1）详细询问病史，进行仔细地体格检查，全面掌握患者的病情特点。

（2）完善相关检查，明确病因，控制感染，清除感染病灶。

（3）寻找发病诱因，如包皮过长、包茎、过度劳累及饮酒等。

（4）中西医结合治疗，西医学抗感染治疗，中医辨证论治。

（5）鼓励患者多饮水、忌辛辣刺激性食物，每日清洗龟头和包皮，保持局部清洁和干燥。

（二）辨病治疗

1. 抗感染治疗

临床上选用庆大霉素、曲古霉素或卡

那霉素等药物治疗。

2. 外部治疗

用高锰酸钾、醋酸溶液冲洗龟头和包皮内侧，并外敷消炎软膏。

3. 手术治疗

控制炎症后，包茎或包皮过长者可行包皮环切术。

（三）辨证治疗

1. 辨证论治

湿热下注

治法：清热泻火，兼以凉血化瘀。

方药：导赤散加减。生地黄，木通，生甘草，竹叶。

加减：若热邪炽盛者，加栀子、芦荟；局部痒甚者，加地肤子、白鲜皮。

2. 外治疗法

（1）红外线照射　每日 1~2 次，每次 15 分钟。

（2）中药外洗　生大黄 30g，黄柏 30g，苦参 30g，蛇床子 30g，败酱草 30g，地肤子 30g，蒲公英 30g，鱼腥草 30g，明矾 10g，煎汤外洗，每日 1~2 次。

（3）八正合剂　取 10~15ml，加入 400ml 温开水中充分混匀，将包皮翻起后放入其中浸泡 5~10 分钟，然后自然晾干，将包皮复位，每日 3 次，5 天为 1 个疗程。

（4）中药熏洗　苦参 30g，百部 30g，黄柏 20g，栀子 20g，蒲公英 30g，蛇床子 30g，地肤子 30g，白鲜皮 30g，明矾 30g，冰片 15g，每日 1 剂，水煎，先熏蒸，待温后外洗患处，浸泡 15 分钟，7 天为 1 个疗程。

3. 成药应用

三味清热洗剂：用于湿热下注型，每日 2~3 次，外用。

4. 单方验方

五色汤洗剂：透骨草 30g，生大黄 12g，白芷 10g，苦参 20g，野菊花 20g，生甘草

15g。水煎外洗，每日 2~3 次。功能清热燥湿，祛风解毒，消肿止痛。

五、预后转归

患者若能得到及时治疗，病情均能得到控制，预后效果好。若不能及时治疗，包皮龟头会出现红肿糜烂，加重感染，出现尿路感染等。

六、预防调护

（一）预防

（1）增强体质，提高机体的防御能力。

（2）鼓励患者多饮水，勤排尿。

（3）忌食油腻辛辣刺激食品；宜吃清淡、富含水分的食物，如各种蔬菜、水果。

（二）调护

（1）急性期注意休息，勿过度活动。

（2）注意个人卫生，保持会阴部清洁干燥。

七、专方选要

蛇参合剂外洗：苦参 60g，蛇床子 30g，地肤子 30g，鱼腥草 30g，白鲜皮 30g，野菊花 30g，煎液外洗，每日 1 次。[《湖南中医药导报》，2004，10（5）：38-39]

主要参考文献

[1] 王宇. 复发性念珠菌性包皮龟头炎的治疗对策 [J]. 中国当代医药，2017，24（15）：23-24.

[2] 张广鑫. 三味清热止痒洗剂浸渍治疗急性浅表性龟头炎包皮炎疗效评价 [J]. 皮肤病与性病，2020，42（5）：772-773.

[3] 王莎. 不同疗法治疗念珠菌性包皮龟头炎 [J]. 吉林中医药，2018，38（3）：307-310.

[4] 齐鸿程. 包皮龟头炎 104 例临床治疗分析 [J]. 国际医药卫生导报，2017，23（21）：

112-113.

[5] 刘新伟. 中西医结合治疗念珠菌性包皮龟头炎 98 例疗效观察 [J]. 皮肤病与性病, 2017, 39（2）: 153.

[6] 杨增雷. 小儿包皮龟头炎 120 例的治疗方法探讨 [J]. 临床医学研究与实践, 2017, 2（1）: 69-70.

第七节　阴囊坏疽

阴囊坏疽是发生在男性外生殖器及会阴部的爆发性快速进展的坏死性筋膜炎。本病可发病于任何年龄, 多见于 20~50 岁之间。起病急骤, 患者多于夜间睡眠时因阴囊剧痛而惊醒, 数小时内出现阴囊快速肿胀, 皮肤发红及发亮, 伴捻发音, 肿胀区局部变黑、坏死, 同时红肿范围向阴囊周围扩散, 疼痛明显, 有浆液渗出物或有一层脓苔形成。患者常因感染致休克而死亡, 有研究报道死亡率高达 13%~45%。本病属中医"囊疽""脱囊"范畴。

一、病因病机

（一）西医学认识

1. 致病菌

本病是由球菌、杆菌、厌氧菌等多种细菌混合感染引起的阴囊皮下组织急性感染。常见的革兰阳性球菌有金黄色葡萄球菌、溶血性链球菌、粪肠球菌等。革兰阴性杆菌有大肠埃希菌、克雷伯菌属、变形杆菌等, 厌氧菌主要为类杆菌属。

2. 易感因素

糖尿病、营养不良、免疫缺陷、免疫力低下、局部创伤、包皮嵌顿、尿道周围尿外渗、尿道周围感染以及手术。

3. 感染来源

急慢性阴囊感染、广泛复发的化脓性汗腺炎、龟头炎、近期侵入性检查、前尿道结石、感染性尿道狭窄、尿道皮肤瘘等。

（二）中医学认识

本病在中医上属于"囊疽""脱囊"的范畴, 湿热火毒之邪下注厥阴肝经, 壅阻阴囊, 气血凝滞, 热盛肉腐, 而发囊脱。常见原因如下。①外阴不洁, 久坐湿地, 或阴囊瘙痒, 恣意搔抓, 毒邪乘虚而入。②气阴两虚, 湿热内生, 湿毒乘虚侵入导致。

二、临床诊断

（一）辨病诊断

1. 诊断要点

本病临床可见高热、寒战、恶心、呕吐等感染性中毒症状, 体温达 40℃以上。严重者发生感染性休克, 如抢救不及时可能会导致死亡。早期体检可见局部红肿伴有强烈触痛, 常见坏死性溃疡。病变多局限于阴囊、阴茎皮肤及皮下组织, 严重者可蔓延到会阴、双侧腹股沟及下腹部, 深度可达阴囊全层, 伴捻发音, 肿胀区局部变黑、坏死, 同时红肿范围向阴囊周围扩散, 疼痛明显, 有浆液渗出物或有一层脓苔形成。

2. 相关检查

根据病史及临床表现可明确诊断。坏死渗出物细菌培养有多种革兰阳性致病菌及厌氧菌, 药敏试验有助于指导治疗。B 超、CT 和 MRI 有助于确定清创范围。

（二）辨证诊断

1. 湿热蕴结

（1）临床证候　阴囊肿胀疼痛, 形成脓肿, 发热, 寒战, 舌红, 苔黄腻, 脉滑数。

（2）辨证要点　阴囊肿胀疼痛, 酿液成脓, 舌红, 苔黄腻, 脉滑数。

2. 脾肾气虚

（1）临床证候　阴囊下坠疼痛, 坏死

溃烂，舌质淡红，苔薄白，脉沉细。

（2）辨证要点　阴囊下坠疼痛，舌质淡红，苔薄白，脉沉细。

三、鉴别诊断

西医学鉴别诊断

1. 阴囊炭疽

阴囊炭疽多由炭疽杆菌感染所致，与病畜接触的人容易患此病，多见于牧民及制革工人，典型表现为阴囊溃疡，基底中心呈黑色坏死，涂片检查见芽孢或革兰阳性菌。阴囊坏疽多表现为寒战，高热，阴囊疼痛，有浆液渗出物。

2. 坏疽性脓皮病

坏疽性脓皮病是一种少见的非细菌性感染性疾病。在阴囊皮肤上迅速出现丘疱疹或脓疱，边缘整齐，伴有红晕及疼痛。周边可出现新的同样皮损，迅速融合成大片溃疡，其中心可自愈形成瘢痕，抗生素治疗无效。阴囊坏疽多表现为寒战，高热，阴囊疼痛，出现坏死性溃疡。

四、临床治疗

（一）提高临床疗效的要素

（1）详细询问病史，进行仔细地体格检查，全面掌握患者的病情特点。

（2）完善相关检查，明确病因，控制感染，清除感染病灶。

（3）寻找发病诱因，如泌尿系生殖系感染、局部病变等。

（4）复查彩超等相关检查，及时调整治疗方案。

（5）鼓励患者增加营养，卧床休息。

（二）辨病治疗

1. 全身治疗

早期给予广谱、强效抗生素联合抗感染，待创面分泌物细菌培养结果报告后立即改用敏感抗生素。也可用少量激素以减少炎症反应及组织自溶。

2. 局部治疗

早期清创，广泛切开皮肤、皮下组织，切开范围应超过受累组织直至出现正常筋膜，切除坏死组织，敞开伤口，必要时可在 24~48 小时后再次清创。精索外筋膜以内多不受累，保护精索筋膜完整，防止感染通过腹股沟管扩散至腹膜后。

3. 并发症治疗

维持水、电解质和酸碱平衡，高热者应降温，注意保护心肌功能。对糖尿病和有肾功能损害者，要积极控制血糖、防止肾衰竭。

4. 植皮术

坏疽范围广，波及下腹壁，创面瘢痕挛缩者，可行植皮术治疗。

（三）辨证治疗

1. 辨证论治

（1）湿热蕴结

治法：清肝利湿，解毒消肿。

方药：龙胆泻肝汤加减。龙胆草，栀子，木通，当归，生地黄，柴胡，黄芩，车前子，甘草。

加减：热重者，可加蒲公英、紫花地丁、连翘、黄柏、白花蛇舌草；高热、神昏者，加用安宫牛黄丸。

（2）脾肾气虚

治法：益气养阴。

方药：人参养荣汤合六味地黄汤加减。党参，生黄芪，当归，白芍，生地黄，牡丹皮，天花粉，金银花，生甘草。

2. 外治疗法

（1）红外线照射　每日 1~2 次，每次 15~20 分钟。

（2）2% 黄柏溶液　外洗及湿敷，并予三七丹外敷创面，每日 1~2 次。

（3）去腐生肌膏　外用，每日 1 次。

（4）银离子敷料联合水凝胶　外用，每日1次。

五、预后转归

阴囊坏疽患者若能早诊断，早治疗，可以达到理想的治疗效果，但若得不到积极有效的治疗，病情会迅速发展，感染加重扩散，严重可危及生命。

六、预防调护

（一）预防

（1）增强体质，提高机体的防御能力。

（2）鼓励患者多饮水，勤排尿，注意个人卫生，保持会阴部清洁干燥。

（3）忌食油腻辛辣刺激食品，宜吃清淡、富含水分的食物，如各种蔬菜、水果。

（二）调护

（1）积极治疗原发病。

（2）注意休息，保持心情舒畅。

主要参考文献

［1］李强. 阴囊坏疽11例诊治分析［J］. 现代泌尿外科杂志，2017，22（2）：158.

［2］谢泽铨. 阴囊坏疽26例治疗体会［J］. 中国医药指南，2017，15（16）：88-89.

［3］程玉峰. 阴囊坏疽5例诊治经验［J］. 实用医药杂志，2020，37（8）：728-729.

［4］杜俊鸽. 急性睾丸附睾炎引起阴囊坏疽围手术期的护理体会［J］. 临床医药文献电子杂志，2018，5（6）：124.

第六章 泌尿系结石

泌尿系结石可分为上尿路结石和下尿路结石，前者包括肾结石和输尿管结石，后者包括膀胱结石和尿道结石。欧美国家流行病学资料显示，5%~10%的人在其一生中至少发生1次泌尿系结石，欧洲泌尿系结石年新发病率为（100~400）/10万人。我国泌尿系结石发病率为1%~5%，南方高达5%~10%，年新发病率为（150~200）/10万人，其中25%的患者需住院治疗。近年来，我国泌尿系结石的发病率有增加趋势，是世界上3大结石高发区之一。

泌尿系结石在我国古代医书《黄帝内经》和华佗的《中藏经》中记载为"砂淋""石淋"及"血淋"。"砂淋""石淋"是指尿中有砂石，腹痛，小便艰涩，尿道疼痛的一类病证。古代医学文献《黄帝内经》《金匮要略》以及后世许多医家著作中都有记载，不仅在病因病机、症状体征等方面有详细描述，而且在治疗上也积累了极为丰富的经验，在《素问》中已有"结石"的记载。

近年来，随着泌尿系结石病因研究的深入，结石的代谢危险因素越来越为泌尿外科工作者所重视。体外冲击波碎石术、输尿管肾镜取石术、经皮肾镜取石术、腹腔镜取石术的陆续出现，使得泌尿系结石的治疗逐渐向微创方向发展。

第一节 肾结石

肾结石指发生于肾脏内的结石，是临床常见疾病，近年来发病率逐渐增高。结石种类主要有草酸钙结石、磷酸镁铵结石、尿酸结石、胱氨酸结石等，临床大多为一种或数种成分组成的混合性结石。

一、病因病机

（一）西医学认识

1. 流行病学

肾结石在我国的发病率逐年升高，1949~1960年只占泌尿系结石的32%，1960~1970年已占84%，至1983年高达86%。肾结石左、右侧发生率无明显差别，男性的高发年龄为25~40岁，女性的高发年龄为25~40岁及50~65岁，女性第二个年龄高峰可能与绝经后骨质疏松有关。男性肾结石发病率高于女性，其比例各研究报道不甚一致。

2. 发病因素

肾结石的病因比较复杂，与全身性代谢紊乱、泌尿系局部因素及其他因素（如年龄、性别、职业、环境、饮食、种族、遗传等）有关。西医学研究表明，结石的形成往往是多种因素共同作用的结果，而且个体差异较大。

（1）全身代谢紊乱 ①高钙尿。高钙尿可以形成含钙结石，而含钙结石约占全部泌尿系结石的90%，高钙尿的常见原因如甲状旁腺功能亢进、远端肾小管性酸中毒、髓质海绵肾、维生素D中毒、长期卧床、骨肿瘤以及特发性高钙尿等。②高草酸尿。草酸绝大部分为内源性生成，主要为甘氨酸–乙醛酸–草酸途径。原发性高草酸尿是一种罕见的常染色体隐性遗传性疾病。肠源性高草酸尿主要见于慢性结肠炎、广泛回肠切除术后及空肠–回肠旁路术后等，摄入过多的草酸，可能会导致继发性高草酸尿。③高尿酸尿。高尿酸尿最常见的原因是摄入过量的高嘌呤食物。痛风病所引起的高尿酸及高尿酸尿是体内嘌吟代谢紊乱所致。12%~17% 的痛风患者有排出尿酸结石的病史。此外，白血病、真性红细胞增多症、先天性酶缺陷及某些抗癌药物也可引起高尿酸血、高尿酸尿及尿路结石。④胱氨酸尿。胱氨酸尿是一种遗传性疾病，是由于肾近曲小管和空肠黏膜对胱氨酸、赖氨酸、精氨酸和鸟氨酸重吸收不良造成的。⑤低枸橼酸尿。枸橼酸可以降低尿钙饱和度，且可以直接抑制钙盐结晶。各种原因引起的酸中毒都可使尿中枸橼酸减少，如通过增加肾小管重吸收和减少枸橼酸合成途径，都会加速结石生长。⑥药物引起的结石。溃疡病时大量饮用牛乳和服用碱性药物，可能发生乳碱综合征。磺胺类药物的代谢产物由肾脏排泄，在酸性环境中易析出结晶甚至形成结石。大量服用维生素 D、维生素 C、糖皮质激素、氨苯蝶啶、四环素、阿司匹林等也可能发生结石。

（2）泌尿系局部因素　①尿潴留。在泌尿系机械性梗阻、长期卧床、尿流动力学异常等情况下引起尿潴留时，尿中晶状体成分易于沉淀导致结石形成。②感染。感染对结石的形成有明显影响，一方面某些微生物可以产生尿酸氧化酶，使得尿素分解导致尿液碱化，在碱性条件下磷酸盐及尿酸等成分处于过饱和状态，易于发生沉淀。另一方面炎症产物扰乱了尿液中晶状体和胶体间的平衡，不稳定的胶体聚集也可能成为结石核心。③异物。尿路中的异物如尿管、不吸收缝线、草茎等均可成为尿石的核心而逐渐成为结石。

（3）其他因素　①年龄性别因素。无论上尿路结石还是下尿路结石，都是男多于女，女性发病少的原因可能为女性尿道不易发生尿潴留，雌激素能增加尿液原酸，与钙盐形成可溶性结合物。肾结石以 21~30 岁年龄间发病率最高。②饮食因素。是影响尿石产生的一个重要原因。研究表明，高蛋白、精制粮食、高糖饮食都是肾结石的危险因素。我国及世界各国城市肾结石的发病率均高于农村，经济发展好的时期高于经济发展差的时期。③地理因素。我国南方肾结石发病率高于北方，世界上不少肾结石高发区都属于热带地区，这可能因气候炎热引起多汗而致尿浓缩或日晒时间长增加皮肤合成维生素 D 有关。④职业。据统计从事高温、运动量较少和室内工作人员发病率较高。⑤种族因素。肾结石发病率与人种有关，如南非黑人与白人肾结石人数比例为 1：460。

3. 肾结石的形成机制

各种导致结石形成的原因最后作用于尿，使之发生量和质的变化。但通过何种机制形成结石还有待研究，历史上曾经提出很多学说，这些学说从不同角度探讨了结石发生机制。

（1）肾的局部病损学说　Randall 在 1937~1940 年曾多次报道在肾乳头发现钙化斑块，并发现结石不在钙化斑块上生长，因此推测钙化斑块是结石发生的基础。之后有不少学者都注意到这种病变，但认为肾局部钙化是常见的肾脏病变，并非结石患者所特有。

（2）过多尿石成分排泄沉淀学说　这种学说认为因尿石成分过多而从尿中沉淀出来，属肾外成石学说的一种。

（3）抑制因素缺乏学说　有学者曾报告，结石患者与正常人尿液中结石盐饱和度并无明显差异，推测尿中一定还存在某些抑制结石形成的物质，结石患者由于缺乏这种抑制物而发病。

（4）基质学说　早在 1891 年，Ebstein 与 Niclaier 就注意到基质是尿石的骨架，提出尿石是尿中无机物侵入到由炎症所致的上皮细胞分泌的蛋白样凝块中而形成的假说。

4. 肾结石的继发性病理改变

（1）局部机械性损害　肾盏、肾盂的

结石可引起黏膜上皮细胞脱落、形成溃疡、中性粒白细胞浸润以及间质纤维化。

（2）尿路梗阻　肾结石引起的梗阻往往是不完全性梗阻。局限于肾盏的结石可发生肾盂积水，阻塞于肾盂输尿管连接部的结石可引起肾积水。梗阻开始时的肾盏扩张是完全可以恢复的。持续时间越久，肾实质不同程度地受压变薄以至纤维化，这是不能完全或完全不能恢复的。

（3）感染　结石易使尿路并发感染，同时结石作为异物也能促进感染的发生、病菌的侵入和繁殖，感染可加速结石的生长和肾实质的损害。肾内的炎性病变包括肾盂肾炎、肾脓肿等。一般来说，无积水的肾结石感染为肾盂肾炎，有积水的感染可发展为肾积脓，两者可并发肾周围炎。

（4）结石合并息肉或恶性肿瘤　结石嵌顿并长期刺激肾盂、肾盏黏膜，可使部分患者形成良性息肉，包括炎性息肉和纤维性息肉。移行上皮具有较强的增生和再生能力，长期受结石的刺激有可能发生乳头性增生、鳞状上皮化生，最后引起鳞状上皮癌。

（二）中医学认识

有关石淋的病因病机，中医学在《黄帝内经》理论的指导下，已经有了较完整的认识，汉代华佗在《中藏经》中记载："砂淋者，此由肾气虚……虚伤真气，邪热渐强，结聚而成砂。又如以水煮盐，火大水少，盐渐成石之类。咸归于肾，咸积于肾，水留于下，虚热日甚，煎结而生，又非一时之作也。"巢元方在《诸病源候论》中载："肾主水，水结则化成石，故肾客砂石，皮肤虚为热所乘，热则成淋。"认为石淋是由肾虚邪热煎水而成，非一时之作，且"肾客砂石"指出了结石部位在肾。

肾结石患者多因居住地湿热，或外感风、湿、热邪，或恣食辛热肥甘，或情志不节，喜怒无常，肝气郁结，气滞血瘀，或房劳过度，肾气虚弱，肾阳不足，或先天禀赋不足，命门火衰，或久病及肾，劳倦伤肾等所致。常涉及肝、脾两脏，湿阻于内，致使湿热内生，煎熬津液之杂质，凝成结石。

二、临床诊断

（一）辨病诊断

1. 诊断要点

本病可见与活动有关的疼痛和血尿，尤其是典型的肾绞痛。询问病史时，要问清楚第一次发作的情况，确认疼痛发作及其放射的部位，有无结石病史或家族史等。体格检查主要是排除其他可引起腹部疼痛的疾病如急性阑尾炎、异位妊娠、卵巢囊肿扭转、急性胆石症等，疼痛发作时常有肾区叩击痛。

2. 相关检查

（1）实验室检查　尿常规检查常见隐血阳性，并可伴有白细胞、尿蛋白阳性。

（2）超声　超声波检查简便、经济、无创伤，可以发现4mm以上的结石。此外，超声波检查还可以了解结石以上部位尿路的扩张程度，间接了解肾实质和集合系统的情况。超声可作为泌尿系结石的常规检查方法，尤其是在肾绞痛时，可作为首选方法。

（3）尿路平片　尿路平片可以发现90%左右的阳性结石，能够大致地确定结石的位置、形态、大小和数量，并且初步地提示结石的化学性质，因此，可以作为结石检查的常规方法。

（4）静脉尿路造影　静脉尿路造影应该在尿路平片的基础上进行，其价值在于了解尿路的解剖，确定结石在尿路的位置，发现尿路平片上不能显示的结石，鉴别尿路平片上可疑的钙化灶。此外，还可以了解患侧肾脏的功能，确定肾积水程度。肾绞痛发作时，急性尿路梗阻往往会导致尿路不显影或显影不良。

（5）CT检查 诊断泌尿系结石通常不需要做CT检查。但是，由于CT检查不受结石成分、肾功能和呼吸运动的影响，而且螺旋CT还能够同时对所获取的图像进行二维及三维重建，因此，能够检查出其他常规影像学检查中遗漏的小结石。CT诊断结石的敏感性比尿路平片及静脉尿路造影高，尤其适用于诊断急性肾绞痛，可以作为X线检查的重要补充。增强CT能够显示肾脏积水的程度和肾实质的厚度，可以反映肾功能的改变情况。

（6）逆行造影 逆行或经皮肾穿刺造影属于有创伤的检查方法，不作为常规检查手段，仅在静脉尿路造影不显影或显影不良以及怀疑是X线阴性结石时应用。

（7）磁共振水成像（MRU） 磁共振对尿路结石的诊断效果极差，因而一般不用于结石的检查。但是，MRU能够了解上尿路梗阻的情况，而且不需要造影剂即可获得与静脉尿路造影同样的效果，不受肾功能改变的影响。因此，对于不适合做静脉尿路造影的患者（例如造影剂过敏、严重肾功能损害、儿童和孕妇等）可考虑采用。

（8）放射性核素 放射性核素检查不能直接显示泌尿系结石，但是，它可以显示泌尿系的形态，提供肾脏血流灌注、肾功能及尿路梗阻情况等信息，因此对手术方案的选择以及手术疗效的评价有一定价值。

（二）辨证诊断

1. 肝气郁结

（1）临床证候 腰腹疼痛，小便不利或突然中断，或腰痛如绞，常伴有胀闷不舒，神疲少食，头晕目眩，口燥咽干，舌苔薄白，脉弦或弦紧。

（2）辨证要点 腹痛，小便不利，腹胀不舒，脉弦或脉紧。

2. 湿热蕴结

（1）临床证候 尿急，尿频，尿痛，尿血，或尿涩而短少，或小便灼热，伴发热，腰痛或绞痛，头身沉重，舌红，苔黄腻，脉濡数或弦滑。

（2）辨证要点 腰腹绞痛，尿急，尿频，尿血，小便灼热涩少，脉濡数或弦滑。

3. 气滞血瘀

（1）临床证候 小便涩滞或淋漓不尽，尿痛或尿血，腰腹绞痛或钝痛，固定不移，伴胸肋胀满且闷。舌质暗紫，或有瘀斑、瘀点，脉弦紧或涩。

（2）辨证要点 小便淋漓不畅，尿中夹杂血块，少腹胀痛或刺痛，甚则腰腹绞痛，舌紫暗，脉弦紧。

4. 脾肾气虚

（1）临床证候 尿频，尿痛血尿，小便不甚赤涩，但淋漓不断，时作时止，时有肾区绞痛，或钝痛，腰膝酸软，倦怠乏力，或食少纳呆，脘腹胀满，少气懒言，舌淡苔白，脉沉小或弦细。

（2）辨证要点 小便赤涩淋漓不已，遇劳发作，腰腹绞痛或钝痛，倦怠乏力，脉沉小或弦细。

5. 肝肾阴虚

（1）临床证候 小便淋漓不畅，排尿无力，头晕耳鸣，失眠多梦，五心烦热，颜红唇赤，潮热盗汗，口渴咽干，腰膝酸软，舌红，少苔或无苔，脉细数或沉。

（2）辨证要点 小便淋漓不畅，五心烦热，头晕耳鸣，腰膝酸软，舌红，少苔或无苔，脉细数。

三、鉴别诊断

（一）西医学鉴别诊断

1. 胆囊炎

胆囊炎起病慢，腹痛由轻转重，呈持

续性。病变部位有固定压痛，有腹膜刺激征，疼痛局限于病变部位，可以随病变加重而逐渐扩展范围。体温升高，白细胞总数升高，但尿常规与X线平片均无异常。肾结石可表现为肾区叩击痛，如并发感染可出现白细胞升高，肾周渗液，体温升高，彩超及CT可明确诊断与鉴别。

2. 上消化道穿孔

腹痛多突然发生或突然加重，呈持续性剧痛，常伴休克，腹膜刺激征明显，呈板状腹，肠鸣音减弱或消失，并可有气腹和腹腔渗出液。X线平片及CT可明确诊断与鉴别。

3. 急性阑尾炎

转移性右下腹痛，伴恶心呕吐，疼痛呈持续性并逐渐加重。早期腹膜炎体征局限于右下腹，随病程进展可波及全腹。白细胞计数可增高，尿常规无异常，但若阑尾位于腹膜后，局部炎症扩散至输尿管，尿中也可有红、白细胞。彩超及CT可明确诊断与鉴别。

4. 脏器扭转性急腹症

起病急，腹痛剧烈，常伴有轻度休克。腹痛呈持续性，可扣及明显疼痛的包块。早期无腹膜刺激征，随脏器坏死而出现。严重者可出现中毒症状和感染性休克。肾结石如并发急性感染可出现腰痛，白细胞升高，体温升高，根据体征、病情发展、彩超及CT检查可鉴别。

（二）中医学鉴别诊断

本病需要与热淋引起的腰痛相鉴别。热淋引起的腰痛多由过食甘肥辛热之品，或嗜酒太过，酿成湿热，或下阴不洁，秽浊之邪，侵入膀胱进而上行至肾，发为本病；也可由于肝郁气滞，恼怒伤肝，气滞不畅，影响肾脏气化，导致肾脏疼痛，或伴有小便艰涩而痛，余沥不尽；或老年有中气不足，气虚下陷者，肾气亏虚，不能

制约脂液，外邪侵入而致病。通过病史及影像学检查可鉴别诊断。

四、临床治疗

（一）提高临床疗效的要素

（1）详细询问病史，进行仔细地体格检查，全面掌握患者的病情特点。

（2）完善相关检查，明确结石的部位和大小。

（3）选择合适的治疗方案，同时鼓励患者多饮水、勤排尿、多活动。

（二）辨病治疗

1. 一般治疗

（1）大量饮水　尽可能每日维持尿量在2~3L，同时配合服用利尿解痉药物，可排出小的结石。当有感染时，排尿多可促进引流，有助于控制感染。

（2）肾绞痛治疗　非甾体抗炎药，常用药物有双氯芬酸钠和吲哚美辛等；平滑肌解痉类药物，一类是阿托品、山莨菪碱等，另外一类是黄体酮、硝苯地平等。吗啡、哌替啶、布桂嗪等镇痛药物的镇痛效果主要是中枢性的，故最好与阿托品、山莨菪碱等合用，效果最好。

2. 体外冲击波碎石术（ESWL）

随着临床经验的积累和碎石机技术的发展，临床对体外冲击波碎石术的适应证、治疗原则及并发症的认识有了新的改变。体外冲击波碎石术治疗的禁忌证包括孕妇、有不能纠正的出血性疾病、结石以下尿路有梗阻、严重肥胖、骨骼畸形、心力衰竭、严重心律失常和泌尿系活动性结核等。

体外冲击波碎石术的疗效除了与结石的大小有关外，还与结石的位置、化学成分以及解剖异常有关。直径小于20mm的肾结石应首选体外冲击波碎石术治疗；直径大于20mm的结石和鹿角形结石可采用经

皮肾镜取石术（PNL）或联合应用体外冲击波碎石术。若单用体外冲击波碎石术治疗，建议于体外冲击波碎石术前插入双J管，防止"石街"形成阻塞输尿管。肾盂结石容易粉碎，肾中盏和肾上盏结石的治疗效果较肾下盏疗效好。泌尿系解剖异常时，如马蹄肾、异位肾和移植肾结石等都会影响结石碎片的排出，可以采取辅助排石治疗。体外冲击波碎石术治疗次数不超过2~3次（具体情况依据所使用的碎石机而定），治疗间隔的时间以10~14天为宜。

3.经皮肾镜取石术（PNL）

经皮肾镜取石术最早在欧美一些国家开展，20世纪80年代中期以来，随着光学、电子工程技术的进展，超声、放射介入、CT和MRI等技术的广泛应用，经皮肾镜技术在临床上有了飞跃性的发展，经皮肾镜取石技术在上尿路结石的治疗中发挥着越来越重要的作用。

（1）适应证　①适用于所有需开放手术干预的肾结石，包括完全性和不完全性鹿角结石、大于2cm的肾结石、肾盏和憩室内结石、体外冲击波碎石术难以粉碎及治疗失败的结石。②输尿管上段梗阻较重、直径大于1.5cm的大结石体外冲击波碎石术治疗无效、输尿管置镜失败的输尿管结石。③特殊类型的肾结石，包括小儿肾结石梗阻明显、肥胖患者的肾结石、肾结石合并肾盂输尿管连接部梗阻、孤立肾合并结石梗阻、马蹄肾合并结石梗阻、移植肾合并结石梗阻以及无积水的肾结石等。

（2）禁忌证　①未纠正的全身出血性疾病。②严重的心脏疾病和肺功能不全，无法接受手术者。③糖尿病和高血压未控制在正常水平者。④盆腔游走肾或重度肾下垂者。⑤脊柱严重后凸或侧弯畸形、极肥胖和不能耐受俯卧位者亦为相对禁忌证，但可以采用仰卧、侧卧或仰卧斜位等体位进行手术。⑥服用阿司匹林、华法林等抗凝药物者，须停药2周，复查凝血功能正常才可以进行手术。

4.输尿管镜取石术

逆行输尿管镜取石术治疗肾结石以输尿管软镜为主，其损伤介于体外冲击波碎石术和经皮肾镜取石术两者之间。

（1）适应证　①体外冲击波碎石术定位困难的、X线阴性肾结石（＜2cm）。②体外冲击波碎石术术后残留的肾下盏结石。③嵌顿性肾下盏结石，体外冲击波碎石术治疗的效果不好。④极度肥胖、严重脊柱畸形，建立经皮肾镜取石术通道困难。⑤结石坚硬（如一水草酸钙结石、胱氨酸结石等），不利于体外冲击波碎石术治疗。⑥伴盏颈狭窄的肾盏憩室内结石。

（2）禁忌证　①不能控制的全身出血性疾病。②严重的心肺功能不全，无法耐受手术。③未控制的泌尿道感染。④严重尿道狭窄，腔内手术无法解决。⑤严重髋关节畸形，截石位困难。

5.开放性手术

近年来随着体外冲击波碎石和腔内泌尿外科技术的发展，特别是经皮肾镜和输尿管镜取石术的应用，肾结石的治疗取得了突破性的进展，开放性手术在肾结石治疗中的运用已经显著减少。但是，开放性手术取石在某些情况下仍具有极其重要的临床应用价值。

（三）辨证治疗

1.辨证论治

（1）肝气郁结

治法：疏肝理气，通淋排石。

方药：逍遥散加味。柴胡，当归，白芍，白术，茯苓，金钱草，滑石，陈皮，郁金，鸡内金，车前子，王不留行，瞿麦，甘草。

加减：湿热重者，加萹蓄、木通；体虚者，加黄芪、党参；偏瘀者，加川芎、赤芍。

（2）湿热蕴结

治法：清热利湿，通淋排石。

方药：八正散加减。瞿麦，萹蓄，木通，车前子，山栀子，滑石，甘草，金钱草，海金沙，鸡内金。

加减：排尿涩痛伴血尿者，加蒲黄、五灵脂、牛膝、桃仁；腰酸、腰痛者，加白芍、延胡索、墨旱莲、生地黄。

（3）气滞血瘀

治法：行气活血，通淋排石。

方药：沉香散加减。石韦，滑石，当归，陈皮，白芍，冬葵子，王不留行，海金沙，鸡内金，丹参，琥珀，刘寄奴。

加减：疼痛剧烈者，加延胡索、五灵脂；尿血发热者，加蒲公英、金银花、白茅根、藕节、小蓟。

（4）脾肾两虚

治法：健脾益肾，补气消石。

方药：桂附八味汤合补中益气汤加减。金钱草，海金沙，鸡内金，牛膝，王不留行，黄芪，白术，茯苓，当归，枸杞子，山茱萸，熟地黄，桂枝，川芎，炮附子。

（5）肝肾阴虚

治法：滋阴清热、益肾消石。

方药：六味地黄丸加味。熟地黄，山茱萸，山药，泽泻，茯苓，牡丹皮，金钱草，鸡内金，薏苡仁，滑石，瞿麦，石韦，海金沙。

加减：血尿明显者，加小蓟、地榆炭、黄柏。

2. 外治疗法

（1）体针疗法　取肾俞、膀胱俞、三阴交、关元。疼痛重者加足三里、京门，强刺激，每次留针20~30分钟，每日2次。

（2）电针疗法　取肾俞、膀胱俞，持续20~30分钟，每日1~2次。

3. 成药应用

泌石通胶囊：用于通淋排石，每次2粒，每日3次，口服。

4. 单方验方

金钱草30~60g，水煎服，每日1剂，清热利湿，通淋排石。[《医药食疗保健》2017，1（7）：38-38.]

（四）医家诊疗经验

时振声教授

肾结石的发病率日趋增高。肾结石属中医的"石淋"范畴，其病因病机与膀胱湿热、气滞血瘀、肾气亏损有关。由于饮食不节，恣食膏粱厚味，以致湿热火毒内生，湿热流注下焦，日久结为砂石。

根据上述中医理论，肾结石的辨证论治可以分为以下三种类型。

（1）湿热型　腰腹突然疼痛，向会阴部发散。同时伴湿热下注的临床表现，如尿频，尿急，尿痛，或尿流中断，或肉眼血尿，口苦口黏，舌苔黄腻，脉象滑数。热甚者，可有口气秽臭、口干喜饮、大便干结等症状，治宜清热利湿，方用八正散（瞿麦、萹蓄、木通、车前子、山栀子、大黄、滑石、甘草）、石韦散（石韦、冬葵子、木通、瞿麦、滑石、车前子）、二神散（海金沙、滑石、木通、麦冬、车前子）等。一般方中加入金钱草、鸡内金、海金沙，有助于排石通淋。

（2）气滞型　腰腹刺痛，小腹及会阴隐痛，辗转不安，小便排出困难，或淋漓不尽，或有血尿，舌苔暗红，脉弦缓或涩。治宜行气活血，方用沉香散（石韦、滑石、当归、陈皮、白芍、冬葵子、王不留行、甘草、沉香）加金钱草、海金沙、鸡内金。

（3）肾虚型　一般分为肾阴虚与肾阳虚两种情况。肾阴虚者腰酸或痛，五心烦热，间有尿频，尿痛，口干喜饮，大便干结，舌红少苔，脉象细数，治宜滋肾清利，方用知柏地黄汤加金钱草、海金沙、鸡内金、牛膝、王不留行等。肾阳虚者腰痛腰酸或腰部冷痛，四肢不温，或下半身有冷感，畏寒喜暖，夜尿频多，或小便不利，舌淡体胖，脉象沉弱，治宜温阳通利，方用桂附八味汤加金钱草、海金沙、鸡内金、牛膝、王不留行等，阳虚轻者可去桂枝、附子，改用党参、黄芪以益气助阳。

五、预后转归

肾结石在没有合并感染情况下，早期诊治预后良好，若已引起肾功能慢性损害，则肾功能不能完全恢复。另外，肾结石引起巨大肾积水或肾积脓时，则必须行肾脏切除术。

六、预防调护

（一）预防

（1）增加水分的摄入　推荐每天的尿量保持在 2.0~2.5L 以上。

（2）饮食调节　维持饮食营养的综合平衡，增加水果、蔬菜的摄入，增加粗粮及纤维饮食。

（3）良好的生活习惯　适当运动，控制体重。

（二）调护

（1）消除患者恐惧心理，保持乐观情绪，积极配合治疗。

（2）控制体重，增加活动量，若长期不活动，可增加尿沉淀概率形成结石。

七、专方选要

（1）补肾通石汤　石韦 15g，木通 15g，冬葵子 15g，海金沙 15g，车前子 15g，金钱草 15g，墨旱莲 45g，何首乌 20g，枸杞子 20g，知母 20g，黄芪 20g，威灵仙 30g。每日 1 剂，水煎服。合并泌尿系感染者，加黄柏 10g，苍术 10g，怀牛膝 10g，连翘

15g，紫花地丁 30g，大黄 6g（据症状变化选用 2~3 味，下同）；肾绞痛急性发作者，加用赤芍 10g，降香 10g，苏木 10g，皂角刺 10g，乌药 12g；血尿甚者，加白茅根 30g，大蓟 10g，小蓟 10g，炒蒲黄 10g，五灵脂 10g。[《中医药研究》，2001，17（1）：24-25.]

（2）益肾化通汤　党参 15~30g（或人参 9g），黄芪 15~30g，菟丝子 12g，补骨脂 9g，石斛 15~24g，王不留行 15g，茯苓 30g，冬葵子 12g，石韦 30g，瞿麦 15g，郁金 15g，鸡内金 12g，赤芍 15g，金钱草 30~60g。每日 1 剂，水煎，取汁 300ml，早晚 2 次分服。结石活动期热象明显者，去补骨脂，酌减人参、黄芪用量，重用金钱草、瞿麦、冬葵子，或选加川牛膝、琥珀粉、石决明、大黄；腹痛明显者，加白芍、甘草；结石静止期气虚明显者，重用党参、黄芪（但以人参为佳）；结石日久者，可同时选加血余炭、三棱、莪术、丹参，配理气之木香、乌药；有阳虚之象者，重用补骨脂、菟丝子；有阴虚之象者，重用石斛。[《光明中医》，2017；32（1）：154-157.]

主要参考文献

［1］陈曙辉，林煦垚，张明强，等．中医药治疗石淋病的研究进展［J］．云南中医中药杂志，2019，40（2）：76-78.

［2］汪陈英，张闿，刘进，等．中医体质与泌尿系结石形成关系研究［J］．中医药临床杂志，2019，31（9）：1605-1609.

［3］张军会，刘洪波，彭晓松．肾结石清除后中医证候分布调查分析及复发病机探讨［J］．中国中医药科技，2019，26（5）：693-694.

［4］王明祥．肾结石中医诊疗体会［J］．实用中医药杂志，2016，32（7）：729-730.

［5］宋广智，袁海霞．中医药联合体外震波碎石治疗肾结石 160 例［J］．西部中医药，2016，29（6）：92-93.

第二节 输尿管结石

输尿管结石 90% 以上是在肾内形成后进入输尿管，所以在病因临床表现、诊断等方面与肾结石有相似之处。临床上通常把输尿管结石、肾结石统称为上尿路结石。输尿管结石主要症状为疼痛和血尿，本病属中医"砂淋""石淋""腹痛"的范畴。

一、病因病机

（一）西医学认识

1. 流行病学

输尿管结石流行病学调查与肾结石一样，其发病率和社会经济情况有关。一般规律是工业化国家和地区比不发达国家和地区发生率高，富裕地区比贫困地区发病率高，高级职工和行政人员比劳动工人发生率高，男性比女性高，干燥缺水环境下的工作人员比高温环境下的工作人员发生率高。发病高峰年龄为 30~50 岁，儿童和老年人发生率较低。

2. 病因病机

输尿管结石绝大多数在肾内形成，结石活动后掉入输尿管，故其病因与肾结石相同。其余的部分（约占 10%）属原发性输尿管结石，但均以输尿管梗阻性病变为前提。输尿管梗阻性病变包括输尿管憩室、输尿管口囊肿等先天性病变，也包括肿瘤、瘢痕性狭窄等情况。输尿管梗阻所导致的尿潴留、尿路感染，均能引起结石，三者又互为因果，容易形成恶性循环，即梗阻引起感染，感染导致结石，结石又加重梗阻。

（二）中医学认识

明代李中梓《医宗必读》认为"石淋者，有如砂石，膀胱蓄热而成。正如汤瓶久在水中，底结白碱也"。历代医家认为"砂淋""石淋"的发病主要由肾虚和下焦湿热引起，病位在肾或膀胱，而虚为内在因素。肾与膀胱相表里，膀胱气化的动力主要来自肾脏，肾虚则膀胱气化不利，泌尿功能失常，有利于结石的形成；也可由多食肥甘引起，使尿液受邪热煎熬，尿中杂质结成砂石，热伤血络，迫血妄行则血下溢，出现尿血，湿热蕴结，气机不利，气血交阻，通降失畅，不通则痛。

二、临床诊断

（一）辨病诊断

1. 诊断要点

腰腹部疼痛是最主要的常见症状，可有钝痛、绞痛，可沿输尿管放射至会阴、膀胱、下肢等，常伴恶心呕吐，近膀胱的输尿管结石可有尿急、尿频和尿痛症状。大多数为镜下血尿，15%~30% 的患者有肉眼血尿。

2. 相关检查

（1）实验室检查 尿常规可见镜下血尿，并发感染者白细胞增多，尿液细菌培养阳性，血常规可见中性粒细胞比例增高。

（2）X 线检查 90% 以上输尿管结石均能在 X 线片上显影，但有部分结石因体积小、密度低或结石阴影被邻近骨影所掩盖而不能显影。

（3）B 超检查 B 超简便易行，能发现 90% 以上的泌尿系结石，是临床首选的检查手段。

（4）CT 检查 CT 是诊断结石的金标准，但有一定放射性，同时费用较高。

（5）静脉肾盂造影 能了解结石部位、肾功能损坏程度及梗阻情况，并且可了解对侧肾功能。

（二）辨证诊断

1. 湿热蕴结

（1）临床证候 尿急，尿频，尿痛，

伴有血尿，尿色黄赤，涩滞不畅，时有中段，或夹有砂石，或腰痛如绞，牵引少腹，连及外阴，可伴恶心呕吐，口苦，舌红，苔黄腻，脉滑数。

（2）辨证要点　小便涩滞不畅，腰痛如绞，牵引少腹，舌红，苔黄腻，脉滑数。

2.气滞血瘀

（1）临床证候　小便涩滞，淋漓不畅，或尿中带有血块，腰腹刺痛或绞痛，伴有口干口苦，或发热，舌质紫暗或有瘀点，脉沉弦或紧涩。

（2）辨证要点　小便涩滞且痛，尿中带有血块，腰腹刺痛，舌质紫暗有瘀斑，脉沉弦。

3.肾虚

（1）临床证候　小便不利，夜尿增多，口干喜饮，五心烦热，腰酸腰痛，或腰部冷痛，四肢不温，舌红少苔，或舌淡体胖，脉细数或沉弱。

（2）辨证要点　肾阴虚者腰酸或痛，尿血，大便干，舌红少苔，脉细数；肾阳虚者腰部冷痛，夜尿频多不利，舌淡体胖，脉沉细。

三、鉴别诊断

西医学鉴别诊断

1.急性阑尾炎

急性阑尾炎常见转移性右下腹痛，即腹痛多起于上腹部或脐周部，位置不固定，数小时后腹痛转移并固定于右下腹部。开始时腹痛不严重，呈持续性逐渐加重。B超、CT是重要检查手段，二者结合可明确鉴别。右侧输尿管结石表现为典型的肾绞痛，肾区叩击痛明显，或伴有尿频、尿急、恶心、呕吐。

2.卵巢囊肿扭转

患侧下腹部阵发性剧烈绞痛，但不向阴部、阴唇等部位放射，无尿血史，有腹内肿块史，可伴白带增多，发热等。输尿管结石疼痛可沿输尿管放射至会阴、膀胱、下肢等，常伴恶心呕吐。彩超及CT可明确诊断与鉴别。

四、临床治疗

（一）提高临床疗效的要素

（1）详细询问病史，进行仔细地体格检查，全面掌握患者的病情特点。

（2）完善相关检查，明确结石的部位和大小。

（3）选择合适的治疗方案，同时鼓励患者多饮水、勤排尿、多活动。

（二）辨病治疗

输尿管结石的治疗同肾结石。大多数输尿管结石能自行排出体外，只有少数需要临床治疗。有报道称直径小于4mm的结石，有90%的输尿管下段结石和80%的输尿管上段结石可自行排出；直径4~6mm结石只有50%的输尿管下段结石和20%的输尿管上段结石能排出；而直径大于6mm的结石自行排出的概率较小。

1.体外冲击波碎石术（ESWL）

ESWL疗效与结石的大小、结石被组织包裹程度及结石成分有关，大而致密的结石需多次治疗。对直径小于1cm的输尿管上段结石首选ESWL，大于1cm的结石可选择ESWL、输尿管镜（URS）和PNL取石，对输尿管中下段结石可选用ESWL和URS。

2.输尿管镜取石术

输尿管镜取石术或ESWL的选择，应根据结石的部位、大小、合并感染情况以及患者本身的条件和意愿等综合考虑。

（1）适用于输尿管下段结石、输尿管中段结石、ESWL失败后的输尿管上段结石、ESWL后的"石街"、结石并发可疑的尿路上皮肿瘤、停留时间长的嵌顿性结石和 ESWL 治疗困难的结石。

（2）禁忌证　有不能控制的全身出血性疾病、严重的心肺功能不全、未控制的泌尿道感染、严重尿道狭窄、腔内手术无法解决、严重髋关节畸形、截石位困难。

3. 开放手术

开放性手术仅用在 ESWL 和输尿管镜取石治疗失败的情况下。

（三）辨证治疗

1. 辨证论治

（1）湿热蕴结

治法：清热利湿，通淋排石。

方药：导赤散合石韦散加减。生地黄，木通，瞿麦，冬葵子，石韦，滑石，竹叶，车前子，金钱草，海金沙，海浮石，鸡内金，琥珀，甘草。

加减：腹痛者加延胡索、川楝子；血尿者加白茅根、血余炭。

（2）气滞血瘀

治法：益气导滞，活血化瘀，通淋排石。

方药：沉香散加味。石韦，金钱草，海金沙，鸡内金，王不留行，枳实，黄芪，威灵仙，当归，陈皮，冬葵子，琥珀，滑石。

加减：偏气滞者加柴胡、香附；偏血瘀者加川芎、桃仁、红花。

（3）肾阳虚

治法：温阳益肾，利水排石。

方药：金匮肾气汤加减。金钱草，海金沙，鸡内金，王不留行，桂枝，附子，山茱萸，茯苓，牡丹皮，鱼脑石，泽泻，杜仲，菟丝子，延胡索。

加减：伴腹痛尿血者加川芎、三七、川楝子、琥珀。

（4）肾阴虚

治法：滋阴补肾，清热利湿，排石通淋。

方药：知柏地黄丸加减。金钱草，海金沙，鸡内金，威灵仙，琥珀，血余炭，知母，黄柏，熟地黄，山茱萸，泽泻，牡丹皮，茯苓，山药，黄芪，陈皮，甘草。

2. 外治疗法

（1）体针疗法　取肾俞、三焦俞、京门、气海、膀胱俞、阳陵泉、三阴交等。每日 1 次，每次 2~5 穴，用提插捻转手法，得气留针 30 分钟，中间行针 1~2 次。

（2）电针疗法　取肾俞、膀胱俞、关元、三阴交、足三里。电流强度以患者能耐受为度，每日 1 次，留针 20~40 分钟。

3. 成药应用

泌石通胶囊：用于通淋排石、利湿清热，每次 2 粒，每日 3 次，口服。

4. 单方验方

化石散：琥珀 30g，芒硝 100g，硼砂 20g，海金沙 100g。将上药研成细末过 200 目筛，每次服 5g，每日 3 次，适用于输尿管结石气滞血瘀型。[《河北中医》，2001，23（3）：2.]

（四）医家诊疗经验

刘猷枋教授

刘教授认为输尿管结石属中医"石淋"的范畴，其病机主要是：①湿热蕴结下焦，煎熬浊液形成砂石，砂石阻塞尿道。②气滞郁结，津液气化失常，聚成砂石，阻塞尿道。③血行不畅，瘀血停滞，砂石形成，阻塞尿道。针对上述病因病机，结合临床经验制订了相应排石汤。

排石 I 号：方为车前子 5g，泽泻 5g，冬葵子 5g，石韦 5g，滑石 5g，金钱草 5g，牛膝 5g，王不留行 5g，莱菔子 5g，枳壳 5g，治疗发病时间短，结石较小，形状规则，伴有尿路感染者，以清热利湿为主，行气散结为辅。

排石Ⅱ号：（木香5g，青皮5g，川楝子3g，乌药3g，白芷3g，牛膝5g，滑石10g，车前子10g，金钱草5g，冬葵子5g，泽泻5g），治疗结石有移动，近期绞痛频繁发作者，以行气散结为主，排石通淋为辅。

排石Ⅲ号：方为厚朴2g，青皮3g，枳壳3g，白芷2g，皂角刺3g，桃仁3g，川牛膝3g，制乳香3g，制没药3g，赤芍5g，三棱5g，莪术5g，车前子5g，薏苡仁5g，金钱草10g，治疗结石停留较长，结石不移动，近期无绞痛发作者，以活血化瘀为主，行气散结为辅。

以上各方均粉碎成绿豆大小的粗末（在2~4mm之间），装包备用。每包药加凉水或温水300~450ml，先浸泡半个小时，然后水煎至沸后，用文火煎煮20分钟，煎2次，合并两煎药液，分3次服，一般每日服1~2包，疗程长者可隔日服1包。对结石较大且体质壮者，可给排石Ⅰ号、排石Ⅲ号合用。对结石不移动，停留时间较长，近日绞痛发作较重者，给予排石Ⅱ号、排石Ⅲ号合用。

五、预后转归

输尿管结石诊断一般不困难，治疗方法可靠，且预后良好。但有双侧输尿管结石同时梗阻形成急性肾衰竭者，可急诊同时取双侧结石，若全身情况差则宜行肾造瘘先解除梗阻，保护肾功能，日后再处理结石。偶有双侧结石形成慢性不完全性梗阻，症状不典型，若患者忽视或误诊造成慢性肾功能不全者，即使取出结石，肾功能损害也不可能完全恢复。

六、预防调护

（一）预防

（1）增加水分的摄入　推荐每天的尿量保持在2.0~2.5L以上。

（2）饮食调节　避免过度摄入某一种营养成分，增加水果、蔬菜的摄入，增加粗粮饮食。

（3）良好的生活习惯　适当运动，控制体重。

（二）调护

（1）消除患者恐惧心理，保持乐观情绪，积极配合治疗。

（2）控制体重，增加活动量，若长期不活动，可增加尿沉淀概率形成结石。

七、专方选要

（1）尿路排石汤

1）Ⅰ号。金钱草30~60g，海金沙9g，车前子24g，木通9g，滑石15g，白芍12g，乌药9g，川楝子9g，鸡内金9g，甘草3g。此方适用于气结型输尿管结石。

2）Ⅱ号。金钱草45g，石韦30g，车前子24g，木通9g，瞿麦15g，萹蓄24g，栀子18g，大黄12g（后下），滑石14g，甘草梢9g，牛膝5g，枳实9g。此方适用于湿热型输尿管结石伴感染者。每日1剂，分2次服。[《现代中西医结合杂志》，2020，29（4）：443-447.]

（2）三金排石汤　金钱草30g，海金沙30g，鸡内金30g，牛膝15g，石韦20g，木香10g。疼痛明显加延胡索、香附；腰痛加杜仲；砂石日久不下加桃仁、红花、丹参；体虚加黄芪、茯苓；尿频、尿急、尿痛加金银花、蒲公英、白茅根；大便秘结加大黄。水煎服每日1剂，早晚各服1次，服药后40分钟开始行走活动，活动以跳跃为主，且多饮水。[《湖南中医药大学学报》，2018；38（2）：200-203.]

主要参考文献

[1] 江宁东，王国民，薛慈民. 泌尿系结石的中西医结合诊疗现状和进展［J］. 中国医药

科学，2015，5（1）：66-68.

［2］王友铭. 河南省泌尿系结石住院患者流行病学特点及分析［J］. 临床泌尿外科杂志，2021，36（6）：458-463.

［3］罗贞波. 手术结合三金排石汤治疗输尿管结石临床观察［J］. 实用中医药杂志，2021，37（5）：789-790.

［4］彭金奎. 钬激光碎石术与体外冲击波碎石术治疗输尿管结石的效果比较「J」，中国继续医学教育，2021，13（14）：140-143.

［5］陈曙辉，林煦垚，张明强，等. 中医药治疗石淋病的研究进展［J］. 云南中医中药杂志，2019，40（2）：76-78.

［6］王豪. 泌尿系结石的中医辨证论治［J］. 家庭医学，2016（5）：52-53.

第三节　膀胱结石

膀胱结石是指发生于膀胱内的结石，分为原发性膀胱结石与继发性膀胱结石。临床上一般认为，在膀胱内生成且不伴梗阻、感染等因素的称为原发性膀胱结石，其余种类包括上尿路排下的结石，继发于感染、梗阻、异物等的结石均统称为继发性结石。

一、病因病机

（一）西医学认识

1. 流行病学

19 世纪以前膀胱结石在世界各地流行，近几十年来膀胱结石逐渐减少，但肾结石迅速增多。原发性膀胱结石多发生在儿童，在印度、老挝、泰国、巴基斯坦、伊朗等经济不发达地区常见，90% 的膀胱结石发生于 5 岁以下儿童。目前，膀胱结石已由小儿转为 50 岁以上老人更容易发病，主要原因为继发性前列腺增生引起的尿潴留。膀胱结石发病率在性别方面差别很大，男女发病比例为 10∶1，主要由于男性尿道的特殊解剖结构造成。

2. 病因病机

低蛋白、高淀粉、高纤维素饮食是诱发儿童膀胱结石的主要原因。当有下尿路梗阻时，如尿道狭窄、前列腺增生、膀胱颈部梗阻、肿瘤等，可使小结晶沉淀聚积，形成结石，这是现今男性及老年人膀胱结石形成的常见原因。膀胱异物的刺激，如导管、缝线等，也可作为核心使尿盐沉积于其周围形成结石。

（二）中医学认识

中医学认为肾与膀胱互为表里，有经络关系。肾为水脏，膀胱为水腑，在五行中同属水。肾司开阖，为主水之脏。膀胱贮存尿液，排泄小便，为水腑。膀胱的气化功能，取决于肾气的盛衰，肾气具有促进膀胱气化津液，关门开合以控制尿液排泄的功能。肾气充足，固摄有权，则尿液能够正常地生成，并下注膀胱，膀胱贮存而不泄不漏。肾与膀胱密切合作，共同维持体内水液代谢。膀胱结石的病因为肾气不足，湿热蕴结下焦。湿热的产生是多方面的，如过食肥甘厚味、嗜酒，致使脾失健运，肝气郁结，气郁化火，脾受肝制，湿浊内蕴，阻滞气机，郁久化热，湿热互结，蕴蒸膀胱，煎熬津液日久成砂石。

二、临床诊断

（一）辨病诊断

1. 诊断要点

常见排尿中断或急性尿潴留，需改变体位或摇晃身体后尿液才得以排出，常伴有尿频、尿急、尿痛、血尿，合并感染时，上述症状更明显。

2. 相关检查

（1）尿常规检查　尿中有红、白细胞。

（2）B超检查　在超声波探测时见强烈的回声，在强光团的远侧有明显声影。当体位改变时，可见到结石在膀胱内滚动。

（3）X线检查　X线不透大多数结石，X线片上可知有无结石，以及结石大小、数目、位置。

（4）膀胱镜检查　是诊断膀胱结石最可靠的方法，不论结石是否透X线，均可显示，并且可看清结石的大小、数量等。

（二）辨证诊断

1. 膀胱湿热

（1）临床证候　尿急，尿频，尿痛，或排尿突然中断，尿血或有血块，少腹疼痛或绞痛，连及外阴，或腹胀腹满，恶心呕吐，食欲缺乏，或有高热，或午后低热，舌质红，苔黄腻，脉滑数或弦数。

（2）辨证要点　尿急，尿痛，或排尿突然中断，尿血，舌红，苔黄，脉弦数。

2. 瘀血阻滞

（1）临床证候　下腹部隐痛或刺痛，排尿困难，或排尿突然中断，疼痛连及阴部，砂石排出后疼痛缓解，或伴有血尿，或尿后有条状血块，或小便涩赤刺痛，舌质暗红或有瘀斑瘀点，脉弦紧或缓涩。

（2）辨证要点　小便涩赤刺痛，或排尿中断，舌质紫暗，脉弦紧。

3. 脾肾两虚

（1）临床证候　小便频数，遇劳则甚，小便或有突然中断，或有尿急尿痛，或尿血色淡，少腹胀痛或钝痛，神疲乏力，舌淡，苔白，脉沉缓。

（2）辨证要点　小便频数，遇劳则甚，神疲乏力，舌淡，苔白，脉缓。

4. 肾精亏损

（1）临床证候　腰膝酸软，头晕耳鸣，失眠多梦，精神萎靡不振，小便淋漓不爽，或尿频，夜尿多，或排尿困难，舌淡红，少苔或无苔，脉沉细或细弱。

（2）辨证要点　腰膝酸软，精神萎靡，小便淋漓，舌淡红，少苔，脉细弱。

三、鉴别诊断

（一）西医学鉴别诊断

1. 膀胱异物

膀胱异物可引起排尿困难、尿频、尿急、尿痛和血尿，既往有膀胱异物置入的病史。彩超、CT或膀胱镜均能明确鉴别。

2. 前列腺结节状增生

前列腺结节状增生有排尿困难、尿痛、血尿等症状，多发生于老年人，病史很长，逐渐加重，开始时尿频、尿急、尿线细、尿无力，渐成尿滴沥甚则发生尿潴留。膀胱结石常见排尿中断或急性尿潴留，需改变体位或摇晃身体后得以排尿。根据病史、彩超及CT能明确鉴别。

3. 尿道结石

尿道结石主要来源于上尿路，结石下行嵌顿于尿道，可有排尿困难、尿痛、排尿中断等症状。尿道结石常嵌顿于后尿道和舟状窝，后者可以摸到。用金属尿道探子在尿道中可以碰到结石。尿道前后位及斜位片，可以看到不透光阴影，呈圆形或卵圆形，一般如花生米大小。根据病史、查体及彩超或CT能明确结石部位及鉴别。

（二）中医学鉴别诊断

本病需要与癃闭相鉴别。癃闭以小便量少，排尿困难，严重时小便闭塞，无尿排出，可触及下腹部隆起的膀胱。膀胱结石也有排尿中断，但改变体位或摇晃身体后尿液可以排出，不难鉴别。

四、临床治疗

（一）提高临床疗效的要素

（1）详细询问病史，进行仔细地体格

检查，全面掌握患者的病情特点。

（2）完善相关检查，明确结石的部位和大小。

（3）选择合适的治疗方案，同时鼓励患者多饮水、勤排尿、多活动。

（二）辨病治疗

膀胱结石治疗时必须遵循两个原则。一是去除结石，二是纠正形成结石的病因。有的原因在取石时可一并处理，如前列腺增生等；有的原因则需另行处理，如尿道狭窄等；有些原因应在结石治疗后继续处理，如感染、代谢紊乱和营养失调等。膀胱结石外科治疗的方法包括腔内手术、开放手术和体外冲击波碎石术。

1.腔内手术

经尿道的腔内手术是目前治疗膀胱结石的主要方法，可以同时处理下尿路梗阻病变，例如尿道狭窄、前列腺增生等。常见经尿道激光碎石术、经尿道气压弹道碎石术、经尿道机械碎石术等。

2.体外冲击波碎石术

儿童膀胱结石多为原发性结石，可选择体外冲击波碎石术；成人原发性膀胱结石≤30mm 可以采用体外冲击波碎石术。

3.开放手术

耻骨上膀胱切开取石术不应作为首选的治疗方法，仅在特殊情况下使用。如较复杂的儿童膀胱结石、严重的前列腺增生、严重尿道狭窄、膀胱内围绕异物形成的大结石、合并需开放手术的膀胱肿瘤等才建议使用。

（三）辨证治疗

1.辨证论治

（1）膀胱湿热

治法：清热解毒、排石通淋。

方药：导赤散和八正散加减。金钱草，海金沙，鸡内金，木通，竹叶，生地黄，赤芍，王不留行，瞿麦，萹蓄，车前子，石韦，延胡索，琥珀。

加减：气虚者加党参、黄芪；血虚者加川芎、当归、阿胶；尿血者加小蓟。

（2）瘀血阻滞

治法：活血化瘀，利尿通淋。

方药：桃红饮合小蓟饮。桃仁，红花，川芎，当归，威灵仙，滑石，竹叶，通草，小蓟，金钱草，海金沙，炒蒲黄，鸡内金，萹蓄，甘草。

加减：尿血较轻者去炒蒲黄、小蓟；气虚者加党参、黄芪；疼痛者加延胡索、川楝子。

（3）脾肾两虚

治法：益肾健脾、清热排石。

方药：七味都气丸加减。生地黄，山茱萸，茯苓，牡丹皮，山药，泽泻，党参，陈皮，当归，车前子，金钱草，鸡内金，海金沙，石韦，琥珀。

加减：血尿者加三七。

（4）肾精亏损

治法：益肾补精、通淋排石。

方药：强肾排石汤。熟地黄，巴戟天，山茱萸，肉苁蓉，菟丝子，金钱草，海金沙，核桃肉，茯苓，泽泻，牛膝，三七粉。

加减：肾阳虚者加熟附子、桂枝；肾阳虚者加何首乌、阿胶；气虚者加黄芪、党参。

2.外治疗法

药物外敷疗法：生川乌100g，生草乌100g，肉桂50g，天南星100g，细辛15g，白芷50g。将上述药物共研成细末备用，取大葱1000g，生姜150g，切成小块放入锅内炒热，继续放入中药粉同炒至烫手为度，再拌入150g 热白酒，混匀装入适用布袋，热敷少腹膀胱区 2 小时，每日 2 次。

3.成药应用

泌石通胶囊：用于通淋排石、利湿清热，每次 2 粒，每日 3 次，口服。

（四）医家诊疗经验

夏远录教授

夏远录教授在治疗结石时以调肝利水，健脾化石为法。药用白芍 30g，金钱草 30g，石韦 30g，威灵仙 60g，当归 10g，白术 10g，赤茯苓 10g，海金沙 10g，鸡内金 10g，泽泻 10g，乌药 10g，甘草 10g。大便秘结者加大黄 10g，芒硝 10g，枳实 10g；腰腹冷痛者加附子 15g，细辛 5g，肉桂 5g。结石患者在疼痛发作时，除腰痛剧烈难忍外，其同侧少腹部亦多有牵掣胀痛不适。夏远录教授考虑少腹为肝经所过，在《素问·刺腰痛》中有"厥阴之脉，令人腰痛，腰中如张弓弩弦"之说，故泌尿系结石与肝密切相关。据此，采用调肝利水通淋之法，选芍药甘草汤疏肝缓急。再随证加减，在排石之后，补肾调理，防止结石复发。

五、预后转归

膀胱结石诊断较易，治疗方法有效可靠，效果稳定，故其预后良好。膀胱结石一般无严重并发症。

六、预防调护

（一）预防

（1）增加饮水的摄入 推荐每天的尿量保持在 2.0~2.5L 以上。

（2）饮食调节 避免某一种营养成分的过度摄入，增加水果、蔬菜的摄入，增加粗粮及纤维素饮食。

（3）保持良好的生活习惯，多运动。

（二）调护

（1）消除患者的恐惧心理，保持乐观情绪，积极配合治疗。

（2）控制体重，增加活动量，若长期不活动，可增加尿沉淀概率形成结石。

七、专方选要

（1）三金一仙汤加减 金钱草 30g，鸡内金 30g，淫羊藿 15g，海金沙 30g，石韦 15g，冬葵子 12g，瞿麦 15g，滑石 30g，车前子 30g，白茅根 30g。血尿重者加仙鹤草 30g、小蓟 12g；发热者加金银花 15g、连翘 20g；恶心呕吐者加紫苏叶 10g、炒黄连 6g。本方主治下焦湿热型，具有清热利湿，通淋排石的功效。［《中国中医急症》，2014，23（11）：2038-2040.］

（2）排石汤 冬葵子 30g，石韦 30g，金钱草 30g，海金沙 15g，萹蓄 10g，瞿麦 10g，鸡内金 10g，川牛膝 10g，炒枳壳 10g，广木香 10g，郁金 10g，制大黄 8g（后下），生甘草 3g。湿热伤络兼见尿血者，加白茅根 30g、琥珀 6g（研末分冲）；小便涩痛不利者，酌加滑石 15g、车前草 30g，以增利水通淋之功效；脘腹胀疼便溏者，去大黄，加砂仁 5g（后下）、陈皮 10g、茯苓 12g；舌质紫暗有瘀斑者，加赤芍、当归各 10g；肾虚腰酸痛者，加狗脊、续断、桑寄生各 15g。［《现代中西医结合杂志》，2013，22（22）：2502-2504.］

主要参考文献

[1] 陈烨辉，林婷婷，李晓东，等. 良性前列腺增生患者并发膀胱结石的危险因素分析 [J]. 临床泌尿外科杂志，2018，33（12）：965-967.

[2] 杨有学. 前列腺增生合并膀胱结石同期手术治疗的临床分析 [J]. 航空航天医学杂志，2016，27（2）：188-189.

[3] 李东顺，乔玉华，袁宏毅，等. 63 例膀胱结石成分及形成因素分析 [J]. 中国临床医生杂志，2020，48（5）：588-590.

[4] 江宁东，王国民，薛慈民. 泌尿系结石的中西医结合诊疗现状和进展 [J]. 中国医药科学，2015，5（1）：66-68.

[5] 陈以德，张勇科，龙启，等. 前列腺增生并发膀胱结石形成因素分析［J］. 中国医药科学，2018，8（9）：133-135.

第四节　尿道结石

尿道结石是指尿道内发生的结石，临床上较为少见。尿道结石可分为原发性和继发性，大多数发生在男性，在膀胱结石多发的地区尿道结石也相对多见。尿道结石的主要症状是排尿困难、尿痛和有感染症状，其诊断和治疗均不困难。

一、病因病机

（一）西医学认识

1. 流行病学

男性尿道结石的发病率占泌尿系结石的 0.9%，女性占 0.4%。中国上海尿道结石的发病率为 8.19%，其中 66.7% 的患者发生于 1~10 岁，且男性占 90.9%。尿道结石的好发部位为前列腺部尿道、球部尿道、舟状窝及尿道外口。有研究报道在 361 例尿道结石患者中，后尿道结石占 41.2%、球部尿道结石占 18.8%、阴囊和阴茎部结石占 28.4%、舟状窝结石占 11.3%。

2. 病因病机

多数尿道结石是膀胱结石或上尿道结石排出过程中经过尿道时被阻或停留于尿道前列腺部、球部、阴茎部、舟状窝或尿道外口处，为继发性尿道结石。原发性尿道结石则是在尿道狭窄、憩室、囊肿、异物、损伤、感染等因素下，在尿道内逐渐形成并增大的结石。

（二）中医学认识

尿道结石多由湿热蕴结于下焦，湿热互结，郁而化火，火灼尿液而成砂石。或因久病体虚，膀胱气化无力推动尿液下移，滞留于尿道所致。或因久居湿地，或感受寒湿之邪，湿邪滞留于下焦，郁阻气机，郁久化热。或长期恣食肥甘厚味，湿热内生，热灼尿液而成砂石。或情志不和，肝气郁结，肝失条达，气机不利，则血行不畅成石。

二、临床诊断

（一）辨病诊断

1. 诊断要点

尿道结石的主要症状为排尿困难，排尿费力，可呈滴沥状，有时会出现尿流中断及尿潴留。排尿时有明显的尿痛，且放射至阴茎头部，后尿道结石常伴有会阴和阴囊部疼痛，阴茎部结石在疼痛部位可触及硬结，有时用力排尿可将结石排出，完全梗阻则发生急性尿潴留，并发感染者尿道会有脓性分泌物。

2. 相关检查

（1）X 线检查　能显示出尿道部位结石阴影，并了解有无膀胱及上尿路结石。尿道造影检查能显示结石的具体部位，以及是否合并憩室、狭窄等病变。

（2）B 超检查　可发现尿道内强回声光团并伴声影。

（3）尿道镜检查　能直接见到结石，并了解尿道有无异常，但它是一种有创伤性检查手段，一般不采用。

（4）尿道金属探子　检查尿道时，触及结石有特殊的摩擦感。

（二）辨证诊断

1. 下焦湿热

（1）临床证候　尿频，尿急，尿痛，排尿困难，排尿时尿道涩赤灼痛，尿流变细，小便黄赤或红赤，舌质红，苔厚腻或黄腻，脉弦滑或弦数。

（2）辨证要点　排尿困难，排尿时尿道涩赤灼痛，舌红，苔黄腻，脉弦数。

2. 气滞血瘀

（1）临床证候 会阴部突然出现剧烈疼痛，尿流变细，排尿困难，排尿时尿道中胀痛或刺痛，常与情志波动有关，常见尿中带血，舌质紫暗，舌边有瘀斑瘀点，苔薄白，脉弦紧或沉涩。

（2）辨证要点 会阴部胀痛，尿流变细，舌质暗，舌边有瘀斑瘀点，脉弦。

3. 脾肾两虚

（1）临床证候 会阴部有重坠感，时有隐痛，尿流变细，或排尿困难，滴沥不尽，排尿时尿道有重坠隐痛感，常伴有面色无华，食欲缺乏，便溏，畏寒，肢冷，舌质淡，舌体胖大，舌边有齿痕，苔白，脉沉细。

（2）辨证要点 会阴部有重坠感，尿流变细，舌质淡，苔白，脉沉细。

三、鉴别诊断

西医学鉴别诊断

1. 尿道狭窄

尿道狭窄的主要症状为排尿困难，尿流变细、无力、中断或滴沥，并发感染时亦可有尿急、尿频、尿痛及尿道分泌物，某些外伤性尿道狭窄可能会扪及尿道硬结。尿道狭窄往往无肾绞痛及排石史。其排尿困难非突发性，尿道金属探子探查可于狭窄部位受阻，X线平片无结石阴影，尿道造影可显示狭窄段。尿道结石嵌顿于后尿道，可有排尿困难、尿痛、排尿中断等。用金属尿道探子在尿道中可碰到结石。CT、尿道镜能明确鉴别。

2. 尿道损伤

尿道损伤可有尿道外口出血、尿道内疼痛、排尿困难、尿潴留，并发感染可有尿道分泌物。一般有明确的外伤史，常伴尿液外渗、局部皮肤肿胀、皮下淤血，试插导尿管不易插入膀胱，并可由导尿管流

出数滴鲜血，X线平片可见骨盆骨折等征象，无结石阴影。根据病史、X线平片、CT能明确鉴别。

3. 尿道异物

尿道异物引起梗阻时，可出现排尿困难，甚至尿潴留。异物刺激或继发感染时，可有尿频、尿急、尿痛及血尿。但尿道异物有病因可循，X线检查可见尿道内充盈缺损，尿道镜检查可见异物。

四、临床治疗

（一）提高临床疗效的要素

（1）详细询问病史，进行仔细地体格检查，全面掌握患者的病情特点。

（2）完善相关检查，明确结石的部位和大小。

（3）选择合适的治疗方案，同时鼓励患者多饮水、勤排尿、多活动。

（二）辨病治疗

男性尿道结石视其大小、位置采用不同的治疗方法，原则上前尿道结石可经尿道取出结石，后尿道结石则将其推入膀胱后按膀胱结石处理，继发于尿道病变的结石，在去除结石的同时应治疗尿道原发病变。若经尿道取石失败或无碎石设备时，可行尿道切开取石术，此时应尽量将结石推入球部尿道，切开部位应选择在球部，因为球部尿道宽敞，缝合后不易发生狭窄，另外球部尿道表面有球海绵体肌、会阴浅筋膜及皮下软组织覆盖，不易发生尿瘘。

（三）辨证治疗

1. 辨证论治

（1）下焦湿热

治法：清热利湿，排石通闭。

方药：八正散加减。木通，车前子，萹蓄，瞿麦，滑石，甘草，大黄，金钱草，

海金沙，竹叶。

加减：湿重者加薏苡仁、陈皮、茯苓；尿血者加小蓟、三七；热重者加金银花。

（2）气滞血瘀

治法：行气活血，排石通淋。

方药：沉香散加减。沉香，石韦，滑石，甘草，当归，川芎，陈皮，赤芍，冬葵子，王不留行，琥珀，金钱草，海金沙。

加减：偏气滞者加香附、枳壳；偏血瘀者加桃仁、红花、牛膝；尿血者加三七；疼痛重者加延胡索、川楝子。

（3）脾肾两虚

治法：补脾益肾，排石通淋。

方药：左归饮合八正散加减。熟地黄，山茱萸，枸杞子，山药，茯苓，党参，黄芪，金钱草，萹蓄，滑石，牛膝，瞿麦，续断，车前子，甘草。

加减：偏肾阳虚者加菟丝子、韭子。

2. 外治疗法

熏洗疗法：滑石 60g，甘草 10g，金钱草 120g。煎汁 500ml，盛于广口瓶中，趁热熏阴茎，待温度合适时，将阴茎放入药液浸泡 20 分钟，每日 2 次。

3. 成药应用

泌石通胶囊：用于通淋排石、利湿清热，每次 2 粒，每日 3 次，口服。

五、预后转归

尿道结石症状表现突出，患者就诊时一般无上尿路损害，对全身影响较小，故预后良好。原发性尿道结石去除病因后，一般不会复发。继发性尿道结石则必须针对上尿路结石、膀胱结石的病因进行针对性治疗，才能避免复发。

六、预防调护

（一）预防

（1）增加液体的摄入　推荐每天的尿量保持在 2.0~2.5L 以上。

（2）饮食调节　避免某一种营养成分的过度摄入，增加水果、蔬菜的摄入，增加粗粮及纤维素饮食。

（3）保持良好的生活习惯，多运动。

（二）调护

（1）消除患者恐惧心理，保持乐观情绪，积极配合治疗。

（2）控制体重，增加活动量，若长期不活动，可增加尿沉淀概率形成结石。

七、专方选要

三金一仙汤加减

金钱草 30g，鸡内金 30g，淫羊藿 15g，海金沙 30g，石韦 15g，冬葵子 12g，瞿麦 15g，滑石 30g，车前子 30g，白茅根 30g。血尿重加仙鹤草 30g、小蓟 12g，发热加金银花 15g、连翘 20g，恶心呕吐者加紫苏叶 10g、炒黄连 6g。[《中国中医急症》，2014，23（11）：2038-2040.]

主要参考文献

［1］江宁东，王国民，薛慈民. 泌尿系结石的中西医结合诊疗现状和进展［J］. 中国医药科学，2015，5（1）：66-68.

［2］陈曙辉，林煦垚，张明强，等. 中医药治疗石淋病的研究进展［J］. 云南中医中药杂志，2019，40（2）：76-78.

［3］谷玉辉，李永章，沈洋. 中西药结合治疗泌尿系结石的疗效观察［J］. 临床合理用药杂志，2016，9（8）：60-61.

第五节　前列腺结石

前列腺结石分为真性结石与假性结石两类。真性结石是在前列腺腺泡内形成的，即原发性结石。假性结石并非来自前列腺本身，而是来源于泌尿道的结石逗留在前列腺尿道段，或进入与后尿道相通的被感染而扩张的前列腺管内形成结石。本病多发生在50岁以上的老年人，常常伴发前列腺增生及前列腺炎。属中医学的"石淋""砂淋"的范畴。

一、病因病机

（一）西医学认识

前列腺结石形成的确切病机至今尚未完全阐明，一般认为有以下几点。①可能由于一些含钙类物质沉积于前列腺的淀粉样体中形成，淀粉样体阻塞前列腺导管，引起管腔闭塞，使分泌物瘀滞不能排出，于是腺泡成为闭塞腔，腺泡里的前列腺分泌物发生感染，并产生一系列碱性或中性反应，腺泡的黏膜发生炎症性改变，被改变的黏膜容易导致一些无机盐结晶，如磷酸钙、碳酸钙等沉积，这些无机盐，以淀粉样体为核心，逐渐堆积，最终形成结石。②当前列腺腺泡和排泄管有慢性炎症时，腺泡扩张，前列腺管狭窄，使尿液中一些盐类沉积在正常前列腺组织上，进而形成了结石，而尿潴留及高钙尿可以加速本病的发生。③前列腺增生时，亦可使前列腺管内压力增加，腺管扩张，腺内分泌液凝滞，结石成分在前列腺周围受压的皮质或包膜上沉积，形成结石。

（二）中医学认识

前列腺结石属中医"石淋""砂淋"的范畴。其病因病机主要是肾虚气化不足，下焦湿热。病在前列腺，而根本在于肾，且与肺、脾、肝紧密相关。若饮食不节，喜怒不定，虚实不调，则脏腑不和，致肾虚而下焦湿热蕴结，气化失司，病久可能导致脾肾两虚，或出现气滞血瘀，则见虚实夹杂或本虚标实之证。

二、临床诊断

（一）辨病诊断

1. 诊断要点

前列腺结石有尿频、尿急、排尿困难等泌尿系症状，亦可有性功能紊乱，如性欲减退、阳痿、早泄等表现。

2. 相关检查

（1）彩超检查　可见前列腺内强回声表现。

（2）X线检查　X线检查前列腺，可见到三种前列腺结石的X线表现。①弥散型。多发性小前列腺结石，弥散地分布于前列腺内。②环型。结石圆形，并可清楚地辨认出结石的中心部分。③马蹄形。结石存在于前列腺两侧，形状酷似马蹄。X线平面可以观察到结石的数量、大小与部位等全部情况。

（二）辨证诊断

1. 湿热下注

（1）临床证候　小便艰涩，常有余沥，欲尽不尽，尿频，尿急，或血尿、血精，排尿时突然中断，尿道窘迫疼痛，少腹拘急，或有会阴部钝痛，舌质红，舌苔黄，脉象弦数。

（2）辨证要点　小便艰涩，欲尽不尽，舌质红，舌苔黄，脉弦。

2. 气滞血瘀

（1）临床证候　情志抑郁，或急躁善怒，小便涩滞不通，痛沥不爽，小腹疼痛，隐隐坠胀，舌质暗，舌苔薄白，脉沉弦。

（2）辨证要点　情志抑郁，小便痛沥不爽，舌质暗，苔薄白，脉沉弦。

3. 肾气亏虚

（1）临床证候　小便不通或点滴不爽，排尿无力，尿频，面色㿠白，腰膝酸软无力，舌质淡，舌苔白，脉沉细而弱。

（2）辨证要点　排尿无力，点滴不出，腰膝酸软无力，舌质淡，脉细弱。

三、鉴别诊断

西医学鉴别诊断

1. 前列腺结核

当结核钙化时，X线片上亦可能出现不透光的阴影，但它常合并有泌尿系结核及附睾结核的症状，如尿频、尿急等症状，附睾肿大变硬，呈不规则结节状，输精管呈串珠状硬结改变，前列腺液或精液做结核分枝杆菌涂片培养可呈阳性，前列腺活检可能发现结核病变。前列腺结石通过彩超及CT检查有强回声表现，无结核相关体征，不难鉴别。

2. 前列腺结节状增生

单纯前列腺结节状增生多发生于老年男性。直肠指检可触及增生的前列腺，表面光滑，质地中等，有韧性，中央沟消失，X线平片检查无结石阴影，B超检查可显示前列腺增生的程度，有无钙化，前列腺增生常合并有前列腺结石，彩超可诊断鉴别。

四、临床治疗

（一）提高临床疗效的要素

（1）详细询问病史，进行仔细地体格检查，全面掌握患者的病情特点。

（2）完善相关检查，明确结石的部位和大小。

（3）选择合适的治疗方案，同时鼓励患者多饮水、勤排尿、多活动。

（二）辨病治疗

结石较小且无明显临床症状者，可不予特殊处理。若结石较大并引起不适症状者，临床上需要采用手术治疗。

（1）经尿道的前列腺切除术　经尿道做前列腺切除术，尽量同时刮除结石。单做前列腺切开取石，常可在腺体空腔内重新形成结石。

（2）前列腺和结石一并切除术　大多数前列腺结石患者，结石位于前列腺包膜的邻近处，故而单纯的前列腺切除术不能将全部结石清除，切除范围要达到真包膜层，才能将结石全部除净。

（三）辨证治疗

1. 辨证论治

（1）膀胱湿热

治法：清热利湿，通利膀胱。

方药：大分清饮。山栀子，茯苓，猪苓，泽泻，木通，枳壳，车前子，大黄，玉竹。

加减：血尿明显者加仙鹤草。

（2）肝郁气滞

治法：疏肝理气，通利水道。

方药：沉香散。沉香，陈皮，当归，王不留行，石韦，冬葵子，滑石，香附，郁金，乌药。

加减：小腹下坠疼痛者加小茴香、川楝子。

（3）肾阳虚衰

治法：温补肾阳，化气利水。

方药：香茸丸。鹿茸，肉苁蓉，熟地黄，麝香，沉香，茯苓，泽泻，车前子，怀牛膝。

加减：排尿无力者加肉桂、巴戟天。

2. 外治疗法

针刺治疗：主穴取膀胱俞、三阴交、阴陵泉、中极，配穴取水道、委阳、三焦俞、足三里、合谷。交替取穴，用泻法，每日2次，每次留针30分钟。

五、预后转归

前列腺结石偶可自行排出，或在按摩前列腺时排出，但复发率较高。即使手术治疗，若术中切除不完全，切除范围未达到真包膜层，仍存在着结石复发问题。

前列腺结石容易引起尿路感染，当结石伴有炎症及化脓时，则感染加重，导致前列腺周围反复感染，可形成脓肿，甚至穿破，造成会阴、直肠、膀胱、尿道瘘管等。

六、预防调护

（一）预防

（1）增加水分的摄入　推荐每天的尿量保持在 2.0~2.5L 以上。

（2）饮食调节　维持饮食营养的综合平衡，避免某一种营养成分的过度摄入，增加水果、蔬菜的摄入。

（3）积极治疗原发病　如前列腺增生、前列腺炎等。

（二）调护

（1）消除患者恐惧心理，保持乐观情绪，积极配合治疗。

（2）药物预防性治疗　目前疗效较为肯定的药物有枸橼酸盐、噻嗪类利尿剂和别嘌呤。

七、专方选要

二草排石汤：猫须草 60g，金钱草、海金沙（包煎）、山药各 30g，琥珀（研末吞服）、延胡索、山茱萸、石韦各 15g，牛膝、黄柏、熟地黄、茯苓各 20g，牡丹皮、车前子各 12g，丹参 18g。每日 1 剂，水煎，每次服 100ml，每日 3 次。[《实用中医药杂志》，2001，06（101）：44.]

主要参考文献

[1] 曾杨军，胡万里，刘昭，等. 前列腺结石相关危险因素的临床分析 [J]. 现代泌尿外科杂志，2016，21（12）：914-917.

[2] 赵媛媛，翁博文，张莉，等. 前列腺结石与慢性前列腺炎 - 慢性盆腔疼痛综合征相关性 [J]. 齐鲁医学杂志，2015，30（1）：67-68.

[3] 张保华，吴景川，安德光. 良性前列腺增生伴前列腺结石中医证型与临床因素相关性研究 [J]. 亚太传统医药，2015，11（10）：88-89.

[4] 郭巍，陈美霓，温静，等. 前列腺结石成分分析及形成原因探讨 [J]. 昆明医科大学学报，2014，35（7）：88-91.

[5] 张新恒，曹建波，蔡娟丽，等. 良性前列腺增生患者前列腺体积与结石的相关性探讨 [J]. 中国医学工程，2019，27（4）：12-15.

[6] 王亚非. 中西联合治疗前列腺炎合并前列腺结石疗效观察 [J]. 中国继续医学教育，2019，11（22）：137-140.

第七章 泌尿系肿瘤

泌尿系肿瘤是临床常见的肿瘤，其发病率次于消化道肿瘤、呼吸道肿瘤、女性生殖系统肿瘤及乳腺肿瘤。在泌尿系肿瘤中，膀胱癌的发病率最高，其次为肾癌、睾丸肿瘤、阴茎肿瘤和前列腺肿瘤。近年来前列腺肿瘤、膀胱癌和肾癌的发病率均有逐年增高趋势，而阴茎肿瘤的发病率则有明显下降。

第一节 肾癌

肾癌占肾肿瘤的80%~90%。肾癌是源于肾实质的恶性肿瘤，又称肾细胞癌，是肾脏最常见的肿瘤，发病年龄多为40~60岁，男性多于女性，两侧肾脏发病无明显差异，同时发病者少见。

在中医古代文献中有很多与肾癌症状相类似的记载，如《素问·脉要精微论》中曰："腰者肾之府，转摇不能，肾将惫矣。"《金匮要略》中记载"热在下焦者，则尿血，亦令淋秘不通""肾着之病……腰以下冷痛，腹重如带五千钱"。多属中医"血尿""腰痛""癥积"的范畴。

一、病因病机

（一）西医学认识

1. 流行病学

肾癌病因至今尚不清楚，经研究发现可能与以下危险因素，如吸烟、肥胖、高血压、糖尿病、接触放射物质、家族史等有关。

2. 肾癌遗传学

肾癌可分为散发性和家族性，与遗传有关的肾癌即家族性肾癌。多数家族性肾癌患者发病年龄比较早，趋于多病灶和双侧性。VHL基因位于第3染色体远端，是抑癌基因。无论VHL基因或散发肾癌都存在一段第3染色体丢失。有报告研究了114个VHL家族性肾癌，VHL基因突变占75%，散发肾癌半数以上有VHL基因突变。VHL基因突变可以在肾透明细胞癌、肾颗粒细胞癌和肾肉瘤样癌患者中发现，但乳头状肾癌没有。

3. 病理

肾癌绝大多数发生于一侧肾脏，双侧先后发病或同时发病者少见。常为单个肿瘤，边界清楚，多病灶发病者占10%~20%。肾癌多位于肾脏上、下两极，瘤体大小差异较大，一般大小为3~15cm。肾癌没有真正的组织学包膜，但常有被压迫的肾实质和纤维组织形成的假包膜。肾癌切面为橘黄色或棕色，有出血灶，间有坏死组织呈灰白色，有时伴有囊性变，可见多个囊肿。肾癌可有钙化，青少年肾癌钙化灶多于老年患者。肿瘤可以破坏整个肾，也可侵及相邻脂肪、肌肉、血管、淋巴管，肾周筋膜是防止局部扩散的一个重要屏障。肾癌容易向静脉内扩散，形成癌栓，癌栓可以在肾静脉、下腔静脉内，甚至进入右心房。肾癌还可以局部扩散至相邻组织脏器如肾上腺、淋巴结等。肾癌远处转移最多见为肺，其次为肝、骨、脑等，也可转移至对侧肾。肾癌病理组织学分类包括肾透明细胞癌、肾嗜酸细胞腺瘤、肾嫌色细胞癌、肾集合管肾癌等。

（1）肾透明细胞癌　大体标本为圆形，较大时可表现为结节形或分叶状，外形不规则。切面有多种颜色，以黄色为主，也可有灰色或白色病灶。肿瘤常为实性，少数也可以为囊性。肿瘤退化有白色硬化间隔，局灶性钙化，液化坏死，不规则地出血病灶。显微镜下透明细胞呈圆形或多角形，胞质丰富，内含大量糖原、磷脂和中性脂肪，这些物质在切片制作过程中被溶质溶解，呈透明状。单纯透明细胞癌不多见，多数伴有颗粒细胞。随着肿瘤细胞恶性倾向加重，其胆固醇含量减少，分化好的肿瘤核位于中央，核固缩染色质增多，浓染，有明显的核仁。

（2）肾嗜酸细胞腺瘤　乳头型，占肾癌的 10%~15%。在肿瘤 < 3cm 时常为腺瘤，米黄色或白色，圆形有包膜。若肿瘤大于 3cm 一般为癌，富有油脂，中心坏死，由于血液供应不足或连续出血导致。有时有黄色闪光点，由于泡沫细胞重叠引起，常在外周，与假包膜相邻。肾嗜酸细胞腺瘤表现为乳头状或小管乳头状生长，未分化肿瘤变为实性。其乳头的蒂内充满了脂类的巨噬细胞和局灶性沙样瘤小体，乳头状腺癌预后比非乳头状好。

（3）肾嫌色细胞癌　约占肾癌的 4%，常见一个或多个实性结节，外表轻度分叶状，切面常为橘黄色。显微镜下嫌色细胞的特点是细胞多角形，胞质透明但有细的网状结构，有明显的细胞膜，很像植物细胞。其另一特点是常规染色细胞质不染，可以用 Hale 肢体铁染色法染胞质。其恶性趋势表现为胞质嗜酸性或颗粒状，因线粒体增多，和嗜酸细胞类似。分化良好的细胞核固缩，染色质增多。有的有双核，核仁变为非典型增生，恶性度增加。电镜下可见胞质内有丰富的网状结构（小泡状），肝糖少，细胞形态和免疫组化表现是皮质集合管上皮。嫌色细胞癌的预后比透明细胞癌好。

（4）肾集合管癌　位于肾髓质中部，可扩展至肾周围脂肪和肾盂，肿瘤切面为白色，呈实性，间有散在深色出血灶。肿瘤边缘不规则。显微镜下为中等大小细胞，嗜碱性，胞质淡，β 糖原颗粒沉积，PAS 染色强阳性，常见细胞核退行性发育。

（二）中医学认识

中医学认为本病多由肾气不足，水湿不化，湿毒之邪内蕴；或外感湿热毒邪，内外合邪，搏结气血，结于少阴导致。肾癌之辨证应辨病之早晚期。早期多为本虚标实，因肾气不足，故湿毒蕴结，气血瘀阻。中晚期则以本虚为主，因气血亏虚，毒热瘀结于肾所致。

二、临床诊断

（一）辨病诊断

1.诊断要点

肾癌的经典症状为血尿、腰腹痛、腹部肿块。但这"肾癌三联征"在临床上出现率已经不到 15%。随着超声检查等医学影像学普及，无症状肾癌的发现率逐年升高，约占 50%。10%~40% 的患者会出现副肿瘤综合征，表现为高血压、贫血、体重减轻、恶病质、发热、红细胞增多症、肝功能异常、高钙血症、高血糖、血沉增快、神经肌肉病变、淀粉样变性、凝血机制异常等改变。临床上大约有 25% 肾癌患者就医时已有转移，包括血行转移和淋巴转移。肺转移患者可能无症状，也可因咯血就医才被诊断发现。脊椎骨转移可出现肢体麻痹，大小便失禁，骨转移可发生病理骨折，肾癌也可转移至甲状腺，肾的淋巴系统转移多变，肾癌淋巴结转移可以发生在髂、肾门、主动脉、腔静脉间、锁骨上、横膈下淋巴结之间。

（1）血尿　是临床上比较常见的症状，肾癌常引起间歇性、无痛、全程肉眼可见的血尿。间歇期仍有镜下血尿。肉眼血尿间隙时间随病程发展而缩短，即病程越长血尿间隙越短，甚至出现持续性血尿，严重血尿可伴有肾绞痛，这是因为血块通过输尿管引起的，血尿严重程度与肿瘤大小和分期并不一致。邻近肾盂、肾盏的肿瘤容易穿破肾盂、肾盏出现血尿，但肿瘤向外增长达到很大体积，可无血尿发生。

（2）腰腹痛　是肾癌的常见症状，多数为钝痛，可能因肿瘤长大牵扯肾包膜引起。肿瘤内部出血或血块通过输尿管时可以引起剧烈腰痛或腹痛。若肿瘤侵犯邻近脏器，疼痛较重且为持续性。

（3）肿物　腰腹部肿物也是肾癌常见的症状，肾脏位置较深，肿物必须在相当大体积时才能被发现，其表面光滑，质硬，无明显压痛，肿物随呼吸活动，如果肿物比较固定，可能已侵犯邻近器官和腰肌。

（4）发热　很常见，发热是肾癌的致热原导致。致热原不仅可引起发热，同时可致消瘦、夜间盗汗等症状。

（5）红细胞沉降率增快　在肾癌患者中比较常见，现认为是致热原所致，发热伴红细胞沉降率增快是预后不良的征兆。

（6）红细胞增多　肾癌患者肾皮质缺氧，释放促红素，调节红细胞的生成和分化，肾癌患者血中促红素可以比正常人升高3%~10%，这种物质可以是肿瘤自发产生的，也可能因正常肾组织受肿瘤挤压缺氧引起，红细胞增多，但血小板不增加。

（7）高血压　肾癌引起高血压的概率高达40%，肾素水平升高可能是由于肾癌中动静脉瘘引起，也可能从正常肾组织中产生，常见于40岁以上患者。

（8）肝功能改变　肾癌未出现肝转移时就可能有肝功能改变，包括磷酸酶升高、胆红素升高、低白蛋白血症、凝血酶原时间延长等，可能同时伴有发热、虚弱、消瘦等症状，在肾癌切除术后消失。肾癌无肝转移引起的肝功能改变称为 Stauffer 综合征。肾癌切除后肝功能恢复正常者是预后较好的表现，如在肾癌切除后肝功能仍持续改变提示肿瘤复发。

2. 相关检查

肾癌的临床诊断主要依靠影像学检查。实验室检查可以对患者术前的一般状况、肝肾功能以及预后做出判断，确诊需要依靠病理学检查。必须包括的实验室检查项目有肾功能、肝功能、血常规、血钙、血糖、血沉、磷酸酶和乳酸脱氢酶。必须包括的影像学检查项目有腹部超声检查、胸部 X 线片、腹部 CT 平扫和增强扫描。其中，腹部 CT 平扫和增强扫描及胸部 X 线片是术前临床分期的主要依据。

（1）超声检查　超声检查是肾癌诊断中最常用且无创、经济的检查方法。超声检查可以发现肾内 1cm 以上的占位病变，能鉴别是实性、囊性还是混合性肿物。肾癌常有出血、坏死、囊性病变，因此，在超声检查时回声不均匀，所以常表现为低回声占位病变。肾癌超声检查时应注意肾包膜是否完整，是否侵犯肾周脂肪，有无局部淋巴结肿大，肾静脉和下腔静脉内有无癌栓，肝有无转移病灶。

（2）X 线平片　泌尿系平片可能见到肾外形改变，较大的肿瘤可能会遮盖腰大肌阴影，肿瘤内有时可见到钙化灶局限或弥漫絮状阴影，有时在肿瘤周围形成钙化线或壳状，占 10% 左右。

（3）CT 检查　CT 检查是目前诊断肾癌最重要的方法，可以发现肾内大于 0.5cm 的肿瘤。CT 检查可以准确测定肾癌的大小、测定肿瘤的 CT 值，注射造影剂后可以判断肿物内血管血液供应情况。CT 检查对于诊断肾癌的分期极为重要。肾癌引起肾静脉扩张，若内部有和肿瘤密度相同的肿物，可以确认为存在静脉内癌栓。CT 检查可以发现肾蒂、腹主动脉、下腔静脉以及软组织阴影，增强后密度变化若不显著，可考虑为淋巴结，一般直径＞1cm考虑淋巴结转移。CT检查可以显示肾癌对其周围组织和器官的侵犯情况，检查肿瘤和相邻器官间的界限是否消失，邻近器官的形态和密度是否改变。

（4）磁共振影像（MRI）　这是无创且无放射线并能进行横断面、冠状面及矢状面扫描的影像学检查方法。由于流动的血液在MRI检查中不产生信号，不需造影剂即可显示血管，一般认为MRI检查对肾癌分期很准确，尤其对肾静脉和下腔静脉内的癌栓，检查效果优于CT检查。肾癌MRI检查变异大，根据肿瘤的大小、内部血管、有无坏死出血和液化等表现会有多种多样的影像结果。

（5）核素检查　放射性核素检查可用于检查肾癌骨转移的病灶。术前行放射性核素检查可了解肾功能及形态。

（6）细针针吸活检　细针针吸活检仅用于肾癌诊断不明确或有转移病灶时，当存在非肾的原发肿瘤，或病变发生在孤立肾，或肿物疑似囊性腺癌，可行细针针吸活检鉴别。

（二）辨证诊断

1. 湿热蕴结

（1）临床证候　血尿频频出现，尿色鲜红，腰痛坠胀不适，伴有低热，口渴，乏力，纳呆，恶心呕吐，腰腹部可扪及肿块，舌质暗红，苔黄腻，脉滑数或弦滑。

（2）辨证要点　血尿，腰痛，腰腹部可扪及肿块，舌红，脉滑数。

2. 肾虚毒蕴

（1）临床证候　腰痛加剧，见腰腹部肿块，腰痛拒按，小便短赤带血，潮热盗汗，眩晕耳鸣，疲倦乏力，形体消瘦，纳少，舌质暗红，苔黄白，脉弦数。

（2）辨证要点　腰痛加剧，见腰腹部肿块，小便带血，舌红苔黄，脉弦数。

3. 气血两虚

（1）临床证候　腰腹部肿块日见增大，腰痛日甚，血尿不止，精神萎靡，气短乏力，面色㿠白，形体消瘦，心悸心烦，腹胀，口干，低热，舌质暗淡，白苔或黄白苔，脉虚沉细。

（2）辨证要点　腰痛日甚，血尿不止，气短乏力，舌淡苔白，脉沉细。

4. 脾肾阳虚

（1）临床证候　腰腹部包块日渐增大，腰痛，腹胀，血尿加重，面色苍白无华，消瘦，纳少，乏力口淡，恶心呕吐，舌质淡，苔白，脉沉细。

（2）辨证要点　血尿加重，面色苍白无华，恶心呕吐，舌淡苔白，脉沉细。

三、鉴别诊断

西医鉴别诊断

1. 肾囊性肿物

肾囊性肿物主要依靠超声扫描诊断来鉴别。单纯囊肿超声表现为圆形、椭圆形或类圆形的无回声区，囊壁薄而光滑，后方回声增强，肾癌的超声表现为低回声占位病变，回声不均匀。高密度囊肿可以随访6个月，观察其变化。复合囊肿应考虑穿刺囊肿内容物进行细胞学检查，注入造影剂观察囊壁有无肿物，必要时可行手术治疗。

2. 肾血管平滑肌脂肪瘤

肾血管平滑肌脂肪瘤即肾错构瘤，因内部含脂肪，超声表现为中强回声，CT检查为极低负值。肾癌超声表现为低回声占位病变，回声不均匀，平扫CT呈低密度或略低密度。小的肾癌和错构瘤在临床上较难鉴别。肾癌血管丰富，容易发生自发性肿瘤内出血和胁腹痛，严重的可发生肿瘤自发性破裂、腹膜后大出血、休克、急腹症等症状。错构瘤一般为良性病变，没有侵袭和转移，偶尔可见到脂肪侵入下腔静脉。

3. 肾淋巴瘤

原发肾淋巴瘤比较罕见。有研究报告恶性淋巴瘤致死者 34% 有肾淋巴瘤，75% 为双肾病变。一般非霍奇金淋巴瘤发生肾淋巴瘤者多于霍奇金淋巴瘤。肾淋巴瘤的特点是多病灶、双肾发作、有淋巴结病变，可为结节状或弥散性分布，肾淋巴瘤不宜行手术治疗。必要时为明确诊断可在 CT 检查或超声指引下活检。肾癌多表现为单侧病变。

4. 肾转移癌

一般为多病灶，也有单个体积大的转移癌，不易与原发癌鉴别。肾癌转移癌可以发生在肺、乳腺、食管和结肠。一般肾转移癌不侵犯肾静脉和下腔静脉。肾癌易侵犯肾静脉和下腔静脉，通过病理检查可鉴别。

四、临床治疗

（一）提高临床疗效的要素

（1）明确诊断，选择合适的治疗方案。外科手术是肾癌的首选治疗方法，可采用根治性肾切除术或保留肾单位，对有手术禁忌证、肾功能不全等患者可选择射频消融、冷冻消融等治疗方法。

（2）坚持随访，了解是否复发、转移和新生肿瘤，做到及时发现，及时治疗。

（二）辨病治疗

综合影像学检查结果评价临床分期（cTNM），根据 cTNM 初步制定治疗原则。依据术后组织学确定侵袭范围，进行病理分期（pTNM）评价，如 pTNM 与 cTNM 有偏差，按 pTNM 结果修订术后的治疗方案。

1. 局限性肾癌

（1）根治性肾切除手术　这是公认治疗肾癌的首选方法。经典的根治性肾切除范围包括肾周筋膜、肾周脂肪、患肾、同侧肾上腺、从膈肌角至腹主动脉分叉处腹主动脉或下腔静脉旁淋巴结以及髂血管分叉以上输尿管部位。40 多年来，经典根治性肾切术治疗肾癌的观念已经发生了变化，手术切除范围也发生了变化，治疗方式也不再是单一的开放性手术，还可以采用腹腔镜手术、微创手术等方法。现代观点认为，符合下列 4 个条件者可以选择保留同侧肾上腺做根治性肾切除术。①临床分期为 I 或 II 期。②肿瘤位于肾中、下部分。③肿瘤 < 8cm。④术前 CT 检查显示肾上腺正常。但如在术中发现同侧肾上腺异常，应切除同侧肾上腺。根治性肾切除术可行开放性手术或腹腔镜手术，开放性手术可选择经腹或经腰部入腹。根治性肾切除术的死亡率约为 2%，局部复发率 1%~2%。现在临床上不推荐对局限性肾癌患者行区域或扩大淋巴结清扫术。

（2）保留肾单位手术（NSS）　临床适应证如下。①肾癌发生于解剖性或功能性的孤立肾，如先天性孤立肾、对侧肾功能不全和无功能者以及双侧肾癌等，根治性肾切除术将会导致肾功能不全或尿毒症。②肾癌对侧肾存在某些良性疾病，如肾结石、慢性肾盂肾炎或其他可能导致肾功能恶化的疾病，如高血压、糖尿病、肾动脉狭窄等。③对侧肾功能正常，临床分期 T1a 期（肿瘤 ≤ 4cm），肿瘤位于肾脏周边、单发的无症状肾癌。④临床分期 T1b 期（肿瘤最大径 4~7cm）也可选择实施 NSS，其疗效同根治性肾切除术。NSS 可经开放性手术或腹腔镜手术进行。NSS 肾实质切除范围应距肿瘤边缘 0.5~1cm，保留肾单位术后局部复发率 10%，而肿瘤 < 4cm 的术后局部复发率 3%，NSS 的死亡率为 1%~2%。

（3）腹腔镜手术　手术方式包括腹腔镜根治性肾切除术和腹腔镜肾部分切除术。

切除范围及标准同开放性手术。腹腔镜手术适用于肿瘤局限于肾包膜内、无周围组织侵犯、无淋巴转移、无静脉瘤栓的局限性肾癌患者，其疗效与开放性手术相当。但腹腔镜手术也有一定的死亡率。

（4）微创治疗　射频消融、冷冻消融、高强度聚焦超声可以用于治疗不适合开放性手术者、需尽可能保留肾单位功能者、有全身麻醉禁忌者、肾功能不全者、肿瘤最大径小于4cm且位于肾周边的肾癌患者。

（5）肾动脉栓塞　对于不能耐受手术治疗的患者可作为缓解症状的一种姑息性治疗方法。

2.局部进展性肾癌

局部进展期肾癌首选治疗方法为根治性肾切除术，对转移的淋巴结或血管瘤栓需要根据病变程度、患者的身体状况等选择是否切除，术后尚无标准辅助治疗方案。

（1）区域或扩大淋巴结清扫术　早期的研究主张做区域或扩大淋巴结清扫术，但最近的研究结果认为区域或扩大淋巴结清扫术对术后淋巴结阴性的患者，只对判定肿瘤分期有实际意义，由于淋巴结阳性患者多伴有远处转移，手术后需联合内科治疗，区域或扩大淋巴结清扫术只对少部分患者有益。

（2）肾静脉或腔静脉瘤栓取出术　建议对临床分期为T3bN0M0的患者行肾静脉或腔静脉瘤栓取出术。不推荐对CT或MRI检查提示有腔静脉壁受侵、伴淋巴结转移或远处转移的患者行此手术治疗。

（3）术后辅助治疗　局部进展性肾癌行根治性肾切除术后尚无标准辅助治疗方案。肾癌属于对放射线不敏感的肿瘤，单纯放疗不能取得较好效果。术前放疗一般较少采用，不推荐术后对瘤床区进行常规放疗，但对未能彻底切除干净的Ⅲ期肾癌可选择术中放疗或参照转移性肾癌的治疗方法。

3.转移性肾癌

转移性肾癌建议采用以内科为主的综合治疗，外科手术为转移性肾癌的辅助性治疗手段，极少数患者可通过外科手术获得较长期生存。

（1）手术治疗　①肾原发病灶的手术治疗。对体能状态良好、低危险因素的患者应首选外科手术治疗。对肾肿瘤引起严重血尿、疼痛等症状的患者可选择姑息性肾切除术、肾动脉栓塞以缓解症状，提高生存质量，转移性肾癌手术死亡率为2%~11%。②转移灶的手术治疗。对根治性肾切除术后出现的孤立性转移瘤以及肾癌伴发孤立性转移，体能状态良好的患者可选择外科手术治疗。骨转移最有效的治疗方法就是应用手术切除转移灶。对可切除的原发病灶或已切除原发病灶伴单一骨转移病变的患者，应进行积极的外科治疗。

（2）内科治疗　20世纪90年代起，中、高剂量的IFN-α和IL-2一直是转移性肾癌的一线治疗方案。有较多的临床研究证实，中、高剂量的IFN-α治疗转移性肾癌患者较安慰剂效果更好，特别是那些预后因素评分低、中危的肾透明细胞癌患者更有可能获益。2006年起美国国家综合癌症网络指南和欧洲泌尿外科学会将分子靶向治疗药物，如索拉非尼、舒尼替尼、替西罗莫司、贝伐珠单抗、帕唑帕尼、依维莫斯、厄洛替尼作为转移性肾癌的首选治疗用药。

1）IL-2。IL-2适用于预后较好的复发、转移性或无法切除的Ⅳ期透明细胞癌患者。严重不良反应少见，轻中度不良反应表现为疲乏感、发热、注射部位皮下硬结、皮疹、脱屑、腹泻、呕吐、转氨酶升高、血肌酐升高、尿素氮升高、贫血、呼吸困难等，大多数不良反应为可逆性。

2）IFN-α。IFN-α每次9MIU，每周3次，共12周。可从每次3MIU开始逐渐增加，第1周每次3MIU，第2周每次6MIU，第 3 周以后每次 9MIU。治疗期间每周检查血常规 1 次，每月查肝功能 1 次，白细胞计数 $< 3 \times 10^9/L$ 或肝功能异常及其他严重不良反应时应停药，待恢复后再继续治疗。如患者不能耐受每次 9MIU 剂量，则应减量至每次 6MIU 甚至每次 3MIU。

3）分子靶向治疗。分子靶向药物包括索拉非尼、舒尼替尼、替西罗莫司、贝伐珠单抗、帕唑帕尼、依维莫斯、厄洛替尼等。①索拉非尼。索拉非尼是一种多效激酶抑制剂，具有拮抗丝氨酸和苏氨酸激酶的作用。其不良反应包括手足皮肤反应、腹泻、高血压、白细胞减少、高尿酸血症等。②舒尼替尼。舒尼替尼具有抗肿瘤和抗血管活性的作用。常见不良反应为乏力、白细胞减少、高血压、血小板减少、贫血等。

（3）化疗 用于治疗转移性肾癌的化疗药物主要有吉西他滨、氟尿嘧啶、卡培他滨、顺铂。吉西他滨联合氟尿嘧啶或卡培他滨主要用于治疗以透明细胞为主型的转移性肾癌；吉西他滨联合顺铂主要用于治疗以非透明细胞为主型的转移性肾癌；如果肿瘤组织中含有肉瘤样分化成分，化疗方案中可以联合多柔比星。总体来说，化疗对于转移性肾癌有效率较低。

（4）放疗 对骨转移、局部临床复发或远处淋巴结转移的患者，姑息放疗可达到缓解疼痛、改善生存质量的目的。

（三）辨证治疗

1.辨证论治

（1）湿热蕴结

治法：清热利湿，活血散结。

方药：龙蛇羊泉汤加减。白英，龙葵，蛇莓，半枝莲，瞿麦，黄柏，萹蓄，土茯苓，滑石，大黄炭，栀子，生地黄，大蓟，小蓟。

加减：食欲缺乏者加陈皮、麦芽、神曲；尿血严重者加白茅根、仙鹤草、侧柏叶、茜草；恶心呕吐者加法半夏、竹茹；咽干者加女贞子、墨旱莲。

（2）肾虚毒蕴

治法：补肾益气，解毒散结。

方药：左归丸加减。熟地黄，怀山药，枸杞子，龟甲，菟丝子，女贞子，生黄芪，土茯苓，马鞭草，仙鹤草，半枝莲，八月札。

加减：血尿重者加大蓟、小蓟、血余炭；疼痛甚者加延胡索、白芍；低热盗汗阴虚者加墨旱莲、地骨皮。

（3）气血两虚

治法：补气益血，扶正祛邪。

方药：八珍汤加减。黄芪，太子参，白术，茯苓，当归，白芍，熟地黄，女贞子，枸杞子，地骨皮，半枝莲，僵蚕，猪苓，甘草。

加减：兼肾阴虚者加山茱萸、龟甲（先煎）；兼肾阳虚者加菟丝子、鹿角胶（烊化）；血尿量多加大蓟、小蓟、血余炭、阿胶、仙鹤草；腰痛甚者加延胡索、白芍、乳香。

（4）脾肾阳虚

治法：健脾益肾，软坚散结。

方药：右归丸加减。党参，白术，菟丝子，熟地黄，山药，山茱萸，枸杞子，杜仲，贝母，僵蚕，鳖甲（先煎），甘草。

加减：乏力、嗜睡者加黄芪；恶心、呕吐者加柿蒂、砂仁。

2.外治疗法

（1）癌痛散贴敷 冰片 3g，姜黄 10g，天南星 20g，乳香、没药各 20g，小茴香 15g，丁香 15g，人工麝香 0.3g。上药共研细末，酒、醋各半调成糊状，涂布于腰区肿块处，药干则另换之，适用于晚期肾癌局部疼痛者。

（2）肾癌止痛散贴敷 肉桂 30g，吴茱萸 90g，生姜 120g，葱白 30g，花椒 60g。

上药共炒热，以布包裹，熨腰痛处，冷则再炒热，适用于肾癌术后属肾虚腰部冷痛者。

3. 成药应用

（1）六味地黄丸　适用于各期肾癌患者，每次6g，每日2次，口服。

（2）金匮肾气丸　适用于肾癌肾气虚者，每次6g，每日2次，口服。

4. 单方验方

（1）生地黄12g，小蓟15g，滑石10g，蒲黄10g，藕节30g，竹叶10g，栀子10g，当归10g，甘草3g，猪苓10g，金银花9g，太子参15g，白术12g。水煎，每日1剂，分2次服，适用于肾癌出血或合并感染者。

（2）生黄芪30g，炮附子10g，薏苡仁30g，败酱草20g，白芍20g，生甘草20g，熟地黄60g，鹿角霜30g，白芥子6g，麻黄3g，肉桂3g，炮姜6g，水煎，每日1剂，分2次服，适用于肾癌肾阳亏虚，湿毒内盛者。

（四）医家诊疗经验

1. 贺罗生教授

湖南名医贺罗生认为肾癌病机与人体正气盛衰密切相关，虚实夹杂为其基本特点。其虚在肾、在脾，肾为先天之本，为腰之府，脾虚生痰，腰湿内阻，滞于腰，久则邪毒入络，气机不畅，气滞血瘀肿块渐成。治疗肾癌主张扶正祛邪，自拟消癥汤加减治疗。扶正以黄芪、白术、人参之品健脾益气，再辅以补肾之品；祛邪勿滥用虫类攻伐之品，宜缓消软坚，予三棱、牡丹皮、丹参之类活血化瘀，用鳖甲软坚散结。局部热毒渐起，宜以重楼之类清热解毒，但勿过多配用半枝莲、白花蛇舌草之类久服，防其寒凉伤胃、久用伤正。

2. 孙桂芝教授

北京名医孙桂芝结合多年临床经验总结出很多对肾癌行之有效的药物组合：如肾功能不全，加蚕沙、皂角刺；肺转移，用川贝母、百合、九香虫、僵蚕；肝转移，用凌霄花、虎杖、藤梨根；骨转移，用续断、骨碎补、透骨草等。

3. 周维顺教授

浙江名医周维顺认为任何证型的肾癌患者都必须兼顾脾胃之气，故加用神曲、鸡内金、炒稻芽、炒麦芽以助生化之源。对癌痛明显者加用延胡索、炙九香虫等，肿块明显者加用山慈菇、浙贝母、夏枯草等。

五、预后转归

1. 预后因素

影响肾癌预后的最主要因素是病理分期，此外，组织学分级、患者的行为状态评分、肿瘤中是否有组织坏死、生化指标的异常和变化等都与肾癌的预后有关。转移性肾癌预后的危险因素评分见表1。

表1　影响转移性肾癌预后的危险因素评分表

危险因素	异常标准
乳酸脱氢酶	＞正常上限1.5倍
血红蛋白	女性＜11.5g/L，男性＜13g/L
血钙	＞10mg/dL
确诊原发癌至开始内科治疗的时间	＜1年
Karnofsky评分	≤70分
转移器官数目	≥2个

注：低危：0；中危：1~2个危险因素；高危：≥3个危险因素

2. 自然转归

有研究报道，一组443例未经治疗的肾癌患者3年生存率4.4%，5年生存率1.7%。另一组141例肾多发远处转移患者，无论是否切除肾癌原发灶，未有生存超过2年者。

3. 随访

随访的主要目的是检查是否有复发、转移和新生肿瘤。第一次随访可在术后 4~6 周内,主要评估肾脏功能、失血后的恢复状况以及有无手术并发症。常规随访内容包括:①病史询问。②体格检查。③血常规和血生化检查。肝、肾功能以及术前检查异常的血生化指标,如术前碱性磷酸酶异常,通常需要进一步复查,因为复发或持续的碱性磷酸酶异常通常提示有远处转移或有肿瘤残留。如果有碱性磷酸酶异常升高或有骨转移症状,需要进行骨扫描检查。④胸部 X 线片正、侧位。⑤腹部超声检查。超声检查发现异常的患者,需行腹部 CT 扫描检查,可每 6 个月 1 次,连续 2 年,以后视具体情况而定。

六、预防调护

(一)预防

(1)大量的前瞻性观察发现吸烟与肾癌发病呈正相关,预防肾癌首先应不吸烟或尽早戒烟;其次,多饮水可以降低毒素的有效浓度,减少肾癌的发病率。

(2)长期暴露于某种弱放射源中可能会增加患肾癌的风险,避免放射线侵害,慎用激素。

(3)养成良好的卫生习惯,不食用霉变腐烂腌制食品。要少吃高脂肪、高热量食物,坚持运动,控制体重,避免肥胖、高血压。多吃香蕉、胡萝卜以及甜菜等果蔬,降低患癌风险。

(4)患有肾囊肿等肾脏疾病者应积极治疗,防止疾病进一步发展。

(5)慎用解热镇痛剂,如使用非那西汀等药物应在医生的指导下使用。

(二)调护

肾癌饮食调养护理分为以下几个方面。

(1)肾癌术前饮食 应尽可能吃容易消化吸收、富有营养的食品,以维持人体营养,增强机体的抗病能力,为手术治疗创造条件。

(2)肾癌术后饮食 肾癌术后,因损伤正气,肾气大伤,伤气耗血,气血两伤,宜补气养血。食用富含蛋白质的食物,如牛奶、豆浆、青豆泥、菠菜泥、鱼羹等,也可用枸杞子炒肉食用,但注意不宜食用过多和过饱。

(3)肾癌放疗时饮食 放疗期间,肾阴亏损,宜食用滋肾阴养血生津之品,选用新鲜水果、蔬菜,如菠菜、苹果、山梨、龙眼肉、核桃仁、枸杞子等。

(4)肾癌化疗时饮食 化疗时患者因气血两伤,加之药物的副作用,阴液耗伤,气伤血耗,更应进食滋阴补气食物,如鱼羹、龟肉汤、甲鱼汤、香菇汤、银耳汤、燕窝、苹果汁、银杏、肉片汤、鸡汤等,如有呕吐者,可用生姜汤。

(5)晚期肾癌饮食 肿瘤晚期气血损伤,阴阳失调,宜调整阴阳,益气养血。可酌情选用人参汤、银耳汤、果仁膏等,禁食虾、蟹等食品。

主要参考文献

[1]仲昱. 邹燕勤教授治疗肾癌临床经验探析[J]. 南京中医药大学学报,2019,35(6):728-731.

[2]盛锡楠,郭军. 晚期肾癌:治疗进展及展望[J]. 协和医学杂志,2019,10(2):148-151.

[3]DAVID F,MCDERMOTT,MAHRUKH A,et al. Clinical activity and molecular correlates of response to atezolizumab alone or in combination with bevacizumab versus sunitinib in renal cell carcinoma. Nature Medicine,2018,24(6):749-757.

[4]王玺,张宁苏,潘玉真,等. 50 例原发性肾

癌中药应用情况的临床分析 [J]. 内蒙古中医药, 2017, 36 (10): 15-16.

[5] 马艳春, 韩宇博, 贾晓聪, 等. 中医药治疗肾细胞癌的现状分析及展望 [J]. 中医药学报, 2015, (1): 81-83.

[6] 曾圆圆, 刘磊. 转移性肾癌的治疗进展 [J]. 华西医学, 2019. 34 (9): 1068-1074.

第二节　肾盂及输尿管癌

肾盂癌和输尿管癌是指发生在肾盂、肾盏、输尿管被覆上皮的恶性肿瘤, 本病多数为移行细胞癌, 少数为鳞癌和腺癌。泌尿系从上到下包括肾盂、肾盏、输尿管、膀胱及尿道。输尿管与膀胱交界处以上称为上尿路, 膀胱和尿道称为下尿路。因此, 发生在肾盂、输尿管的肿瘤也被称为上尿路肿瘤。上尿路肿瘤中以肾盂和输尿管尿路上皮癌最为常见。因此, 通常所说的上尿路上皮肿瘤往往就是指肾盂或输尿管尿路上皮癌。肾盂和输尿管分属 2 个器官, 但这 2 个器官在病因学、临床表现、诊断和治疗方面相似, 可以分别发生, 也可以同时或相继发生。

由于上尿路与下尿路器官的解剖结构、周围环境极其相似, 因此, 上尿路上皮癌的生物学特点与膀胱癌的生物学特点也大致相同, 但也具有本身的一些特点。膀胱癌的发病率较高, 而上尿路上皮癌相对少见。对上尿路上皮癌患者的治疗往往难以采用局部治疗的方法, 通常是切除一侧的肾脏、输尿管全长以及输尿管开口周围的部分膀胱, 但患者的预后不如膀胱癌。

肾盂癌和输尿管癌在临床上以肉眼血尿、腰痛等为主要症状。中医学虽无肾盂癌和输尿管癌的病名, 但按其不同的病理阶段和主要临床表现, 可分别归入"尿血""腰痛"的范畴。

一、病因病机

(一) 西医学认识

1. 流行病学

肾盂癌和输尿管癌多发年龄为 40~70 岁, 我国平均发病年龄为 55 岁, 男女发病比例约 3∶1。肾盂和输尿管癌的病因尚未完全明确, 一些职业工人长期接触致癌物苯、苯胺、2-萘胺、联苯胺等可能会导致上尿路上皮癌。此外, 遗传因素、生活方式 (如吸烟)、饮食习惯 (如喜欢吃烤肉、熏肉或烟熏、腌制食物)、长期服用某些药物 (如止痛片)、长期慢性刺激 (如尿石) 等也可能与上尿路上皮癌的发病有关。间质性肾炎患者容易患上尿路上皮癌, 间质性肾炎患者虽然无家族遗传性, 但却有家族性发病的特点, 这类患者所患上尿路上皮癌多为低级别, 呈多发性, 双侧发病患者约有 10%。

2. 病理

肾盂及输尿管肿瘤多数为移行上皮乳头状肿瘤, 可单发, 也可多发。肿瘤细胞分化与基底的浸润程度有很大关系, 中等分化的乳头状尿路上皮癌最常见, 肿瘤沿肾盂黏膜扩散, 可侵犯肾集合管, 偶可侵及肾实质。因为肾盂及输尿管壁薄, 周围淋巴组织丰富, 常有早期淋巴结转移。鳞状细胞癌、腺癌、髓质癌、未分化癌、癌肉瘤少见, 鳞癌多与长期结石、感染等刺激有关。

3. 分期

肾盂和输尿管癌的 TNM 分期如下。

(1) 原发肿瘤 (T) ①Tx: 原发肿瘤无法确定。②T0: 无原发肿瘤。③Ta: 乳头状非浸润癌。④Tis: 原位癌。⑤T1: 肿瘤浸润上皮下结缔组织。⑥T2: 肿瘤浸润肌层。⑦T3 (仅适用于肾盂肿瘤): 肿瘤浸润超过肌层达肾周脂肪或肾实质。⑧T3

（仅适用于输尿管）：肿瘤浸润超过肌层达输尿管周围脂肪。⑨T4：肿瘤侵犯邻近器官，或通过肾脏达肾周脂肪。

（2）区域淋巴结转移情况（N）①Nx：区域淋巴结无法评估。②N0：无区域淋巴结转移。③N1：有单个的区域淋巴结转移，且最大径≤2cm。④N2：单个淋巴结转移，最大直径≥2cm，但≤5cm，或多个淋巴结转移，最大直径≤5cm。⑤N3：单个淋巴结转移，最大直径>5cm。

（3）远处转移（M）①Mx：远处转移无法评估。②M0：无远处转移。③M1：有远处转移。

（二）中医学认识

中医学认为，肾盂及输尿管肿瘤的发生，可由肾虚，外感寒湿、湿热，或因血瘀不通，凝积而为积聚癥瘕。概括其病机，属络伤血溢，决渎失权，开合不利，气血瘀结所致，晚期邪盛正虚，耗气伤血，肿瘤坚硬，更难消散。

二、临床诊断

（一）辨病诊断

1. 临床诊断

肾盂及输尿管癌最常见的临床症状是血尿，包括肉眼血尿和镜下血尿，无痛性肉眼血尿最常见，镜下血尿常见于早期或分化良好的肿瘤。血块通过输尿管部可能会发生肾绞痛，但多数为腰部钝痛或无疼痛。一般临床上不能发现肿大的肾脏，肾盂及输尿管癌有肿物的仅5%~15%，较少见到肾积水。肾盂及输尿管癌有膀胱刺激征的患者往往伴有膀胱肿瘤。肿瘤局部扩散可能会出现同侧精索静脉曲张、后腹膜刺激症状。肾内有结石多年或合并感染的患者，血尿严重时要考虑到可能有鳞癌。输尿管癌多数在下三分之一段，约占75%。

肾盂及输尿管癌有7%的患者表现为消瘦、贫血、虚弱等恶病质。

2. 相关检查

（1）尿液检查　尿脱落细胞学检查尿液中有无癌细胞。尿液中发现的癌细胞也可能来自膀胱和尿道，上尿路肿瘤的尿细胞学检查阳性率低于膀胱癌。有的输尿管癌没有任何症状，仅能在细胞学检查中发现。分化良好的肿瘤细胞学检查呈阴性。输尿管导管引流尿发现癌细胞可以更正确地诊断上尿路肿瘤。为提高阳性率还可应用等渗盐水冲洗，甚至活检取样，提高诊断的阳性率。

（2）超声检查　是最常用的检查方法，可发现肾盂、输尿管内的肿瘤和积水，鉴别结石与软组织病变。由于输尿管管腔细小，经腹部超声检查较难发现输尿管内占位性病变，特别是下段输尿管内的病变，如果经直肠或阴道做超声检查就比较容易显示下段输尿管内病变。

（3）排泄性尿路造影　是诊断肾盂及输尿管癌的基本检查方法之一。肾盂或输尿管内见充盈缺损是肾盂及输尿管癌比较典型的表现，但应注意与结石、血块相鉴别。由于肿瘤可引起肾盂或输尿管内梗阻，导致患侧肾脏无功能，可使患侧肾脏及输尿管不能显影。排泄性尿路造影检查显影不良时应配合逆行性上尿路造影或其他检查。检查上尿路肿瘤时必须双侧同时检查，应注意健侧有无可疑病变，这对治疗方案的选择有重要的参考价值。

（4）逆行性上尿路造影　是通过膀胱镜将导管插入输尿管及肾盂，再注入造影剂使上尿路显影的检查方法。其优点如下。①该项检查不受患者肾功能好坏以及是否对含碘造影剂过敏的影响，当患者对排泄性尿路造影显影不良时，肾盂及输尿管内显影更清晰。②该项检查需在膀胱镜检查时进行，可以同时检查膀胱内有无肿瘤，还可以观察患侧输尿管口有无出血，也可以发现输尿管肿瘤是否从输尿管口突入膀胱。③可以收集患侧肾盂或输尿管中的尿液做尿脱落细胞学检查。在逆行性上尿路造影时，造影剂应稀释为低浓度，过浓的造影剂可能掩盖充盈缺损。

（5）CT检查　CT扫描具有高分辨力，可用于诊断与分期，尿路上皮癌平均密度46Hu（10~70Hu），在平扫及增强扫描后，能清楚地显示病变部位、大小、密度、浸润范围及与周围器官的关系，对肾盂肿瘤的诊断正确率可达90%以上。肾盂癌和输尿管癌典型CT检查表现如下。①肾盂或输尿管内发现软组织肿瘤，可伴有肾盂或输尿管积水，还能发现肾或输尿管周围浸润和区域淋巴结转移。②增强后肿瘤强化不明显。在与肾癌鉴别时，尿路上皮癌接近于肾实质，可鉴别大的、有浸润的肾盂癌与肾癌。

（6）磁共振（MRI）检查　与CT扫描相比MRI具有优良的软组织对比度以及多轴位的扫描优势，MRI泌尿系成像检查更有利于诊断肾盂癌和输尿管癌，尤其是尿路存在梗阻性病变时可代替逆行性上尿路造影。

（7）输尿管肾盂镜检查　需要在麻醉下进行，如果输尿管肾盂镜能够顺利置入，可以看到输尿管或肾盂内有无肿瘤，并可以通过抽取细胞学或活检病理学检查明确诊断，还可以通过输尿管肾盂镜进行治疗。但输尿管肾盂镜检查需要在麻醉下进行，也有可能不能顺利置入到病变部位，甚至还有造成输尿管穿孔导致肿瘤转移的危险。因此，输尿管肾盂镜检查并不是常规的检查项目，通常用在常规影像学检查不能明确诊断或需要肉眼观察决定是否能够做保留肾功能的手术时使用。

（二）辨证诊断

1.湿热留滞

（1）临床证候　间断血尿，头晕，腰痛，或伴低热，腰腹部有时可触及肿块，舌红，苔黄腻，脉弦细数。

（2）辨证要点　血尿，腰痛，舌红，苔黄腻，脉弦细数。

2.瘀血内阻

（1）临床证候　肉眼血尿，浮肿，伴有脘腹疼痛，或有低热，可触及腰腹部肿块，舌紫或有瘀斑，苔黄或白，脉沉涩。

（2）辨证要点　血尿，可触及腰腹部肿块，舌紫或有瘀斑，苔黄或白，脉沉涩。

3.血亏气虚

（1）临床证候　血尿不止，或伴有血块及腐肉样物，排尿不畅，食欲缺乏，形体消瘦，下肢浮肿，乏力懒言，脘腹可能触及肿块，舌淡，苔薄，脉沉细。

（2）辨证要点　血尿，食欲缺乏，形体消瘦，舌淡，苔薄，脉沉细。

三、鉴别诊断

（一）西医学鉴别诊断

1.肾盂癌

（1）肾细胞癌　泌尿系造影也可呈肾盂肾盏充盈缺损，但血尿程度较轻，部分患者可无血尿，但更易触及腹部肿块，泌尿系造影显示肾盂肾盏受压、移位、变形，肾动脉造影显示肾实质内可见肿瘤血管及造影剂聚积，B超、CT、MRI检查都可明确显示肾实质内软组织肿块，肿块主体在肾实质，肾局限性增大，轮廓外突。

（2）肾海绵状血管瘤　破裂时可有严重血尿，尿路造影可有肾盂充盈缺损，需要加以鉴别，但多数病例发生于40岁以前，皮肤黏膜可能有血管瘤病变，为突发性肉眼血尿，每次血尿间隔时间较长，B超、CT、MRI检查显示血管瘤的密度低于软组织肿块，选择性肾动脉造影可予以鉴别。

（3）肾盂血块　泌尿系造影表现为肾盂内充盈缺损，酷似肿瘤性病变，肾盂血块的主要特点是形态不稳定，在2周内重复造影，或行B超、CT检查，血块可变形、缩小、移位或消失，反复尿细胞学检查均为阴性。

（4）肾盂中不显影结石　泌尿系造影显示肾盂充盈缺损，需注意与肾盂癌鉴别，肾盂阴性结石可伴有疼痛和镜下血尿，血尿多不严重，肉眼血尿较少见，逆行性造影若注入空气，可衬托出密度较高的结石阴影，超声检查集合系统呈现强光点，其后伴有声影，CT扫描显示高密度的结石影像。

（5）肾盂旁囊肿　该病可有腰部不适、血尿、高血压等表现，泌尿系造影示肾盂肾盏变形、移位、拉长等类似于肾盂肿瘤的表现，但B超检查显示肾门处液体性暗区，并可显示出囊肿大小，IVU检查显示肾门旁或肾窦内圆形肿物压迫肾盂肾盏，呈现弧形压迹，CT检查显示肾盂旁边界清楚，为均匀低密度的椭圆形肿块，CT值为20Hu左右，增强前后CT值变化不大。

（6）肾乳头肥大　肾脏乳头肥大向肾盂突出，肾盂造影或CT检查可见肾盂充盈缺损，应该与肾盂癌鉴别。肾乳头肥大为变异性改变，一般无肾盂癌常见的无痛性肉眼血尿，病史较长，症状不多，B超、CT检查显示肾盂充盈缺损与肾实质相连，体积较小，表面光滑，动态性观察其形态及大小可长时间无变化。

2.输尿管癌

（1）输尿管结石　输尿管结石可引起上尿路梗阻，当结石为阴性时，尿路造影可发现输尿管内有充盈缺损，需要与输尿管肿瘤鉴别。输尿管结石多见于40岁以下的青壮年，特点为绞痛，肉眼血尿少见，多为间歇性镜下血尿，常与肾绞痛并存。CT平扫结石呈高密度影，肿瘤呈软组织影。

（2）输尿管息肉　多见于40岁以下的青壮年，病史长，血尿不明显，输尿管造影见充盈缺损，但表面光滑，呈长条形，范围较输尿管肿瘤大，多在2cm以上。部位多在近肾盂输尿管交界及输尿管膀胱交界处，反复尿细胞学检查皆为阴性。

（3）输尿管狭窄　表现为腰部胀痛及肾积水，应与输尿管癌鉴别。输尿管狭窄的原因多种多样，非肿瘤引起的输尿管狭窄无血尿史，尿路造影表现为单纯狭窄，而无充盈缺损。反复尿细胞学检查均为阴性。

（4）输尿管内血块　输尿管内充盈缺损与输尿管肿瘤类似，但输尿管血块具有易变性，在不同时间的两次造影检查，可发现其位置、大小及形态发生改变。

（二）中医学鉴别诊断

本病需要与石淋相鉴别。肾盂及输尿管肿瘤由肾虚，外感寒湿、湿热，或因血瘀不通，凝积成积聚癥瘕，病机属络伤血溢，决渎失权，开合不利，以及气血瘀结所致。石淋的病因病机为肾虚，膀胱气化不利。湿热蕴结于下焦，尿液受其煎熬，浊质凝结成石，砂石阻于肾系，气机闭阻，不通则痛。可见尿血，排尿中断，尿道刺痛难忍等症状。

四、临床治疗

（一）提高临床疗效的要素

（1）明确诊断，选择合适的治疗方案。单纯输尿管癌，根据瘤体及患者全身情况，选择内镜治疗或开放手术治疗。肾盂输尿管癌，可选择腹腔镜手术或开放式手术，腹腔镜手术可选择经腹腔或腹膜后，术后恢复快、疼痛轻、住院时间短。

（2）坚持复诊，了解是否复发、转移和新生肿瘤，做到及时发现、及时治疗。

（二）辨病治疗

上尿路肿瘤应积极治疗，根据肿瘤的分期和分级选择合适的治疗方法。低分期、低分级肿瘤无论保守手术还是根治性手术疗效都好，中等分化肿瘤根治手术效果好，高分期肿瘤不论选择保守、根治手术都预后不良。

1. 保守手术

手术主要适用于低分级、低分期肿瘤，有时局部复发还可行局部切除术。如果是输尿管病变可节段切除再吻合，下段输尿管可行切除后输尿管膀胱再吻合术。在孤立肾或双肾病变时应采用保守手术治疗，尽可能保留肾功能。保守术后的复发率25%~40%，肾盂癌高于输尿管癌，这是因为肾盂内肿瘤不容易像输尿管肿瘤那样切除干净，所以肾盂癌保守手术仅适用于孤立肾或肾功能衰退患者。

2. 根治性肾输尿管全切除术

根治性肾输尿管全切除术是传统的基本治疗方法，手术切除部位必须包括患肾、输尿管及其在膀胱的出口。如果保留一段输尿管或其在膀胱的开口，肿瘤在残留输尿管或其开口的复发率可达30%~75%。手术可以分两个切口进行，输尿管不要切断。

3. 输尿管镜治疗

输尿管镜一般用于治疗上尿路肿瘤并发症，有研究报道术后1/3以上患者会发生输尿管狭窄。如果用激光治疗可能减少狭窄的发生。在输尿管镜治疗后必须严密随访观察。

4. 经皮肾镜

经皮肾镜是用较大的内腔镜治疗，容易有出血、肿瘤移植和肿瘤扩散。但大的内腔镜看得更清楚，治疗也更完全，术后还可放入较粗的肾造瘘管，通过导管进行局部灌注治疗，适用于小的、低级的单个肿瘤。

5. 药物灌注

上尿路多发表浅肿瘤或原位癌且肾功能低下时，可从肾造瘘管灌注药物治疗。

6. 放疗

当有高级肿瘤浸润时，可在术后配合放疗，提高生存率。

（三）辨证治疗

1. 辨证论治

（1）湿热留滞

治法：清利湿热，兼扶脾肾。

方药：八正散合五皮饮加减。木通，萹蓄，白术，车前子，炒山栀子，大腹皮，五加皮，桑寄生，茯苓皮。

加减：尿少者加赤小豆、泽泻；血尿明显者加三七、茜草；腹胀明显者去白术，加川厚朴、鸡内金。

（2）瘀血内阻

治法：活血通络，理气散结。

方药：七气汤合失笑散加减。青皮，炒蒲黄，党参，制半夏，五灵脂，三棱，莪术，炙甘草，三七粉（另包冲服）。

加减：尿少者加茯苓、猪苓；腰胀明显者加陈皮、广木香；食欲缺乏者加炒谷芽、炒麦芽、鸡内金；发热较高者去半夏，加白茅根、白花蛇舌草。

（3）血亏气虚

治法：补气养血，软坚散结。

方药：八珍汤加减。黄芪，太子参，当归，白术，茯苓，赤芍，白芍，生地黄，熟地黄，僵蚕，炒谷芽，麦芽，半枝莲。

加减：尿少不畅者加猪苓、车前子；腹胀者去生地黄、熟地黄，加陈皮、广木香。

2. 外治疗法

癌痛散贴敷：冰片3g，姜黄10g，天南星20g，乳香、没药各20g，小茴香15g，丁香15g，人工麝香0.3g，上药共研细末，酒、醋各半调成糊状，涂布于腰区肿块处，药糊变干则另换之，适用于晚期肾盂癌和输尿管癌局部疼痛者。

3. 单方验方

（1）小蓟 30g，瞿麦 30g，石见穿 30g，白花蛇舌草 30g，赤芍 15g，补骨脂 10g，续断 30g，牛膝 30g，水煎，每日 1 剂，分 2 次服，适用于各期肾盂癌及输尿管癌。[《段风舞肿瘤积验方》，安徽科学技术出版社.]

（2）生地黄 6g，熟地黄 6g，山药 12g，山茱萸 12g，牡丹皮 10g，茯苓 10g，泽泻 10g，骨碎补 10g，女贞子 10g，怀牛膝 10g，萹蓄 10g，阿胶 10g（烊化兑服），桂枝 7g，猪苓 15g，龙葵 15g，白英 15g，黄芪 30g，枸杞子 30g，水煎，每日 1 剂，分 2 次服，适用于肾盂癌、输尿管癌偏肾虚或有午后低热者。[《段风舞肿瘤积验方》，安徽科学技术出版社.]

（3）牡蛎 15g（先煎），桃仁、杏仁、五灵脂各 9g，全蝎、青皮各 6g，木香 4.5g（后下），水煎，每日 1 剂，分 2 次服，适用于各期肾盂癌及输尿管癌。[《中医成功治疗肿瘤一百例》，中国财政经济出版社.]

五、预后转归

肾盂及输尿管癌 Ta/Tis 期的患者 5 年生存率可达 100%，T1 期患者 5 年生存率 91%，T2 期患者 5 年生存率为 43%，T3 和 T4 期肿瘤患者由于常伴有淋巴结转移，即使术后，患者的生存率仍然很低，5 年生存率为 23%，N3 或 M1 的患者 5 年生存率为 0。

六、预防调护

（1）预防本病首先应不吸烟或尽早戒烟；其次，多饮水可以降低毒素的有效浓度，减少患肾癌的概率。

（2）养成良好的卫生习惯，不食用霉变腐烂腌制食品。宜清淡饮食，适当进食鱼、鸡蛋及少量动物瘦肉。

（3）患有肾囊肿等肾脏疾病者应积极治疗，防止疾病进一步发展。

（4）经常参加体育锻炼，增强身体素质，增强机体免疫力。

主要参考文献

[1] 刘猷枋，张亚强. 中西医结合泌尿外科学 [M]. 北京：人民军医出版社，2007.

[2] 王耀，吴志平，谷江. 原发性输尿管癌诊疗进展 [J]. 医药前沿，2017，7（32）：8-9.

[3] 曹德宏，汤壮，魏强. 原发性输尿管癌的临床特点（附 96 例报告）[J]. 四川医学，2015，36（10）：1371-1373.

[4] 施慧源，魏金星，李建. 实质浸润型肾盂癌的临床诊断及治疗相关分析 [J]. 河南外科学杂志，2019，25（3）：24-26.

[5] 李璐玮，李戈，赵岩. 李戈辨治恶性肿瘤出血 [J]. 实用中医内科杂志，2019，33（5）：1-3.

第三节　膀胱癌

膀胱肿瘤是泌尿系中最常见的肿瘤，多数为上皮细胞癌，好发部位为膀胱侧壁及后壁，其次为三角区和顶部。膀胱肿瘤可先后或同时伴有肾盂、输尿管、尿道肿瘤。男性泌尿系肿瘤中，膀胱癌的发病率仅次于前列腺癌，在我国则占首位。男性发病率为女性的 3~4 倍，发病年龄以 50~70 岁为多。

一、病因病机

（一）西医学认识

1. 流行病学

（1）发病率和死亡率　在欧美，膀胱癌的发病率居男性恶性肿瘤的第四位，位列前列腺癌、肺癌和结肠癌之后。在我国，男性膀胱癌的发病率位居全身肿瘤的第八位，女性排在第十二位以后，发病率远低于西方国家。近年来，我国部分城市膀胱癌的发病率有增高趋势，膀胱癌男性发病率为女性的3~4倍，且城市居民膀胱癌的死亡率明显高于农村。但对于分期相同的膀胱癌，女性的预后比男性差。男性膀胱癌的发病率高于女性可能与吸烟习惯、职业因素和性激素有关。膀胱癌可发生在任何年龄，但主要发病年龄在中年以后，并且其发病率随年龄增长而增加。不同人群的膀胱癌组织类型不同，在美国及大多数国家中，以移行细胞癌为主，占膀胱癌的90%以上；而非洲国家以血吸虫感染所致的鳞状细胞癌为主。

（2）自然病程　大部分膀胱癌患者确诊时处于分化良好或中等分化的非肌层浸润性膀胱癌，其中约10%的患者最终发展为肌层浸润性膀胱癌或转移性膀胱癌。膀胱癌的大小、数目、分期与分级与其进展密切相关。总体上说，T1期膀胱癌发生肌肉浸润的风险要远高于Ta期膀胱癌。

（3）致病的危险因素与病因学　膀胱癌的病理变化过程是复杂、多因素、多步骤的，既有内在的遗传因素，又有外在的环境因素。

1）遗传学因素。1988年Schulte提出膀胱癌的双基因型假说，认为膀胱癌存在两种基因型，一种是常染色体显性型膀胱癌，但仅占很小的一部分，另一种是多因素多基因型膀胱癌，占绝大部分，是遗传因素与环境因素相互作用的结果。

2）职业性暴露因素。一般来说，职业性暴露因素所致的膀胱癌潜伏期为40~50年，但大剂量、长时间的接触可能会缩短膀胱癌患者的潜伏期。在中国，染料产业工人膀胱癌的发病率很高，研究显示发病高峰工龄为20~24年，潜伏期为3~30年，较正常人的发病率高100倍。除染料产业

外，橡胶、纺织品印染、电缆、油漆、焦油、燃料、农药、印刷、制革、电料、食品、产煤、裁缝等行业工人膀胱癌的发病率也很高。目前认为以下芳香胺为膀胱癌的致癌剂有2-萘胺、联苯胺、四氨基联苯、金胺和苯甲胺等。

3）吸烟。有研究报道吸烟者较不吸烟者膀胱癌的患病率提高了4倍，并且危险性与所吸烟的数量、烟龄及烟雾的吸入程度密切相关。戒烟后，可使膀胱癌的危险性降低60%~70%。研究显示深色烟草比淡色烟草的致癌性高2~3倍，无过滤嘴烟比有过滤嘴烟的危险性高1.5倍。低焦油、低尼古丁烟的致癌性较低。

4）相关疾病。①留置导尿管的慢性膀胱炎。国外有研究报道长期留置导尿管的慢性膀胱炎患者更易患膀胱鳞状细胞癌。2%~10%的截瘫患者膀胱长时间留置导尿管后会发生膀胱癌，其中鳞状细胞癌占80%。②埃及血吸虫病性慢性膀胱炎。1982年Lucas报告埃及血吸虫病性慢性膀胱炎与膀胱鳞状细胞癌的发生有关，但发生机制仍不明确，有研究认为可能与亚硝酸盐或亚硝基化合物的产生有关。③膀胱结石。不少学者认为膀胱结石，特别是合并慢性膀胱炎时，会增加患膀胱癌的危险性。

5）饮食。有学者发现长期高脂肪饮食可增加患膀胱癌的风险，维生素A可预防膀胱癌的发生，人体必需脂肪酸缺乏可增加患膀胱癌的风险，多食水果可降低患膀胱癌的风险，大量饮酒可增加患膀胱癌的风险。

6）药物。①不少止痛剂可能与膀胱癌有关，其中研究较多的是非那西汀。如果滥用非那西汀达10年以上，可诱发肾盂癌和膀胱癌。非那西汀诱发膀胱癌的原因可能是其化学结构与致癌剂苯胺相似。②有研究显示连续使用环磷酰胺，可提高

膀胱癌的发生率。环磷酰胺诱发的膀胱癌潜伏期相对短。在明确诊断时肿瘤多已浸润膀胱肌层。目前认为环磷酰胺在尿中的代谢产物丙烯醛可能是诱发膀胱癌的原因。③利福平，有学者认为使用利福平后亦有诱发膀胱肿瘤的危险性，其机制不详。

7）盆腔放射。研究显示妇女因宫颈癌行盆腔放疗后，膀胱癌的患病危险性可能提高 2~4 倍。

8）内源性色氨酸代谢物。有学者报道膀胱癌患者尿中色氨酸代谢物水平明显增高，并且认为高水平的内源性色氨酸代谢物与膀胱癌的复发有关。

2. 膀胱癌的组织病理学

膀胱癌包括尿路上皮细胞癌、鳞状细胞癌和腺癌，其次，还有较少见的小细胞癌、混合型癌、癌肉瘤及转移性癌等。其中，膀胱尿路上皮细胞癌最为常见，占膀胱癌的 90% 以上；膀胱鳞状细胞癌比较少见，占膀胱癌的 3%~7%；膀胱腺癌更为少见，占膀胱癌的比例 < 2%，膀胱腺癌是膀胱外翻最常见的癌。

（二）中医学认识

中医学认为，膀胱癌属于中医"尿血""溺血""溲血""癃闭"的范畴。膀胱癌的病机为本虚标实，本虚为脾肾气虚，不能摄血导致气血双亏，血失统摄。标实为湿热毒邪聚于膀胱，湿毒瘀血蕴结，初起多实，久病多虚。其主要病机如下。

1. 湿热蕴毒

外感湿热毒邪流注于下焦，或因饮食不洁，恣食肥甘厚味，助湿生热，或脾胃素虚，水湿不运，湿热内生，湿热毒邪下注膀胱，热伤血络，湿阻气血，发为本病。

2. 瘀毒蕴结

湿热之邪蕴结膀胱，久酿成毒，毒瘀互结，或情志不遂，肝失疏泄，气机逆乱，气滞血瘀，毒瘀互结，发为本病。

3. 脾肾两亏

平素脾肾不足，或恣情纵欲，劳伤脾肾，或久病耗伤气血，脾肾亏虚，脾虚不运，肾虚气化失司，都可致水湿内滞，蓄积膀胱，蕴热酿毒，发为本病。

二、临床诊断

（一）辨病诊断

1. 诊断要点

血尿是膀胱癌最常见的症状，尤其是间歇、全程、无痛性血尿，可表现为肉眼血尿或镜下血尿。在临床上出现肉眼血尿的患者有 33%~50% 最终诊断为膀胱癌。由于血尿可以间歇性出现或加重，容易给患者"治愈"的错觉，特别是服用某些药物、偏方后尿血暂歇，更可能误认为治疗有效，以致延误了诊断和治疗时机。其他症状还包括腰腹部疼痛、下肢水肿、盆腔包块、尿潴留。有的患者就诊时即表现为体重减轻、肾功能不全、严重贫血、腹痛或骨痛，均为晚期浸润性癌的症状，这是由肿瘤坏死、溃疡、感染引起，尿中可能会出现"腐肉"，都属于预后不良的征兆。膀胱癌患者触及盆腔包块多是局部进展性肿瘤的证据。

2. 相关检查

（1）超声检查 可通过经腹、直肠、尿道这三种途径进行，可同时检查肾脏、输尿管、前列腺和其他脏器（如肝脏等）。原发癌和 < 5mm 肿瘤不易发现。超声检查如果配合尿细胞学检查，只要是肿瘤 > 5mm，尿细胞学阳性，即可确诊，减少术前膀胱镜检查。超声检查可以帮助确定膀胱癌的分期，并了解局部淋巴结有无转移，是否侵犯相邻器官如前列腺、子宫、阴道和盆壁。彩色多普勒超声检查还可显示肿瘤基底部血流信号。

（2）泌尿系平片和静脉尿路造影是 泌

尿系平片及静脉尿路造影检查曾一直是膀胱癌患者的常规检查。但随着 CT 检查的问世，泌尿系 CT 成像逐渐替代传统静脉尿路造影检查，CT 可提供更多的检查信息，对泌尿上皮肿瘤也有很高的诊断准确率。

（3）CT 检查　传统 CT（平扫＋增强扫描）对诊断膀胱肿瘤有一定价值，可发现较大肿瘤、肿瘤在膀胱外浸润范围、淋巴结有无转移、是否侵犯相邻器官，还可鉴别血块、阴性结石、乳头状肿瘤。CT 仿真膀胱镜可获取与膀胱镜相似的视觉信息，虽不能完全替代膀胱镜，但是膀胱镜较好的替代和补充方法。采用 CT 仿真膀胱镜检查准确率为 88%，CT 仿真膀胱镜能准确识别＞5mm 的肿块，并可以显示小于 2mm 的黏膜异常。

（4）胸部检查　术前应常规拍胸部 X 线片，了解有无肺部转移。

（5）MRI 检查　MRI 检查膀胱，T_1 加权图像尿呈极低信号，膀胱壁为低至中度信号，而膀胱周围脂肪为高信号。T_1 加权图像有助于检查扩散至邻近脂肪的肿瘤、淋巴结转移以及骨转移情况，还可评价除前列腺以外的邻近器官受侵犯情况。T_2 加权图像尿液呈高信号，正常逼尿肌呈低信号，而大多数膀胱癌为中等信号。低信号的逼尿肌下方出现肿瘤中等信号提示肌层浸润。因此，MRI 有助于肿瘤分期。

（6）骨扫描　一般不作为常规检查使用，只在浸润性肿瘤患者出现骨痛，怀疑有骨转移时使用。

（7）正电子发射断层扫描（PET）　一般不用于诊断，因显像剂 $^{18}F-$ 氟代脱氧葡萄糖经肾脏排入膀胱会影响较小肿瘤的诊断，而且费用较高。目前，PET 和 CT 主要应用于肌层浸润性膀胱癌术前分期。

（8）尿细胞学检查　是膀胱癌诊断和术后随诊的主要方法之一。尿标本的采集一般是通过自然排尿，也可以通过膀胱冲洗，这样能得到更多的癌细胞，利于提高诊断。尿细胞学阳性意味着泌尿道的任何部分，包括肾盏、肾盂、输尿管、膀胱和尿道，可能会存在尿路上皮癌。尿细胞学检测膀胱癌的敏感性为 13%~75%，特异性为 85%~100%。尿细胞学检测膀胱癌的敏感性与癌细胞恶性分级密切相关，分级低的膀胱癌敏感性较低，所以尿细胞学阴性并不能排除低级别尿路上皮癌的存在。相反，分级高的膀胱癌或原位癌，敏感性和特异性均较高。

（9）尿液膀胱癌标志物　为了提高无创检测膀胱癌的水平，尿液膀胱癌标志物的研究有了很大的发展，美国 FDA 已经批准将 BTAstat、BTAtrak、NMP22、FDP、ImmunoCyt 和 FISH 用于膀胱癌的检测。此外还有其他许多的标志物，如端粒酶、存活素等，在检测膀胱癌的临床研究中显示了较高的敏感性，但是其特异性却普遍低于尿细胞学检查，到目前为止，仍然没有一种理想的标志物能够取代膀胱镜和尿细胞学检查。

（10）膀胱镜检查和活检　这是诊断膀胱癌最可靠的方法。通过膀胱镜检查可以明确膀胱癌的数目、大小、形态、部位以及周围膀胱黏膜的异常情况，同时可以对肿瘤和可疑病变进行活检以明确病理诊断。膀胱镜包括软性和硬性膀胱镜检查，软性膀胱镜检查具有损伤小、视野无盲区、相对舒适等优点。

（11）诊断性经尿道电切术（TUR）　如果影像学检查发现膀胱内有非肌层浸润的肿瘤占位病变，可以省略膀胱镜检查，直接行 TUR，这样可以达到两个目的，一是切除肿瘤，二是明确肿瘤的病理诊断和分级、分期，为进一步治疗以及判断预后提供依据。应用 TUR 时，如果肿瘤较小（＜1cm），可以将肿瘤与其基底的部分膀胱壁一起切除送病理检查；如果肿瘤较大，则需分步骤切除，先将肿瘤的突起部分切除，然后切除肿瘤的基底部分，基底部分应包含膀胱壁肌层，最后切除肿瘤的周边区域，将这三部分标本分别送病理检查。TUR 时尽量避免烧灼，减少对标本组织的破坏。

（二）辨证诊断

1. 湿热下注

（1）临床证候　血尿，伴小便频、急、涩、痛，少腹坠胀不适，或有身热不扬，食欲缺乏，口苦，或下肢浮肿，夜寐不安，口渴不欲饮水，舌红，苔黄腻，脉滑数或弦数。

（2）辨证要点　血尿，小便频、急、痛，舌红，脉滑数。

2. 瘀毒蕴结

（1）临床证候　尿血成块，或尿中有"腐肉"，少腹坠胀疼痛，排尿困难或闭塞不通，腹部包块，坚硬拒按，舌质暗，或有瘀斑，脉沉或弦涩。

（2）辨证要点　尿血成块，排尿困难或闭塞不通，腹部包块，舌质暗，脉沉。

3. 脾肾两虚

（1）临床证候　血尿日久，时作时止，下腹包块，坚硬如石，腰膝酸软，神疲乏力，头晕眼花，自汗出，纳呆食少，消瘦，舌淡，苔薄白或少苔，脉沉细无力。

（2）辨证要点　血尿时作时止，神疲乏力，消瘦，舌淡，脉沉细无力。

三、鉴别诊断

西医学鉴别诊断

1. 非特异性膀胱炎

多数为已婚女性，血尿突然发生，可伴尿频，尿急，尿痛。血尿往往在膀胱刺激征之后出现。非特异性膀胱炎偶可见到无痛全程血尿。尿中检测可有细菌。膀胱癌多表现为间歇无痛性肉眼血尿，尿中无细菌。

2. 肾结核

血尿在长期尿频以后出现，终末加重，也称终末血尿。一般尿量少，可伴低热、盗汗、消瘦、虚弱、红细胞沉降率增高。尿中有结核分枝杆菌。

3. 尿石症

尿石症一般血尿比较轻，活动后加重，又称"活动后血尿"。除膀胱结石外，一般没有膀胱刺激症状。尿石症可能伴有疼痛，上尿路结石可能伴有恶心、呕吐。膀胱癌绝大多数表现为间歇无痛性肉眼血尿，与活动无关。

4. 腺性膀胱炎

腺性膀胱炎临床表现和膀胱癌十分相似，一般需经膀胱镜检查和活体组织检查鉴别。尿细胞学检查也有助于鉴别。

5. 前列腺癌

前列腺癌系老年病，侵入膀胱可发生血尿和排尿困难，一般经直肠指检可以发现前列腺结节样改变，血清 PSA 上升，MRI、超声、CT 检查均可以发现前列腺内病变。膀胱癌患者行超声、CT 及膀胱镜等检查可见膀胱内病变。

四、临床治疗

（一）提高临床疗效的要素

（1）明确诊断，选择合适的治疗方案。外科手术是膀胱癌的首选治疗方法，非肌层浸润性膀胱癌可选择经尿道膀胱肿瘤切除术，肌层浸润性膀胱癌选择根治性膀胱切除及尿流改道手术。

（2）对于晚期转移性膀胱癌患者，可辅助化疗、放疗。配用活血化瘀、清热散结中药治疗。

（3）坚持复诊，尽早发现局部复发或远处转移，做到及时发现、及时治疗。

（二）辨病治疗

1. 非肌层浸润性膀胱癌

（1）经尿道膀胱肿瘤切除术（TUR-BT）　经尿道膀胱肿瘤切除术既是非肌层浸润性膀胱癌的重要诊断方法，又是其主要治疗手段。经尿道膀胱肿瘤切除术有如下两个目的。一是切除肉眼可见的全部肿瘤，二是切除组织进行病理分级和分期检查。TUR-BT 应将肿瘤完全切除直至露出正常的膀胱壁肌层。对于肿瘤切除不完全、标本内无肌层和高级别肿瘤，建议术后 2~6 周再次行 TUR-BT，可以降低术后复发概率。

（2）经尿道激光手术　激光手术可以巩固其疗效，其复发率与经尿道膀胱肿瘤切除术相近。激光手术对于肿瘤分期诊断有困难，一般适用于乳头状低级别尿路上皮癌。

（3）光动力学治疗　光动力学治疗是利用膀胱镜将激光与光敏剂相结合的治疗方法。肿瘤细胞摄取光敏剂后，在激光作用下产生单态氧，使肿瘤细胞变性坏死。膀胱原位癌、膀胱肿瘤出血、膀胱肿瘤多次复发等不能耐受手术者可以选择此疗法治疗。

（4）术后膀胱灌注治疗　TUR-BT 术后有 10%~67% 的患者会在 12 个月内复发，术后 5 年内有 24%~84% 的患者复发，这可能与新发肿瘤、肿瘤细胞种植或原发肿瘤切除不完全有关。术后膀胱灌注治疗可以大大降低肿瘤细胞播散引起的复发。单纯 TUR-BT 不能解决术后高复发问题，因此建议所有的非肌层浸润性膀胱癌患者术后均进行辅助性膀胱灌注治疗。对于中危和高危的非肌层浸润性膀胱癌，术后 24 小时内行膀胱灌注治疗后，建议继续膀胱灌注化疗，每周 1 次，共 4~8 周，随后进行膀胱维持灌注化疗，每月 1 次，共 6~12 个月。灌注期间出现严重的膀胱刺激征时，应延迟或停止灌注治疗，以免继发膀胱挛缩。膀胱灌注化疗常用药物包括表柔比星、丝裂霉素、吡柔比星、多柔比星、羟喜树碱、吉西他滨等，化疗药物应通过导尿管灌入膀胱，并保留 0.5~2 小时。膀胱灌注化疗的主要副作用是化学性膀胱炎，多数副作用在停止灌注后可以自行改善。

（5）术后膀胱灌注免疫治疗

①卡介苗（BCG）。BCG 的确切作用机制尚不清楚，多数研究认为是通过免疫反应介导的。BCG 适合于治疗高危非肌层浸润性膀胱癌，可以预防膀胱肿瘤的复发。BCG 治疗一般采用 6 周灌注诱导免疫应答，再加 3 周的灌注强化，以维持良好的免疫反应。BCG 灌注用于治疗高危非肌层浸润性膀胱癌时，一般采用常规剂量（120~150mg）；BCG 用于预防非肌层浸润性膀胱癌复发时，一般采用低剂量（60~75mg）。BCG 灌注一般在 TUR-BT 术后 2 周开始，需维持 BCG 灌注 1~3 年（至少维持灌注 1 年），因此建议在 3、6、12、18、24、36 个月时重复 BCG 灌注，以保持和强化疗效。BCG 膀胱灌注的主要副作用为膀胱刺激征和全身流感样症状，少见的副作用包括败血症、前列腺炎、附睾炎、肝炎等。因此，TUR-BT 术后膀胱有开放创面或有肉眼血尿等情况下，不能进行 BCG 膀胱灌注。

②免疫调节剂。一些免疫调节剂与化疗药物一样可以预防膀胱肿瘤的复发，包括干扰素、钥孔戚血蓝蛋白等。

2. 复发肿瘤

膀胱肿瘤复发后，一般建议再次行 TUR-BT 治疗。依照 TUR-BT 术后分级及分期，重新进行膀胱灌注治疗。对频繁复发和多发者，建议行 BCG 灌注治疗。

3. 膀胱原位癌

膀胱原位癌的治疗方案是行彻底的 TUR-BT 术，术后行 BCG 膀胱灌注治疗。

BCG 灌注每周 1 次，每 6 周为 1 个周期。休息 6 周后，进行膀胱镜检查和尿细胞学检查，对结果阳性者再进行 1 个周期，共 6 周的灌注治疗。休息 6 周后，重复膀胱镜检查和尿细胞学检查，若结果仍为阳性，建议行膀胱根治性切除术及尿道根治性切除术。对于缓解的病例，应在 3、6、12、18、24、30、36 个月时进行 1 个周期的 BCG 灌注，防止复发。若治疗 9 个月时未完全缓解或肿瘤复发，则建议行根治性膀胱切除术。

4. T1G3 膀胱癌

T1G3 膀胱癌通过 BCG 灌注治疗或膀胱灌注化疗，有 50% 的概率可以保留膀胱。建议先行 TUR-BT 术，术后 2~6 周后再次行 TUR-BT 术。无肌层浸润者，术后行 BCG 灌注治疗或膀胱灌注化疗。对于 2 周期 BCG 灌注治疗或 6 个月膀胱灌注化疗无效或复发的病例，建议行根治性膀胱切除术。

5. 肌层浸润性膀胱癌

（1）根治性膀胱切除术　在行根治性膀胱切除术的同时行盆腔淋巴结清扫术，是肌层浸润性膀胱癌的标准治疗，可以提高浸润性膀胱癌患者的生存率，避免局部复发和远处转移。根治性膀胱切除术的手术范围包括膀胱、膀胱周围脂肪组织、输尿管远端。盆腔淋巴结清扫术的手术范围包括前列腺、精囊、子宫、子宫附件。目前根治性膀胱切除术的方式可以分为开放手术和腹腔镜手术两种。与开放手术相比，腹腔镜手术具有失血量少、术后疼痛较轻、恢复较快的特点。近年来机器人辅助腹腔镜根治性膀胱切除术可以使手术更精确和迅速，并有效减少出血量。随着手术技术的改进，肌层浸润性膀胱癌患者的生存率有了较大的提高。根治性膀胱切除术围手术期的死亡率为 1.8%~3.0%，主要死亡原因有心血管并发症、败血症、肺栓塞、肝功能衰竭和大出血。患者的总体 5 年生存率为 54.5%~68%，10 年生存率为 66%。

（2）保留膀胱治疗　对于因身体条件不能耐受根治性膀胱切除术或不愿接受根治性膀胱切除术的肌层浸润性膀胱癌患者，可以考虑行保留膀胱，采取手术、化疗和放疗的三联综合治疗，治疗期间患者必须接受严密的随访观察，并及时地调整治疗方案。肌层浸润性膀胱癌保留膀胱的手术方式有两种，TUR-BT 和膀胱部分切除术。对于多数保留膀胱的肌层浸润性膀胱癌患者，可经尿道途径切除肿瘤。但当肿瘤位于膀胱憩室内和输尿管开口周围以及有严重尿道狭窄和无法承受截石位的患者应考虑行膀胱部分切除术。对于 T2 期患者，初次 TUR-BT 术后 4~6 周内再次行 TUR-BT 并结合化疗与放疗有助于保全膀胱。

（三）辨证治疗

1. 辨证论治

（1）湿热下注

治法：清热利湿，凉血散结。

方药：小蓟饮子加减。小蓟，白茅根，重楼，藕节炭，黄柏，海金沙，牡丹皮，淡竹叶，滑石，生地黄，仙鹤草，茯苓，猪苓，蛇莓，甘草。

加减：尿血重者加三七、地榆炭、侧柏炭；腹满纳呆重者加鸡内金、枳壳；小便刺痛甚者加瞿麦、萹蓄；小便不利者加木通、泽泻。

（2）瘀毒蕴结

治法：祛瘀解毒，清热散结。

方药：龙蛇羊泉汤加减。白英，龙葵，蛇莓，半枝莲，苦参，当归，车前草，土茯苓，白茅根，黄柏，莪术，连翘，赤小豆，夏枯草，薏苡仁，白花蛇舌草。

加减：尿血不止者加小蓟炭、仙鹤草、三七末（冲服）；发热重者加蒲公英、大青叶；病久面色无华者，加黄芪、白术、当归；大便干者加大黄、芒硝、厚朴。

（3）脾肾两虚

治法：健脾益肾，软坚散结。

方药：四君子汤合无比山药丸加减。黄芪，仙鹤草，党参，白术，茯苓，当归，肉苁蓉，蛇莓，山药，熟地黄，山茱萸，菟丝子，生甘草，土茯苓，阿胶（烊化），白花蛇舌草。

加减：疼痛者加乌药、延胡索；口干盗汗者加女贞子、墨旱莲、枸杞子；食少纳呆者加焦三仙、鸡内金、陈皮。

2. 外治疗法

针灸疗法：取三阴交、膀胱俞、小肠俞、三焦俞、次髎、阴陵泉、然谷、中封等穴，灸法取关元、气冲、阴陵泉穴等。

3. 成药应用

复方喜树碱片：适用于各型膀胱癌，每次2~4片，每日3次，饭后服。

4. 单方验方

龙蛇羊泉汤：龙葵、白英、土茯苓、白花蛇舌草各30g，蛇莓15g，海金沙9g，灯心草、威灵仙各9g。水煎服，每日1剂，用于膀胱肿瘤各期。[《上海中医药杂志》，1982，（4）：11-12.]

（四）医家诊疗经验

1. 常德贵

名医常德贵治疗膀胱癌始终抓住"本虚"这个根本，遵守"治病必求其本"这个大法，益气扶正、温肾固下以治本，同时兼顾"湿热""毒瘀"的变化，临床在辨证论治的基础上，合用八正散、丹溪萆薢分清饮等加减治疗，在病程发展变化过程中，随正邪变化调整用药。膀胱癌初期以"湿热""毒瘀"为主，治法以清热利湿、解毒祛瘀为主，兼固肾本；后期以本虚为主，治法以益气扶正、温肾固本为主，兼以祛邪。

2. 孙秉严

名医孙秉严结合自身多年治癌经验，认为膀胱癌的形成多由于寒湿、湿热、血瘀日久，从而聚毒结于膀胱，导致膀胱气化功能失常，水饮不化，出现小便凝涩不畅、尿血、尿痛等症状，形成本虚标实之证。在治疗上首先着眼于解毒，以解毒通利为主，再加以辨证论治。针对患者症状佐以清热、破瘀、祛寒、利湿等法，使毒从小便排出体外。

五、预后转归

膀胱癌的预后与肿瘤分级、分期、大小、复发时间和频率、数目以及是否存在原位癌等因素密切相关，其中肿瘤的病理分级和分期是影响预后的最重要因素。与复发密切相关的因素包括肿瘤数目、复发频率，尤其是术后3个月有无复发。与肿瘤进展最相关的因素包括肿瘤的病理分级和分期。膀胱颈处的肿瘤预后较差。

六、预防调护

（一）预防

（1）高度重视血尿患者的密切随访，尤其对40岁以上的男性不明原因的肉眼血尿，原则上要采取严格的检查措施，进行膀胱镜检查等筛选膀胱肿瘤。

（2）人口普查　开展群众性的普查工作，尤其对高发人群进行普查。

（3）针对病因采取预防措施，改善染料、橡胶、皮革等职业员工的工作条件，禁止吸烟，避免大量、长期服用可致癌的药物。

（4）饮食　不要多吃过咸、过辣过热、过冷的食物，不要食用被污染的食物，如被污染的水、农作物、家禽鱼蛋、发霉的食品等，要吃一些绿色有机食品，要防止病从口入。

（5）良好心态　有良好的心态应对压力，劳逸结合，不要过度疲劳。压力是重要的癌症诱因，压力导致过劳体虚从而引起免疫功能下降、内分泌失调、体内代谢紊乱，导致体内酸性物质的堆积。

（6）加强体育锻炼　增强体质，多在阳光下运动。

（7）生活要规律　生活习惯不规律的人，容易患癌症。应当养成良好的生活习惯。

（8）增加饮水量　饮水量的多少，直接影响到膀胱内尿液的浓度。饮水量少者膀胱中的尿液必定较少，当致癌物质从肾脏排泄到膀胱后，在尿液中的浓度也相应地较高，这些高浓度的致癌物质会对膀胱黏膜造成强烈的刺激。

（二）调护

（1）鲜葡萄榨汁100g，鲜莲藕榨汁100g，鲜生地黄榨汁60g，混合放瓦罐中煮沸，调入适量蜜糖温服，可用于治疗膀胱癌血尿及尿痛。

（2）鲜萝卜100g切片，用白蜜腌一会，放铁板上炙干，再蘸蜜反复炙，至50g白蜜炙尽。待冷后，细嚼慢咽，再喝两口淡盐水，治膀胱癌尿痛。

（3）甘蔗250g（斩细块），白茅根100g切小段，共用布包好，与绿豆100g加水同煮，至豆熟烂，去蔗和茅根，饮汤食豆，亦可加适量冰糖，用于治疗膀胱癌血尿明显者。

七、专方选要

（1）萆薢渗湿汤　萆薢、益智仁、车前子、萹蓄、瞿麦、苍术、厚朴各15g，木香、黄柏各10g，川木通6g，乌药、石菖蒲各20g，生薏苡仁、白茅根、白花蛇舌草各30g，蜈蚣3g。水煎服，每日1剂。[中医学报，2012，27（165）：172-173.]

（2）膀胱汤　当归、赤芍、蝉蜕、海金沙、薏苡仁各10g，土茯苓、百部、金钱草、滑石（布包）、苦丁茶、牛膝、牵牛子各15g，菟丝子20g，琥珀（冲服）1g，斑蝥2个，蜈蚣3条。水煎服，每日1剂。[吉

林中医药，2009，29（8）：662-663.]

主要参考文献

[1] 黄健，刘皓．非肌层浸润性膀胱癌的诊治现状与对策［J］．中华泌尿外科杂志，2019，40（7）：481-484.

[2] 罗继圣，匡幼林，苟欣，等．膀胱微乳头型尿路上皮癌的研究进展［J］．中华泌尿外科杂志，2018，（2）：154-156.

[3] 孙凯廷，蔡美．蔡美治疗膀胱癌经验［J］．湖南中医杂志，2019，35（4）：32-33.

[4] 程帆．膀胱肿瘤的实验研究现状与展望［J］．中华实验外科杂志，2018，35（9）：1591-1594.

[5] 周荣升，郝林，史振铎．膀胱癌的中医药治疗进展［J］．临床医药文献电子杂志，2018，5（6）：186-187.

[6] 王东，尹国君，董庆普，等．中医辨证论治膀胱癌晚期急性出血76例临床观察［J］．中国中医急症，2016，（5）：892-894.

第四节　前列腺癌

前列腺癌是指发生在前列腺的上皮性恶性肿瘤。前列腺癌病理类型包括腺癌、导管腺癌、尿路上皮癌、鳞状细胞癌、腺鳞癌，其中，前列腺腺癌占95%以上。因此，通常我们所说的前列腺癌就是指前列腺腺癌。

中医学虽无前列腺这一器官名称，但将其功能概括为肾、膀胱、三焦等脏腑之内，前列腺癌在古代中医典籍描述中，类似于"癃闭""尿血""淋证""积聚"等疾病。

一、病因病机

（一）西医学认识

1. 流行病学

前列腺癌的发病率有明显地理和种

族差异，澳大利亚、新西兰、加勒比海及斯堪的纳维亚地区最高，亚洲及北非地区较低。世界范围内，前列腺癌的发病率在男性所有恶性肿瘤中位居第二。在欧美国家，前列腺癌的发病率已经超过肺癌，成为第一位危害男性健康的肿瘤。亚洲前列腺癌的发病率远远低于欧美国家，但近年来呈现上升趋势。前列腺癌患者主要是老年男性，中位年龄为72岁，高峰年龄为75~79岁。

引起前列腺癌的危险因素尚未完全明确，但遗传是公认最重要的因素之一。如果一级亲属（兄弟或父亲）患有前列腺癌，其患前列腺癌的危险性会增加1倍以上。2个或2个以上一级亲属患前列腺癌，相对危险性会增加5~11倍。有前列腺癌阳性家族史的患者比无家族史患者的确诊年龄早6~7年。

2. 潜在的危险因子

（1）脂肪　研究表明脂肪是前列腺癌的致癌因子。根据多个国家统计，前列腺癌死亡率与脂肪摄入量相关，这类似于乳腺癌。

（2）激素　前列腺是一个雄激素依赖性器官，睾酮对正常前列腺上皮的生长是必要的。虽然睾酮与前列腺癌之间的关系还不清楚，但是低脂高纤维饮食已证明能降低血液循环中睾酮，进而影响男性激素的代谢。

（3）镉　镉是烟草和碱性电池中的微量元素，从事电焊与电镀工作的人员会接触高浓度的镉。不少研究都表明镉与前列腺癌的发生有弱相关性。

（4）维生素A　维生素A是脂溶性维生素，对于上皮细胞的正常分化、机体生理生长和生殖功能都是必需的。在日本和其他前列腺癌低发地区，维生素A的主要来源是蔬菜，而在美国主要来源是动物脂肪。因此，维生素A的摄入方式与前列腺癌发生相关。

（5）维生素D　前列腺癌更常见于北方国家，靠近赤道的国家相对较少。在美国，前列腺癌死亡率与紫外线辐射成反比，而紫外线对维生素D合成是必要的。研究发现维生素D能减慢前列腺癌细胞的生长。

3. 病理

（1）病理分级　在前列腺癌的病理分级方面，推荐使用Gleason评分系统。将前列腺癌组织分为主要分级区和次要分级区，每区的Gleason分值为1~5，Gleason评分是把主要分级区和次要分级区的Gleason分值相加，形成癌组织分级常数。分级标准如下。

① Gleason 1：癌肿极为罕见，其边界很清楚，膨胀型生长，几乎不侵犯基质，癌腺泡很简单，多为圆形，中度大小，紧密排列在一起，其胞质和良性上皮细胞胞质极为相近。

② Gleason 2：癌肿很少见，多发生在前列腺移行区，癌肿边界较不清楚，癌腺泡被基质分开，呈简单圆形，大小可不同，可不规则，疏松排列在一起。

③ Gleason 3：癌肿最常见，多发生在前列腺外周区，最重要的特征是浸润性生长，癌腺泡大小不一，形状各异，核仁大而红，胞质多呈碱性染色。

④ Gleason 4：癌肿分化差，浸润性生长，癌腺泡不规则融合在一起，形成微小乳头状或筛状，核仁大而红，胞质可为碱性。

⑤ Gleason 5：癌肿分化极差，边界可为规则圆形或不规则状，伴有浸润性生长，生长形式为片状单一细胞型或者粉刺状癌型，伴有坏死，癌细胞核大，核仁大而红，胞质染色可有变化。

（2）前列腺癌危险因素分析

根据血清PSA、Gleason评分和临床分期将前列腺癌分为低、中、高危三个等级，以便指导治疗和判断预后（见表2）。

4. 易发部位

临床 T2 期以及直肠指检阴性，但经活检阳性的前列腺癌患者中大部分发生于前列腺外周部直至包膜下，只有小部分病例是发生于前列腺移行区，即尿道周围和前列腺前叶部分。

表2　前列腺癌危险因素等级

危险等级 危险因素	低危	中危	高危
PSA（ng/ml）	< 10	10~20	> 20
Gleason 评分	≤ 6	7	≥ 8
临床分期	≤ T_{2a}	T_{2b}	≥ T_{2c}

5. 癌肿扩散

前列腺癌进一步扩散可累及精囊，其病理诊断依据是癌肿侵及精囊平滑肌层。最常见的浸润途径是癌肿在前列腺底部穿透前列腺包膜，侵入精囊周边软组织，最终进入精囊。另一个较不常见的途径是癌肿直接经射精管周边侵入精囊或直接从前列腺底部侵入精囊管壁。最少见的途径是远处转移到精囊。前列腺癌经血源播散最常见的部位依次为髂骨、肺、肝、胸膜和肾上腺。除了经下腔静脉血源播散外，前列腺癌还可经静脉回流到脊髓和脊柱静脉，形成脊柱扩散，这种扩散具有多灶性，最常见于腰椎。淋巴转移也很常见，主要转移至盆腔淋巴结。

（二）中医学认识

中医学认为"正气存内，邪不可干，邪之所凑，其气必虚"。疾病的发生是内外因共同作用的结果。前列腺癌也是内外因相互作用的结果。外感湿热、饮食不节是前列腺癌的主要病因，而素体不足是发病的内在条件。其主要病因病机概括如下。

1. 湿热毒邪外侵

湿热毒邪侵袭机体，蕴于下焦，与气血相搏结，气血运行不畅，郁积日久而成肿瘤。如《素问·气厥论》中说："胞移热于膀胱，则癃溺血。"《诸病源候论》中谈及积聚的发病机制时谓"积聚者，由阴阳不和，脏腑虚弱，受于风邪，搏于脏腑之气所为也"。

2. 饮食不节

脾胃失于运化，气血化生不足，或痰湿内停，聚集下焦，气机受阻，气血运行不畅，痰瘀互结而生肿块。如《丹溪心法》中说："凡人身上、中、下有块者，多是痰……痰之为物，随气升降，无处不到。"

3. 素体不足

久病体虚、饮食内伤或房事过度导致脾肾气虚，膀胱气化不利，气血运化乏力，日久则气血不通，发为积聚。如《景岳全书》中有"脾肾不足及虚弱失调之人，多有积聚之病"。在《医宗必读》中亦谓："积之所成，正气不足，而后邪气踞之"。

二、临床诊断

（一）辨病诊断

1. 诊断要点

早期前列腺癌通常没有症状，当肿瘤侵犯或阻塞尿道、膀胱颈时，就会发生下尿路梗阻或刺激症状，严重者可能出现急性尿潴留、血尿、尿失禁。骨转移时会引起骨骼疼痛、病理性骨折、贫血，压迫脊髓时可能导致下肢瘫痪等。

2. 相关检查

疑似前列腺癌者通常由直肠指检（DRE）或血清前列腺特异性抗原（PSA）检查后再决定是否进行前列腺活检。临床上大多数前列腺癌患者是通过前列腺系统性穿刺活检取得病理组织后得以确诊。少数患者是在前列腺增生术后病理检查时偶然发现前列腺癌。以下是推荐诊断前列腺癌的方法。

（1）DRE　是目前公认的早期发现前列腺癌最佳的初筛方法。大多数前列腺癌起源于前列腺的外周带，DRE 对前列腺癌的早期诊断和分期都有重要价值。考虑到 DRE 可能影响 PSA 值，应在抽血检查 PSA 后进行 DRE。

（2）PSA 检查　PSA 作为单一检测指标，与 DRE、经直肠前列腺超声（TRUS）比较，具有更高的前列腺癌诊断率。国内外专家均建议 50 岁以上男性每年应进行常规 PSA 和 DRE 检查，对于有前列腺癌家族史的男性人群，应该从 45 岁开始进行定期检查、随访。对 DRE 异常、有临床征象（如骨痛、骨折等）或影像学异常的男性应进行 PSA 检查。PSA 检查应在前列腺按摩后 1 周进行，以及膀胱镜检查、导尿等操作 48 小时后进行。PSA 检测时应无急性前列腺炎、尿潴留等疾病。目前国内外比较一致的观点是，血清总 PSA（tPSA）> 4.0ng/ml 为异常。初次 PSA 异常者建议复查。当 tPSA 介于 4~10ng/ml 时，发生前列腺癌的可能性大约 25%。

（3）经直肠超声检查（TRUS）　在 TRUS 时典型的前列腺癌征象是外周带有低回声结节，通过超声可以初步判断肿瘤的体积大小。目前 TRUS 最主要的作用是引导前列腺穿刺活检。

（4）前列腺穿刺活检　前列腺穿刺活检是诊断前列腺癌最可靠的检查。在经直肠 B 超等引导下进行前列腺穿刺活检最常见，包括经会阴穿刺活检及经直肠穿刺活检。前列腺穿刺出血可能影响影像学临床分期，因此，前列腺穿刺活检应在 MRI 之后进行。前列腺穿刺指征如下。①直肠指检发现结节，任何 PSA 值。②B 超发现前列腺低回声结节或 MRI 发现异常信号，任何 PSA 值。③PSA > 10ng/ml，任何 f-PSA/t-PSA

和 PSAD 值。④ PSA 介于 4~10ng/ml 时，f-PSA/t-PSA 异常或 PSAD 值异常。注意若 PSA 介于 4~10ng/ml 时，如果 f-PSA/t-PSA、PSAD 值、影像学正常，应严密随访观察。

（5）前列腺癌的其他影像学检查　①磁共振（MRI）扫描。MRI 检查可以显示前列腺包膜的完整性、是否侵犯前列腺周围组织及器官，MRI 还可以显示盆腔淋巴结受侵犯的情况及骨转移的病灶。在临床分期时有较重要的作用。②CT 检查。CT 对早期前列腺癌诊断的敏感性低于磁共振（MRI），前列腺癌患者进行 CT 检查的目的主要是协助临床医师进行肿瘤的临床分期。③全身核素骨显像检查（ECT）。前列腺癌最常见的远处转移部位是骨骼。ECT 可比常规 X 线片提前 3~6 个月发现骨转移灶，因此一旦确诊前列腺癌，应进行 ECT，有助于判断前列腺癌的临床分期。

（二）辨证诊断

1. 湿热蕴结

（1）临床证候　小便不畅，尿线变细，小便滴沥不通或点滴难下，或见尿道灼痛，偶有血尿，口苦口干，会阴部胀痛不适，大便干结，舌质红，苔黄腻，脉滑数。

（2）辨证要点　小便不畅，尿道灼痛，会阴部胀痛不适，舌红，脉滑数。

2. 瘀血凝滞

（1）临床证候　小便频数，点滴而下，或时而通畅，时而阻塞不通，少腹胀满疼痛，胁肋疼痛，腰骶、会阴胀痛，消瘦乏力，舌质紫暗，或有瘀点，脉涩或细数。

（2）辨证要点　小便频数，点滴而下，腰骶、会阴胀痛，舌质紫暗，脉涩。

3. 脾肾阳虚

（1）临床证候　小便不通或点滴难下，时有血尿，小腹胀满疼痛，双下肢水肿，腰膝冷痛，形寒肢冷，食欲缺乏，消瘦乏力，周身疼痛，夜间加重，大便稀溏或干结难解，舌淡暗，苔白，脉沉细。

（2）辨证要点　小便点滴难下，形寒肢冷，消瘦乏力，舌淡暗，脉沉细。

三、鉴别诊断

西医学鉴别诊断

1. 前列腺结节状增生

在增生的前列腺腺体中，有的区域上皮细胞形态不典型，可能被误认为癌变。区别要点是，前列腺结节状增生时周围的胶原纤维层完整，上皮为双层高柱状，细胞核较前列腺癌患者小，并居于细胞基底部，腺体排列规则，形成明显的结节。

2. 前列腺萎缩

前列腺萎缩腺泡有时紧密聚集，萎缩变小，上皮细胞为立方形，核大，很像癌变。但这类萎缩改变多累及整个小叶，胶原结缔组织层仍完整，基质不受侵犯，其本身却呈硬化性萎缩。前列腺癌胶原结缔组织层不完整，基质常受侵犯。

3. 肉芽肿性前列腺炎

肉芽肿性前列腺炎具有透明或淡红染色胞质，小的泡状细胞核，很像前列腺癌，但实为巨噬细胞。另一类细胞则呈多形性，细胞核固缩，呈空泡状，体积小，成排或成簇排列，有时可见一些腺泡。鉴别时应注意肉芽肿性前列腺炎的腺泡形成很少，常可见退行性变的淀粉样体和多核巨细胞。而前列腺癌的细胞呈低柱状或立方形，有明确的细胞壁，胞质内含嗜酸性的颗粒，细胞核较正常细胞大，形态可有变异，分裂不活跃，其腺泡较小，缺乏曲管状，正常排列形态完全丧失，不规则地向基质浸润，胶原结缔组织层已不存在。前列腺癌如发生明显的退行性变，则组织结构完全消失，毫无腺泡形成倾向。

四、临床治疗

（一）提高临床疗效的要素

（1）明确诊断，选择合适的治疗方案。外科手术仍是首选治疗方法，术后配合药物口服治疗。

（2）对于晚期肿瘤患者，可辅助化疗、放疗。配以中药活血化瘀、清热散结支持治疗。

（3）坚持随诊，尽早发现局部复发或远处转移，及时评估病情、及时治疗。

（二）辨病治疗

1. 等待观察

等待观察适用于不愿意或体弱不适合接受治疗的前列腺癌患者。通过密切观察、随诊，直到出现局部或系统症状时，才对其采取一些姑息性治疗。

2. 主动监测

主动监测是指主动监测前列腺癌的进程，在肿瘤进展或临床证候明显时给予治疗。选择主动监测的患者必须充分了解肿瘤局部进展和转移的危险性，并接受密切随访。主动监测的指征如下。①极低危患者，PSA < 10ng/ml，Gleason 评分 ≤ 6，阳性活检数 ≤ 3，每条穿刺标本的肿瘤 ≤ 50% 的临床 T1c~T2a 前列腺癌。②临床 T1a，分化良好或中等的前列腺癌，预期寿命 > 10 年的较年轻患者，此类患者要密切随访 PSA、TRUS 和前列腺活检。③临床 T1b~T2b，分化良好或中等的前列腺癌，预期寿命 < 10 年的无症状患者。

对于主动监测的患者，每 3~6 个月复查 PSA 和 DRE，必要时缩短复诊间隔时间和进行影像学检查以及重复前列腺活检。对于 DRE、PSA 以及前列腺活检病理证实疾病进展的患者可考虑转为其他治疗。

3. 前列腺癌根治性手术治疗

一旦确诊为前列腺癌并符合根治性手术条件者应采取手术治疗。有研究认为接受经直肠穿刺活检者应等待 6~8 周、接受经尿道前列腺切除术者应等待 12 周再行手术，这可能会降低手术难度和减少并发症发生。根治性前列腺切除术是治愈局限性前列腺癌最有效的方法之一，其主要术式有传统的开放性经会阴、经耻骨后根治性前列腺切除术及近年发展的腹腔镜前列腺根治术和机器人辅助腹腔镜前列腺根治术。

（1）适应证 要考虑肿瘤的危险因素等级、患者预期寿命和总体健康状况。

危险因素等级：①低危（临床分期 T1~T2a 期、Gleason 评分 2~6、PSA < 10ng/ml）和中危（临床分期 T2b~T2c 期或 Gleason 评分 7 或 PSA10~20ng/ml）的局限性前列腺癌患者，推荐行根治术。②小体积的高危（临床分期 T3a 期或 Gleason 评分 ≥ 8 或 PSA > 20ng/ml）局限性前列腺癌患者，可有选择地进行根治术；PSA > 20ng/ml 或 Gleason 评分 ≥ 8 的患者术后可给予其他辅助治疗。③极高危的前列腺癌患者（临床分期 T3b~T4 期），严格筛选后可行根治术并辅以综合治疗。前列腺癌患者多为高龄男性，手术并发症的发生与身体状况密切相关。因此，只有身体状况良好，预期寿命大于 10 年，没有严重心肺疾病的患者适合根治性前列腺切除术。

（2）手术禁忌证 ①有显著增加手术危险性的疾病，如严重的心血管疾病、肺功能不良等。②患有严重出血倾向或血液凝固性疾病。③术前通过影像学或淋巴活检诊断已有远处淋巴结转移或骨转移。④预期寿命不足 10 年的患者。

（3）手术并发症 目前围手术期死亡率低于 2.1%，主要并发症有术中严重出血、直肠损伤、术后阴茎勃起功能障碍、尿失禁、膀胱尿道吻合口狭窄、尿道狭窄、深部静脉血栓、淋巴囊肿、尿瘘、肺栓塞。腹腔镜前列腺癌根治术还可能出现肿瘤沿切口种植转移、气体栓塞、高碳酸血症、继发出血等并发症。

4. 前列腺癌外放疗

外放疗是前列腺癌患者最重要的治疗方法之一，具有疗效好、适应证广、并发症少等优点，适用于各期前列腺癌患者。

（1）外放疗根据治疗目的不同可分为三大类 ①根治性放疗。适用于局限性前列腺癌患者，是其最重要的治疗手段之一。②辅助性放疗。主要适用于前列腺癌根治术后精囊受侵、切缘阳性和术后 PSA 持续升高的患者。③姑息性放疗。缓解晚期或转移性前列腺癌患者的临床证候，改善患者生活质量。

（2）放疗引起的副反应与单次剂量、总剂量、放疗方案和照射体积有关。可能出现的并发症主要包括：①泌尿系副作用。如尿道狭窄、膀胱瘘、出血性膀胱炎、血尿、尿失禁、膀胱挛缩等。②胃肠副作用。如暂时性肠炎、腹泻、腹部绞痛、小肠梗阻、严重乙状结肠和小肠损伤、会阴部脓肿、肛门狭窄、慢性直肠出血等。③放射性急性皮肤副作用。如红斑、皮肤干燥和脱屑，主要发生于会阴和臀部的皮肤皱褶处。④其他副作用。如耻骨和软组织坏死、下肢、阴囊或阴茎水肿等。

5. 前列腺癌近距离照射治疗

（1）近距离照射治疗包括腔内照射、组织间照射等，是将放射源密封后直接放入人体的天然腔内或放入被治疗的组织内进行照射。前列腺癌近距离照射治疗包括短暂插植治疗和永久粒子种植治疗。

（2）适应证 同时符合以下 3 个条件者为单纯近距离照射治疗的适应证。①临床分期为 T1~T2a 期。② Gleason 分级为 2~6。③ PSA < 10ng/ml。多数学者建议先行外放

射治疗再行近距离照射治疗以减少放疗并发症。

（3）禁忌证 ①绝对禁忌证。预计生存期少于5年、TURP后缺损较大一般情况差、有远处转移的患者。②相对禁忌证。腺体大于60ml、既往有TURP史、中叶突出、严重糖尿病、多次盆腔放疗及手术的患者。

（4）并发症 并发症包括短期并发症和长期并发症，这些并发症主要涉及尿路、直肠和性功能等方面。通常将1年内发生的并发症定义为短期并发症，包括尿频、尿急及尿痛等尿路刺激症状，或伴有大便次数增多及里急后重等直肠刺激症状，轻度便血、肠溃疡，甚至有前列腺直肠瘘等症状。将1年以后发生的并发症定义为长期并发症，以慢性尿潴留、尿道狭窄、尿失禁最为常见。

总之，前列腺癌近距离照射治疗是继根治性前列腺切除术及外放射治疗外的又一种有望根治局限性前列腺癌的方法，疗效肯定、创伤小，尤其适合于不能耐受根治性前列腺切除术的高龄前列腺癌患者。

6. 试验性前列腺癌局部治疗

前列腺癌的局部治疗，除根治性前列腺切除术、外放射治疗以及近距离照射治疗等成熟的方法外，还包括前列腺癌的冷冻治疗、高能聚焦超声和组织内肿瘤射频消融等试验性局部治疗方法。

7. 前列腺癌内分泌治疗

内分泌治疗的目的是降低体内雄激素浓度、抑制雄激素的合成、抑制睾酮转化为双氢睾酮、阻断雄激素与其受体的结合，从而抑制或控制前列腺癌细胞的生长。内分泌治疗的途径包括去势和抗雄（阻断雄激素与其受体的结合）治疗。

（1）治疗方案 ①单纯去势。手术或药物去势。②最大限度阻断雄激素。常用的方法为服用抗雄激素药物，抗雄激素药物主要有两大类。一类是类固醇药物，其代表药物为乙酸甲地孕酮；另一类是非类固醇药物，主要药物有比卡鲁胺和氟他胺。③间歇内分泌治疗。国内推荐停药标准为PSA ≤ 0.2ng/ml后，持续3~6个月，当PSA > 4ng/ml后开始新一轮治疗。

（2）适应证 ①转移前列腺癌，包括N1期和M1期。②局限早期前列腺癌或局部进展前列腺癌，无法行前列腺根治性切除术或放疗。③根治性前列腺切除术或根治性放疗前的新辅助内分泌治疗。④配合放疗的辅助内分泌治疗。⑤治愈性治疗后局部复发，但无法再行局部治疗。⑥治愈性治疗后远处转移。⑦雄激素非依赖期的雄激素持续抑制。

8. 前列腺癌化疗治疗

对于去势抵抗性前列腺癌可采用化疗治疗。目前以多西他赛为基础的化疗已成为此类患者的一线化疗方案，若不能耐受可选用其他化疗药物。

（1）以多西他赛为基础的化疗方案 多西他赛75mg/m²，每3周一次，静脉滴注，加用泼尼松5mg，每日2次，口服，共10个周期。对于多西他赛治疗失败的患者可选用米托蒽醌或两种药交替治疗方案。

（2）以米托蒽醌为基础的化疗方案 米托蒽醌12mg/m²，每3周一次，静脉滴注，同时联合泼尼松治疗，可以在一定程度控制疾病进展，提高生活质量，减轻疼痛。

9. 前列腺癌的免疫治疗

前列腺癌的免疫治疗是一种有效的治疗方法，建议接种前列腺癌的肿瘤疫苗。

（三）辨证治疗

1. 辨证论治

（1）湿热蕴结

治法：清热利湿，通淋散结。

方药：八正散加减。瞿麦，萹蓄，败

酱草，白花蛇舌草，土茯苓，薏苡仁，车前子（包），泽泻，栀子，黄柏，滑石，白茅根，灯心草，大黄，生甘草。

加减：尿血者加大蓟、小蓟、地榆；大便秘结者大黄加量，另加芒硝、厚朴；会阴胀痛者加延胡索、青皮。

（2）瘀血凝滞

治法：化瘀散结，通利下焦。

方药：膈下逐瘀汤加减。当归，赤芍，黄芪，桃仁，红花，五灵脂，乌药，王不留行，延胡索，莪术，生薏苡仁，白花蛇舌草，败酱草，乳香，没药。

加减：下肢肿甚者加猪苓、白术、泽泻、地榆；夜寐欠安者加生龙骨、生牡蛎、酸枣仁、远志；大便干结者加大黄、厚朴、玄参、火麻仁。

（3）脾肾阳虚

治法：温补脾肾，利水消肿。

方药：济生肾气丸加减。肉桂，制附片，山茱萸，黄芪，熟地黄，茯苓，龙葵，牡丹皮，泽泻，刺猬皮，莪术，夏枯草，生薏苡仁。

加减：尿血者加大蓟、小蓟、侧柏叶、牡丹皮；疼痛者加乌药、延胡索；小便一时不通、胀闭难忍者加人工麝香（吞服）。

2. 外治疗法

（1）针灸治疗　证属胃气亏虚者取三焦俞、肾俞、气海、阴谷、委阳穴。用平补平泻手法，每日针刺1次，2周为1个疗程。尿血者加三阴交、血海穴。

证属湿热蕴结者取三阴交、膀胱俞、阴陵泉、中极穴。用泻法，每日1次，10天为1个疗程。

（2）保留灌肠　败酱草、生薏苡仁各30g，生地榆、蒲公英、丹参、枸杞子各20g，延胡索15g，黄柏、莪术各10g。加水浓煎至150ml，保留灌肠，每日1剂。用于前列腺癌湿热蕴结证，症见小便不通或点滴难下，少腹胀满疼痛。

（四）医家诊疗经验

陈志强

陈志强教授通过前期证候观察并结合临床实践，提出了中医药治疗晚期前列腺癌应以"扶正抑瘤"为主要总体原则。晚期前列腺癌（激素敏感期）采取内分泌治疗加扶正抑瘤法以减毒增效，激素非依赖性前列腺癌及激素难治性前列腺癌患者以中医药扶正治疗为主，总体以扶正补虚为主，兼以清热解毒、活血化瘀、利水渗湿、化痰散结等祛邪手段。具体方药：雄激素非依赖性前列腺癌以脾肾两虚、阴阳两亏多见，治疗以补肾益精、健脾益气为主，基本处方为左归丸合补中益气汤加减，或加用参芪扶正液静脉滴注；激素难治性前列腺癌，以肾阳大亏，阴精耗竭为主要病机，治疗以温壮元阳、大补元气为法，基本处方为参附汤合参茸大补丸加减，或加用参附注射液静脉滴注。

五、预后转归

前列腺癌虽然是恶性肿瘤，但预后相对较好。很多前列腺癌患者可能获得长期的局部控制，甚至治愈。当然，从个体上说，前列腺癌的预后与多种因素有关，包括患者的年龄、病程分期、肿瘤细胞的分化程度以及对治疗的反应等。

六、预防调护

（一）预防

（1）体检　目前普遍接受的有效方法是用直肠指检加血清PSA浓度测定。用血清PSA水平检测40~45岁以上男性公民，并每年随访测定一次。

（2）避免危险因素　明确的危险因素有多种，遗传、年龄等是无法避免的。避免接触化学药品、除草剂、化肥等可能增加患前列腺癌的危险因素。另外坚持低脂肪饮食、多食富含植物蛋白的大豆类食物、长期饮用绿茶、适当提高饮食中的微量元素硒和维生素E的含量等可以预防前列腺癌的发生。

（二）调护

（1）多食用一些具有抗癌作用的食物，如苦瓜、冬瓜、山楂、黑木耳、银耳、猕猴桃、百合、核桃、莲了、香菇、山药、薏苡仁、甲鱼、牡蛎等。

（2）保持饮食规律和大小便通畅对前列腺癌患者特别重要。患者可根据自身情况来选择膳食。如大便干结的，可食用南瓜、红薯、菠菜等；排尿欠通畅的，可多饮水，并多食用冬瓜、薏苡仁、番茄等：食欲不佳的，可多食用山药、山楂、白扁豆等。

七、专方选要

（1）益气解毒祛瘀方　生黄芪30g，太子参15g，白花蛇舌草15g，猫爪草15g，预知子15g，夏枯草15g，郁金10g，姜黄10g，车前草15g，黄柏15g，石韦15g。每剂浓煎300ml，每天1剂，早、晚各服150ml，连续服用6个月。[中国中西医结合杂志，2013，33（4）：448-451.]

（2）前列腺癌方　龙葵、何首乌、女贞子、生黄芪、猪苓、茯苓各15g~30g，莪术、补骨脂、夏枯草各10g~15g，蟾酥5g~8g，菟丝子10g~20g，每日1剂，水煎服。[中国中西医结合杂志，2002，22（6）：425.]

（3）泉安方　半枝莲、白花蛇舌草、野人参各15g，熟地黄12g，鹿角霜、玄参、牡蛎、贝母、白芥子各9g，附子、麻黄各6g，肉桂10g，炮姜4.5g。每日1剂，分2次煎服，疗程为6个月。[Chinese Journal Of Androlog，2004，4（18）：46-48.]

主要参考文献

[1]胡佳贞，张青川，何春锋.中医药治疗晚期前列腺癌的研究进展[J].中国实用医药，2020，15（3）：189-191.

[2]沈洪君.前列腺癌特异性膜抗原用于前列腺癌的诊断与治疗研究进展[J].临床医学进展，2019，9（5）：697-702.

[3]张烨.去势抵抗性前列腺癌药物治疗的研究进展[J].疑难病杂志，2020，19（1）：100-104.

[4]陈赟，赵改书，李成.前列腺癌主要治疗方法及不良反应的比较[J].中国老年保健医学，2019，17（3）：99-100.

[5]孙贵洋.局限期前列腺癌治疗方式的研究进展[J].临床与病理杂志，2018，（12）：2707-2711.

第五节　阴茎癌

阴茎各种组织均可发生肿瘤，但大多数源于皮肤。阴茎癌是起源于阴茎头、冠状沟、包皮内板黏膜以及阴茎皮肤的恶性肿瘤。阴茎恶性肿瘤最常见的病理类型是阴茎鳞状细胞癌，约占阴茎癌的95%。

阴茎癌属中医"肾岩翻花""翻花下疳""翻花疮""蜡烛花"范畴。清代高秉钧所著的《疡科心得集》中详细描述了本病的特征和不同病程阶段的临床表现："夫肾岩翻花者，俗名翻花下疳……初起，马口之内生肉一粒，如竖肉之状，坚硬而痒，即有脂水，延至一二年或五六载，时觉疼痛应心，玉茎渐渐肿胀，其马口之竖肉处翻花若瘤子样，此肾岩成也。渐至龟头破烂，凸出凹进，气味异臭，痛楚难胜，甚或鲜血流注，斯时必脾胃衰弱，饮食不思，即食亦无味，形神困惫，或血流至两三次，则玉茎尽为烂去，如精液不能灌输，即溘然而毙矣。"千百年来中医药在阴茎癌的治疗中起到了重要作用，将内服与外治相结合，减轻了痛苦，延长了生存期，提高了生命质量。清代邹岳在《外科真诠》中说：

"（肾岩）宜内服六味地黄汤加人参、当归、白芍，外用珍珠散。年少气盛者，可保全生。若年迈气衰之人，得此不治……结毒下疳所致者，筋骨必多疼痛，宜内服搜风解毒汤加人参当归补之，外药同上。"指出了阴茎癌的治疗应内治外治相结合才能取得好的疗效。

一、病因病机

（一）西医学认识

1.流行病学

阴茎癌是一种比较少见的恶性肿瘤。由于国家、民族、宗教信仰以及卫生习惯的不同，阴茎癌的发病率有明显的差异，在欧美国家发病率低，而亚洲、非洲以及南美洲的部分地区发病率较高。20世纪50年代以前，阴茎癌曾是我国男性泌尿生殖系统常见的恶性肿瘤，新中国成立后，随着人民生活水平的提高以及卫生条件的改善，阴茎癌的发病率迅速下降。阴茎癌的病因目前仍不明确。阴茎癌多发生在包茎或包皮过长的患者，新生儿行包皮环切术能有效防止此病。人乳头瘤病毒（HPV）感染与阴茎癌发病密切相关。除此之外，吸烟、外生殖器疣、阴茎皮疹、阴茎裂伤与阴茎癌的发病也有一定的关系。

2.病理

阴茎癌多从阴茎头、冠状沟和包皮内板发生，从肿瘤形态上可分为原位癌、乳头状癌和浸润癌三种。原位癌常发生于阴茎头和冠状沟，较少发生于阴茎体，病变处有红色斑块状突起，边界清楚，有脱屑糜烂，生长缓慢或数年不变。乳头状癌好发于包皮内板、冠状沟和阴茎头，呈乳头状或菜花状突起，伴有脓性分泌物，质脆易出血，一般较局限，淋巴结转移较少。浸润癌以冠状沟多见，呈湿疹样，有硬块状基底，中央有溃疡，伴脓性或血性渗出液。由于阴茎筋膜和白膜坚韧，除晚期病例外，阴茎癌很少侵犯尿道海绵体。阴茎恶性肿瘤多数为鳞状细胞癌，占95%，其他如基底细胞癌、腺癌、恶性黑色素瘤、肉瘤等相对少见。

（二）中医学认识

在病因病机方面，古代医家已经有了比较明确的认识。清代高秉钧在《疡科心得集》中指出："此非由交合不洁触染淫秽而生，由其人肝肾素亏，或又郁虑忧思，相火内灼，水不涵木，肝经血燥，而络脉空虚，久之损者愈损，阴精消涸，火邪郁结，遂遘疾于肝肾部分。"指出了肝肾阴虚及郁虑忧思为本病的主要原因。清代马培之在《马培之医案》中说："玉茎者，即宗筋也，乃肾脏之主，又十二经络之总会，马口端属于手少阴心经，肾脏阴虚，火郁心肝，二脏之火，复会于此。始时茎头马口痒碎渐生竖肉。"指出本病的发病病因为肝肾阴虚，湿毒蕴结。

1.湿毒下注

龟头不洁湿毒外侵，结于玉茎，或饮食不节，湿热内蕴，循肝经下注，结毒于玉茎，发为本病。

2.肝经郁热

情志抑郁或暴怒伤肝，肝失疏泄，致气滞血瘀，瘀久化热，结毒于玉茎，发为本病。

3.肝肾阴虚

先天不足，肝肾亏虚，水不涵木，肝经血燥，络脉空虚，久之内火炽盛，火邪郁结，聚于玉茎，而发病。

二、临床诊断

（一）辨病诊断

1.诊断要点

阴茎癌多见于40~60岁有包茎或包皮过长者。阴茎癌可发生于阴茎的任何部位，但常见于阴茎头、包皮、冠状沟、阴茎体。临床表现多为阴茎头部丘疹、溃疡、有疣状物或菜花样肿块，继而糜烂、出血、有恶臭分泌物等。包茎的存在经常掩盖阴茎癌的发生发展，隔包皮触诊时，可有肿块及结节感，局部有压痛，阴茎前端常有脓性或血性分泌物自行流出。晚期患者原发灶及腹股沟淋巴结转移灶可出现溃疡、化脓、出血等，出现远处转移时可出现相应部位的症状及消瘦、贫血、恶病质等全身表现。

2. 相关检查

（1）体格检查 临床上大部分阴茎癌局限在阴茎。查体时应记录肿瘤大小、位置、活动度、是否侵犯海绵体，同时应注意阴茎根部及阴囊有无肿瘤侵犯。直肠指检和能帮助确认是否有会阴体侵犯和盆腔肿块，双侧腹股沟淋巴结触诊十分重要。

（2）活检 在治疗之前，需要对原发肿瘤及可触及的淋巴结进行活检，除获取病理诊断外，还要明确肿瘤浸润深度、有无侵犯血管、组织学分级等信息。活检可单独进行，目前没有由活检引起肿瘤播散的报道。

（3）超声检查 超声在评估原发肿瘤方面有一定价值，能够判断有无阴茎海绵体侵犯，但常低估肿瘤的浸润深度，对阴茎头部肿瘤侵犯皮下结缔组织还是尿道海绵体难以鉴别。阴茎超声检查有时对浸润难以判定。

（4）MRI 检查 超声检查不能明确时，可选用 MRI 检查。特别是在肿瘤侵犯阴茎海绵体时，可以判别浸润深度，有助于肿瘤分期。应用增强剂或人工勃起后行 MRI 检查更有利于判断肿瘤的局部分期。对于阴茎头部较小的肿瘤，影像学检查在评估原发肿瘤方面意义不大，但疑似有海绵体侵犯时，超声或 MRI 有相当大的价值，特别是考虑行保留阴茎手术时。

（5）CT 检查 CT 检查时由于其软组织分辨率低，在评估原发肿瘤方面价值不大。主要应用于扫描腹股沟区、盆腔鉴别有无远处器官转移。阴茎癌最常见的转移部位为肺、肝、骨。疑似有远处转移时，可相应选择腹盆部 CT、放射性核素骨扫描、胸片检查等。

（二）辨证诊断

1. 湿热下注

（1）临床证候 龟头、包皮肿块，有脓性或血性分泌物溢出，分泌物恶臭，小便短赤不利，口渴心烦，纳食减少，四肢困重，舌质红，苔薄白腻或黄腻，脉滑数。

（2）辨证要点 龟头、包皮肿块，有脓性分泌物，小便短赤不利，舌红，脉滑数。

2. 毒热蕴结

（1）临床证候 阴茎结节或溃疡，肿胀疼痛，有恶臭性分泌物，刺痛灼热，痛甚难忍，急躁易怒，烦热失眠，纳呆嗳气，口干口苦，舌质红，苔黄，脉弦数。

（2）辨证要点 阴茎结节，有分泌物，刺痛灼热，烦热失眠，舌质红，脉弦数。

3. 肝肾阴虚

（1）临床证候 龟头肿块日久，破溃流脓，脓液清稀，恶臭难闻，头晕目涩，口燥咽干，五心烦热，少寐多梦，腰膝酸痛，或遗精盗汗，大便艰涩，腹股沟肿块推之不移，舌红少苔或无苔，脉弦细或细数。

（2）辨证要点 龟头肿块日久，破溃流脓，腰膝酸痛，舌红少苔，脉弦细。

三、鉴别诊断

西医学鉴别诊断

1. 阴茎结核

患者多有结核病史，多发生在龟头。

初起为小脓疱，溃破后形成溃疡，周围较硬，基底为肉芽组织，可向深部侵犯，破坏龟头，应依靠病理检查区别，病理活检可见有结核分枝杆菌。阴茎恶性肿瘤病理检查多为鳞状细胞癌。

2. 阴茎尖锐湿疣

阴茎尖锐湿疣为性传播疾病，患者多有不洁性交史，初起为淡红色小丘疹，渐增大多发，外形呈乳头样或蕈样，或有菜花样突起，且易发生糜烂、渗出，生长较快。临床似癌肿，需要病理活检以鉴别之。细胞涂片巴氏染色可见空泡细胞和角化不良细胞，免疫检查可发现人乳头瘤病毒抗原。阴茎恶性肿瘤病理检查多为鳞状细胞癌。

3. 阴茎乳头状癌

本病是阴茎处较为常见的良性肿瘤。初起为小的局部隆起，渐增大呈乳头状，有蒂或无蒂，呈红色或淡红色，质较软，生长缓慢，继发感染者可有恶臭样分泌物，易误诊断为阴茎癌。通过活检可以鉴别。阴茎恶性肿瘤病理检查多为鳞状细胞癌。应该注意，乳头状瘤可在局部发生恶性变。

四、临床治疗

（一）提高临床疗效的要素

（1）明确诊断，选择合适的治疗方案。外科手术是首选的治疗方法。

（2）对于晚期肿瘤患者，可辅助化疗、放疗。配以中药活血化瘀、清热散结支持治疗。

（3）坚持随诊，尽早发现局部复发或远处转移，及时评估病情、及时治疗。

（二）辨病治疗

阴茎癌治疗前必须做出准确的肿瘤分期及分级，明确肿瘤的浸润范围和所属淋巴结是否转移，选择适宜的治疗方法。

1. 原发病灶的治疗

（1）保留阴茎 原发灶为局限于包皮早期的小肿瘤，深部没有浸润，无淋巴结转移的 T1 期之前的肿瘤，可选择保留阴茎治疗。分化良好且无淋巴血管侵犯的 T1 期肿瘤、患者能够做到密切随访的 T1G3 期肿瘤，也可选择保留阴茎治疗。治疗的方法包括包皮环切术、局部病变切除、激光治疗、放疗等。复发的肿瘤如果没有侵犯海绵体可以再次选择保留阴茎的治疗方式。如果侵犯海绵体则需行阴茎部分切除或全切除治疗。

（2）阴茎部分切除术 分化差的 T1 和 T2 期肿瘤，可行阴茎部分切除术。病灶局限于龟头时，可切除部分和全部龟头。切缘距肿瘤 1cm 以上（G1、G2 级肿瘤切缘距肿瘤 1cm，G3 级肿瘤切缘距肿瘤 1.5cm）。阴茎癌局部切除术后肿瘤局部复发率小于 8%，5 年生存率在 90% 以上。在阴茎部分切除同时可选择显微镜辅助外科切除技术，组织在显微镜调控下对连续切除的新鲜组织做冰冻切片显微镜检查，从而确保完全切除病变组织，尽量保留正常组织。治疗病变直径＜1cm 者治愈率为 100%，病变直径＞3cm 者治愈率仅为 50%，总体五年治愈率为 74%。

（3）阴茎全切除术 T2 期以上的阴茎癌推荐阴茎全切除术和会阴尿道造口术。T2 期阴茎癌行部分切除术后不能保留有功能的残端时也应行阴茎全切除术和会阴尿道重建。当病灶未侵犯阴囊时，不建议切除阴囊和睾丸，保留阴囊和睾丸对维持男性化的特征和以后行阴茎重建有帮助。当阴囊受累时（T4 期），阴茎全切除术和阴囊、睾丸切除术同时进行。

2. 淋巴结的处理

淋巴结有无转移、能否根治切除是影响生存率的决定因素。有研究显示无淋巴结转移的患者，术后 5 年生存率可达到

95%~100%；当出现单个腹股沟淋巴结转移时，5年生存率降低到80%；出现多个腹股沟淋巴结转移时，5年生存率降低到50%；出现盆腔及周围淋巴结转移时，5年生存率为0。

50%的阴茎癌患者就诊时可触及腹股沟区肿大的淋巴结。其中25%的患者肿大的淋巴结与病灶所引起的溃疡和炎症有关，经过4~6周的抗生素治疗，肿大的淋巴结可能会消失。在腹股沟可触及肿大淋巴结的患者中只有50%有淋巴结转移。此外，在未触及淋巴结肿大的患者中，有20%的患者伴有淋巴结转移。

目前对于切除原发灶后经过4~6周抗生素治疗，腹股沟区未触及肿大淋巴结的患者，是否进行预防性的淋巴结清扫仍存有争议。推荐对于下列情况之一者需进行预防性的双侧腹股沟淋巴结清扫：①阴茎癌为低分化。②阴茎癌G3级及以上。③阴茎癌T2期及以上。④肿瘤伴有血管及淋巴管浸润。

切除原发灶后经过4~6周的抗生素治疗，后腹股沟区仍可触及肿大的淋巴结为N1~N2期，需进行区域淋巴结清扫术。冰冻切片显示腹股沟单个淋巴结阳性且无转移播散，需进行双侧腹股沟淋巴结清扫。腹股沟转移淋巴结≥2个或有淋巴结外累及的患者，还需加行盆腔淋巴结清扫。

对有多个腹股沟淋巴结转移或囊膜破裂的患者，术后放疗可以降低局部肿瘤复发。术前放疗适用于淋巴结≥4cm，或淋巴结固定的患者。

在腹股沟淋巴结肿大的患者中，20%~30%伴有股深部淋巴结或盆腔淋巴结肿大转移。这些患者为N3期。此期患者以减轻症状为目的，姑息手术用于控制浸润性或溃疡性原发肿瘤导致的疼痛和出血。根据患者全身情况、年龄等因素进一步选择放疗及化疗。

3. 远处转移灶的手术治疗

阴茎癌的远处转移并不常见，发生率在1%~10%之间，通常发生在疾病晚期，原发灶切除之后。通常转移的部位包括肺、肝、骨、脑，转移至纵隔也有报道。多采用手术治疗远处转移灶，还可结合放疗。

4. 阴茎癌化疗

辅助化疗应用范围较广，常用的药物有顺铂、氟尿嘧啶、长春新碱、甲氨蝶呤、博来霉素。目前多强调联合用药，如顺铂联合氟尿嘧啶，长春新碱联合甲氨蝶呤或博来霉素。伴有区域淋巴结转移的患者在根治性切除术后进行辅助化疗最高可以获得82%的5年生存率，而单纯行根治性切除术仅获得31%的5年生存率。伴有腹股沟淋巴结转移的患者联合应用顺铂和氟尿嘧啶3~4个疗程有效率达68.5%，5年生存率为23%。晚期阴茎癌的化疗多采用联合用药，常用顺铂联合氟尿嘧啶，顺铂联合甲氨蝶呤和博来霉素。研究表明，对晚期阴茎癌患者采用联合化疗，有效率为32%，但有12%的患者会出现治疗相关性死亡。

5. 阴茎癌放疗

阴茎癌的放疗是保存器官和功能的重要治疗途径。放疗的方法包括兆伏X线外照射，用铱进行的组织间插植治疗等。阴茎癌大多伴有局部感染，感染可使肿瘤对放疗的耐受性降低，因此需要采取有效措施控制感染。

（三）辨证治疗

1. 辨证论治

（1）湿热下注

治法：清热利湿，解毒散结。

方药：龙胆泻肝汤加减。龙胆草，柴胡，黄柏，紫草，牛膝，萆薢，桃仁，生地黄，车前子（包），山栀子，夏枯草，半边莲，白花蛇舌草。

加减：大便干结者加大黄、玄参；小

便灼痛者加瞿麦、萹蓄；小便不利者加猪苓、泽泻；病灶局部渗液流脓者可加生薏苡仁、天花粉。

（2）毒热蕴结

治法：清肝降火，解毒散结。

方药：柴胡疏肝散加减。柴胡，枳实，白芍，贝母，蒲公英，紫花地丁，半枝莲，连翘，玄参，夏枯草，甘草。

加减：腹满纳呆重者加炒麦芽、枳壳、鸡内金；发热者加银柴胡、黄芩、知母。

（3）肝肾阴虚

治法：滋补肝肾，解毒散结。

方药：大补阴丸加减。生地黄，麦冬，玄参，女贞子，墨旱莲，丹参，夏枯草，白英，龙葵，知母，黄柏，莪术，半枝莲，白花蛇舌草，天花粉，甘草。

加减：腹股沟肿块者加山慈菇、昆布；局部出血或疼痛者加三七、蒲黄。

2.外治疗法

（1）皮癌净　碱发白面30g，红砒3g，指甲、头发各1.5g，大枣去核1枚。先将红砒研末，再与指甲、头发放入去核大枣内，外用碱发白面包好，然后放入木炭中煅烧的炭即成。敷于癌肿局部，每日1次或隔日1次，平均3~4次，即可使癌肿结焦痂，坏死组织自行液化脱落。

（2）阴茎癌药粉　硇砂、雄黄、明矾各15g，青黛、鸦胆子各10g，轻粉3g，生附片、密陀僧、生马钱各6g。上药共研细末，适量撒于肿瘤局部，周围用凡士林纱布条保护正常组织，每日换药1次，连用5次。若肿瘤未全消尽，仍可再用，功能去腐生肌。适用于阴茎癌各期。

3.成药应用

（1）小金丹　适用于阴茎癌，有破瘀通络，祛痰化湿，消肿止痛等功效。由白胶香、草乌头、五灵脂、地龙、马钱子、乳香、没药、当归、人工麝香、墨炭组成，每次1丸，每日2次，捣碎，陈酒送下。

（2）大补阴丸　适用于晚期阴茎癌，具有养阴益精，扶正祛毒的功能，每次49g，每日2~3次，开水送服。

4.单方验方

白花蛇舌草120g，僵蚕、生牡蛎、生薏苡仁各30g，重楼、当归、黄芪、白术各15g，没药9g，乳香3g，香附12g，蜈蚣3条。水煎，每日1剂，分2次服。适用于阴茎癌痰湿内蕴，毒邪炽盛者。[《中西医结合泌尿外科学》，人民军医出版社.]

五、预后转归

阴茎癌是一种发病率低、恶性程度较低、早期治疗预后也较好的恶性肿瘤。无论是手术还是放疗，早期治愈率可达70%~80%，有的可达100%。但若发展到晚期，特别是有区域淋巴结转移者，治愈率明显下降，5年生存率仅20%~30%。阴茎癌病变是进行性发展的，如不经治疗，一般2年内死亡，无5年生存率。阴茎癌的预后与下列因素有关。

（1）阴茎癌的分级、分期　有研究报道，肿瘤细胞分化高者淋巴转移发生率为14%，分化中等者为72%，分化差者为96%；分化较高者复发率为45%，分化不良者复发率为100%。G1和T1期淋巴结转移发生率为16.5%，G2、G3、T1期为60%，T2期为82%，T3、T4期为100%。

（2）生存率与肿瘤有无浸润有关　阴茎癌预后取决于阴茎海绵体是否受侵犯和淋巴结转移程度。非浸润分化好的，淋巴结转移为低风险；若海绵体受侵，肿瘤G2期以上淋巴结转移率为80%~100%。肿瘤超过阴茎体75%时，转移概率高，生存率降低。

（3）生存率与区域淋巴结转移状况有关　无淋巴结转移者5年生存率为77%；有淋巴结转移但没有做淋巴结清扫术者95%在3年内死亡。临床上没有淋巴结转移或仅有组织学阳性者，5年生存率在12%~80%，静脉和淋巴管栓塞是影响淋巴结转移的重要因素，同时也是复发和死亡的危险因素。髂淋巴结转移者，无1例存活超过5年。

（4）治疗方法与时机的选择　阴茎癌由于病变隐蔽，加之害羞，患者不能及时就诊，15%~50%发病1年以上，往往延误治疗时机，影响预后。如果早期切除病灶和施行腹股沟淋巴结清除术，可使5年存活率上升至57%~100%。

（5）联合治疗可提高生存率　常规部分切除或全切除，对于T1、T2期肿瘤，生存率为77%，联合放疗可提高生存率。经外科治疗复发率为45%，若辅以化学药物治疗仅16%复发。

（6）流式细胞术（FCM）检查　当DNA指数升高可以反映肿瘤发展风险增加，是可信的预后指标。

六、预防调护

（一）预防

（1）早期施行包皮环切术，是预防阴茎癌的有效措施。最佳手术时机为10~14岁。

（2）凡做包皮环切者，应做病理学检查，以便发现早期病变；对年龄较大者，包皮环切后需加强随访。

（3）对癌前期病变，如阴茎白斑、阴茎原位癌殖性红斑、乳头状瘤、鲍恩病进行积极治疗和长期观察。

（4）人乳头状瘤病毒（HPV）感染或扯裂伤等与阴茎癌发病有关，需重视，予以避免。

（二）调护

（1）在经济条件、卫生条件好的国家、地区，包皮环切并非十分重要，只要未行包皮环切者，经常清洗包皮，也可减少发病。

（2）对有婚外配偶及性生活无度者进行宣传教育。预防性病，减少阴茎癌的发病。

（3）戒烟忌酒等。

七、专方选要

健脾除湿汤：太子参30g，白术30g，茯苓10g，陈皮10g，半夏10g，女贞子30g，枸杞子30g，菟丝子30g，黄芪30g，山茱萸15g，雷公藤20g，金荞麦30g，车前子30g（包），甘草10g，生姜3片，大枣6枚。水煎服，每日两次分服。[《北京中医》，2007，26（6）：377-378.]

主要参考文献

[1]周翔. 阴茎肿瘤的诊断及手术治疗进展[J]. 中华男科学杂志，2018，24（11）：1036-1040.

[2]陈国晓，李政含，张祥生，等. 阴茎疣状癌的临床病理特征及治疗[J]. 中华男科学杂志，2018，24（1）：62-66.

[3]万祥，张克，姚海军，等. 无远处转移晚期阴茎癌的手术治疗[J]. 中华男科学杂志，2017，（2）：147-151.

第六节　睾丸肿瘤

睾丸肿瘤是指发生在睾丸生殖细胞及间质细胞的肿瘤，是青年男性常见的恶性肿瘤之一，分为原发性和继发性两类。绝大多数为原发性肿瘤，分为生殖细胞肿瘤和非生殖细胞肿瘤两大类。生殖细胞肿瘤发生于精曲小管的生殖上皮，其中精原细胞瘤最为常见，生长速度较缓慢，预后一般较好；非精原细胞瘤如胚胎癌、畸胎癌、绒毛膜上皮癌等，比较少见，但恶性程度高，较早出现淋巴和血行转移，预后较差。非生殖细胞肿瘤发生于睾丸间质细胞，来源于纤维组织、平滑肌、血管和淋巴组织等睾丸间质细胞。继发性睾丸肿瘤较为罕见。

睾丸肿瘤属中医"子岩"的范畴，睾丸属肾子，岩肿生于睾丸，故名"子岩"。

一、病因病机

（一）西医学认识

1. 流行病学及病因学

睾丸肿瘤发病率较低，占男性肿瘤的1%~1.5%，占泌尿系肿瘤的5%。其发病率在不同地区有明显的差异，发病率最高的是斯堪的纳维亚地区（丹麦和挪威）、瑞士、德国和新西兰，美国和英国居中，非洲和亚洲国家的发病率最低。20世纪以来，睾丸肿瘤在全球发病率有逐渐增加的趋势，尤其在一些西方国家，每年以1%~2%的速度增长，近40年来，睾丸肿瘤发病率增长了2倍。在西方，每年每10万男性中有3~6个新发病例。睾丸肿瘤多为一侧发病，双侧睾丸肿瘤的发病率较低。睾丸肿瘤病理分型多样，但绝大部分患者是生殖细胞肿瘤，占90%~95%，生殖细胞肿瘤已经成为15~35岁男性最常见的实体肿瘤。

睾丸肿瘤的发病原因目前尚不十分清楚，根据流行病学分析可能有多种危险因素。

（1）先天性因素　①隐睾，是常见的先天畸形，发生睾丸肿瘤的概率要比正常人高20~40倍。其原因可能与隐睾位置、局部温度、血运障碍、内分泌功能失调和性腺发育不全等有关。②遗传，有人统计睾丸肿瘤患者中，有16%的患者有肿瘤家族史。③多乳症，多乳症患者发生睾丸肿瘤的可能性较正常人高4.5倍。④睾丸女性化综合征，睾丸女性化综合征患者发生睾丸肿瘤的概率会要比正常人高40倍。

（2）后天性因素　①损伤，包括外伤和一些化学物品损伤。②激素，临床研究提示，内分泌与睾丸肿瘤的成因有关。睾丸肿瘤多见于性腺旺盛的青壮年。动物实验发现，如给鼠类长期服用雌激素，可诱发睾丸间质细胞瘤。③感染，很多病毒性疾病如麻疹、流行性腮腺炎，以及某些细菌性感染

疾病如猩红热、肠伤寒等均可并发睾丸炎，若继发睾丸萎缩、细胞变性，可能会引起睾丸肿瘤。

2. 睾丸肿瘤的分类

有关睾丸肿瘤的分类标准很多，根据目前临床应用情况，一般采用2016年国际卫生组织（WHO）制定的分类标准，如表3所示。

表3　2016年WHO睾丸肿瘤分类系统

来源于原位生殖细胞新生物的生殖细胞肿瘤
非侵袭性生殖细胞肿瘤
原位生殖细胞瘤（GCNIS）
特殊类型生精小管内生殖细胞瘤变
单一组织类型肿瘤
精原细胞瘤
含合胞体滋养层细胞的精细胞瘤
非精原细胞瘤
胚胎癌
青春期后型卵黄囊瘤
滋养细胞肿瘤
绒毛膜癌
非绒毛膜癌性滋养细胞肿瘤
胎盘部位滋养细胞肿瘤
上皮样滋养细胞肿瘤
囊性滋养细胞肿瘤
青春期后型畸胎瘤
含体细胞型恶性成分的畸胎瘤
混合组织类型非精原细胞瘤
混合性生殖细胞肿瘤
未定型生殖细胞肿瘤
退化型生殖细胞肿瘤
与原位生殖细胞新生物无关的生殖细胞肿瘤
精原细胞瘤
青春期前型畸胎瘤
皮样囊肿
表皮样囊肿
分化良好的神经内分泌肿瘤（单胚层畸胎瘤）
青春期前型畸胎及卵黄囊混合瘤
青春期前型卵黄囊瘤
性索 - 间质肿瘤
单一组织类型肿瘤
Leydig细胞瘤
恶性Leydig细胞瘤
支持细胞瘤
恶性支持细胞瘤
大细胞钙化型支持细胞瘤
小管内大细胞玻璃样变性支持细胞瘤
颗粒细胞瘤
成年型颗粒细胞瘤

3. 睾丸肿瘤的分期

采用国际抗癌联盟（UICC）公布的分期标准。在原发病灶切除后确定侵犯范围的病理分期，然后结合术前术后血清学肿瘤标志物水平、CT 检查、MRI 检查以及胸部 X 线检查结果进行判断，详见 TNM 分期表 4。

表 4　TNM 分期

原发肿瘤（PT）:	
pTx	原发肿瘤无法评价（未行睾丸切除则用 Tx）
pT0	无原发肿瘤的证据（如睾丸内组织学上的瘢痕）
pTis	精曲小管内生殖细胞肿瘤（原位癌）
pT1	肿瘤局限于睾丸和附睾，不伴有血管/淋巴管浸润，可以浸润睾丸白膜但是无鞘膜侵犯
pT2	肿瘤局限于睾丸和附睾，伴有血管/淋巴管浸润，或者肿瘤通过睾丸白膜侵犯鞘膜
pT3	肿瘤侵犯精索，有或没有血管/淋巴管浸润
pT4	肿瘤侵犯阴囊，有或没有血管/淋巴管浸润
临床区域淋巴结（N）:	
Nx	区域淋巴结转移情况无法评价
N0	没有区域淋巴结转移
N1	转移淋巴结最大直径 ≤ 2cm；或多发淋巴结转移，任何一个淋巴结最大直径不超过 2cm
N2	转移淋巴结最大直径 > 2cm，但 ≤ 5cm；或多发淋巴结转移，任何一个淋巴结最大直径超过 2cm 但不超过 5cm
N3	转移淋巴结 > 5cm
病理区域淋巴结（PN）:	
pNx	区域淋巴结转移情况无法评价
pN0	没有区域淋巴结转移

pN1	转移淋巴结数 ≤ 5 个，且最大直径 ≤ 2cm
pN2	单个转移淋巴结，最大直径 > 2cm，但 ≤ 5cm；或者 5 个以上 ≤ 5cm 的阳性淋巴结；或者存在扩散到淋巴结外的证据
pN3	转移淋巴结 > 5cm
远处转移（M）:	
Mx	远处转移情况无法评价
M0	无远处转移
M1	远处转移
M1a	区域外淋巴结或者肺转移
M1b	其他部位转移
血清学肿瘤标志物（S）:	
Sx	无法评价标志物（无法检测或没有检测）
S0	标志物水平在正常范围
S1	AFP < 1000ng/ml，且 HCG < 5000IU/L，且 LDH < 正常值上限的 1.5 倍
S2	AFP1000~10000ng/ml，或 HCG 5000~50000IU/L，或 LDH 正常值上限的 1.5~10 倍
S3	AFP > 10000ng/ml，或 HCG > 50000IU/L，或 LDH > 正常值上限的 10 倍

注：AFP= 甲胎蛋白，HGC= 人绒毛膜促性腺激素，LDH= 乳酸脱氢酶

（二）中医学认识

在病因病机方面，中医学对子岩已有比较明确的认识，认为本病多由于睾丸隐匿，日久不下，内热积毒，或睾丸外伤，邪毒感染，血脉瘀阻，瘀热酿毒而成。其主要病机如下。

（1）先天禀赋不足，肾气亏虚，天癸不充，睾丸隐匿不下，日久蕴热化毒，形成子岩。

（2）跌打损伤，手术不慎，睾丸损伤，血脉瘀滞，久之瘀血化热，瘀热相煎，酿毒而成子岩。

（3）饮食不节，或房劳过度，损伤肾阴，相火亢盛，肾精不足，睾丸失养，日渐萎缩，恶性变形成子岩。

二、临床诊断

（一）辨病诊断

1. 诊断要点

睾丸肿瘤好发于15~40岁，一般表现为患侧阴囊内无痛性肿块，但也有30%~40%患者出现阴囊钝痛或下腹坠胀不适，特别是精原细胞瘤，其发展缓慢，肿瘤虽然较大，但症状不明显，患者可有沉重或下坠感，但常不引起注意，偶尔洗澡时发现。有的患者起病较急，进展迅速，突然出现阴囊疼痛性肿块，且伴畏寒、发热和局部红肿，多因肿瘤出血、坏死或血管栓塞，易误诊为急性附睾炎。有的患者原有隐睾，突然出现腹部或腹股沟肿块，且逐渐增大，常是肿瘤的表现。睾丸肿瘤可并发鞘膜积液，因阴囊肿大，容易碰伤而被发现。

2. 相关检查

（1）超声检查　超声检查是睾丸肿瘤的首选检查，能较准确地测定睾丸大小、形态、有无肿块，还能区别肿大的睾丸是炎症、组织水肿或肿瘤，确定肿块位于睾丸内还是睾丸外，明确睾丸肿块特点，还可以了解对侧睾丸情况，敏感性几乎为100%。

（2）胸部X线检查　睾丸肿瘤容易转移到肺部，胸部X线检查是最基本的放射学检查，也是睾丸肿瘤的常规检查之一，可以发现1cm以上的肺部转移灶。

（3）CT和MRI检查　腹部和盆腔CT被认为是诊断腹膜后淋巴结是否转移的最佳检查方法，可以检测到小于2cm的淋巴结。正常睾丸组织的MRI影像在T_1和T_2加权上为均质信号，肿瘤组织在T_2加权上表现为低信号，其对睾丸肿瘤诊断的敏感性为100%，特异性为95%~100%。

（4）淋巴造影　一般多采用足背淋巴造影，可以显示腹股沟、腹膜后以及胸部淋巴结结构，探测肿瘤有无转移。

（5）血管造影　有些恶性睾丸肿瘤，会发生下腔静脉转移，常需做下腔静脉造影，观察有无填充残缺影，明确转移病灶。

（6）血清学肿瘤标志物检查　血清学肿瘤标志物对诊断、分期和预后有重要作用。主要包括甲胎蛋白（AFP）、人绒毛膜促性腺激素（HCG）和乳酸脱氢酶（LDH）。① AFP。通常50%~70%睾丸非精原细胞瘤患者血清AFP升高，其中卵黄囊瘤患者血清AFP 100%升高，70%胚胎癌和50%畸胎癌患者血清AFP也会升高，而绒毛膜上皮癌和精原细胞瘤的血清AFP一般是正常的。② HCG。正常胚胎发育时HCG由胚胎滋养层组织分泌，睾丸发生肿瘤时HCG由肿瘤合体滋养层细胞产生，因此，睾丸肿瘤患者HCG浓度明显升高时，应高度怀疑有绒毛膜上皮癌或含有绒毛膜上皮癌成分的可能。非精原细胞瘤HCG升高者一般占40%~60%，绒毛膜上皮癌患者几乎100%升高。③ LDH。LDH是一种特异性不高的血清学肿瘤标志物，与肿瘤体积相关，在80%进展性睾丸肿瘤患者中升高。

（二）辨证诊断

1. 热毒瘀结

（1）临床证候　相当于肿瘤早期，有隐睾或睾丸外伤史，自觉睾丸沉重，质地坚硬如石块，局部硬结，阴囊坠胀不适，轻微疼痛，无明显全身症状，小便黄，大便干，舌红，苔薄白，脉涩。

（2）辨证要点　睾丸沉重，质地坚硬，可伴疼痛，舌红，苔薄白，脉涩。

2.阴虚火旺

（1）临床证候　相当于睾丸肿瘤的中期，自觉睾丸沉重肿大，发展迅速，局部硬结明显，隐隐作痛，偶有睾丸急剧疼痛，局部肿胀，阴囊皮肤发红，午后低热，面色潮红，头晕耳鸣，腰酸足软，舌红，少苔，脉细数。

（2）辨证要点　睾丸肿大，质硬，可伴午后低热，面色潮红，舌红，少苔，脉细数。

3.气血两虚

（1）临床证候　属肿瘤晚期，睾丸肿大坚硬，正常感觉消失，表面凹凸不平，形体消瘦，面色㿠白，心悸少寐，神疲懒言，纳呆腹胀，或见腹痛背痛，骨痛胸痛，咳嗽咯血，舌淡，苔薄，脉细无力。

（2）辨证要点　睾丸肿大，质硬，形体消瘦，面色㿠白，舌淡，苔薄，脉细无力。

三、鉴别诊断

西医学鉴别诊断

1.鞘膜积液

鞘膜积液患者检查肿块有囊性感、质韧、有弹性，透光试验阳性，但鞘膜壁厚或部分钙化时不易鉴别。睾丸肿瘤有时可发生少量鞘膜积液，但自觉有沉重感，透光试验阴性。B超、CT检查有助于鉴别。

2.急性附睾、睾丸炎

附睾、睾丸肿大可与睾丸肿瘤相混淆，但患者发病急骤，有畏寒、高热，局部疼痛较重，睾丸触痛明显，并常累及输精管。白细胞增高，尿液检查有白细胞、白细胞，多普勒超声仪和阴囊扫描检查都显示血流量增加，抗生素治疗有效。采用积极的保守治疗，包括有效的抗生素、卧床休息等，如无变化或继续发展者，多表示肿瘤。睾丸肿瘤多无畏寒发热，睾丸触痛不明显，超声表现为睾丸增大，实质内可以见到实性的异常结节回声。

3.睾丸血肿

睾丸血肿可见阴囊有瘀血斑，睾丸肿大，压痛明显。睾丸血肿多有阴囊外伤病史，但外伤可以很轻微，外伤后睾丸内有积血，吸收缓慢或机化后硬韧。B超检查示睾丸内出现低回声区。睾丸肿瘤多无外伤史，超声表现为睾丸实质内可以见到实性的异常结节回声。

4.附睾结核

附睾结核多见于附睾尾部，可累及睾丸，产生结节，与睾丸肿瘤相混淆。但附睾结核常常累及输精管，形成串珠样结节。附睾尾部的病灶易侵犯阴囊皮肤，可与阴囊皮肤粘连形成窦道。患者晚期附睾尾部可有干酪性变，形成一团，易与肿瘤混淆，详细的病史及影像学检查有助于诊断。附睾结核多有泌尿系结核病史，通过前列腺、附睾、输精管检查较易确诊。睾丸肿瘤多无泌尿系结核病史，超声表现为睾丸实质内可以见到实性的异常结节回声。

四、临床治疗

（一）提高临床疗效的要素

（1）明确诊断，选择合适的治疗方案。外科手术是首选的治疗方法。

（2）对于晚期肿瘤患者，可辅助化疗。配以中药活血化瘀、清热散结支持治疗。

（3）坚持随诊，尽早发现局部复发或远处转移，及时评估病情、及时治疗。

（二）辨病治疗

1. I 期生殖细胞肿瘤的治疗

（1） I 期精原细胞瘤的治疗　 I 期精原细胞瘤应行根治性睾丸切除术。根治性睾丸切除术应取腹股沟切口，在游离精索至腹股沟管内环处离断，然后沿精索向阴囊方向剥离并切除睾丸。如阴囊壁有浸润，应连同浸润部位一并切除，不提倡经阴囊手术。术后处置方式包括以下几个方面。①严密监测。I 期精原细胞瘤患者经严密监测，其生存率可达 97%~100%。②辅助性放疗。由于精原细胞瘤对放射线高度敏感，临床上多将主动脉旁辅助性放疗作为 I 期精原细胞瘤的标准治疗方案。放疗应在术后 1 个月内进行，每次放疗剂量及总放疗时间取决于患者的耐受情况。③辅助化疗。近年来，化疗在睾丸肿瘤治疗中的效果已经得到广泛肯定。

（2）I 期非精原细胞瘤的治疗　临床治疗 I 期非精原细胞瘤可行根治性睾丸切除术，然后根据患者具体情况行腹膜后淋巴结清扫术、辅助化疗或监测。①根治性睾丸切除术。一般应尽早实施，术前术后应检测血清学肿瘤标志物。切除标本经病理检查后，根据其病理类型及临床分期决定下一步治疗方案。②腹膜后淋巴结清扫术。对临床 I 期非精原细胞瘤患者行腹膜后淋巴结清扫术可以对肿瘤进行更加准确的病理分期。有研究表明临床 I 期非精原细胞瘤患者中约 30% 存在腹膜后淋巴结转移（病理分期 II 期）。腹膜后淋巴结清扫术一般采用自剑突再向下绕脐达耻骨联合上方的腹正中切口，将患侧肾蒂上方 2cm 平面以下的腹膜后脂肪、结缔组织及淋巴结完全清扫干净。腹膜后淋巴结清扫术属于较大创伤性的手术，术中、术后并发症较多。可发生肾蒂出血、乳糜腹、肺不张、肠粘连、肠梗阻、肠瘘、胰腺炎、胰瘘、应激性溃疡、切口感染和裂开等并发症。为减少和避免并发症，推荐采用保留神经的腹膜后淋巴结清扫术。③监测。对根治性睾丸切除术后的 I 期非精原细胞瘤患者进行监测和密切观察亦属于治疗方案的范畴。监测内容包括定期体格、血清学肿瘤标志物、胸部 X 线以及腹部和盆腔 CT 检查等。④辅助化疗：目前多采用以顺铂（DDP）为中心的联合化疗方案。DDP 能与

DNA 结合并破坏其功能，从而抑制肿瘤细胞内 DNA 的合成达到治疗目的。临床常用的化疗方案如下。

① PVB 方案：DDP20mg/m^2 第 1~5 天静脉滴注，长春碱（VBL）10mg 或长春新碱（VCR）2mg 第 2 天静脉滴注；博来霉素（BLM）30mg 第 2、第 9、第 16 天静脉滴注（第 9、第 16 天可肌内注射）或平阳霉素（PYM）16mg 第 2、第 9、第 16 天静脉滴注。每 3 周重复一次，一般 3~4 个疗程。该方案是经典的睾丸肿瘤化疗方案，目前仍是一线化疗方案。

② BEP 方案：DDP20mg/m^2 和依托泊苷（VP-16）100mg/m^2 第 1~5 天静脉滴注，BLM30mg 第 2、第 9、第 16 天肌内注射。每 3 周重复一次，一般 2~4 个疗程。

③ EP 方案：DDP20mg/m^2 和 VP-16 100mg/m^2 第 1~5 天静脉滴注。每 3 周重复一次，一般 2~4 个疗程。

④ VIP 方案（挽救性治疗方案）：VP-16 75mg/m^2 第 1~5 天静脉滴注或 VBL 0.11mg/kg 第 1、第 2 天静脉滴注，异环磷酰胺（IFO）1.2g/m^2 第 1~5 天静脉滴注，DDP20mg/m^2 第 1~5 天静脉滴注。每 3 周重复一次，一般 3~4 个疗程。

2. 转移性睾丸生殖细胞肿瘤的治疗

（1）II a/ II b 期睾丸生殖细胞肿瘤的治疗　① II a/II b 期精原细胞瘤的标准治疗仍然是放疗。对于不愿意接受放疗的 II b 期患者可以实施 3 个疗程 BEP 方案或 4 个疗程的 EP 方案化疗。② II a/ II b 期非精原细胞瘤的治疗。肿瘤标志物不升高的 II a/ II b 期非精原细胞瘤可以选择腹膜后淋巴结清扫术。肿瘤标志物升高的 II a/ II b 期非精原细胞瘤应在 3~4 个疗程的 BEP 方案化疗后实施残留肿瘤切除，不愿实施基础化疗的患者也可以选择保留神经的腹膜后淋巴结清扫术，术后实施 2 个疗程的 BEP 方案辅助化疗。

（2）Ⅱc/Ⅲ期睾丸生殖细胞肿瘤的治疗　按照不同分类标准包括了3或4个疗程的BEP联合化疗，该方案已经被证实优于PVB方案。对于预后好的患者，标准治疗包括3个疗程的BEP或4个疗程的EP（针对禁用博来霉素患者）方案。对于预后中等的患者，目前可采用4个疗程BEP化疗方案。对于预后差的患者，标准治疗为4个疗程的BEP方案。

（3）转移性睾丸生殖细胞肿瘤再评估及后续治疗　①肿瘤再评估。转移性睾丸生殖细胞肿瘤经过2个疗程化疗后需再次评估，包括影像学检查和肿瘤标志物检测。当肿瘤标志物水平下降且肿瘤稳定或缓解时，继续完成化疗方案，通常为3~4个疗程。如果肿瘤标志物浓度降低，而转移灶进一步生长，除非有手术禁忌证，推荐在诱导化疗结束后行肿瘤切除术。如果2个疗程化疗结束后，肿瘤标志物水平仍持续增高，则采用新的化疗方案。②残余肿瘤切除。残余的精原细胞瘤是否需要切除主要取决于影像学表现和肿瘤标志物水平。非精原细胞肿瘤有可见残余肿瘤时，即使肿瘤标志物正常，也推荐行外科手术切除。③二次手术后的巩固化疗。如果二次手术切除的组织为坏死或成熟畸胎瘤则无须进一步治疗。

3.睾丸生殖细胞肿瘤随访

（1）Ⅰ期精原细胞瘤的随访　①Ⅰ期精原细胞瘤放疗后随访。腹主动脉旁淋巴结放疗后2年内应每3个月临床体检及做肿瘤标志物监测，第3年每半年复查一次，以后每年一次直至5年随访结束。每年复查盆腔CT一次（如有临床指征，则根据需求检查），第5年随访结束前再复查。胸片复查在前3年内应每年两次，以后每年一次直至随访结束。②Ⅰ期精原细胞瘤化疗后随访。推荐化疗后前3年内每年复查胸片2次，5年随访结束前再检查。第一年腹部CT检查

2次，以后每年检查一次，如有阴囊侵犯或盆腔手术史，需做盆腔CT检查。临床体检和肿瘤标志物检查的复查时间为化疗后1个月，2年内每3个月复查一次，第3年每6个月复查一次，以后每年一次，直至5年随访结束。

（2）Ⅰ期非精原细胞瘤术后的随访　如果患者愿意并且服从监测，可以进行长期随访（至少5年）。胸部CT扫描仅在有必要时检查，一般复查胸片。随访推荐术后2年内尤其是第一年需密切监测。2年内每3个月进行临床体检和肿瘤标志物检查。2年内每6个月进行胸片检查，第一年每6个月做腹部、盆腔CT检查，以后必要时复查。第3~5年每6个月进行临床体检和肿瘤标志物检查，以后每年一次。

（3）转移性睾丸生殖细胞肿瘤的随访　推荐治疗后3年内每3个月进行临床体检、肿瘤标志物和胸片检查，以后每半年复查一次，直至5年。仍推荐每年2次腹部盆腔CT检查。

（三）辨证治疗

1.辨证论治

（1）热毒瘀结

治法：清热解毒，化瘀散结。

方药：复元活血汤。当归，桃仁，红花，大黄，甘草，天花粉，柴胡，马鞭草，山慈菇，白花蛇舌草，三棱，莪术。

（2）阴虚火旺

治法：滋阴降火，解毒散结。

方药：知柏地黄汤加减。熟地黄，山茱萸，山药，泽泻，茯苓，牡丹皮，知母，黄柏，半枝莲，白花蛇舌草，炙鳖甲，漏芦，山慈菇，天葵子。

加减：若睾丸疼痛剧烈者可加川楝子、延胡索、荔枝核、蒲公英；肿胀明显者加车前子、乳香、没药。

（3）气血两虚

治法：补益气血，柔肝止痛。

方药：人参养荣汤加味。人参，熟地黄，白芍，黄芪，五味子，鸡血藤，白术，薏苡仁，远志，甘草，炙鳖甲，山慈菇，石见穿，喜树，半枝莲，白花蛇舌草。

加减：若疼痛较甚者可酌加延胡索、郁金、川楝子、香附；偏阳虚者加鹿角、冬虫夏草、肉苁蓉、杜仲；偏阴虚者加枸杞子、女贞子、沙参、何首乌、龟甲。

2.外治疗法

（1）针灸疗法 睾丸坠胀不适者，可选用太冲、行间、曲泉、气冲、阴谷、横骨等穴；急性睾丸疼痛者，可选用太冲、阴廉、急脉、交信、横骨、中封等穴，配合耳针睾丸、肝、肾、脑、神门等穴；内分泌失调者，可选用太冲、太溪、曲泉、气穴、照海等穴，配合耳针取内分泌、肝、肾、脾、睾丸等穴。

（2）贴敷法 ①如意金黄散。主要成分为天花粉120g，黄柏、大黄、姜黄、白芷各90g，厚朴、陈皮、甘草、苍术、天南星各24g。各药切成薄片，晒极干燥，研极细末，瓷器收藏，勿令泄气。适用于睾丸肿瘤、红赤肿痛、发热坠重而未成脓者，用葱汤同蜜调敷，夏月红肿甚者改用温茶汤同蜜调敷。②睾丸肿瘤外敷方。组成为刺猬皮15g，血竭30g，红花30g，乳香10g，阿魏10g，桃仁30g，没药30g，冰片6g。适用于各期睾丸肿瘤，无表皮破损或溃烂者，症见睾丸红肿硬结，拘急疼痛等。将上药共研细末，用酒、醋各半调成稠糊状，敷于病变相应体表处，每日换药1次，7~10天为1疗程，用3~5个疗程。

五、预后转归

睾丸肿瘤完全自发消退较罕见。所有成人生殖细胞肿瘤应视为恶性，全部睾丸肿瘤多发淋巴转移，预后较差。

六、预防调护

（一）预防

（1）隐睾者应在青春期前矫正。术后追踪随访，早期防治。

（2）积极治疗疱疹病毒引起的感染，防治腮腺炎，预防睾丸萎缩。

（3）定期进行体检，对15~40岁年轻男子应该每月自查睾丸，以便及早发现病变。

（4）在日常生活中要防止睾丸意外伤害，比如骑自行车、剧烈运动等。

（二）调护

（1）保持睾丸卫生 洗澡时注意清洁睾丸，即便不洗澡也要时常清洁睾丸部位，防止细菌滋生。

（2）不吃含有赭曲霉素A的食物 赭曲霉素A是一种重要的致癌物质，极易诱发睾丸肿瘤，不能食用发生霉变的谷物。

主要参考文献

[1] 张传杰，倪煜炜，胡歆，等. 睾丸生殖细胞肿瘤的预后危险因素分析 [J]. 中国肿瘤外科杂志，2017，9（3）：197-199.

[2] 刘猷枋，张亚强. 中西医结合泌尿外科学 [M]. 北京：人民军医出版社，2007：120.

[4] 陈坤，钱晶，张卓. 睾丸精原细胞瘤的诊治进展 [J]. 山东医药，2019，59（15）：111-114.

[5] 杨华，王东文，双卫兵. 睾丸肿瘤67例临床分析 [J]. 泌尿外科杂志（电子版），2016，8（4）：19-22.

第七节 尿道肿瘤

尿道肿瘤是指发生于尿道被覆上皮及腺体的肿瘤，包括男性尿道肿瘤及女性尿道肿瘤。男性尿道肿瘤大多为移行上皮癌及鳞状细胞癌。发病的原因与尿道炎、尿道狭窄及反复尿道扩张有关。当肿瘤侵犯阴茎及会阴时，可转移至腹股沟淋巴结，尿道肿瘤很少发生血行转移，到病情晚期转移较多的部位为肺，其次是肝和胃。

尿道肿瘤临床以尿道出血、尿道刺激、尿道肿块等为主要症状，中医学虽无尿道肿瘤的病名，但按其不同的病理阶段和临床表现，可分别归入"淋证""溺血"等范畴。

一、病因病机

（一）西医学认识

尿道肿瘤病因不详，可能与尿道慢性刺激、感染、结石有关。原发性女性尿道肿瘤几乎都是恶性的，临床较少见，但其发病率比男性高4~5倍，中老年多发，分为女性远段尿道肿瘤和女性近段尿道肿瘤。远段尿道肿瘤指肿瘤发生在尿道口及尿道前1/3处，其淋巴转移首先至腹股沟浅淋巴结，再沿髂动脉淋巴结向上转移。近段尿道肿瘤指肿瘤发生在尿道其余2/3部位，可扩散至髂外淋巴结、闭孔淋巴结。

1. 良性肿瘤

尿道良性肿瘤非常少见，主要有乳头状瘤、腺瘤等。尿道乳头状瘤是尿道鳞状上皮或移行上皮乳头状增生的良性肿瘤。

（1）鳞状上皮乳头状瘤　尿道鳞状上皮乳头状瘤是一种少见的尿道良性肿瘤，男女均可发生，多发年龄为30~50岁，多见于前尿道，尤其是尿道外口附近，男性常发生于舟状窝。

（2）移行上皮乳头状瘤　尿道移行上皮乳头状瘤是一种少见的尿道良性肿瘤，主要发生于后尿道，可与膀胱、输尿管的乳头状瘤同时发生。

（3）尿道内翻性乳头状瘤　尿道内翻性乳头状瘤较少见，多发生于男性，好发

年龄在50~80岁，大体呈息肉样或结节状，表面光滑。

（4）尿道腺瘤　①尿道球腺腺癌。极少见，只发生于男性，肿物通常位于前列腺下方，也可形成蒂突向尿道，蒂的基底部一般位于尿道内口，肿物多有完整包膜。②尿道旁腺腺瘤。临床少见，只发生于女性，多位于尿道口附近，体积一般较小，不超过1cm。

2. 尿道癌

原发性尿道癌是来源于尿道被覆上皮及腺体的恶性肿瘤。临床较少见，男女均可发病，以女性较多，男女之比约为1:5，多发于中老年人。尿道癌可有多种组织学类型，通常所说的尿道癌包括鳞状细胞癌、移行细胞癌和腺癌，其中以鳞状细胞癌最多见。

尿道癌的组织学类型与其发生部位有关，通常与正常被覆上皮种类相一致。移行细胞癌好发于后尿道，男性较女性多见；鳞状细胞癌好发于前段或中段尿道；腺癌好发于中段尿道。后两种组织学类型，女性较男性多见。

（二）中医学认识

中医认为尿道肿瘤的外因是湿热；内因是肾虚，病久邪气未尽，正气已伤，湿热内蕴，循肝经下注，结毒于尿道，发为本病。

二、临床诊断

（一）辨病诊断

1. 诊断要点

本病较早出现的症状是尿频、尿痛、尿道口溃疡，伴有血性分泌物或尿后滴血，肿瘤大者会形成梗阻，表现为排尿费力、排尿困难甚至尿潴留。远段尿道肿瘤的肿块突出尿道口，触之硬，易出血，有的形

成癌性溃疡，有臭味分泌物。近端尿道肿瘤的肿块不一定突出尿道口外，但可在阴道前壁摸到变硬的尿道或肿块。晚期尿道肿瘤，尿道与阴道壁完全固定，两侧腹股沟可扪及肿大的转移淋巴结或形成尿道瘘。

2. 相关检查

（1）实验室检查　对尿道分泌物、尿液沉渣、尿道冲洗物行细胞学检查可发现尿道肿瘤细胞。

（2）X线检查　尿道造影可显示尿道内充盈缺损，并显示其部位与范围。有骨转移时，骨盆平片可发现骨质破坏。

（3）B超、CT、MRI检查　有助于了解盆腔淋巴结是否肿大，膀胱、前列腺等是否伴发肿瘤。

（4）尿道膀胱镜检查　可直接观察尿道内肿瘤的部位、大小、数目，并可活检以明确诊断。

（二）辨证诊断

1. 热毒下注

（1）临床证候　小便点滴不通或量少短赤灼热，小腹胀满，口苦口黏，或口渴不欲饮，或大便不畅，舌质红，苔黄腻，脉濡弱。

（2）辨证要点　小便点滴不通或量少短赤灼热，舌质红，苔黄腻。

2. 瘀血内阻

（1）临床证候　小便点滴而下，或尿如细线，甚则阻塞不通，小腹胀满疼痛，舌质紫暗，或有瘀点、瘀斑，脉细涩。

（2）辨证要点　小便点滴而下，或尿如细线，舌质紫暗，脉细涩。

3. 脾肾两虚

（1）临床证候　小便点滴不通，排出无力，小腹坠胀，气短懒言，乏力，或腰膝酸软，畏寒肢冷，舌淡苔白，脉细弱。

（2）辨证要点　小便点滴不通，排出无力，气短懒言，或腰膝酸软，舌淡苔白，脉细弱。

三、鉴别诊断

西医学鉴别诊断

1. 尿道肉阜

尿道肉阜常见于绝经后女性尿道外口部位，属尿道瘤样变，而非尿道肿瘤。症见局部疼痛出血，肿物柔软，镜下主要为炎症改变，活检可确诊。尿道肿瘤病理检查可见肿瘤细胞。

2. 尿道尖锐湿疣

尿道尖锐湿疣多见于男性包皮、女性前庭部位，部分发生于尿道外口甚至尿道腔内。患者常有不洁性交史，肉眼或尿道镜下活检可明确诊断。尿道肿瘤病理检查可见肿瘤细胞。

3. 尿道息肉

尿道息肉由尿路长期慢性炎症刺激所致，尿道镜组织活检可以鉴别。尿道肿瘤病理检查可见肿瘤细胞。

四、临床治疗

（一）提高临床疗效的要素

（1）明确诊断，选择合适的治疗方案。外科手术是首选治疗方法。

（2）对于晚期肿瘤患者，可辅助化疗、放疗。配以中药活血化瘀、清热散结支持治疗。

（3）坚持随诊，尽早发现局部复发或远处转移，及时评估病情、及时治疗。

（二）辨病治疗

1. 手术治疗

根据临床分期，0期或A期尿道癌患者可以行经尿道电切除术；B期远端尿道癌患者可考虑尿道部分切除术和腹股沟淋巴结清除术，近端尿道癌无转移或远端尿道癌已累及尿道1/3以上者应行尿道全切除术；

对尿道癌周围组织转移者应行根治性膀胱全切除术和尿流改道。晚期尿道癌已有远处转移或周围脏器浸润不可切除者可行耻骨上膀胱造瘘以解决排尿问题。

2. 放疗

放疗可用于不能手术的晚期远端尿道癌患者的姑息性治疗。

3. 化疗

多柔比星、顺铂、甲氨蝶呤等化疗药物，有一定疗效。

（三）辨证治疗

1. 辨证论治

（1）热毒下注

治法：清热解毒，利湿通便。

方药：八正散合五味消毒饮加减。木通，车前子，萹蓄，瞿麦，滑石，大黄，栀子，枳实。

加减：血尿者加小蓟、大蓟、白茅根。

（2）瘀血内阻

治法：行瘀散结，通利小便。

方药：代抵当丸加减。当归，桃仁，大黄，芒硝，生地黄，肉桂，红花，川牛膝，黄芪，丹参。

加减：疼痛者可加延胡索、川楝子、败酱草。

（3）脾肾两虚

治法：健脾温肾，化气利尿。

方药：补中益气汤。人参，黄芪，白术，桂枝，升麻，柴胡，猪苓，泽泻，茯苓。

加减：尿道滴血者加白及、侧柏叶、艾叶。

2. 外治疗法

（1）针灸治疗　取中极、中脉、昆仑穴，尿频者加膀胱俞、关元、三阴交穴。每次取穴 3~5 个，用平补平泻法，每日 1 次，2 周为 1 个疗程。

（2）皮癌净　碱发白面 30g，红砒 3g，指甲、头发各 1.5g，大枣去核 1 枚。先将红砒研末，再与指甲、头发放入去核大枣内，外用碱发白面包好，然后放入木炭中煅烧炭即成。每日 1 次或隔日 1 次，敷于癌肿局部，平均 3~4 次，可使癌肿结焦痂，坏死组织自行液化脱落。

3. 成药应用

分清五淋丸：用于清热泻火、利湿通淋，该药为水丸，每次 9g，每日 1~2 次，温开水送服。

五、预后转归

原发性尿道癌预后较差，文献报道其 5 年、10 年生存率分别为 43% 与 32%，影响原发性尿道癌预后的主要因素包括临床分期、肿瘤位置以及病理类型。有研究报道 Ⅱ 期、Ⅲ 期、Ⅵ 期原发性尿道癌患者 5 年生存率分别为 67%、53% 和 17%。肿瘤位于远端尿道的患者较位于近端尿道的患者预后好。组织学类型为鳞状细胞癌比腺癌或移行细胞癌的局部复发倾向低。除上述因素外，高龄（年龄＞65 岁）、淋巴结转移、远处转移、肿瘤体积大等均提示预后不良。

六、预防调护

（一）预防

（1）增加饮水量　饮水量的多少，直接影响到膀胱内尿液的浓度。饮水量少者尿液中致癌物质也相应地较高，这些高浓度的致癌物质会对尿道黏膜造成强烈的刺激。多喝水可以多排尿，排尿时可以对尿道进行冲洗，细菌和病毒都可以被冲到外面。

（2）不要憋尿　憋尿是形成尿道感染最直接的因素之一。

（3）性生活　注意卫生，避免交叉感染，而且性生活也要适度，动作不要太大，以免损伤尿道。

（4）心态良好　有良好的心态应对压力，劳逸结合，不要过度疲劳。压力是重要的癌症诱因，压力导致过劳体虚从而引起免疫功能下降、内分泌失调、体内代谢紊乱，导致体内酸性物质的沉积。

（5）饮食　不要过多地吃咸而辣的食物，不吃过热、过冷、过期及变质的食物；不要食用被污染的食物，要吃一些绿色有机食品，防止病从口入。

（6）运动　加强体育锻炼，增强体质，多在阳光下运动。

（7）生活规律　应当养成良好的生活习惯，远离疾病。

（二）调护

尿道癌患者宜吃蛤蟆、田螺、海带、核桃、羊肾、猪腰、刀豆、沙虫、鲈鱼、鲐鱼等抗膀胱和尿道肿瘤作用的食品，不能吃猪头肉、鸡肉、蘑菇、带鱼、螃蟹、竹笋、桃子等。宜吃芹菜、金针菜、韭菜、冬瓜、乌梅、柿饼、芝麻、莲子、海参等补血食品。

主要参考文献

［1］刘富元，邹劲林，李艳芳，等. 21例原发女性尿道癌临床分析［J］. 肿瘤学杂志，2001，7（5）：294-296.

［2］陈始均，张辉见，郑少斌. 原发性尿道癌5例［J］. 实用医学杂志，2016，32（10）：1678-1680.

［3］刘沛，唐琦，李学松，等. 女性原发性尿道癌8例临床分析［J］. 现代泌尿外科杂志，2014，（10）：662-665.

第八章　泌尿系梗阻性疾病

第一节　肾积水

尿液从肾盂排出受阻，蓄积后肾内压力增高，肾盂肾盏扩张，肾实质萎缩，功能减退，称为肾积水。肾积水容量超过1000ml或小儿超过24小时尿液总量时，称为巨大肾积水。

一、病因病机

（一）西医学认识

肾积水的原因分先天性与后天性两种。

1.先天性肾积水

（1）节段性的无功能　由于肾盂输尿管交界处或上段输尿管有节段性的肌肉缺如、发育不全或解剖结构紊乱，影响了此段输尿管的正常蠕动，造成动力性的梗阻。此种病变如发生在输尿管膀胱入口处，则形成先天性巨输尿管，导致肾、输尿管扩张与积水。

（2）内在性输尿管狭窄　大多发生在肾盂输尿管交界处，狭窄段通常为1~2mm，也可长达1~3cm，有不完全的梗阻和继发性扭曲。在电子显微镜下可见梗阻段的肌细胞周围及细胞中间有过度的胶原纤维，久之损害肌肉细胞，形成以胶原纤维为主的无弹性的狭窄段，阻碍了尿液的传送，从而形成肾积水。

（3）输尿管扭曲、粘连、束带或瓣膜结构　常发生在肾盂输尿管交界处、输尿管腰段，患者多为儿童与婴儿。

（4）输尿管高位开口　可以是先天性的，也可因肾盂周围纤维化或膀胱输尿管回流等引起无症状肾盂扩张，导致肾盂输尿管交界部位相对向上迁移，在术中不能发现狭窄。

（5）先天性输尿管异位、囊肿、双输尿管等，也可发生肾积水。

2.后天性肾积水

（1）炎症后导致局部固定梗阻。

（2）膀胱输尿管回流造成输尿管扭曲，加之输尿管周围纤维化后，最终导致肾盂输尿管交界处或输尿管梗阻。

（3）肾盂与输尿管的肿瘤、息肉等新生物梗阻。

（4）外伤后的瘢痕狭窄梗阻。

（二）中医学认识

中医学认为肾积水属于"腰痛"范畴。本病多因脾肾亏虚，水湿不运，或因砂石梗阻，影响水行，或湿热灼阴，气化不利，水道不畅。另外，水液积聚的部位不同也会有不同的临床表现，但其病因多为水液停聚使阳虚气损，不能温化水饮导致。

二、临床诊断

（一）辨病诊断

1.诊断要点

上尿路梗阻时多表现为腰腹部疼痛、恶心、呕吐、血尿及肾区压痛等。下尿路梗阻时主要表现为排尿困难和膀胱不能排空，甚至出现尿潴留。肾积水出现的症状比较晚，临床多表现为不同程度的肾功能受损，严重者出现贫血、乏力、食欲不振、恶心、呕吐等尿毒症症状。

2.相关检查

（1）实验室检查　①尿常规检查。早期轻度的肾积水患者尿常规可正常，当进展到肾盏扩大时可出现血尿与蛋白尿。②肾功能测定。单侧上尿路梗阻时，肾功能因对侧肾脏的代偿可不出现异常，当严重的双侧肾积水时，肾脏实质破坏严重，影响肾功能，血肌酐与内生肌酐清除率均将上升。

（2）超声检查　可了解肾、输尿管积水的程度，肾实质萎缩程度，也可初步探测梗阻的部位与原因，还可指导穿刺造影。

（3）尿路平片　若尿路出现钙化影提示肾和输尿管中有结石造成梗阻。

（4）CT检查　可了解梗阻的部位，能清晰显示肾、输尿管的扩张程度及肾皮质的厚度。并可同时比较两侧的结构与功能。

（5）静脉肾盂造影　可了解梗阻的部位，肾盂、肾盏与输尿管扩张的程度，从而估计肾脏的功能。

（6）逆行肾盂造影　对静脉尿路造影显示不佳者可做逆行造影以了解梗阻部位、病因及梗阻程度。

（二）辨证诊断

1. 湿热蕴结，脾肾虚损

（1）临床证候　腰膝酸困，腰腹胀痛，甚则痛如刀割，连及阴部，时作时止，小便不利，点滴难下，溺色黄赤，呕吐腹泻，或食欲缺乏，舌红，苔黄腻，脉濡或沉细无力。

（2）辨证要点　腰腹胀痛，舌红，苔黄腻，脉沉细。

2. 邪毒结聚，气阴亏虚

（1）临床证候　腰腹钝痛，酸楚不舒，触之可有包块，多尿或滴沥不畅，尿色如洗肉水夹有血块，或带下腥臭难闻，食欲缺乏，呕恶，精神倦怠，口干低热，舌质淡红，苔少，脉沉细无力。

（2）辨证要点　腰腹钝痛，触之可有包块，舌质淡红，苔少，脉沉。

3. 阴虚火旺

（1）临床证候　尿频尿急，血尿或尿液浑浊，小便疼痛且日益加重，渐至尿少，尿闭，腰痛不适，低热盗汗，颧红口干，舌红少苔，脉细数。

（2）辨证要点　腰痛不适，低热盗汗，排尿不适，舌红少苔，脉细数。

4. 脾肾阳虚，湿浊上泛

（1）临床证候　尿少，尿闭，口中尿臭，头晕头痛，恶心呕吐，大便不爽，畏寒肢冷，神疲乏力，面色㿠白，甚则神志不清，舌苔黄腻，脉滑细或弦细。

（2）辨证要点　尿少，神疲乏力，舌苔黄腻，脉滑细。

三、鉴别诊断

西医学鉴别诊断

1. 尿道狭窄

尿道狭窄多有尿道炎、尿道器械检查或外伤病史。行尿道造影或尿道镜检查可明确尿道狭窄的部位和程度。肾积水需结合彩超、静脉肾盂造影等明确肾积水部位及原因，以便鉴别诊断。

2. 后尿道瓣膜

后尿道瓣膜主要见于男童，排尿期膀胱尿道造影对鉴别诊断有重要价值。膀胱颈部梗阻患者的瓣膜处有很薄一层充盈缺损，尿道镜检查可直接观察到瓣膜的存在。彩超及尿道镜检查可以明确鉴别。

3. 前列腺结节状增生

为老年人常见疾病，长时间排尿不畅引起肾积水，通常为双侧肾积水，多伴有尿频、尿不尽、尿等待、排尿困难等不适。直肠指检和彩超等检查可鉴别。

四、临床治疗

（一）提高临床疗效的要素

（1）明确肾积水的病因，尽早解除。

（2）定期体检，及时发现梗阻性因素，积极处理。

（二）辨病治疗

肾积水的治疗应根据梗阻病因、发病缓急、梗阻严重程度、有无并发症以及肾功能损害等情况综合考虑。肾积水是尿路梗阻所致，梗阻时间长短对肾功能有巨大影响，应尽快解除梗阻。

如果患者病情较重，输尿管梗阻暂时无法解除，可行经皮肾造瘘术，引流尿液，以利于控制感染和改善肾功能。待患者一般情况好转后，再治疗输尿管梗阻。如果输尿管梗阻无法解除，则永久保留肾造瘘。如果患者肾积水严重未及时治疗，肾实质会显著破坏、萎缩，肾功能也会严重丧失。同时，若对侧肾功能正常，可考虑行肾输尿管切除术。否则应尽可能保留肾脏，尤其是儿童和青年患者。

双侧上尿路梗阻可能会导致氮质血症或尿毒症，如患者没有生命危险，应优先选择解除梗阻、引流尿液，不应先做血液透析，如引流尿液后肌酐不下降或有明显的高钾血症等情况，再行血液透析。当重度肾积水时，肾实质显著破坏、萎缩，肾功能严重丧失，而对侧肾功能正常时可切除患肾。

（三）辨证治疗

1. 辨证论治

（1）湿热蕴结，脾肾虚损

治法：清热利湿，通淋排石，温肾健脾。

方药：八正散合济生肾气丸。熟地黄，山茱萸，牡丹皮，山药，茯苓，泽泻，肉桂，附子，牛膝，车前子。

加减：大便干、尿点滴难下者加大黄、厚朴。

（2）邪毒结聚，气阴亏虚

治法：益气养阴，清热解毒。

方药：大补元煎加减。人参，熟地黄，杜仲，当归，山茱萸，枸杞子，炙甘草。

加减：触之包块明显者加牡蛎、夏枯草。

（3）阴虚火旺

治法：滋阴降火，退热杀虫。

方药：知柏地黄汤加减。熟地黄，山茱萸，山药，泽泻，茯苓，牡丹皮，知母，黄柏。

加减：舌上无苔者加阿胶、玉竹。

（4）脾肾阳虚，湿浊上泛

治法：温补脾肾，化湿降浊。

方药：温脾汤加减。大黄，当归，干姜，附子，人参，芒硝，甘草。

加减：头晕甚者加茯苓、泽泻；呕甚者加吴茱萸。

2. 外治疗法

针刺治疗：取肝俞、脾俞、肾俞、志室、飞扬、太溪、膻中、鸠尾、中脘、肩俞、气海、复溜、三阴交穴。每次3~4穴，依据证之虚实而采用补泻手法，留针20~30分钟，或用灸法，交替进行。

五、预后转归

肾积水患者应注意定期复查，一般3个月左右应复查肾功能、肾脏彩超，必要时复查静脉肾盂造影、CT检查，了解积水情况及恢复情况，如积水加重，查明原因后进一步处理，必要时可再次手术治疗，切不可因没有症状便不复查，以防肾脏功能不可逆性损害。

六、预防调护

（一）预防

（1）积极治疗梗阻性疾病，如输尿管狭窄、泌尿系结石、肿瘤、前列腺增生等。

（2）注意保护腹部免受外伤。

（3）定期体检，若发现梗阻性因素，积极处理。

（二）调护

（1）肾脏受损时会导致肾脏对蛋白质的吸收能力下降，为降低肾脏的负担，应适当选择优质的蛋白质，如牛奶、鸡蛋、瘦肉等，少吃豆类及豆制品。

（2）患者如果是单侧肾积水可以不必限制饮水，如果是双侧肾积水则要限制水的摄入量。

（3）饮食营养　多吃些清淡易消化的食物，不吃辛辣、油炸、生冷食物，避免加重肾脏负担。

（4）注意休息，不要使身体太过劳累，忌烟酒。

七、专方选要

（1）济生肾气丸、滋肾通关丸及活络效灵丹加减方　熟地黄20g，山药20g，山茱萸20g，茯苓20g，牡丹皮15g，泽泻15g，肉桂15g，知母20g，黄柏15g，车前子15g，怀牛膝20g，丹参20g，没药15g，当归20g，川芎20g，桃仁20g，瞿麦20g，萹蓄20g，土茯苓50g。适用于肾虚血瘀湿热证，治以补肾活血清热利湿法，每日1剂，水煎，早晚温服，服用21剂。[《中国中西医结合肾病杂志》，2012，3（13）：195.]

（2）苓桂术甘汤合四君子汤加减　茯苓15g，桂枝10g，猪苓10g，泽泻10g，白术10g，党参15g，甘草10g，泽兰10g，丹参30g，川芎10g。脾虚甚、大便溏者加山药15g、扁豆15g、黄芪30g、焦三仙30g；血尿者加侧柏叶炭10g、白茅根30g、三七粉4g（冲服）、仙鹤草30g；尿结石者加金钱草15g、郁金10g、海金沙15g（包煎）、鸡内金10g、王不留行10g；兼肾阳虚者加鹿角片10g、淡附片10g、肉桂4g。[《山西中医学院学报》，2003，4（2）：30.]

主要参考文献

[1] 刘猷枋，张亚强. 中西医结合泌尿外科学[M]. 北京：人民军医出版社，2007.

[2] 贾玉森，陈小均，张志杰，等. 中医药治疗肾盂积水临床研究概况[J]. 中医杂志，2014，55（5）：436-440.

[3] 吕慧玲. 中医辨证分型治疗肾积水临床经验[J]. 山西中医学院学报，2003（2）：30-31.

[4] 胡磊，崔赵丽，张雪松. 温阳利水法治疗老年肾积水22例[J]. 辽宁中医杂志，2013，40（8）：1593-1595.

[5] 王众，折占飞，徐浩宇. 输尿管狭窄腔内治疗术应用研究进展[J]. 山东医药，2019，59（33）：112-114.

第二节　输尿管梗阻

输尿管梗阻是输尿管狭窄、炎症、结石、肿瘤及手术损伤等引起的梗阻。输尿管镜检查也容易引起输尿管损伤，若输尿管口狭窄部位愈接近肾脏，对肾脏的损害程度也愈重，最终将导致肾功能丧失。

中医学虽无此病名，但按其不同的病理阶段和主要临床表现，可分别归入"腰痛""鼓胀"等病的范畴。

一、病因病机

（一）西医学认识

目前，确切的输尿管梗阻发病率尚不清楚，但是输尿管结石是输尿管梗阻的危险因素。任何针对输尿管的腔内操作都有可能引起输尿管梗阻。随着输尿管镜技术的进步，现在临床上应用的输尿管镜内径越来越小，可以弯曲且有良好的成像效果，对输尿管的损伤越来越小。此外，颈部、乳腺、大肠、前列腺和卵巢的恶性肿瘤转移也可能引起输尿管梗阻。其他可能造成输尿管梗阻的良性病变包括感染性疾病（结核、血吸虫感染等）、创伤（包括在腹部或盆腔手术过程中发生的医源性损伤）、腹主动脉瘤、子宫内膜异位症等。如果怀疑患者的输尿管梗阻是特发性的，应进一步行CT检查，明确是否有输尿管恶性肿瘤或外源性压迫引起的损害。

（二）中医学认识

本病多因脾肾亏虚，水湿不运，或因砂石梗阻，影响水行，或湿热灼阴，气化不利，水道不畅，发为本病。水液积聚的部位不同会有不同的临床表现。

二、临床诊断

（一）辨病诊断

1. 诊断要点

本病症见腰部疼痛，多为不同程度的持续性钝痛，长时间的梗阻可使肾盂、肾盏和输尿管积水。同时，本病易合并尿路感染、结石和血尿，严重者可引起肾实质损害。继发感染时，可出现寒战、高热、腰痛、尿路刺激症状等。在输尿管梗阻引起严重的肾积水时，可在患者的腹部触及囊性肿块。

2. 相关检查

（1）实验室检查　本病急性感染期白细胞升高，若白细胞升高不明显通常提示慢性感染。

（2）B超检查　是一种简单、无创的检查方法。可以发现肾积水和输尿管在梗阻段上方的扩张，并了解输尿管梗阻的大致位置，输尿管梗阻的超声表现取决于梗阻的部位和程度。如果梗阻的部位在肾盂输尿管交界处，则主要表现为肾脏集合系统的扩张。如果梗阻发生在输尿管内段，则肾脏的集合系统和输尿管全段明显扩张。

（3）排泄性尿路造影和逆行尿路造影　不但可以明确梗阻的部位，而且可以直接显示梗阻的形态及患肾积水的程度，对输尿管梗阻的定位、定性诊断准确率高。

（4）磁共振尿路成像　如果患者梗阻严重，肾脏无法显影，输尿管梗阻导致逆行插管失败，可考虑磁共振尿路成像以明确诊断。

（5）输尿管镜检查　任何原因不明的输尿管梗阻都建议行输尿管镜检查，必要时活检以明确诊断。

（二）辨证诊断

1. 湿热蕴结，脾肾虚损

（1）临床证候　腰膝酸困，腰腹胀痛，甚则痛如刀割，连及阴部，时作时止，小便不利，点滴难下，溺色黄赤，呕吐腹泻，或食欲缺乏，舌红，苔黄腻，脉濡或沉细无力。

（2）辨证要点　腰腹胀痛，舌红，苔黄腻，脉沉细。

2. 邪毒结聚，气阴亏虚

（1）临床证候　腰腹钝痛，酸楚不舒，触之可有包块，多尿或滴沥不畅，尿色如洗肉水夹有血块，或带下腥臭难闻，食欲缺乏，呕恶，精神倦怠，口干低热，舌质淡红，苔少，脉沉细无力。

（2）辨证要点　腰腹钝痛，触之可有包块，舌质淡红，苔少，脉沉。

3. 阴虚火旺

（1）临床证候　尿频尿急，血尿或尿液浑浊，小便疼痛且日益加重，渐至尿少，尿闭，腰痛不适，低热盗汗，颧红口干，舌红少苔，脉细数。

（2）辨证要点　腰痛不适，低热盗汗，排尿不适，舌红少苔，脉细数。

4. 脾肾阳虚，湿浊上泛

（1）临床证候　尿少，尿闭，口中尿臭，头晕头痛，恶心呕吐，大便不爽，畏寒肢冷，神疲乏力，面色㿠白，甚则神志不清，舌苔黄腻，脉滑细或弦细。

（2）辨证要点　尿少，神疲乏力，舌苔黄腻，脉滑细。

三、鉴别诊断

西医学鉴别诊断

1. 前列腺结节状增生

前列腺结节状增生为老年人常见疾病，可见前列腺组织呈结节性增生、肿大。直肠指检和彩超等检查可鉴别。

2. 神经源性膀胱

神经源性膀胱多由中枢神经系统因素、外周神经系统因素、感染性疾病、医源性因素、重症肌无力、系统性红斑狼疮等原因造成排尿不畅或者尿潴留，可引起尿路感染、泌尿系结石、肾积水、肾功能不全等，结合尿流动力学、彩超、CT以及膀胱尿道镜等检查能明确鉴别。

四、临床治疗

（一）提高临床疗效的要素

（1）明确肾积水的病因，尽早解除。

（2）定期体检，及时发现梗阻性因素，积极处理。

（二）辨病治疗

对于输尿管梗阻的患者，应在寻找病因的基础上解除梗阻，最大限度地保护肾功能，控制感染，防止发生并发症。对于慢性不完全性输尿管梗阻患者，如果肾功能在正常范围内，应尽快明确梗阻的原因和部位，解除梗阻和病因治疗同时进行。如果解除梗阻和病因治疗不能同时进行，先解除梗阻，待基础病情稳定后再进一步针对病因治疗。

1. 腔内治疗

（1）输尿管支架植入术　植入输尿管支架能够迅速有效地治疗大多数输尿管梗阻，尤其是对于输尿管内在病变引起的梗阻。一般情况下，内在病变引起的梗阻适合腔内治疗，而外部病变压迫输尿管造成的梗阻，可考虑经皮肾造瘘术缓解肾积水或手术治疗。如果患者其他治疗方法都无效，如恶性肿瘤全身多处转移，可考虑植入输尿管支架，定期更换输尿管支架，缓解梗阻引起的积水，以免加重对肾功能的损害。

（2）球囊扩张术　①逆行球囊扩张术。逆行球囊扩张术曾经是泌尿外科医生治疗输尿管梗阻的重要方法，这项技术没有明显的局限性，只是需要定期应用球囊。扩张后暂时植入输尿管支架，是大多数泌尿外科医生和输尿管梗阻患者均可以接受的治疗方法。对于输尿管梗阻的患者，都可以应用逆行球囊扩张治疗。但在感染和输尿管狭窄长度超过2cm时不宜使用。②顺行球囊扩张术。当逆行插管失败时，可考虑顺行球囊扩张术。经皮肾穿刺建立顺行通道。应用X线或联合输尿管镜引导金属导丝到达输尿管梗阻处，在放完输尿管支架后，应留置肾造瘘。如果患者术前有明显感染或肾功能明显受损，可先留置肾造瘘引流，待感染控制肾功能明显改善后，再治疗输尿管梗阻。

（3）腔内输尿管切开术　腔内输尿管切开术是借助X线定位，应用逆行或顺行的方法通过输尿管梗阻段，施行梗阻段切开。

2. 外科修复

在施行任何外科修复之前，必须仔细评估患者的肾脏功能，输尿管梗阻部位、长度和程度。术前评估包括排泄性尿路造影、逆行尿路造影、放射性核素检查、输尿管镜检查和活检等。

（1）输尿管吻合术　输尿管上段和中段梗阻，如果梗阻的长度在2~3cm，首选输尿管吻合术。由于吻合口的张力会影响输尿管的血供，导致术后再发梗阻，因此输尿管吻合术适用于短的输尿管梗阻。而输尿管梗阻长度是否满足输尿管吻合的要求，只有在术中才能最终确定。

（2）输尿管膀胱吻合术　输尿管下段短的狭窄首选输尿管膀胱吻合术。单纯开放输尿管膀胱吻合术适用于输尿管下段4~5cm的输尿管梗阻。假如术后的膀胱输尿管反流是可以接受的，可以直接吻合输尿管膀胱，不需要抗反流。否则，应行远端隧道再植术抗反流。

（3）膀胱腰肌悬吊术　膀胱腰肌悬吊术能有效治疗输尿管下段较长的梗阻、缺损以及输尿管膀胱吻合术后持续反流或梗阻的患者，一般推荐输尿管梗阻的长度在6~10cm之间施行该手术。膀胱腰肌悬吊术也被应用于离断的输尿管两端可治疗复杂的输尿管梗阻。如果膀胱容量小，不易游离则不适合施行膀胱腰肌悬吊术。对于成人和儿童该手术的成功率都在85%以上，并发症很少见，主要包括输尿管再发梗阻、肠管损伤、髂静脉损伤、吻合口漏和尿毒症。

（4）膀胱瓣修复术　当输尿管梗阻的部分太长或输尿管游离比较困难，输尿管吻合术和输尿管膀胱吻合术无法保证吻合口无张力的情况下，可考虑施行膀胱瓣修复术。若膀胱容积小，不宜行膀胱瓣修复术。最常见的并发症为术后再发梗阻，梗阻发生的原因大多为缺血或吻合口张力过大，偶有假性憩室形成。

（5）肾脏移位术　肾脏移位术可为输尿管上段缺损提供额外的长度，同时减少输尿管修复的吻合张力，该手术方式可以提供额外的8cm长度，在这类手术中，肾脏血管，尤其是肾静脉限制了肾脏游离的范围，可将肾静脉切断，重新吻合在更低位置的腔静脉。该方法现已很少用。

（6）断离的输尿管两端与对侧输尿管做端侧吻合术　该术适用于输尿管长段梗阻，剩余的输尿管无法吻合到膀胱上。若残留的正常输尿管长度无法与对侧输尿管吻合，则不宜做本手术。

（7）代输尿管术　对于长段的输尿管梗阻或缺损，尤其是近段的输尿管，应用膀胱尿路上皮代替输尿管，重建输尿管是目前最理想的方法。因为尿路上皮不吸收尿液，还可以抵挡尿液的腐蚀和致癌作用。在无法应用尿路上皮代替输尿管的情况下，才考虑应用其他组织代替输尿管。

（8）自体肾移植　自体肾移植应用于多种疾病，包括严重的输尿管损伤或缺损。通常情况下，自体肾移植主要适用于患侧输尿管严重梗阻，对侧肾脏缺如或丧失大部分功能的情况。

如果患者病情较重，输尿管梗阻暂时无法解除，可行经皮肾造瘘术，引流尿液，控制感染和改善肾功能。待患者一般情况好转后，再治疗输尿管梗阻。如果输尿管梗阻无法解除，则永久保留肾造瘘。如果患者肾积水严重，肾实质会破坏、萎缩，肾功能严重丧失。

（三）辨证治疗

1.辨证论治

（1）湿热蕴结，脾肾虚损

治法：清热利湿，通淋排石，温肾健脾。

方药：八正散合济生肾气丸加减。熟地黄，山茱萸，牡丹皮，山药，茯苓，泽泻，肉桂，附子，牛膝，车前子。

加减：舌苔腻甚者去附子，加大黄、瞿麦；腹痛明显者加乌药、川楝子、威灵仙。

（2）邪毒结聚，气阴亏虚

治法：益气养阴，清热解毒。

方药：大补元煎加减。人参，熟地黄，杜仲，当归，山茱萸，枸杞子，炙甘草。

加减：低热乏力者加白薇、牡丹皮、仙鹤草。

（3）阴虚火旺

治法：滋阴降火，退热杀虫。

方药：知柏地黄汤加减。熟地黄，山茱萸，山药，泽泻，茯苓（去皮），牡丹皮，知母，黄柏。

加减：脉细数、舌质绛者加巴戟天、五味子。

（4）脾肾阳虚，湿浊上泛

治法：温补脾肾，化湿降浊。

方药：温脾汤合温胆汤加减。大黄，当归，干姜，附子，人参，芒硝，甘草。

加减：畏寒肢冷甚者加当归、通草、路路通。

2.外治疗法

针刺治疗：取肝俞、脾俞、肾俞、志室、飞扬、太溪、膻中、鸠尾、中脘、肩俞、气海、复溜、三阴交穴。每次3~4穴，依据证之虚实采用补泻手法，留针20~30分钟，或用灸法，交替进行。

五、预后转归

本病若及时治疗能有效地解除梗阻，缓解肾功能受损，若不能及时解除梗阻，最终会造成肾积水及肾功能受损，甚至肾功能丧失。

六、预防调护

（一）预防

（1）积极治疗梗阻性疾病，如输尿管狭窄、泌尿系结石、肿瘤、前列腺增生等。

（2）注意保护腹部免受外伤。

（3）定期体检，发现梗阻性因素，积极处理。

（二）调护

（1）肾脏受损时会导致肾脏对蛋白质的吸收能力下降，为降低肾脏的负担，应适当选择优质的蛋白质，如牛奶、鸡蛋、瘦肉等。

（2）患者如果是单侧肾积水可以不必限制饮水，如果是双侧肾积水要限制水的摄入量。

（3）饮食营养　多吃些清淡易消化的食物，不吃辛辣、油炸、生冷食物，以免加重肾脏的负担。

（4）注意休息，不要使身体太过劳累，忌烟酒。

七、专方选要

益气利尿通淋汤：生黄芪50g，防己20g，茯苓20g，白术30g，金钱草30g，海金沙30g，鸡内金30g，石韦30g，车前子（包）20g，车前草20g，萹蓄20g，半枝莲20g，马齿苋20g，牛膝20g。腰腹刺痛者加白芍30g，生甘草15g，乌药20g；合并泌尿系感染者加蒲公英20g、败酱草20g、白花蛇舌草20g；伴肾积水、输尿管扩张者加杜仲30g、益母草20g。每日1剂，水煎，每次300ml，早、晚温服，15日为1个疗程，并多饮水，鼓励患者多走动，拍打腰部，跳跃。[《河北中医》，2001，23（1）：29.]

主要参考文献

[1] 刘猷枋，张亚强. 中西医结合泌尿外科学 [M]. 北京：人民军医出版社，2007.

[2] 贾玉森，陈小均，张志杰，等. 中医药治疗肾盂积水临床研究概况 [J]. 中医杂志，2014，55（5）：436-440.

[3] 胡磊，崔赵丽，张雪松. 温阳利水法治疗老年肾积水22例 [J]. 辽宁中医杂志，2013，40（8）：1593-1595.

[4] 王众，折占飞，徐浩宇. 输尿管狭窄腔内治疗术应用研究进展 [J]. 山东医药，2019，59（33）：112-114.

第三节 膀胱出口梗阻

膀胱出口梗阻是发生于膀胱颈部及其周围的病变。常见的疾病有前列腺增生、前列腺肿瘤、前列腺切除术后瘢痕挛缩、膀胱颈部纤维化、先天性膀胱颈部梗阻、膀胱颈部炎症、膀胱颈部肿瘤及膀胱颈部周围疾病压迫或累及到膀胱颈部引起梗阻。膀胱出口梗阻一旦发生，对上尿路的影响为双侧性，故肾脏的损害出现较晚，一般无上尿路损害的急性表现，但有明显的排尿困难症状。一旦引起双侧肾脏损害，容易出现肾衰竭。

中医学将本病归入"癃闭"范畴。常见的病因主要有外邪侵袭、饮食不节、情志内伤、浊瘀内停、体虚久病等，基本病理变化为膀胱气化功能失调。其病位在膀胱、尿道，与三焦、肝、脾、肾相关。

一、病因病机

（一）西医学认识

1. 女性膀胱颈部梗阻

女性膀胱颈部梗阻可发生于任何年龄，但以老年人居多，年龄越大发病率越高。其病因、发病机制复杂，可能为膀胱颈纤维组织增生、膀胱颈部肌肉肥厚所致，老年人激素平衡失调也可能导致尿道周围腺体增生等发生梗阻。

2. 男性膀胱颈部梗阻

男性膀胱颈部梗阻是一种常见病及多发病，分为功能性膀胱颈部梗阻和膀胱颈痉挛。功能性膀胱颈部梗阻是由于膀胱颈自主神经功能失调引起的一种疾病，但神经系统检查无阳性体征。膀胱颈痉挛多认为是由于膀胱颈部及其周围脏器的慢性炎症导致膀胱颈部纤维化导致，亦可由各种前列腺手术时的损伤导致。

（二）中医学认识

本病多因脾肾亏虚，水湿不运，或因砂石梗阻，影响水行，或湿热灼阴，气化不利，水道不畅，发为本病。另外，水液积聚部位不同会有不同的临床表现。

二、临床诊断

（一）辨病诊断

1. 诊断要点

患者尿流变细，排尿不畅，逐渐发展为排尿费力，呈滴沥状，后期出现残余尿量增多、慢性尿潴留和充盈性尿失禁。梗阻严重的患者可有双侧肾积水及慢性肾衰竭。

2. 相关检查

（1）X线检查　尿道膀胱造影可从造影片上清晰显示出梗阻的部位、程度和长度。

（2）膀胱镜检查　膀胱镜检查时可见内括约肌呈环状狭窄，把尿道和膀胱颈明显分开。膀胱颈口抬高，膀胱颈呈苍白色或玫瑰色，其表面通常光滑，缺少血管分布。

（3）尿流动力学检查　虽然尿流率低不能区别是因膀胱颈梗阻还是逼尿肌无力引起，但同时做逼尿肌压力及尿流率检查，便可准确地诊断有无膀胱颈梗阻。

（二）辨证诊断

1. 膀胱湿热

（1）临床证候　小便不通，或尿量少而短赤灼热，小腹胀满，口苦口黏，或口渴不欲饮，小便不畅，舌质红，苔黄腻，脉数。

（2）辨证要点　小便不通，小腹胀满，舌质红，苔黄腻，脉数。

2. 肝郁气滞

（1）临床证候　情志抑郁，多烦善怒，小便不通或通而不畅，胁腹胀满，苔薄或薄黄，舌红，脉弦。

（2）辨证要点　情志抑郁，小便不通或通而不畅，舌红，苔薄，脉弦。

3. 脾气不升

（1）临床证候　小腹坠胀，时欲小便而不得出，或量少而不畅，精神疲乏，食欲不振，气短而语声低微，舌淡，苔薄而脉细。

（2）辨证要点　小腹坠胀，时欲小便而不得出，舌淡，苔薄，脉细。

4. 浊瘀阻塞

（1）临床证候　小便点滴而下，或尿如细线，甚则阻塞不通，小腹胀满疼痛，舌质暗或有瘀斑，脉涩。

（2）辨证要点　小腹胀满疼痛，小便阻塞不通，舌质暗，脉涩。

三、鉴别诊断

西医学鉴别诊断

1. 尿道狭窄

尿道狭窄多有尿道炎、尿道器械检查或外伤病史。行尿道造影或尿道镜检查可明确尿道狭窄的部位和程度。同时可明确有无膀胱出口梗阻以鉴别诊断。

2. 后尿道瓣膜

后尿道瓣膜主要见于男童，排尿期膀胱尿道造影对鉴别诊断有重要价值。膀胱颈部梗阻患者的瓣膜处有很薄一层充盈缺损，尿道镜检查可直接观察到瓣膜的存在。尿道镜检查可明确鉴别诊断。

3. 精阜肥大

先天性精阜肥大的临床表现与膀胱颈部挛缩相同，在排尿期膀胱尿道造影时可见到梗阻以上后尿道扩张，后尿道填充缺损。尿道镜检查可见到肥大隆起的精阜。

4. 神经源性膀胱

神经源性膀胱多有神经受损病史，如脊髓炎、脊髓外伤等。神经系统检查可鉴别此病。

5. 前列腺结节状增生

前列腺结节状增生为老年人常见疾病，直肠指检和尿道膀胱造影可鉴别。

四、临床治疗

（一）提高临床疗效的要素

（1）明确梗阻的病因，尽早解除。

（2）定期复查，及时发现梗阻性因素，积极处理，以免造成不良后果。

（二）辨病治疗

1. 保守治疗

保守治疗适用于症状较轻、排尿困难不明显、无剩余尿、无膀胱反流及肾功能损害者，治疗方法包括应用 α 受体阻滞剂、尿道扩张术等。合并尿路感染者，应在充分引流尿液的同时，选用有效的抗生素控制感染。

2. 手术治疗

手术治疗包括两种。①经尿道膀胱颈电切术。适用于有明显膀胱颈梗阻及保守治疗无效的患者。手术时，切除部位从截石位 6 点开始，先用钩形电刀切至膀胱肌层，切开狭窄的纤维环，再以此为中心，半月形电切截石位 5 点、6 点、7 点的组织。手术过程中切除范围不要过大、过深，以长度 1~2cm、宽度 0.5~1.0cm 为宜，使尿道与膀胱三角区在电切后接近一个平面。②膀胱颈成形术。手术打开膀胱后，在膀胱颈远侧约 1cm 处的尿道口前壁做一标志，在标志近侧至膀胱做倒 Y 形切口，各壁长 2~3cm，交角恰巧位于膀胱颈上方，将 V 形膀胱瓣与切口远端创口缝合，再依次将膀胱颈做 V 形缝合。

（三）辨证治疗

1. 辨证论治

（1）膀胱湿热

治法：清利湿热，通利小便。

方药：八正散加减。熟地黄，山茱萸，牡丹皮，山药，茯苓，泽泻，肉桂，附子，牛膝，车前子。

加减：口苦、咽干者去附子、肉桂，加茵陈、夏枯草、栀子。

（2）肝郁气滞

治法：疏调气机，通利小便。

方药：沉香散加减。沉香，白术，茯苓，木通，当归，陈皮，青皮，槟榔，芍药，甘草，白芷，紫苏叶，枳壳（麸炒，去瓤）。

加减：多烦、善怒、胸腹胀满者加佛手、厚朴花、合欢皮。

（3）脾气不升

治法：升清降浊，化气利水。

方药：补中益气汤合春泽汤加减。黄芪，党参，白术，炙甘草，当归，陈皮，升麻，柴胡，生姜，大枣。

加减：小便量少不得出者加茯苓、薏苡仁。

（4）浊瘀阻塞

治法：行瘀散结，通利水道。

方药：代抵当丸。大黄，芒硝，桃仁，当归尾，生地黄，肉桂。

加减：小腹胀满痛甚、小便阻塞不通者加桔梗、炙枇杷叶、白芍、甘草。

2.外治疗法

（1）针灸疗法　针刺足三里、中极、三阴交、阴陵泉等穴，反复捻转提插，强刺激，体虚者可灸关元、气海。

（2）推拿疗法　以食指、中指、无名指三指并拢，按压中极穴，或按顺时针方向在下腹部由轻到重进行揉摩，待膀胱成球状时，用右手托住膀胱底，向前下方挤压膀胱，再用左手放在右手背上加压促排尿。

五、预后转归

膀胱出口梗阻若处理及时，一般预后较好，如未及时做出诊断及妥善处理，可导致上尿路扩张积水，影响肾脏功能，重者或合并感染者肾功能损害严重。

六、预防调护

（1）可长期服用少量长效雌激素，补充体内雌激素含量，预防本病。

（2）注意个人卫生，特别是经期和产褥期会阴部的清洁卫生。

（3）增强体质，提高自身免疫力，注意劳逸结合，多参加体育锻炼。

（4）饮食营养，多进食富含维生素的新鲜蔬果。

主要参考文献

［1］孙延波. 改良尿道扩张术治疗女性膀胱颈梗阻的疗效分析［J］. 中国基层医药，2021，28（3）：78.

［2］高素珍，解婷婷，房倩倩，等. 不同分娩方式及产科相关因素对产后压力性尿失禁的影响［J］. 西医学，2016，44（8）：1129-1131.

［3］刘定益. 等离子电切镜治疗女性膀胱颈梗阻［J］. 中国微创外科杂志，2020，20（12）：1137-1140.

第四节　良性前列腺增生

良性前列腺增生是引起中老年男性排尿障碍最常见的原因之一。主要表现为组织学上的前列腺间质和腺体成分增生，解剖学上的前列腺增大，伴有下尿路症状。

一、病因病机

（一）西医学认识

1.流行病学

良性前列腺增生的发病率随年龄的增长而增加，本病多发生在40岁以后，到60

岁时发病率为50%，80岁时高达83%。随着年龄的增长，排尿困难等症状也随之加重。大约有50%良性前列腺增生的男性有中度到重度下尿路症状。

2. 病因学

良性前列腺增生发生的具体机制尚不明确，可能是由于上皮、间质细胞的增殖和细胞凋亡的平衡性被破坏引起。相关因素有：雄激素及其与雌激素的相互作用、生长因子、炎症细胞、神经递质及遗传因素等。

3. 病理生理改变

前列腺分为外周带、中央带、移行带和尿道周围腺体区。所有良性前列腺增生结节均发生于移行带和尿道周围腺体区。早期尿道周围腺体区的结节完全为间质成分，而早期移行带的结节则主要表现为腺体组织增生，并有间质数量的相对减少。间质组织中的平滑肌也是构成前列腺的重要成分，这些平滑肌以及前列腺尿道周围组织受肾上腺素能神经、胆碱能神经及其他酶类递质神经支配，以肾上腺素能神经为主。

前列腺增生导致后尿道延长、受压变形、狭窄，使尿道阻力增加，引起膀胱高压并出现相关排尿困难症状。随着膀胱压力的增加，出现膀胱逼尿肌代偿性肥厚。如梗阻长期未能解除，逼尿肌就会失去代偿能力，继发良性前列腺增生，导致上尿路改变。

（二）中医学认识

前列腺结节状增生是男子进入"七八"之年，肾气虚衰，肾之阴阳不足所致，属于中医"精癃"范畴。本病的病因病机如下。

（1）湿热蕴结　良性前列腺增生之始，肾气虚，不能化气行水而见夜尿明显。若水湿内停，蕴而化热，或饮食不节，酿生湿热，或外阴不洁，湿热流注，致增生的前列腺充血水肿，良性前列腺增生症状加重。

（2）脾肾气虚　素体气虚，肾气虚衰，不能温煦脾土，致脾肾气虚，推动乏力，或不能运化水湿，酿生痰湿。

（3）气滞血瘀　肾气虚衰，不能运行气血，久之气血不畅，阴血凝聚于前列腺，导致前列腺增生肥大。前列腺增生到一定程度，压迫尿道出现排尿困难等症状。

（4）肾阴虚　阴虚之人，由于阳气相对偏盛，气化有权，排尿困难的症状出现较晚。

（5）肾阳虚　肾阳是人体脏腑生理活动的原动力。肾阳不足，不能化气行水，膀胱气化无力，可见排尿困难，甚则尿闭。

二、临床诊断

（一）辨病诊断

1. 诊断要点

本病主要表现为尿频、尿急、尿不尽、尿线变细，随着病情的逐渐发展，出现排尿困难、尿潴留。国际前列腺症状（I-PSS）评分标准是目前国际公认的判断良性前列腺增生患者症状严重程度的最佳手段。I-PSS评分是良性前列腺增生患者下尿路症状严重程度的主观反映，它与最大尿流率、残余尿量以及前列腺体积无明显相关性，详见表5。

2. 相关检查

（1）直肠指检　直肠指检可以了解前列腺的大小、形态、质地、有无结节及压痛、中央沟是否变浅消失以及肛门括约肌张力情况。

（2）尿常规　尿常规可以确定有下尿路症状的患者是否有血尿、蛋白尿、脓尿等。

（3）超声检查　超声检查可以了解前

表 5　国际前列腺症状（I-PSS）评分表

在最近一个月内，您是否有以下症状？	无	在 五 次 中					症状评分
		少于一次	少于半数	大约半数	多于半数	几乎每次	
1. 是否经常有尿不尽感？	0	1	2	3	4	5	
2. 两次排尿间隔是否经常小于两小时？	0	1	2	3	4	5	
3. 是否曾经有间断性排尿？	0	1	2	3	4	5	
4. 是否有排尿不能等待现象？	0	1	2	3	4	5	
5. 是否有尿线变细现象？	0	1	2	3	4	5	
6. 是否需要用力及使劲才能开始排尿？	0	1	2	3	4	5	
7. 从入睡到早起一般需要起来排尿几次？	没有	1次	2次	3次	4次	5次	
	0	1	2	3	4	5	

症状总评分 =

列腺的形态、大小、有无异常回声以及残余尿量。另外，经腹部超声检查可以了解肾、输尿管有无积水、扩张等病变。

（4）尿流率检查　尿流率有两项主要指标（参数）即最大尿流率和平均尿流率，其中最大尿流率更为重要。但是最大尿流率降低不能区分梗阻和逼尿肌收缩无力，必要时行尿动力学等检查。尿流率检查时尿量至少在 150~200ml，必要时可重复检查。

（5）尿流动力学检查　尿流动力学检查是区分膀胱出口梗阻和膀胱逼尿肌无力的有效方法。

（二）辨证诊断

1. 湿热蕴结

（1）临床证候　平素夜尿症状明显，突然出现小便频数黄赤，昼夜均甚，尿急，尿线细，溺时隐痛或刺痛，尿道有灼热感，余沥不尽，伴低热，口渴欲饮，血尿，大便秘结，甚至小便不通，小腹胀满，欲解不利，呈点滴状，舌质红，苔黄腻，脉弦数或滑数。

（2）辨证要点　夜尿明显，小便频数黄赤，舌质红，苔黄腻，脉弦数或滑数。

2. 脾肾气虚

（1）临床证候　尿频，或时欲小便而量不多，排尿无力，尿程短，溺后余沥不尽，伴面色萎黄，神疲无力，全身倦怠，动则气短，食欲缺乏，甚则小便不通，或点滴而出不成线，小腹膨胀，舌质淡，苔薄白，脉弦细。

（2）辨证要点　尿频，排尿无力，余沥不尽，舌质淡，苔薄白，脉弦细。

3. 气阴两虚

（1）临床证候　尿线细缓无力，尿程短，滴沥不畅，时欲小便而量不多，时发时止，遇劳即发，腰膝酸软，口干咽燥，伴精神倦怠，潮热盗汗，时有头晕耳鸣，全身乏力，舌质淡，苔薄白或薄黄，脉细数。

（2）辨证要点　尿线细缓无力，滴沥不畅，腰膝酸软，舌质淡，苔薄白，脉细数。

4. 肾阳不足

（1）临床证候　尿意频频而量少，小便排出无力，尿线细，射程短，甚至滴沥不爽，严重者尿闭不通，伴面色㿠白，畏寒肢冷，神疲乏力，腰膝酸软，小腹发凉，舌淡体胖，苔白，脉沉细弱。

（2）辨证要点　尿意频频而量少，小便滴沥不爽，面色㿠白，舌淡体胖，苔白，脉沉细。

三、鉴别诊断

西医学鉴别诊断

1. 尿道狭窄

尿道狭窄虽然也表现为排尿不畅、尿流变细、排尿无力，甚至出现急性或慢性尿潴留，但常有骨盆、会阴部、尿道等损伤史，经尿道探查或尿路造影等检查不难鉴别。

2. 膀胱颈纤维性痉挛

膀胱颈纤维性痉挛是导致老年男性膀胱颈梗阻的常见疾病，继发于炎症病变。此病发病年龄多 < 55 岁，直肠指诊前列腺多不大或有轻度增大。膀胱镜检查是最可靠的鉴别诊断方法。

四、临床治疗

（一）提高临床疗效的要素

（1）完善相关检查，详细了解病因。

（2）积极处理，及时治疗，以免造成不良后果。

（二）辨病治疗

1. 观察等待

观察等待是一种非药物、非手术的治疗措施。轻度下尿路症状（I-PSS 评分 ≤ 7）的患者，以及中度以上症状（I-PSS 评分 ≥ 8）同时生活质量尚未受到明显影响的患者可以采用观察等待。接受观察等待之前，患者应进行全面检查（初始评估的各项内容）以排除外各种良性前列腺增生的相关并发症。

医生应该向接受观察等待的患者提供本病疾病相关知识，包括下尿路症状和本病的临床进展，让患者了解观察等待的效果和预后。应适当限制饮水缓解尿频症状，同时限制乙醇类和含咖啡因类饮料的摄入。

2. 药物治疗

药物治疗的短期目标是缓解患者的下尿路症状，长期目标是延缓疾病的临床进展，预防并发症的发生。在减少药物治疗副作用的同时保持患者较高的生活质量是药物治疗的总体目标。

（1）α- 受体阻滞剂　通过阻滞分布在前列腺和膀胱颈部平滑肌表面的肾上腺素受体，松弛平滑肌，达到缓解膀胱出口动力性梗阻的作用。

（2）5α- 还原酶抑制剂　通过抑制体内睾酮向双氢睾酮的转变，进而降低前列腺内双氢睾酮的含量，达到缩小前列腺体积、改善排尿困难的治疗目的。目前在我国应用的 5α- 还原酶抑制剂包括非那雄胺、度他雄胺和依立雄胺。

（3）植物制剂　植物制剂如普适泰等可治疗良性前列腺增生及相关下尿路症状。

3. 外科治疗

良性前列腺增生的下尿路症状已明显影响患者的生活质量，当良性前列腺增生导致相关并发症时，建议采用外科治疗。常见并发症有反复尿潴留（至少在一次拔管后不能排尿或两次尿潴留）、5α- 还原酶抑制剂治疗无效、反复泌尿系感染和血尿、继发膀胱结石、继发上尿路积水（伴或不伴肾功能损害）。良性前列腺增生的外科治疗包括一般手术治疗、激光治疗以及其他治疗方式。

（1）一般手术　经典的外科手术方法有经尿道前列腺电切术、经尿道前列腺切开术以及开放性前列腺摘除术。目前经尿道前列腺电切术仍是良性前列腺增生治疗的"金标准"。各种外科手术方法的治疗效果与经尿道前列腺电切术接近或相似，但适用范围和并发症有所差别。

（2）激光治疗　目前常用的激光类型有钬激光、铥激光。激光的治疗作用与其波长的组织学效应和功率有关，可对前列腺进行剜除切割等。

（3）其他治疗经尿道微波热疗。可缓解部分经尿道前列腺电切术患者的尿流率和相关临床症状。适用于药物治疗无效（或不愿意长期服药）而又不愿意接受手术的患者，以及伴反复尿潴留而又不能接受外科手术的高危患者。前列腺支架。是通过内镜放置在前列腺部尿道的金属（或聚亚氨脂）装置，仅适用于反复尿潴留又不能接受外科手术的高危患者，这是导尿的一种替代治疗方法。常见并发症有支架移位、闭塞、感染、慢性疼痛等。

（三）辨证治疗

1.辨证论治

（1）湿热蕴结

治法：清热散结。

方药：龙胆泻肝汤合猪苓汤加减。龙胆草，焦栀子，柴胡，黄芩，生地黄，泽泻，当归，木通，甘草，金银花，连翘，板蓝根。

加减：尿道灼热甚者加白头翁；脾胃虚弱者去金银花、连翘、板蓝根，加薏苡仁、砂仁、白扁豆。

（2）脾肾气虚

治法：益气生津，化气行水。

方药：补中益气汤加减。党参，白术，茯苓，炙甘草，黄芪，当归，陈皮，升麻，桔梗，苍术，蚕沙。

（3）气阴两虚

治法：益气养阴，调补阴阳。

方药：黄芪甘草汤合六味地黄丸加减。黄芪，甘草，人参，当归，陈皮，升麻，柴胡，白术。

加减：心慌、气短、乏力者去人参加太子参、麦冬、五味子。

（4）肾阳不足

治法：温肾助阳，化气行水。

方药：金匮肾气丸。生地黄，山药，山茱萸，茯苓，牡丹皮，泽泻，桂枝，附子，牛膝，车前子，蜂蜜。

加减：舌淡、体胖乏力者加黄芪、防己、白术。

2.外治疗法

（1）取艾叶60g，石菖蒲30g，两药炒热以布包之，热熨脐部（神阙穴），冷则易之。

（2）取食盐500g，切碎生葱250g。生葱与食盐同炒热，以布包之，待温度适宜时，熨暖小腹部，冷则易之。

五、预后转归

本病通过内科治疗即可取得较好疗效，只有具备手术指征者才需行手术切除。手术切除并非完全切除前列腺组织，实际上还遗留有紧贴外科包膜被压缩的前列腺组织即前列腺后叶，故仍有发生前列腺增生肥大的可能。如良性前列腺增生患者未经积极合理地治疗，会出现下尿路梗阻，甚至尿潴留，最后可能导致肾功能不全。

六、预防调护

（一）预防

（1）改善饮食结构，避免摄入高胆固醇类食物，对预防前列腺增生的发生具有一定意义。

（2）避免交感神经兴奋，包括食辛辣刺激之品、饮酒、抽烟、受凉、房事过度、忍尿不排等。

（二）调护

（1）加强锻炼，避免受凉、劳累、情绪激动。

（2）老年男性出现排尿异常，应及时就诊检查。

七、专方选要

马龙虎自拟益肾化瘀通闭汤：黄芪 30g，党参 12g，熟地黄 12g，肉苁蓉 12g，桃仁 12g，莪术 12g，王不留行 12g，制大黄 8g。[《长春中医学院学报》，2001，17（3）：24.]

主要参考文献

［1］赵凡，张春和，李焱风. 中医药治疗良性前列腺结节状增生临床研究近况［J］. 辽宁中医药大学学报. 2016，18（6）：64-67.

［2］张春和，李日庆，裴晓华，等. 良性前列腺结节状增生中医诊治专家共识［J］. 北京中医药，2016，35（11）：1076-1080.

［3］陈广辉，陈兵，孙大林，等. 良性前列腺结节状增生中医研究进展［J］. 世界中西医结合杂志，2015，10（7）：1033-1036.

［4］黄新飞，宁克勤，王庆，等. 良性前列腺增生伴慢性前列腺炎中医证型与临床证候相关性分析［J］. 中华男科学杂志，2017，23（12）：1111-1115.

第五节　尿道狭窄

尿道狭窄是泌尿外科的常见病，是由于尿道器质性病变造成尿道管腔狭小，阻力增加，发生排尿困难的现象。

一、病因病机

（一）西医学认识

1.病因学

先天性尿道狭窄多见于儿童，为先天性尿道畸形所致，由于尿道外口狭小、先天性尿道下裂、尿道隔膜及后尿道瓣膜等引起排尿困难。后天性尿道狭窄有以下两种：①创伤性尿道狭窄。暴力来自外界导致尿道外损伤，如骑跨伤、踢伤、尖硬物撞击伤等，使受挫部位尿道断裂、挫伤导致尿道狭窄；暴力来自尿道内的尿道内损伤，常为医源性原因所致，如导尿术、尿道扩张术、前列腺增生切除术及其他手术，皆可能损伤尿道黏膜及黏膜下组织，使尿道变狭窄。②炎症性尿道狭窄常见的有淋病双球菌、结核分枝杆菌、梅毒及非特异性炎症等侵犯尿道黏膜及黏膜下层，造成组织充血、水肿，形成瘢痕，最终出现尿道狭窄。

2.病理学

创伤、炎症等使尿道黏膜及海绵体受损，在修复过程中，受损组织纤维性变，初期血管组织丰富，质地柔软，久则纤维硬化，瘢痕挛缩，管腔狭窄。尿道狭窄时，近端尿道扩张，易发炎症，膀胱内有残尿而代偿性肥大，晚期常出现输尿管肾盂积水，肾功能降低，最终可能会导致肾脏严重损害，发生尿毒症。

（二）中医学认识

中医学认为尿道狭窄多因先天不足，肾气亏损，膀胱气化失司所致，或后天失调，损伤尿道，血脉瘀滞而成，或因湿热下注，毒流精道，浊瘀凝聚，引起本病。

二、临床诊断

（一）辨病诊断

1.诊断要点

尿流变细，滴沥，尿浊，尿痛，排尿困难，有感染时可见高热、寒战、多汗、神志不清等。

2.相关检查

（1）体征　尿道部可触及硬结或条索

硬结，伴压痛，导尿时有阻力或不能导入。

（2）尿道或肾盂造影 可了解尿道狭窄的部位、程度、长度及有无假尿道形成等。

（3）尿道探子 检查时可先从大号尿道探子向小号尿道探子尝试，了解尿道狭窄的部位及程度。

（二）辨证诊断

1.血脉瘀滞

（1）临床证候 有尿道损伤史，排尿不畅或困难，尿线变细或分叉，尿道刺痛或涩痛，尿频，尿急，尿少，尿血，舌暗红或紫，苔薄白，脉涩。

（2）辨证要点 有尿道损伤史，排尿不畅或困难，舌暗红，苔薄白，脉涩。

2.湿热下注

（1）临床证候 有尿道感染史，排尿困难，滴沥涩痛，小便黄，尿道灼热，口干而黏，大便秘结，舌质较红，苔薄白或微黄腻，脉弦滑。

（2）辨证要点 排尿困难，滴沥涩痛，舌质红，苔薄白或微黄腻，脉弦滑。

三、鉴别诊断

（一）西医学鉴别诊断

1.尿道结石

尿道结石主要来源于上尿路，下行嵌顿于后尿道或舟状窝，可有排尿困难、尿痛、排尿中断等症状。用金属尿道探子检查，可在尿道中碰到结石。尿道前后位及斜位片X线检查，可以看到不透光阴影，呈圆形或卵圆形，一般如花生米大小。经CT、尿路造影等检查不难鉴别。

2.后尿道瓣膜

后尿道瓣膜主要见于男童，排尿期膀胱尿道造影对鉴别诊断有重要价值。在膀胱颈部梗阻的患者，瓣膜处有很薄一层充盈缺损，尿道镜检查可直接观察到瓣膜的

存在，可与本病相鉴别。

3.尿道肿瘤

尿道肿瘤也可以引起排尿困难、尿流细等排尿障碍的表现。但常进行性加重，多伴有尿道血性分泌物，无外伤史或炎症史。沿尿道触诊或直肠指检时，可触及尿道局部肿块，有压痛，或可见肿块暴露于尿道口。尿道造影可显示尿道充盈缺损。尿道镜检查可见肿瘤。不难鉴别。

（二）中医学鉴别诊断

本病需要与癃闭相鉴别。癃闭多突然发作，症见小便量少，小便点滴而出或点滴不出，小腹胀满，直肠指检及彩超等检查可明确诊断。

四、临床治疗

（一）提高临床疗效的要素

（1）明确导致尿道狭窄的病因，尽早解除。

（2）了解尿道狭窄的程度，选择合适的治疗方法。

（3）定期复查及行尿道狭窄扩张，防止再次狭窄或狭窄加重。

（二）辨病治疗

1.治疗原则

积极治疗尿道及周围感染，以恢复尿道排尿功能为目的，恢复尿道的解剖连续性和完整性，避免在治疗过程中出现新的并发症，有慢性肾功能不全者可行膀胱造口术。

2.非手术治疗

非手术治疗主要是尿道扩张，但尿道扩张不宜在尿道有急性炎症时进行，且应在有良好麻醉和严格无菌条件下进行，忌用暴力。尿道扩张必须从小号探杆逐渐递增，切忌急躁，过快的扩张易导致尿道管壁的裂伤，继之形成瘢痕加重狭窄。每次尿道扩张后，尿道充血、水肿，经2~3日才可消退，

二次间隔时间从 1 周左右开始，逐渐延长。

3. 手术治疗

（1）后尿道狭窄的处理　尿道损伤后尿道狭窄的处理以 3~6 个月为宜。根据损伤的程度可选用下列手术方式。①尿道内切开术。用尿道手术刀（冷刀）或激光切开狭窄处瘢痕，扩大尿道内径后留置导尿管。适用于狭窄段较短 < 1cm 且瘢痕不严重的患者。如果 2 次内切开效果不佳，应采用其他的治疗方法。②尿道吻合术。在会阴部切口，切除狭窄段及瘢痕，将尿道两断端吻合，适用于狭窄段 < 2cm 的膜部尿道狭窄。采用分离阴茎海绵体中隔、切除耻骨下缘、切除部分耻骨等方法可将狭窄段更长的后尿道狭窄进行尿道吻合。操作时应尽量切除瘢痕，并使尿道两断端无张力对合缝合。耻骨上膀胱造瘘对于引流尿液，及术中寻找近端尿道十分有益。③尿道拖入术。适用于无法进行尿道吻合术的患者，切除狭窄端尿道后，将远端尿道游离，使其适度拖过近端狭窄段，用牵引线将其通过膀胱固定于腹壁。但可能会引起阴茎短缩和勃起时阴茎下曲。④尿道成形术。较长段尿道狭窄或闭锁时，可应用带蒂皮瓣修补缺损的尿道。

（2）前尿道狭窄的处理　尿道损伤后狭窄的处理时间宜在伤后 3 个月以后较浅的前尿道狭窄（狭窄段 < 1cm），特别是位于球部的尿道狭窄可尝试运用内镜经尿道内切开或尿道扩张的治疗方法。对于较深的前尿道狭窄或者经尿道内切开或尿道扩张治疗无效的患者，需要采用开放的尿道成形手术进行治疗。

对于球部 < 2cm 的尿道狭窄，瘢痕切除吻合术是较为适合的治疗方式，该治疗方式的成功率可高达 95%。但对于阴茎部尿道狭窄或长度较长的球部尿道狭窄（> 2cm）不推荐采用简单的断端吻合，对于该类患者建议采用尿道成形术。

（三）辨证治疗

辨证论治

（1）血脉瘀滞

治法：活血通淋。

方药：沉香散合失笑散加减。沉香，黄芪，陈皮，滑石，黄芩，榆白皮，瞿麦，韭菜子，甘草。

加减：舌质暗、尿血者加地龙、桃仁、赤芍、刘寄奴。

（2）湿热下注

治法：清利湿热。

方药：八正散合石韦散加减。大黄，瞿麦，萹蓄，车前子，木通，山栀子，甘草，滑石，木香。

加减：尿道刺激明显者加猪苓、茯苓、泽泻、泽兰。

五、预后转归

尿道狭窄手术是一种较困难的手术。术前必须充分准备，手术方案必须确切设计，必须定期扩张随访才能达到良好疗效。若治疗不规范，容易复发或导致瘢痕进一步形成，加重狭窄程度。

六、预防调护

（一）预防

（1）积极治疗与控制感染。

（2）合理治疗各种尿道损伤。

（二）调护

（1）改善饮食，忌辛辣刺激饮食及烟酒。

（2）加强锻炼，避免受凉、劳累、情绪激动。

主要参考文献

[1] 涂洋. 女性尿道狭窄的外科治疗研究进展 [J]. 山东医药, 2021, 61 (14): 109-112.

[2] 傅强,王建伟.尿道扩张安全共识[J].现代泌尿外科杂志,2018,23(11):820-825.

[3] 孙福祥,王洪福,曹亮,等.尿道狭窄的诊断和治疗进展[J].医学综述,2014,20(12):2178-2180.

第六节 输精管梗阻

输精管梗阻又称为输精管堵塞,对于男性来说,如果出现输精管梗阻,那么最主要的临床表现是男性精液中没有精子,影响生育。

一、病因病机

(一)西医学认识

输精管是一条细长的管道,左右各一条,每条全长约40cm。输精管一端与附睾管相连,另一端与精囊腺汇合后形成射精管,开口于后尿道。输精管梗阻是男性不育中比较常见的一种病因。

常见病因如下。①泌尿生殖系统感染。如附睾炎、前列腺炎、精囊炎或附睾输精管结核等,造成输精管道堵塞,以附睾与输精管连接部较多见。②损伤。如疝修补术、精索静脉曲张、精索肿瘤手术等可伤及输精管。附睾精液囊肿、睾丸鞘膜积液手术,可伤及附睾。前列腺手术可引起射精管口闭塞。或虽无直接损伤,但术后感染粘连形成瘢痕等均可使输精管道受压、堵塞。③肿瘤。如附睾肿瘤、精囊肿瘤、前列腺肿瘤等,均可造成输精管梗阻。④先天性畸形。如附睾头、体、尾段缺如,输精管一段或完全缺如,输精管与附睾不连接,附睾、输精管、精囊发育不全等。

(二)中医学认识

中医学认为输精管梗阻多因肝肾亏虚,感受湿热,或房劳过度,伤及肝肾,肝肾亏虚,易感邪毒,或感受湿热邪毒,循肝经下注,阻滞气机,壅阻肝脉而致输精管道疼痛,或饮食所伤,湿热内生,致肝经湿热,循经下注,阻滞气机,壅阻肝脉故成本病。

二、临床诊断

(一)辨病诊断

1.诊断要点

本病症见精液中无精子或精子数量少。睾丸形态正常或轻度缩小,质地基本正常。附睾或输精管触诊异常。血FSH水平基本正常或轻度增高。

2.相关检查

(1)精液检查 pH值检查结果呈中性或碱性,低果糖及柠檬酸水平,无精子,提示双侧输精管梗阻并涉及前列腺。少精子症,pH呈酸性,低果糖水平,高柠檬酸水平,有少量精子,提示精囊继发性感染或射精管部分梗阻。

(2)阴囊探查 阴囊探查是诊断输精管梗阻非常重要的一个方法。可以先行睾丸活检,如生精不正常可不进行阴囊内的手术探查。如阴囊探查未发现问题,再行输精管的造影。

(二)辨证诊断

肝肾亏虚,正气不足

(1)临床证候 输精管增粗变硬,或呈串珠状肿大,或阴囊坠胀闷痛,伴射精疼痛,遗精,早泄,还可伴有头晕,耳鸣,心烦,潮热,盗汗,舌红,苔少,脉细数。

(2)辨证要点 输精管增粗或阴囊坠胀疼痛,舌红,苔少,脉细数。

三、鉴别诊断

西医学鉴别诊断

1.急性睾丸炎

急性睾丸炎表现为睾丸疼痛伴高热,

检查睾丸有局部压痛、红肿，阴囊部皮肤发红。输精管梗阻为输精管疼痛及触痛，无睾丸压痛及红肿。通过查体、彩超、精液检查不难鉴别。

2. 急性前列腺炎

急性前列腺炎有明显的尿路刺激症状，直肠指检前列腺有明显触痛，前列腺液检查可见大量白细胞，但输精管梗阻无此病变。

3. 急性附睾炎

急性附睾炎表现为阴囊部位突发性疼痛，沿精索放射到腰部。输精管梗阻表现为输精管部位的疼痛和触痛。急性附睾炎变成慢性附睾炎时可引起输精管梗阻，精液检查和精囊镜检查可明确诊断。

4. 精索炎

精索炎表现为沿精索走向的疼痛，并向阴囊、阴茎、会阴部放射，还可见精索增粗、变硬。而输精管梗阻为输精管的疼痛，可见输精管的触痛与增粗变硬，不难鉴别。

5. 附睾结核

附睾结核时可扪及结核结节、质硬。同时输精管上可出现串珠状结节。前列腺液或精液做结核分枝杆菌涂片或培养可以明确诊断。

四、临床治疗

（一）提高临床疗效的要素

（1）明确输精管梗阻的病因，尽早解除。

（2）积极治疗生殖系统感染性等相关疾病。

（3）定期复查精液质量。

（二）辨病治疗

1. 抗感染治疗

因生殖道感染引起的射精管口水肿一般不需手术，经抗感染及物理治疗可以控制炎症，生殖道即可恢复通畅，需特别提醒的抗感染治疗只有在急性炎症期才有效。但发现输精管梗阻的时候往往已是炎症的后遗症期，此时抗感染治疗为时已晚，且毫无效果。

2. 输精管吻合术

可在输精管梗阻部位行输精管吻合术。

3. 输精管附睾吻合术

若病变部位在附睾尾部可行输精管附睾吻合术，但疗效差。

4. 肿物切除术

若有精索、精囊、前列腺肿瘤或囊肿可行手术切除。

5. 人工精液囊

对输精管发育不良或缺如者可采用人工精液囊收集附睾内精子再行人工授精来解决生育问题，但基本无治疗效果。

（三）辨证治疗

1. 辨证论治

肝肾亏虚，正气不足

治法：清热利湿，解毒散结。

方药：知柏地黄汤加减。熟地黄，山茱萸，山药，泽泻，茯苓（去皮），牡丹皮，知母，黄柏。

加减：血瘀者加皂角刺、路路通、桃仁；伴射精痛者加小茴香、郁金、荔枝核、川楝子、红花。

2. 外治疗法

如意金黄散：可清热解毒，适用于慢性期输精管增粗变硬者，可用散膏外敷患处，每日1次。

五、预后转归

如治疗及时，部分患者精子质量可有所改善，可以让女方达到妊娠的愿望。但再次粘连的概率较大，治愈机会有限。

六、预防调护

（一）预防

（1）急性期可做冷敷以减轻疼痛，慢性期可做热敷。

（2）患病期间戒手淫，忌房事。

（二）调护

（1）锻炼身体，增强体质，避免感受外邪。

（2）忌食辛辣油腻之品，平时多饮水，保持大便通畅。

七、专方选要

输精管梗阻一般多与附睾炎、不育同时治疗。可以活血化瘀，清热解毒为法，用龙胆泻肝汤加减治疗：龙胆草10g，生栀子10g，黄芩10g，黄柏10g，生地黄12g，车前子10g，黄连10g，蒲公英15g，川楝子10g，延胡索10g，桃仁8g，红花6g，川牛膝10g。[《江西中医药》2003，34（3）：36-37.]

主要参考文献

[1] 王岩斌，洪锴，唐文豪，等. 178例梗阻性无精子症危险因素及临床特征分析[J]. 中国性科学，2016，25（9）：84-86.

[2] 涂响安，田昆. 复杂性精道梗阻的综合外科治疗[J]. 临床外科杂志，2018，26（2）：150-153.

[3] 汪中兴，江志勇，李学德，等. 显微镜下输精管交叉吻合治疗梗阻性无精子症临床研究[J]. 中国性科学，2019，28（3）：39-41.

第七节　尿道肉阜

尿道肉阜是女性尿道末端良性息肉状赘生物，常位于尿道口的后方，是女性常见的尿道疾病。

一、病因病机

（一）西医学认识

1.病因学

（1）本病的发生可能与外阴部慢性炎症刺激、黏膜下静脉曲张、尿道黏膜脱垂以及阴部摩擦等因素有关，尿道口长期受到慢性刺激，导致尿道阻力增加，黏膜下小静脉壁变薄和曲张，使得尿道口黏膜组织增生所致。

（2）雌激素分泌减少，不足以维持尿道黏膜的完整，使尿道萎缩向并内回缩，牵拉尿道口，使尿道黏膜裸露，亦可发生尿道肉阜。

2.病理生理学

根据被覆上皮、血管及炎症细胞的多少，将尿道肉阜分为下列三型。①乳头状瘤型。肉阜表面覆盖移行上皮或鳞状上皮，呈乳头状瘤样生长，并伴有炎症细胞浸润。②血管瘤型。被覆上皮下的结缔组织中，有大量扩张增生的毛细血管。③肉芽肿型。被覆上皮较薄，间质有大量炎性肉芽肿组织。

（二）中医学认识

本病临床多因心火妄动，血不归经，或脾胃内生湿热，下注膀胱，或肝经湿热之邪循经上行，浊气归肾，而致本病。

二、临床诊断

（一）辨病诊断

1.诊断要点

局部有烧灼样疼痛，当排尿摩擦时疼痛可加重，常见于绝经期女性。一般为少量局部出血或仅见内裤上有血迹，常无肉眼血尿，伴有感染时出现尿流分叉、尿频及排尿不适等症状。

2. 相关检查

查体可见尿道口有鲜红色或暗红色息肉样肿物，基底部较宽，严重者可环绕尿道口，质地柔软，表面光滑，伴有感染时可呈暗紫色，触痛明显，易出血。

（二）辨证诊断

1. 气滞血瘀

（1）临床证候　神疲乏力，面色晦暗，形体消瘦，尿道口有肿物，疼痛拒按，尿道口流血，带下味秽臭，二便不畅，尿少色黄，脉细涩或弦细，舌紫暗有瘀斑。

（2）辨证要点　神疲乏力，尿道口有肿块，流血，舌紫暗有瘀斑，脉弦细。

2. 湿热郁毒

（1）临床证候　尿道口流血，倦怠乏力，赤白带下，腐臭难闻，尿黄灼热，便秘，阴痛，腹痛，口干，口苦，不欲饮，舌暗，脉弦滑或滑数。

（2）辨证要点　尿道口流血，带下腐臭难闻，尿黄灼痛，舌暗，脉弦滑或滑数。

3. 肝肾阴虚

（1）临床证候　尿道口流血，色红量少，便干尿赤，带下赤白，头晕目眩，口苦咽干，手足心热，腰腿酸痛，舌红苔少，脉弦细。

（2）辨证要点　尿道口流血，腰腿酸痛，舌红，苔少，脉弦细。

三、鉴别诊断

西医学鉴别诊断

1. 外阴炎和阴道炎

外阴炎和阴道炎都有局部瘙痒，疼痛，小便困难，有血性白带，甚至阴道出血，应用抗生素疗效好，阴道检查无赘生物。而尿道肉阜检查可见尿道口有鲜红色或暗红色息肉样肿物，基底部较宽，伴有感染者可呈暗紫色，伴或不伴外阴炎，易于鉴别诊断。

2. 外阴癌

外阴部有硬块，可自行穿破或溃疡，常有出血感染，有脓性分泌物，且外阴癌发生在体表，易于检查，活检可确诊。而尿道肉阜是尿道口有鲜红色或暗红色良性息肉样肿物，伴有感染者可呈暗紫色，触痛明显，易出血，不难鉴别。

四、临床治疗

（一）提高临床疗效的要素

（1）明确发病的病因，如反复尿道感染等，尽早祛除。

（2）注意局部卫生，保持清洁干燥。

（二）辨病治疗

小的息肉可在局部麻醉下电灼，电灼时注意不要损伤对侧的尿道口和附近的尿道壁，较大的尿道肉阜应手术切除，切除组织送病理检查，创面用电灼止血，置保留导尿管，伤口用凡士林纱布覆盖加压包扎，4~5 天后拔除导尿管，每次排尿后用碘伏或清水擦洗局部。

术后应保持导尿管通畅，防止导尿管受阻，使尿液从尿管周围溢出，感染伤口。必要时可使用抗生素，预防切口感染导致尿道口瘢痕狭窄，老年妇女伴有尿道萎缩者可使用雌激素，预防复发。

（三）辨证治疗

1. 辨证论治

（1）气滞血瘀

治法：理气活血，化瘀散积。

方药：桂枝茯苓丸加减。桂枝，茯苓，赤芍，桃仁，牡丹皮，当归，川芎，莪术，鸡血藤，三棱，延胡索，川楝子，厚朴，龙葵，黄芪，鸡血藤，土茯苓，生龙骨，生牡蛎。

加减：痛甚者加乳香、没药。

（2）湿热郁毒

治法：清热利湿，解毒散结。

方药：五味消毒饮加味。金银花，连翘，紫花地丁，野菊花，土茯苓，瞿麦，半枝莲，当归，川芎，乳香，没药，白花蛇舌草，鱼腥草。

加减：疼痛者加延胡索、川楝子；出血者加大蓟、小蓟。

（3）肝肾阴虚

治法：滋补肝肾，解毒消肿。

方药：知柏地黄丸加味。知母，黄柏，熟地黄，茯苓，山茱萸，山药，泽泻，牡丹皮，紫河车，大蓟，小蓟，半枝莲，甘草。

加减：疼痛者加延胡索、川楝子。

2.外治疗法

（1）熏洗法　将药物煮沸20~30分钟，煎汤至1000~2000ml，趁热熏蒸或熏洗患部，每次约20分钟，先熏后洗，待药水温度适中后改为坐浴，达到清热、消肿、止痛、止痒、改善局部循环的目的。常选用清热解毒、除湿杀虫的药物，如蒲公英、土茯苓、黄柏、金银花、野菊花、苦参、蛇床子、艾叶等。多用于治疗外阴病变，一般经期停用，孕期禁用。

（2）坐浴法　将外阴直接坐泡在药液中约20分钟，有消炎杀菌，清洁外阴的作用。常用的药物有高锰酸钾液、聚维酮碘溶液等，一般经期停用，孕期禁用。

五、预后转归

本病如治疗及时，一般预后良好。

六、预防调护

（一）预防

（1）定期体检，以期早期发现、早期诊断、早期治疗。

（2）保持外阴清洁、干燥，经常换内裤，穿纯棉内裤，定期做妇科检查。

（二）调护

（1）增强体质，提高自身免疫力，注意劳逸结合，多参加体育锻炼，加强营养，摄取高蛋白、高碳水、高热量、高维生素、低脂肪的全营养饮食。

（2）忌食辛辣油腻之品，平时多饮水，保持大便通畅。

七、专方选要

五倍子汤加减：五倍子30g，明矾、芒硝、苦参、蛇床子、益母草各20g，冰片（后下）10g。每天1剂，水煎取汁坐浴，每天3次，每次持续15分钟，洗后保持局部干燥，连用1周。[《新中医》，2005，37（4）：73-74.]

主要参考文献

[1] 王东坡. 尿道肉阜环切、尿道-阴道间距延长术联合使用对尿道肉阜的治疗效果观察[J]. 中西医结合心血管病电子杂志，2018，6（36）：170.

[2] 柳浩，罗光恒，孙兆林. 女性尿道肉阜的发病原因及机制研究现状[J]. 川北医学院学报，2014，29（2）：203-206.

[3] 葛建章. 电切法治疗女性尿道肉阜的临床观察[J]. 微创医学，2017，12（4）：492-493.

第九章　小儿泌尿系疾病

第一节　膀胱输尿管反流

正常输尿管膀胱连接处尿液自输尿管进入膀胱，但在膀胱收缩时，尿液可反向流入输尿管。当生理功能不全，膀胱输尿管反流时，可能并发上尿路感染，发生肾盂肾炎性瘢痕，进一步导致继发性高血压及慢性肾功能不全。临床表现以尿频、尿急、尿痛、发热、嗜睡、乏力、食欲减退、恶心、胁痛等为主要症状，中医学按其不同的病理阶段和主要临床表现，分别归入"淋证""胁痛"等范畴。

一、病因病机

（一）西医学认识

原发性膀胱输尿管反流在儿童人群中的发生率为1%。在尿路感染的儿童中，年龄越小本病的发生率越高。膀胱输尿管反流具有遗传倾向。本病病因是黏膜下段输尿管纵向肌纤维发育异常，输尿管口异位，黏膜下段输尿管缩短，失去抗反流能力。正常小儿黏膜下隧道内输尿管长度与输尿管管径比例是5∶1，而反流者可为1.4∶1。还有输尿管旁憩室、输尿管开口于膀胱憩室内、异位输尿管开口和膀胱功能紊乱，也可能造成膀胱输尿管反流。当尿液反流时，为细菌从膀胱上行到肾内提供了通路，因此反流易并发感染，常表现为慢性肾盂肾炎。

反流可以影响肾小球和肾小管功能。反流时上尿路压力增加，因此肾小管功能受损早于肾小球。在有肾实质损害时肾小球功能受到影响，并与肾实质损害程度成正比。严重反流时影响肾的发育，膀胱输尿管反流患儿多体重偏低，成年后可发生高血压。

（二）中医学认识

中医学按病因分为先天不足及后天感染两端。先天不足是发病的主要原因及内在条件，病位在肾及膀胱，病理机制是早期小儿先天禀赋不足，脾肾俱虚，致气化不利，膀胱闭藏失职，常见尿频、尿多的症状。中期又因小儿寒热不知调摄，易感外邪，湿热外感，内侵于里，下注膀胱，则产生尿频、尿急、尿痛。或因小儿不懂卫生，坐地戏玩，湿热邪毒由尿道外部感染上犯，侵于膀胱，导致尿频。无论原因所致，均使是何湿热之邪客于肾与膀胱，气化不利，开阖失司，排尿失常，产生尿频、尿急、尿痛、发热等症状。后期尿频日久不愈，湿热久恋不去，损伤肾阴，或脾肾阳虚，日久阳损及阴，致肾阴不足，或初为阳虚而过用辛温之药，损伤肾阴，或素为阴虚体质，肾阴不足，肾阴致虚热内生，虚火客于膀胱，膀胱失约，导致尿频、尿急、尿痛、发热。

二、临床诊断

（一）辨病诊断

1.诊断要点

婴幼儿常表现为尿路感染及反流的非特异性症状，包括尿频、尿急、尿痛、发热、乏力、厌食、呕吐、嗜睡和生长发育延迟。年长儿童可以有高血压，婴幼儿无菌反流可表现为肾绞痛，年长儿童在膀胱充盈或排尿时也可能不疼痛。反流的小儿

90%以上有体温升高。

2.相关检查

（1）影像学检查　静脉尿路造影及排尿期膀胱尿道造影是诊断的重要手段。静脉尿路造影可以很好地显示肾脏形态，并可计算肾实质的厚度及肾的生长情况。排尿期膀胱尿道造影在感染消失后2~3周进行，可以确定诊断及反流的分级。

（2）膀胱镜及输尿管镜检查　可以了解输尿管口的形态与位置、输尿管膀胱黏膜下段的长度、输尿管口是否开口于膀胱憩室内、是否有异位输尿管开口。

（二）辨证诊断

1.脾肾气虚（早期多见）

（1）临床证候　小便频数，淋漓不尽，尿清或尿液不清，精神倦怠，面色苍黄，饮食不振，甚则形寒肢冷，大便稀溏，眼睑微浮，舌质淡或有齿痕，舌苔薄腻或薄白，脉细弱。

（2）辨证要点　小便频数，淋漓不尽，形寒肢冷，舌质淡或有齿痕，舌苔薄，脉细弱。

2.湿热下注（中期多见）

（1）临床证候　小便频数短赤，尿道灼热疼痛，尿液淋漓浑浊，小腹坠胀，腰部酸痛，婴儿则时时啼哭不安，常伴有畏寒发热，烦躁口渴，头痛身痛，恶心呕吐，舌质红，苔薄黄或黄腻，脉数有力。

（2）辨证要点　小便频数短赤，尿道灼热疼痛，烦躁口渴，舌苔黄腻。

3.阴虚内热（晚期多见）

（1）临床证候　病程迁延日久，小便频数或短赤，五心烦热，咽干口渴，伴有低热，盗汗，唇干舌红，舌苔少，脉细数。

（2）辨证要点　小便频数或短赤，低热，五心烦热，盗汗，舌苔少，脉细数。

三、鉴别诊断

西医学鉴别诊断

1.急性肾盂肾炎

急性肾盂肾炎与膀胱输尿管反流都有尿频、尿急等膀胱刺激症状，但急性肾盂肾炎还有寒战、高热和肾区疼痛等临床表现。通过临床表现及静脉尿路造影、排尿期膀胱尿道造影等检查不难鉴别。

2.膀胱结核

膀胱结核与膀胱输尿管反流都有反复泌尿系感染及膀胱刺激症状。膀胱结核呈慢性膀胱炎症状，常规使用抗生素治疗效果不佳，在尿液中可找到抗酸杆菌，尿路造影显示膀胱有结核病变，晚期形成挛缩膀胱。膀胱输尿管反流静脉尿路造影可见肾盏变钝、输尿管扩张等。

3.膀胱炎

膀胱炎与膀胱输尿管反流都有膀胱刺激症状。但膀胱炎尿液清晰，极少有白细胞，无细菌，膀胱充盈时剧痛。通过膀胱镜活检可明确诊断。

四、临床治疗

（一）提高临床疗效的要素

（1）完善相关检查，明确诊断。

（2）中西医结合治疗，扬长避短，相得益彰。

（3）定期复查，及时发现异常并及时处理。

（二）辨病治疗

1.药物治疗

经检查若膀胱功能正常，无尿路感染，反流可自愈。如有感染，则可用复方磺胺甲噁唑或呋喃妥因治疗，开始时每日2次，治疗3~6个月后改为每晚服药1次。停用药物3~6个月后再做放射线检查，如膀胱尿道造影仍有轻度反流，则不必做进一步检查及治疗，如反流严重，则可做膀胱镜检查以便判断是否需手术治疗。

2. 手术治疗

手术治疗适用于大的输尿管旁憩室、输尿管膀胱连接部反流并梗阻、进行性肾瘢痕形成、在用预防性药物治疗过程中仍有感染和反流并有严重上尿路扩张者，应用输尿管膀胱吻合术成功率高达95%以上。如输尿管过分扩张，则需要先做末端裁剪后再吻合，为防止反流，黏膜下隧道的长度与输尿管直径的比例要大于2.5：1。

术后最常见的并发症是反流复发并梗阻，可于术后4~8周做超声检查以排除术后梗阻。术后3个月可做排尿期膀胱尿道造影，以便了解手术是否成功。如果检查结果正常，可在1年后复查静脉尿路造影及排尿期膀胱尿道造影。

若新生儿及婴幼儿有扩张反流的输尿管和壁薄而大的膀胱时，需要先做膀胱造口，以控制尿路感染，日后再做输尿管膀胱吻合术。

（三）辨证治疗

1. 辨证论治

（1）脾肾气虚

治法：益气补肾，升提固摄。

方药：缩泉丸加减。益智仁，山药，乌药，黄芪。

加减：若兼有湿浊未化者可加茯苓、车前子。

（2）湿热下注

治法：清热利湿，通利膀胱。

方药：八正散加减。瞿麦，萹蓄，滑石，木通，桑白皮，竹叶，甘草，栀子，生地黄，车前子，灯心草，大黄。

加减：血淋者加大蓟、小蓟、白茅根。

（3）阴虚内热

治法：滋阴补肾，清热降火。

方药：知柏地黄丸加减。炒黄柏，炒知母，炒牡丹皮，熟地黄，山茱萸，茯苓，山药，冬瓜皮，赤芍，桃仁，柴胡，甘草。

加减：若有尿急、尿痛、尿赤不缓解者，加黄连、淡竹叶、萹蓄、瞿麦；低热者加青蒿、地骨皮；盗汗者加鳖甲、五味子、炒枣仁。

2. 外治疗法

（1）针刺治疗 取委中、阴谷、复溜、照海、太溪穴。腰背酸痛者加关元、肾俞穴；多汗者去复溜穴，加合谷穴；尿频、尿急、尿痛者加中极、阴陵泉穴；气阴两虚者加中脘、照海穴；肾阳不足者加关元、肾俞穴。

3. 成药应用

（1）济生肾气丸 用于脾肾俱虚证，每次3g，每日2~3次，口服。

（2）分清五淋丸 用于湿热下注证，每次3g，每日2~3次，口服。

五、预后转归

原发性膀胱输尿管反流一般随年龄增长逐渐好转，可能是因输尿管膀胱段和三角区肌肉的生长和成熟之故。感染及肾瘢痕并多见于严重反流的病例，反流自行消失的概率小。严重反流者无自行消失的可能，由于输尿管的严重扩张，常被称为反流性巨输尿管。若病情进一步发展，严重者可能导致肾盂肾炎、肾积水加重等，使肾功能受损。

六、预防调护

（一）预防

（1）婴幼儿应勤换尿布，成人勤换内裤，尽量不穿开裆裤。

（2）注意卫生，防止外阴部感染，积极治疗各种感染性疾病。

（3）及时发现和处理男孩包茎、女孩处女膜伞、蛲虫感染等病证。

（4）及时矫治尿路畸形，防止尿路梗阻和肾瘢痕形成。

（二）调护

（1）注意休息和饮食，多饮水，少食辛辣食物。

（2）每天大便后及睡前注意清洗外阴部，保持清洁。

（3）注意饮食调理，增加营养，加强锻炼，提高体质。

七、专方选要

补中益气汤加减：黄芪 60g，党参 30g，白术 15g，陈皮 15g，升麻、柴胡、当归各 10g，甘草 5g。每日 1 剂，水煎 2 次取汁 500ml，分 2 次温服。

主要参考文献

[1] 张伟，易惠明，蔡保欢，等. 排泄性尿路超声造影在儿童膀胱输尿管反流诊断中的应用 [J]. 华中科技大学学报（医学版），2018，47（1）：105-108.

[2] 董琦，张京. 气膀胱腹腔镜下膀胱输尿管再植术治疗小儿膀胱输尿管反流的临床疗效和安全性 [J]. 中国地方病防治杂志，2017，32（11）：1268-1269.

[3] 鞠彦合，廖利民. 单纯间歇导尿改善神经源性膀胱并发上尿路扩张积水 12 例报道 [J]. 中国康复理论与实践，2017，23（5）：612-615.

[4] 张宝琴，贾喻梅. 小儿原发性膀胱输尿管反流的围手术期护理 [J]. 世界最新医学信息文摘，2017，17（23）：244.

[5] 邢丹丹，康福霞，李园园，等. 一例先天性双侧输尿管反流患儿在达芬奇机器人辅助腹腔镜下行双侧输尿管膀胱再植术的护理体会 [J]. 护士进修杂志，2016，31（7）：670-671.

第二节 输尿管发育异常

输尿管发育异常包括输尿管数目异常、输尿管结构异常、输尿管末端异常和输尿管位置异常等。

输尿管发育异常时，临床以输尿管梗阻、感染，腹部有肿物，腰痛以及脓尿等为主要症状，中医学虽无此病名，但按其不同的病理阶段和主要临床表现，可分别归入"腰痛""鼓胀"等范畴。

一、病因病机

（一）西医学认识

胚胎学认为输尿管芽的发育异常可以造成输尿管发育异常。①低位输尿管芽。输尿管芽发生比正常位置低，可以导致输尿管口偏向头侧，向外侧迁移。输尿管口位置异常，其周围的支持组织比正常组织弱，可以引起原发性膀胱输尿管反流。②高位输尿管芽。如输尿管芽发出位置高于正常，可导致输尿管口向正常位置远端迁移移位，输尿管口可移位于膀胱颈附近。③双输尿管芽。在输尿管畸形中双输尿管较多见，这是由于中肾管发出了双输尿管芽。如输尿管芽均位于正常位置附近，则形成无症状的双输尿管。④输尿管囊肿。即输尿管膨出，是输尿管末端膨大，病因尚不清楚。可能因输尿管口狭窄引起，但临床上常见输尿管膨出开口并不狭窄的病例。

（二）中医学认识

中医认为输尿管发育异常分为先天不足及湿热阻滞两端。其中先天不足是本病发病的主要原因及内在条件。本病病位在肾及膀胱，因早期小儿先天禀赋不足，肾精亏损，经脉失于濡养所致。

二、临床诊断

（一）辨病诊断

由于输尿管发育异常有很多种类型，每个类型又有不同的畸形，现简要介绍如下。

1. 双输尿管发育异常

（1）诊断要点　双输尿管发育异常约60%无明显症状。双输尿管畸形合并输尿管开口异位，往往表现为点滴性"尿失禁"，患者可有正常排尿，但内裤和床单总是潮湿。排尿困难者可能并发输尿管囊肿。

（2）相关检查　①B超检查对并发积水者也有诊断价值，其方法简单、安全、无损伤。②膀胱镜检查可以看到双输尿管开口。③静脉尿路造影。一般采用大剂量推注法，这样输尿管的显影会更为清楚。对于上肾段无功能的患者，下肾段显影较正常肾（对侧）小，其肾盂和肾盏呈花朵萎垂状，远离脊柱。

2. 先天性巨输尿管

（1）诊断要点　可出现感染、腰痛等症状。反复尿路感染以女孩多见，主要表现如尿频、尿痛、脓尿和发热等。有发作性腰腹部疼痛，有时在腹部的一侧可触及囊性包块。

（2）相关检查　①B超检查可提示一侧腰腹部长圆形囊性包块。②静脉尿路造影可见病变侧巨大输尿管，但无扭曲，输尿管排空时间延长，肾积水程度相对较轻。③MRI检查显示输尿管呈低密度扩张，根据输尿管的成像特征可区别有无梗阻及梗阻的部位。尤其适用于婴幼儿、严重肾功能不良和碘过敏者。

3. 下腔静脉后输尿管

下腔静脉后输尿管临床上较少见，是指右侧输尿管绕过下腔静脉的后侧面，走向中线，再从内向外沿正常途径至膀胱。

（1）诊断要点　右肾及右输尿管上段积水。主要表现为腰腹部钝痛或绞痛，有镜下血尿，部分患者伴有泌尿系感染和结石。

（2）相关检查　①影像学检查。静脉肾盂造影或逆行性尿路造影，可显示输尿管呈典型的"S"形或镰刀形弯曲，肾盂及输尿管上1/3有积水。②下腔静脉造影，在造影前先做右输尿管插管，然后经股静脉插入下腔静脉，注入造影剂，可见输尿管包绕下腔静脉。

4. 异位输尿管开口

（1）诊断要点　尿失禁患儿有正常分次排尿，又有持续滴尿，内裤及尿垫昼夜被尿液浸湿，外阴及大腿内侧潮红，甚至出现尿疹或糜烂。通常在平卧时症状减轻，白天直立位时滴尿更明显。男性一般无尿失禁，主要表现为尿频、尿急、尿痛及脓尿等症状，有时伴有腰骶部疼痛及附睾炎。

对有点滴性尿失禁的患儿，应仔细耐心地检查外阴部，寻找异常开口，往往可以发现从尿道口、阴道口或前庭部尿道与阴道之间的小孔间断地溢出尿液。若开口肉眼不可见时，可经导尿管向膀胱内注入亚甲蓝后拔出导尿管，再耐心观察溢出尿液的颜色，若尿道口或阴道口溢出的尿液不着色，说明溢出的尿液不是来自膀胱，肯定存在异位输尿管开口。若异位输尿管开口的患者相关肾脏功能极差，分泌尿量少，不易观察，可快速输液，同时给予适量利尿剂观察。

（2）相关检查　①B超检查可见正常肾图像的上方有囊性包块和扩张扭曲的输尿管，能提示重肾、输尿管畸形。②静脉尿路造影是重要的诊断方法，既可以了解异位输尿管开口的类型，又可以了解相关肾脏的功能，有利于手术方法的选择。可将输尿管导管或细的硅胶管插入小孔，注入15%泛影葡胺摄片，可显示异位开口的输尿管及相关肾脏的位置及形态。

（二）辨证诊断

1. 肾亏体虚

（1）临床证候　小儿先天禀赋不足，肾精亏损，腰膝酸软，大便不实，小便自遗。阳虚气怯神疲，畏寒肢冷，下肢浮肿，舌淡胖，脉沉细；阴虚形体消瘦，眩晕眼花，夜寐盗汗，舌红苔少，脉细弦。

（2）辨证要点　腰膝酸软，大便不实，小便自遗，舌红苔少或淡胖，脉细弦或沉细。

2. 湿热腰痛

（1）临床证候　腰部刺痛，痛处伴有热感，热天或雨天疼痛加重，活动后加重，小便短赤，苔黄腻，脉濡数或弦数。

（2）辨证要点　腰部刺痛，痛处伴有热感，苔黄腻，脉濡数或弦数。

三、鉴别诊断

西医学鉴别诊断

1. 急性膀胱炎

输尿管发育异常与急性膀胱炎都会表现出尿频、尿急、尿痛等膀胱刺激症状。但膀胱炎患者主要以排尿终末疼痛为主，膀胱区可有压痛，中段尿培养有细菌生长，输尿管发育异常可通过静脉尿路造影或逆行尿路造影等检查予以鉴别。

2. 急性肾盂肾炎

输尿管发育异常与急性肾盂肾炎都表现为突发性尿频、尿急、尿痛等膀胱刺激症状。但急性肾盂肾炎常伴腰痛、畏寒、发热等症状，体检肾区有叩击痛，尿常规检查有白细胞。输尿管发育异常影像学检查可见解剖结构异常，不难鉴别。

3. 急性前列腺炎

输尿管发育异常与急性前列腺炎都可表现为尿频、尿急与尿痛，但急性前列腺炎有会阴部不适，直肠指检能发现前列腺增大伴压痛。输尿管发育异常影像学检查可见解剖结构异常。通过 B 超、前列腺液检查等可以鉴别。

四、临床治疗

（一）提高临床疗效的要素

（1）完善相关检查，明确诊断。

（2）中西医结合治疗可扬长避短，相得益彰。

（3）定期复查，及时发现异常并积极处理。

（二）辨病治疗

1. 双输尿管发育异常

患者若无尿路感染、梗阻、漏尿、严重的肾盂及输尿管积水、输尿管反流和结石等症状者，均无须手术治疗。若症状严重者，则应做肾部分切除术，将上肾段及其输尿管全程或大部分切除。

2. 先天性巨输尿管

对于先天性巨输尿管患者是否早期手术尚有争论。如果该输尿管病变属轻、中度，肾功能稳定无恶化，无尿路感染症状时，可定期复查，若发现症状加重，出现明显临床证候者则需手术治疗，切除末端病变，行输尿管膀胱吻合术建立抗反流措施。重症巨输尿管，其肾功能基本丧失，对侧肾功能良好者，应切除患肾及输尿管。

3. 下腔静脉后输尿管

下腔静脉后输尿管患者若仅有轻度积水，又无明显症状，可暂时观察，定期复查，当症状及积水加重时再行手术治疗。肾盂及上 1/3 输尿管积水较明显，症状较重者，应接受手术治疗。在输尿管扩张段远端将输尿管切断，然后将输尿管移至下腔静脉前，将扩张输尿管裁剪后再将其两断端吻合。若输尿管与下腔静脉粘连较紧，不易分离，而输尿管又较充裕，可放置一段输尿管，使够长的两断端斜切吻合。

4. 异位输尿管开口

重肾切除、重复输尿管低位切除是治疗异位输尿管开口的主要方法，其疗效肯定，预后良好。目前采用后腹腔镜手术，具有创伤小、恢复快等优点。肾切除术用于单侧单一肾发育不良合并异位输尿管开口者。

（三）辨证治疗

1. 辨证论治

（1）肾亏体虚

治法：偏阳虚者，宜温补肾阳；偏阴虚者，宜滋补肾阴。

方药：偏阳虚者以右归丸为主方加减；偏阴虚者以左归丸为主方加减。右归丸组成为熟地黄，附子，肉桂，山药，山茱萸，菟丝子，鹿角胶，枸杞子，当归，杜仲。左归丸组成为熟地黄，山药（炒），枸杞子，山茱萸，川牛膝，菟丝子，鹿角胶，龟甲胶。

加减：乏力嗜睡者加黄芪；恶心、呕吐者加柿蒂、砂仁；心烦多梦者加首乌藤、酸枣仁；汗多加白芍、浮小麦。

（2）湿热腰痛

治法：清热利湿，舒筋止痛。

方药：四妙丸加减。苍术，牛膝，黄柏（盐炒），薏苡仁。

加减：入夜痛甚者加牡丹皮、乳香、没药；热象重者加栀子、知母。

2. 外治疗法

针刺治疗：取委中、阴谷、复溜、照海、太溪穴，腰背酸痛者加关元、肾俞穴；尿频、尿急、尿痛加者中极、阴陵泉穴；气阴两虚者加中脘、照海穴；肾阳不足者加关元、肾俞穴。

3. 成药应用

（1）济生肾气丸 用于肾亏体虚证，

每次3g，每日2~3次，口服。

（2）知柏地黄丸 用于湿热腰痛证，每次3g，每日2~3次，口服。

4. 单方验方

生地榆30g，制大黄、白茅根、瞿麦各15g，石榴皮12g，牡丹皮、黄柏、石韦各9g，甘草5g，水煎服，每日1剂。[《浙江中医杂志》，1987，（1）：18.]

五、预后转归

部分输尿管发育异常患者随年龄增长逐渐好转，部分患者随年龄增长逐渐加重，这可能与感染和反流的程度有关，如果感染被控制，由感染造成的肾瘢痕和肾积水并不会造成致命影响，但是出现输尿管发育异常并发症时就必须手术治疗，手术预后较好。

六、预防调护

（一）预防

（1）婴幼儿勤换尿布，成人勤换内裤，尽量不穿开裆裤。

（2）注意卫生，防止外阴部感染，积极治疗各种感染性疾病。

（3）及时发现和处理男孩包茎、女孩处女膜伞、蛲虫感染等病证。

（4）定期影像学检查并及时矫治尿路畸形，防止尿路梗阻和肾瘢痕形成。

（二）调护

（1）注意休息和饮食，多饮水，少食辛辣食物，加强锻炼，健全体质。

（2）注意清洗外阴部，保持清洁。

（3）间断保健艾灸增强机体免疫力。

七、专方选要

补中益气汤加减：黄芪60g，党参30g，白术15g，陈皮15g，升麻、柴胡、当归各

10g，甘草5g。水煎2次取汁500ml，每日1剂，分2次温服。

主要参考文献

[1]武炳中．探讨螺旋CT各种成像方法在评价输尿管病变中的临床应用价值[J]．世界最新医学信息文摘，2019，19（3）：168．

[2]张英郎，包国昌．腔静脉后输尿管诊治策略分享并文献复习[J]．国际泌尿系统杂志，2018，38（6）：1010-1013．

[3]奚晓丛．产前超声诊断胎儿泌尿系发育异常122例分析[J]．中外女性健康研究，2018（2）：28-30．

[4]晏恒馨，刘振，娄世红，等．后腹腔镜治疗下腔静脉后输尿管一例[J]．中国基层医药，2017，24（8）：1268-1269．

第三节　后尿道瓣膜

后尿道瓣膜是男童先天性下尿路梗阻中最常见的疾病。多在新生儿、婴儿期就出现症状，严重者表现为发热、反复尿路感染、肺炎、呼吸困难、全身中毒等症状，容易导致败血症、昏迷甚至死亡。轻者出现排尿困难、尿路间歇感染生长发育迟缓、营养状况不良、贫血等，易误诊为内科性疾病。中医学虽无后尿道瓣膜的病名，但按其不同的病理阶段和主要临床表现，可分别归入"癃闭""淋证"范畴。

一、病因病机

（一）西医学认识

膀胱功能异常，后尿道瓣膜阻碍尿液排出，出现膀胱内高压、膀胱肌肉肥厚，最后导致膀胱残余尿量增多，白天及夜间出现不同程度的尿失禁，约30%患者以此症状就诊。

严重病变的后尿道瓣膜胎儿，在宫内时其肾功能就比较差，大量尿液积聚于胎儿的肾盂、输尿管、膀胱内，排尿量少，导致羊水减少。妊娠中、后期羊水主要来源于胎儿尿。羊水过少会妨碍胎儿胸廓和肺的正常发育，肺发育不良的胎儿出生后会出现呼吸困难、发绀和有呼吸窘迫综合征，很快死于呼吸衰竭。临床普遍认为肺发育不良的婴儿死亡率达50%。

（二）中医学认识

中医学将后尿道瓣膜分为尿道阻塞和膀胱湿热两端。尿道阻塞是发病的主要原因，也是滋生湿热的内在条件。本病病位在下窍，病理机制是先天瘀肉阻塞尿路，导致膀胱气化失常，发为本病。

二、临床诊断

（一）辨病诊断

1.诊断要点

新生儿期出现排尿费力、尿滴沥，甚至出现急性尿潴留。学龄期儿童表现为尿线细、排尿费力、尿失禁、遗尿。有些儿童排尿症状不典型，没有典型的尿道及继发膀胱改变。

2.相关检查

（1）体格检查　可触及增厚的膀胱壁，严重梗阻时可引起肾积水，在腹部能触及包块，并在下腹部能触及膨胀的膀胱。

（2）B超检查　在产前可检查出的尿路畸形中，后尿道瓣膜占10%。表现为双侧输尿管积水，膀胱尿潴留，膀胱壁增厚，母体羊水少。

（3）排尿期膀胱尿道造影　可见膀胱颈肥厚，膀胱边缘不光滑，有小梁及憩室形成，后尿道延长、扩张、梗阻，远端尿流极细，半数患者有膀胱输尿管反流。

（4）静脉尿路造影　可见肾、输尿管积水，肾浓缩功能下降。

（5）尿道镜检查　后尿道可清晰看见从精阜两侧发出的瓣膜走向远端，于膜部尿道呈声门样关闭。尿道镜进入膀胱顺利，可见膀胱内有小梁及憩室，退出膀胱时经过瓣膜有梗阻感。

（二）辨证诊断

1. 气滞血瘀

（1）临床证候　小便点滴而下，或尿如细线，甚则阻塞不通，小腹胀满疼痛，舌紫暗或有瘀点，脉细涩。

（2）辨证要点　小便点滴而下，甚则阻塞不通，舌紫暗或有瘀点，脉细涩。

2. 膀胱湿热

（1）临床证候　小便点滴不通或量极少，小腹胀满，口苦而黏，或口渴不欲多饮，苔黄腻，舌质红，脉沉数。

（2）辨证要点　小便点滴不通，舌红，苔厚腻，脉沉数。

三、鉴别诊断

西医学鉴别诊断

1. 尿道狭窄

后尿道瓣膜与尿道狭窄都表现为排尿费力，尿滴沥，尿道镜检查可见尿道瓣膜形成，而尿道狭窄是尿道纤维组织增生，导致尿道管腔狭窄，有排尿困难、尿潴留症状，甚至继发感染，用尿道镜检查，可于狭窄段明显受阻。尿道 X 线造影可显示出狭窄段，不难鉴别。

2. 先天性精阜增生

后尿道瓣膜与先天性精阜增生同样有排尿困难、尿线无力等表现。后尿道瓣膜在新生儿期可能会出现排尿费力、尿滴沥、尿潴留症状。先天性精阜增生是精阜先天性增大，容易突入尿道，形成阻塞，导致排尿障碍。尿道镜检查时发现后尿道瓣膜有隆起肥大的精阜，可明确鉴别。

3. 先天性膀胱颈挛缩

后尿道瓣膜与先天性膀胱颈挛缩同样有排尿困难症状。先天性膀胱颈挛缩是由于膀胱颈部肌肉发育不良、纤维组织增生及慢性炎症，导致膀胱颈部狭窄发生尿路梗阻，常常有排尿困难、尿潴留、膀胱输尿管反流、肾输尿管积水、肾功能减退及尿路感染等症状。膀胱镜通过膀胱颈部时有紧缩感，颈部常常呈环状狭窄，三角区明显肥厚，膀胱底部凹陷。两者通过影像学检查可以鉴别。

四、临床治疗

（一）提高临床疗效的要素

（1）完善相关检查，明确诊断。

（2）要根据不同患者的生理特点，治疗时有所侧重。

（3）中西医结合治疗可扬长避短，提高疗效。

（二）辨病治疗

1. 治疗原则

纠正水和电解质失衡，控制感染，引流及解除下尿路梗阻。

2. 治疗方法

若患者营养情况差，感染不易控制时，需做膀胱造瘘或膀胱造口引流尿液。若用以上方法无效，需考虑输尿管皮肤造口或肾造瘘。在一般情况好转后，大部分患儿均可用尿道镜电切瓣膜。小婴儿则需在 9~12 月龄时再行尿道镜电切瓣膜。电切瓣膜后应定期随访，观察排尿情况，有无泌尿系感染及肾功能恢复情况。小儿一般情况下恢复较快，但膀胱形态及功能恢复要慢得多。

（三）辨证治疗

1. 气滞血瘀

治法：行瘀散结，清利水道。

方药：代抵当丸加减。大黄，桃仁，当归尾，生地黄，芒硝，桂枝。

加减：若瘀血较重者可加红花、牛膝；若病久血虚、面色不华者，可加黄芪、丹参。

2.膀胱湿热

治法：清利湿热而通小便。

方药：八正散加减。车前子，瞿麦，萹蓄，滑石，山栀子，甘草，木通，大黄。

加减：若舌苔黄腻者，可加苍术、黄柏；若兼见心烦、口舌生疮糜烂者，可加导赤散。

五、预后转归

随着临床对后尿道瓣膜的深入认识和治疗技术的提高，后尿道瓣膜症患儿的死亡率已由原来的50%降至5%左右，其中新生儿死亡率为2%~3%。对后尿道瓣膜患儿应长期随诊，因为有的患儿可能会在青春期或成年早期发生肾衰竭。后尿道瓣膜合并肾发育不良造成的肾功能受损很难恢复。血肌酐是观察预后的重要指标。1岁患儿，其血肌酐在88μmol/L以下的预后较好。若得不到及时治疗，患儿病情恶化，表现为蛋白尿、高血压及持续血肌酐升高，最终需要血液透析或肾移植。

六、预防调护

（一）预防

（1）增强体质，提高机体的防御能力。

（2）避免尿道损伤和尿道炎症的发生。

（二）调护

（1）忌食油腻、热性、辛辣刺激食品，禁食烟、酒。宜多吃清淡、富含水分的食物，如各种蔬菜、水果。

（2）注意个人卫生，保持会阴部清洁干燥。

七、专方选要

解毒温清汤：半边莲20g，川草薢15g，姜半夏10g，怀牛膝30g，炒白芍10g，滑石20g，忍冬藤50g，泽泻10g，瞿麦10g，炒苍术25g，桂枝10g，白茅根30g，黄芪60g。水煎，每日1剂，分早晚口服。[《亚太传统医药》，2019，15（10）：97-98.]

主要参考文献

［1］王雨思，谢向辉，张潍平，等. 后尿道瓣膜中 pop-off 现象对肾功能及膀胱功能的影响［J］. 中华小儿外科杂志，2019（8）：732-737.

［2］樊宏杰，杨艳芳，毕建朋，等. 输尿管镜钬激光治疗新生儿后尿道瓣膜症的临床应用［J］. 中华小儿外科杂志，2019（7）：636-639.

［3］邢鹏，黄岩，李培强，等. 影响后尿道瓣膜症最终肾结局的危险因素分析［J］. 河南医学研究，2019，28（10）：1765-1768.

［4］莫志强，谢向辉，高志学，等. 后尿道瓣膜症瓣膜切开前后膀胱功能的变化研究［J］. 医学研究杂志，2020，49（5）：80-82+87.

［5］王朝旭，张潍平，宋宏程，经尿道瓣膜切开手术对后尿道瓣膜合并膀胱输尿管反流的影响［J］. 临床小儿外科杂志，2019，18（3）：225-228.

第四节　隐睾

隐睾是指阴囊内无睾丸，包括睾丸缺如、睾丸异位、睾丸未降或睾丸下降不全，是指睾丸未能按照正常发育过程从腰部腹膜后下降至阴囊内。

一、病因病机

（一）西医学认识

女性妊娠26周时胎儿睾丸进入腹股沟管内，至28周左右通过外环，从外环降至阴囊底部则需3~4周以上，32周左右达阴囊底部。隐睾的病因还不清楚，从解剖因素来考虑，可能有以下10种原因。①睾丸系膜太短，不允许睾丸充分下降。②睾丸系膜与腹膜发生粘连。③睾丸血管发育异常或存在皱褶，从上方牵拉限制睾丸下降。④精索血管或输精管太短。⑤睾丸和附睾的直径大于腹股沟管的直径，以至于无法通过。⑥睾丸融合而变得太大，无法下降。⑦睾丸引带缺如、太短或固定。⑧提睾肌活动过于剧烈妨碍睾丸下降。⑨腹股沟管发育不良，不能让睾丸通过。⑩阴囊发育不良，缺少容纳睾丸的腔隙。从内分泌因素来考虑可能是睾丸下降时需要足量性激素的刺激，尤其是来自母体的促性腺激素。妊娠最后2周时，母体促性腺激素大量释放，促使胎儿的睾丸下降至阴囊。如果分泌不足，便有可能导致隐睾。另一种观点认为睾丸本身发育不良，一方面造成睾丸对促性腺激素的刺激不敏感，另一方面睾丸本身的睾酮发生障碍或紊乱，从而形成了隐睾。

（二）中医学认识

中医上称隐睾为子隐，多因先天禀赋不足，肾气虚弱，天癸不充，致使肾子发育停滞或延迟，不能降入阴囊，形成隐睾。隐睾为先天性疾患，辨证需要抓住先天不足的病因病机，及早治疗，以免引起恶性变。

二、临床诊断

（一）辨病诊断

1.诊断要点

隐睾患者多无明显临床表现，部分患者可伴有不同程度的肾精不足症状，如发育迟缓、身材矮小、智力低下、动作迟钝、脱发、耳鸣耳聋、健忘恍惚等症状。

2.相关检查

（1）体格检查　一侧或双侧阴囊发育不良，站立时阴囊内空虚无睾丸，在腹股沟处或可见局部隆起，可触及较小的活动睾丸，有时可推入阴囊，睾丸若停留在腹膜后则很难触及。

（2）阴囊彩超或CT检查　提示阴囊空虚，无睾丸存在，或在腹腔、腹股沟区发现恶性变以及未下降的睾丸。

（二）辨证诊断

先天禀赋不足，肾精亏虚

（1）临床证候　阴囊和睾丸发育不良，隐睾，发育迟缓，智力低下，动作迟钝，发脱齿摇，耳鸣耳聋，健忘恍惚。

（2）辨证要点　阴囊空虚，发育迟缓，智力低下。

三、鉴别诊断

本病阴囊空虚诊断容易，无须鉴别。

四、临床治疗

（一）提高临床疗效的要素

（1）男性婴儿出生时，医生或父母应全面检查，了解阴囊有无下降至阴囊。

（2）若发现睾丸未下降至阴囊，应定期复查，及时了解隐睾的位置，选择合适的治疗方案。

（二）辨病治疗

1.内分泌治疗

目前有两种内分泌治疗方法，也是未降睾丸的唯一保守疗法，即绒毛膜促性腺激素（HCG）与促性腺素释放素（GnRH）。HCG刺激间质细胞，使血浆睾酮增高以促进睾丸下降。用GnRH可矫正患儿的基础黄体素。

应用HCG后，睾丸的下降率为14%~50%，有研究学者提出HCG的最低用量是1万IU，如超出1.5万IU将有不良反应，如骨骺提前闭合、第二性征提前发育，一般停药后消退。HCG 用量低于 1.5 万 IU 不会影响骨龄发育。

应用 GnRH 后，睾丸的下降率为 13%~70%，将 GnRH 喷鼻，每日 3 次，共 4 周为 1 个疗程，无不良反应。

2. 手术治疗

隐睾应在 1~2 岁之间进行睾丸下降固定术。不论是常规手术还是腹腔镜下手术，都是游离松解精索，修复并存的疝囊，将睾丸固定于阴囊内。手术时除注意睾丸本身情况外，还应检查附睾有无异常。对睾丸固定来说，充分游离松解精索非常重要，如睾丸仍不能固定于阴囊内，应固定于最低位，常是耻骨部，6 个月后再次行睾丸固定术。

（三）辨证治疗

1. 辨证论治

先天禀赋不足，肾精亏虚

治法：补肾益精。

方药：补肾散加减。熟地黄、山茱萸、枸杞子、怀牛膝、紫河车、人参、当归、鹿茸、巴戟天、仙茅、肉苁蓉、补骨脂、柴胡、蜈蚣、麝香。

加减：月经凝涩、少腹痛者加乌头、杜仲。

2. 外治疗法

耳针疗法：取双侧内分泌、睾丸穴，留针 20 分钟，每隔 5 分钟行针 1 次，7 天为 1 个疗程，2 个疗程之间休息 5 天，可行 3 个疗程。

五、预后转归

治疗隐睾最主要的目的在于减轻或阻止睾丸组织进一步退变，维持或恢复生育能力。隐睾所处的位置越高，其病理损害越严重，隐睾位置越是靠近阴囊，其病理损害就越轻。若能及时发现隐睾存在，并到正规医院就诊，往往能得到理想的治疗效果，若延误病情及手术时间，睾丸会进一步萎缩，导致患者无生育功能，甚至得癌病。

六、预防调护

（一）预防

（1）孕妇应生活规律，忌烟酒，注意用药禁忌，避免接触有害物质。

（2）患儿出生后应早检查，早诊断，早治疗。

（二）调护

（1）孕妇应适当活动，保持心情舒畅，身心健康。

（2）孕妇应合理饮食及保证营养均衡。

主要参考文献

[1] 常青锋. 腹腔镜手术治疗小儿腹腔型隐睾疗效及安全性研究 [J]. 山西医药杂志，2020，49（9）：1151-1153.

[2] 唐炳强，耿红全，林厚维，等. 隐睾及隐睾合并其他泌尿生殖系统畸形的外显子测序分析 [J]. 临床小儿外科杂志，2020，19（1）：45-49.

[3] 陈伟玉，刘华明，邓富强，等. 腹腔镜下治疗中高位隐睾 150 例临床分析 [J]. 中国医药科学，2020，10（2）：191-194.

[4] 焦传东，朱熠林，陶凯，等. 成人腹股沟疝合并隐睾治疗效果的多中心回顾性研究（附 61 例报告）[J]. 腹腔镜外科杂志，2020，25（1）：70-74.

[5] 王江华，庄利铠，王翔. 腹股沟横行小切口与腹腔镜下睾丸下降固定术治疗小儿腹股沟区隐睾的疗效对比 [J]. 现代医院，2019，19（10）：1485-1487.

[6] 李佳，摆俊博，王文光. 不同术式治疗儿童不同位置隐睾的疗效 [J]. 现代泌尿外科杂志，2022，27（10）：842-845.

第五节　遗尿症

遗尿也称尿床，是指 5 周岁以上的小儿睡中小便自遗，醒后方觉的一种病证。正常小儿 1 岁后白天已渐渐能控制小便，若 5 岁以后夜间仍不能自主控制排尿而经常尿床，就是遗尿症。本病多见于 10 岁以下的儿童，有明显的家族遗传倾向。遗尿症可分为原发性和继发性，但以原发性为多。原发性遗尿无器质性病变。继发性遗尿多由全身性疾病或泌尿系疾病所致。常见的全身性疾病有糖尿病、尿崩症、智力低下、神经精神创伤等。泌尿系疾病如膀胱炎、尿道炎、蛲虫病等。

一、病因病机

（一）西医学认识

遗尿病因复杂，包括发育延缓、睡眠不正常、遗传因素、精神因素以及器质性尿路病变。绝大多数遗尿患儿没有必须治疗的精神疾病、神经异常或泌尿系疾病。一个患儿可能有多个发病因素，因此很难以一个病因来解释，遗尿症的原因常难以确定。

（二）中医学认识

1. 下元虚寒，肾气不足

小儿因先天禀赋不足，或病后失调，素体虚弱导致肾气不足，下元虚冷，则膀胱失其温养，气化制约功能失调，或肾阳不足，闭藏失职，膀胱失约，而遗尿。正如《张氏医通·遗尿》中所说："膀胱者，州都之官，津液藏焉。卧则阳气内收，肾与膀胱之气虚寒，不能约制，故睡中遗尿。"陈复正在《幼幼集成·小便不利证治》中也说："睡中自出者，谓之尿床，此皆肾与膀胱虚寒也。"

2. 脾肺气虚，膀胱失约

若大病久病，或病后失调，以致肺脾气虚，肺气虚则治节不行，肃降无权，则肾水终不能摄，故决渎失司，膀胱不约，津液失藏，脾气虚则不能散津于肺。如清代沈金鳌在《杂病源流犀烛·遗溺》中所说："缘肺主气以下降生水，输于膀胱，肺虚则不能为气化之主，故溺不禁也。"

3. 肝经湿热，火热内迫

肝主疏泄，能疏达气机，通利三焦，调摄水道。若因湿热之邪蕴郁肝经，或饮食所伤，脾胃湿热积滞，郁扰肝经，均可导致肝疏泄失调，湿热郁而化火，火热内迫，下注膀胱，则膀胱失约，发为本病。

4. 心肾失交

心神不宁，水火不济，故夜梦纷纭，梦中遗尿，或欲醒而不能，小便自遗，或痰湿素盛，熟睡不醒，呼叫不应，也常遗尿。

二、临床诊断

（一）辨病诊断

1. 诊断要点

应了解患儿遗尿情况，了解有无排尿困难、尿频、尿急和尿线粗细等情况，了解患儿家庭成员及近亲有无遗尿病史。

2. 相关检查

（1）体格检查　应全面进行体格检查，骶尾部注意检查有无脊膜膨出或脂肪瘤等。外生殖器应检查有无病变或畸形。神经系统检查时应注意患儿步态、下肢活动有无异常。

（2）尿常规、尿培养　可以明确有无泌尿系感染。

（3）泌尿系检查　是否做泌尿系检查应视情况而定。对仅有夜间遗尿而无感染者不需做进一步检查。有尿路感染或神经性病变者需做全面的尿路检查。男性可做静脉尿路造影和排尿期膀胱尿道造影以排除尿路梗阻、畸形、尿潴留等。女性静脉尿路造影如发现有重复肾，需进一步检查会阴部有无异位输尿管开口。

（4）X线平片　可以观察有无先天性脊柱裂等病变。

（二）辨证诊断

1.下元虚寒

（1）临床证候　睡中经常遗尿，数量多，次数频，多则一夜数次，醒后方觉，神疲乏力，面色苍白，肢凉怕冷，下肢无力，腰腿酸软，平时小便清长，舌淡苔白，脉象沉细或沉迟。

（2）辨证要点　腰腿酸软，小便清长，脉象沉细或沉迟。

2.脾肺气虚

（1）临床证候　睡中遗尿，量不多但次数较频，身体乏力，少气懒言，面色苍黄，食欲不振，大便溏稀，常自汗出，舌质淡或胖嫩，舌苔薄，脉弱。

（2）辨证要点　身体乏力，面色苍黄，大便溏稀，舌质淡或胖嫩，脉弱。

3.肝经湿热

（1）临床证候　睡中遗尿，尿量不多，次数亦较少，但尿味腥臊难闻，尿色黄，平时性情急躁，易怒易烦，或夜间梦呓磨齿，夜卧易惊，唇红舌红，苔黄或黄腻，脉滑数有力。

（2）辨证要点　尿味腥臊难闻，舌苔黄或黄腻，脉滑数有力。

三、鉴别诊断

西医学鉴别诊断

1.尿失禁

遗尿症与尿失禁均有排尿异常。但遗尿症常为睡中遗尿，醒后方觉。尿失禁是指尿液不自主从尿道流出，白天清醒时经常发生，夜间可有遗尿，多继发脊髓病变、泌尿系畸形、泌尿系感染、尿动力异常、神经系统疾病等，不难鉴别。

2.神经性尿频

遗尿症与神经性尿频均有排尿量多、尿次频。但遗尿症常为睡中遗尿，多则一夜数次，醒后方觉。神经性尿频的特点是患儿在白天尿频、尿急，入睡后尿频消失，与遗尿迥然有别。

四、临床治疗

（一）提高临床疗效的要素

（1）明确遗尿的病因，尽早解除。

（2）了解遗尿的程度，给予对症处理。

（二）辨病治疗

治疗包括服用药物及改变生活习惯，如傍晚时限制液体摄入，夜间唤醒小儿排尿等。

1.遗尿报警器

遗尿报警器使用方便，安全有效。将尿湿感应器放在床单上，孩子一尿湿，警铃即报警叫醒孩子排尽余尿通过这样反复训练使孩子能感受到尿意，自觉醒来排尿。遗尿报警系统已被证明是原发性夜间遗尿最有效的治疗方法

2.行为疗法

改变小儿遗尿的不良习惯需要小儿、家长和医生的共同努力。建立合理的生活习惯，如每日饮水量的分配，上下午各占40%，晚间占20%。傍晚后不要让小儿过于兴奋，树立"遗尿症是可以治愈"的信心。有的家长打骂责备儿童，试图用惩罚恐吓的手段达到杜绝遗尿的目的，但这样只会起到相反作用。让小儿入睡前排尿，夜间唤醒小儿起床排尿1~2次，如果发现小儿在睡梦中多次翻转扭身，表明有排尿预兆，应及时唤醒小儿起床排尿。

3. 药物治疗

抗胆碱药可增加功能性膀胱容量。这类药物可减少膀胱的无抑制收缩，故可能对尿流动力学紊乱所致的遗尿症有效。入睡前口服碘化钾及溴丙胺太林，如白天也有尿频、尿急，可每日服用3次，症状改善后维持1~2个月，然后逐渐减少次数至停药。甲氯芬酯是治疗遗尿症最常用的药，约50%遗尿症可经甲氯芬酯治愈，15%~20%患儿有进步，但停药后60%患儿可能会复发。甲氯芬酯对膀胱体有抗胆碱能和抗平滑肌收缩作用。甲氯芬酯的用法是每日1次，常用于睡前服用，如尿床时间早则宜下午给药，5~8岁患儿用25mg，超过8岁患儿用50mg。过量用药可引起低血压、呼吸窘迫及惊厥，故药物需放在小儿拿不到的地方以免误服。

（三）辨证治疗

1. 辨证论治

（1）下元虚寒

治法：温补肾阳，固涩止遗。

方药：菟丝子散加减。菟丝子，肉苁蓉，附子，补骨脂，益智仁，桑螵蛸，五味子，山药，鸡内金，乌药。

加减：若伴有痰浊内蕴、困睡不醒者加胆南星、石菖蒲、远志、郁金；若伴食欲缺乏、便溏者加党参、白术、茯苓、山楂。

（2）脾肺气虚

治法：健脾益气，升阳固摄。

方药：补中益气汤合缩泉丸加减。黄芪，人参（党参），白术，炙甘草，当归，陈皮，升麻，柴胡，生姜，大枣。

加减：若困睡不醒者加石菖蒲、远志、麻黄；若大便溏泻者加炮姜。

（3）肝经湿热

治法：泻肝清热，利湿止遗。

方药：龙胆泻肝汤加减。龙胆草，栀子，黄芩，木通，泽泻，车前子，柴胡，

甘草，当归，生地黄。

加减：若夜卧不宁、夜惊者加黄连、连翘、木通、茯苓；若睡困不醒者加石菖蒲、远志、木通、琥珀。

2. 外治疗法

（1）针刺治疗　针刺夜尿点，此穴在掌面小指第二指关节横纹中点处，主治遗尿及夜间尿频。每次需留针15分钟，隔日一次，7次为1个疗程。

（2）灸法　取百会、关元、中极、三阴交穴，针后加灸，每日一次。

（3）贴敷法　连须葱白3根，生硫黄末3g。先将葱白捣烂，加入硫黄末捣匀，睡前置药于脐部，外用油纸、纱布覆盖，胶布固定。每晚贴敷1次，晨起取出，7天为1个疗程。

3. 成药应用

（1）桑螵蛸散　用于心肾两虚，肾关不固，心神失养之遗尿，每次3~6g，每日2次，口服。

（2）缩泉丸　用于下元虚寒之轻证，每次3g，每日2~3次，口服。

五、预后转归

大多数遗尿患儿，经适当治疗调养，一般可以得到治愈，预后良好。

六、预防调护

（一）预防

（1）自幼儿期开始，培养按时排尿的良好习惯及合理的生活卫生习惯。

（2）白天不使小孩游玩过度，以免疲劳贪睡。夜间睡眠时，保持侧卧位。

（二）调护

（1）每日晚餐及晚餐后，注意控制饮水量，少喝水。

（2）临睡前令小孩排空小便，入睡后

注意患儿遗尿时间，按时唤醒排尿，逐渐养成自行排尿的习惯。

（3）对遗尿患儿，要耐心教育，鼓励患儿消除怕羞和紧张情绪，建立起战胜疾病的信心。

（4）积极治疗各种原发疾病，加强锻炼，增强体质。

主要参考文献

［1］土冬梅. 麻黄汤治疗小儿遗尿症的临床效果［J］. 临床医学研究与实践，2020，5（13）：140-141.

［2］李军祥，杜赟鹏，余鹏. 小儿遗尿症的心理病因及治疗思想探析［J］. 健康研究，2020，40（1）：44-47.

［3］杨广文. 针灸在小儿遗尿治疗中的应用［J］. 临床医药文献电子杂志，2019，6（80）：27.

［4］胥文娟，肖红，杨江霞，等. 针刺配合推拿治疗小儿遗尿症32例临床观察［J］. 甘肃中医药大学学报，2017，34（5）：64-66.

［5］王仲易，杜可，李晨，等. 中医儿科临床诊疗指南·小儿遗尿症（修订）［J］. 中医儿科杂志，2018，14（1）：4-8.

［6］梁倩玉，马战英，邹姒妮. 醋酸去氨加压素联合缩泉胶囊治疗儿童遗尿症临床研究［J］. 实用中医药杂志，2022，38（6）：940-941.

［7］吴颖，刘娜娜，刘智艳. 中医治疗儿童遗尿症近十年研究概况［J］. 新疆中医药，2017，35（5）：137-139.

第十章　围生期泌尿系疾病

第一节　围生期肾绞痛与肾积水

围生期肾绞痛多由结石、血块等对肾盂和输尿管造成机械性刺激、尿路梗阻、痉挛、感染引起，是泌尿外科常见急症，本病发作急骤，病势凶猛，患者往往难以忍受。妊娠期尿路结石发病率为1/1500，经产妇输尿管结石发生风险比初产妇高2倍，90%发生于妊娠中晚期，且左右两侧输尿管结石发病率大致相同。围生期肾盂积水从广义上讲是由于尿路梗阻造成的肾实质功能改变，常被称为肾积水。肾积水是妊娠时的一种常见病理状态，最易发生在右侧肾盂。

一、病因病机

（一）西医学认识

围生期出现肾绞痛与肾积水，常见原因如下。①尿路梗阻，主要是肾或输尿管结石，据报道，肾结石患者中15%~50%发生肾绞痛，输尿管结石患者中50%~90%患者发生肾绞痛。②围生期孕妇体内分泌的大量雌、孕激素，雌激素使输尿管肌层增厚，孕激素则使输尿管扩张及平滑肌张力降低，导致蠕动减弱，尿流减慢，加上逐渐增大的子宫在骨盆入口处压迫输尿管，肾盂和输尿管中尿液积聚可产生生理性肾盂积水，且常伴有尿路感染，易于形成尿路结石。

（二）中医学认识

本病多因结石或瘀血（血块）堵塞肾和输尿管所致，因而归入中医学"腰痛""淋证""寒厥"的范畴，其病位在肾。而结石与瘀血的形成，与肾虚导致的膀胱气化失常，下焦湿热蕴结等因素有关。外感湿热之邪，或多食辛热肥甘之品，或嗜酒太过，酿成湿热，蕴结于下焦，膀胱气化不利，煎熬尿液，日积月累，尿中杂质结为砂石，气机不利，水道不通，不通则痛。在《诸病源候论》中说："肾主水，水结则化石，故肾客砂石。"《丹溪心法》中说："诸淋所发，皆肾虚而膀胱生热也。"及《素问·举痛论》中说："寒气入经而稽迟，泣而不行，客于脉外则血少，客于脉中则气不通，故卒然而痛。"这些理论归纳了本病的基本病机是本虚标实，本虚责之于脏腑虚损且以肾阳虚弱为主，标实责之于湿热、寒凝、气滞、血瘀。

二、临床诊断

（一）辨病诊断

1.诊断要点

（1）绞痛　患侧腰部突然发生剧烈刀割样疼痛，沿输尿管走行区向下腹部、腹股沟、大腿内侧、阴唇部位放射。一般持续数分钟，亦可长达数小时，可伴有恶心、呕吐、面色苍白、全身出冷汗。患者坐卧不安、呻吟不止甚至翻滚，严重者可以出现脉搏细速、血压下降等休克表现，疼痛可反复发作，剧烈疼痛后可转为钝痛持续数日之久，病因解除后可缓解。

（2）血尿　肾绞痛发作时常伴有血尿，严重者可伴有肉眼血尿，通常是疼痛和血尿相继出现。

（3）其他　肾绞痛发作时，可伴有尿频、尿急、腹痛、腹胀、便秘等症状，易误诊为尿潴留、肠梗阻等，疼痛缓解后，上述症状随即消失。

2. 相关检查

（1）体格检查 患侧肾区有明显压痛及叩击痛，输尿管走行区有压痛。大的结石性肾盂积水可能在腹部触到，但膨大的妊娠子宫使得腹部触诊受到限制。

（2）尿常规检查 可见红细胞、白细胞与上皮细胞，中段尿培养可发现致病菌。

（3）超声检查 在肾脏内或输尿管区见到浓密的强光点或强光团，此为结石存在的特征。结石越大，光团与声影越清晰，当结石伴有积水时，可兼有肾盂积水的声像图特点。

（二）辨证诊断

1. 湿热瘀滞

（1）临床证候 妊娠期间，腰痛突然发作，伴血尿，小腹拘急引痛，尿频，尿急，大便干结，面色苍白，出冷汗，恶心，呕吐，苔黄腻，脉弦数或滑数。

（2）辨证要点 妊娠期间，腰痛，小腹均急引痛，恶心，呕吐，苔黄腻，脉弦数或滑数。

2. 气滞血瘀

（1）临床证候 妊娠期间，腰腹胀痛或刺痛，有时绞痛，小便尿血，滴沥不畅，甚至排出困难，舌质多暗红或见瘀点，苔黄，脉弦紧或缓涩。

（2）辨证要点 妊娠期间，腰腹部疼痛明显，小便尿血，舌暗红，苔黄，脉弦。

3. 脾肾两虚

（1）临床证候 妊娠期间，腰部胀痛或绞痛，形寒肢冷，心悸自汗，面色苍白，精神倦怠，腹胀纳呆，舌苔薄白，脉细弦。

（2）辨证要点 妊娠期间，腰腹疼痛，精神倦怠，疲乏无力，舌苔薄白，脉细弦。

4. 肾虚

（1）临床证候 妊娠腰部酸胀，小便频数不畅，甚则闭而不通，腰膝酸软，畏寒肢冷，舌淡，苔薄润，脉沉滑无力。

（2）辨证要点 腰腹酸胀，腰膝酸软，小便不利，舌淡，苔薄润，脉沉滑无力。

5. 气虚

（1）临床证候 妊娠期间，腰部酸胀疼痛，坐卧不安，面色㿠白，神疲倦怠，头重眩晕，舌淡，苔薄白，脉虚缓滑。

（2）辨证要点 妊娠腰部酸胀疼痛，精神倦怠，舌淡，苔薄白，脉虚缓滑。

三、鉴别诊断

西医学鉴别诊断

1. 急性阑尾炎

妊娠早期发生急性阑尾炎比较容易做出诊断，但在妊娠中、晚期，急性阑尾炎症状和体征很不典型，易与尿路结石引起的疼痛相混淆。急性阑尾炎的疼痛表现为转移性右下腹疼痛，尿路结石引起的疼痛表现为患侧腰部突然发生剧烈的刀割样疼痛，沿输尿管走行区向下腹部、腹股沟、大腿内侧阴唇部位放射。进行泌尿系彩超检查可明确诊断。

2. 胆石症

胆石症多在饱餐或进高脂肪餐后数小时内发作，疼痛多在中上腹部或右上腹，常放射至右肩胛处或右肩部。尿路结石引起的疼痛为患侧腰部突然发生剧烈的疼痛，沿输尿管走行区向下腹部放射。根据疼痛特点结合彩超检查可以明确诊断与鉴别。

四、临床治疗

（一）提高临床疗效的要素

（1）完善相关检查，明确诊断，选择合适的治疗方案。

（2）把握外科干预指征，果断进行外科处理。

（二）辨病治疗

无症状和无并发症的肾绞痛与肾积水。应保守治疗，等待观察，严密随访。对于有症状合并泌尿系感染者，除进行解痉、镇痛等保守治疗外，应该合理应用抗生素抗感染治疗。对于妊娠结石患者，保持尿流通畅是治疗的主要目的，可逆行放置输尿管支架。许多研究认为利用输尿管支架进行内引流，方法简单、安全有效，可迅速减轻输尿管梗阻，缓解症状，使妊娠得以继续。

（三）辨证治疗

1. 辨病论治

（1）湿热瘀滞

治法：清热利湿，行气止痛。

方药：石韦散加减。石韦，冬葵子，瞿麦，滑石（包），金钱草，海金沙（包），王不留行，琥珀，桃仁，川牛膝。

加减：有尿血者加大蓟、小蓟、白茅根；体实而瘀滞明显者，酌加行气活血化瘀药，如川芎、红花、赤芍等。

（2）气滞血瘀

治法：化瘀通络，理气疏滞。

方药：少腹逐瘀汤加减。当归尾，川芎，蒲黄，五灵脂，冬葵子，沉香，小茴香，延胡索，乳香，没药，金钱草。

加减：偏于阳虚者加肉桂、附片、补骨脂；偏于肾阴虚者加熟地黄、墨旱莲、鳖甲等。

（3）脾肾两虚

治法：益肾补虚，温通止痛。

方药：济生肾气丸加减。熟地黄，山药，山茱萸，茯苓，泽泻，黄芪，肉桂，熟附片，川牛膝，车前子（包），木香，乌药。

加减：对持续疼痛不缓解者可加延胡索、路路通等。

（4）肾虚

治法：温肾补阳，化气行水。

方药：肾气丸加减。生地黄，山药，山茱萸，泽泻，茯苓，桂枝，巴戟天，菟丝子。

（5）气虚

治法：补中益气，升降举胎

方药：益气导溺汤。党参，白术，扁豆，茯苓，桂枝，炙升麻，桔梗，通草，乌药。

2. 外治疗法

针刺疗法：体针治疗肾绞痛最常见的穴位有肾俞、京门、志室、足三里、三阴交、阴陵泉、太溪、照海、太冲。针刺时以提插捻转泻法为主，中强刺激，一般留针 10~40 分钟。

五、预后转归

妊娠期肾绞痛及时治疗多能缓解疼痛，避免对母体和胎儿的影响。肾盂积水的患者仅有小部分发展为病理性扩张肾积水，多在分娩后缓解。若得不到及时处理，肾积水严重可导致肾功能受损。

六、预防调护

（一）预防

（1）可使孕妇左侧卧位，减轻子宫右旋转，从而减少肾盂、输尿管受压。

（2）多饮水，适当活动以减少结石的形成。

（二）调护

（1）注意休息，避免过度活动。

（2）清淡饮食，多吃蔬菜水果，忌辛辣油腻食物，保持大便通畅。

主要参考文献

[1] 韩丽霞，白晓旭，张红，等. 韩臣子"调

中法"治疗石淋294例临床疗效分析［J］. 世界中西医结合杂志，2019，14（3）：429-432.

［2］韩红梅，袁建平，徐怀志，等. 徐怀志运用益气排石汤加减治疗石淋经验，［J］. 中国民族民间医药，2018，27（19）：73-75.

［3］徐巍，赖德辉，盛明，等. 妊娠期顽固性肾绞痛的腔内处理［J］. 中华腔镜泌尿外科杂志，2020，14（4）：266-269.

第二节　围生期泌尿系感染

尿频、尿急、尿痛是泌尿系感染的常见症状，尤其多见于下尿路感染。临床上围生期妇女出现菌尿的发生率为4%~6%。围生期泌尿系感染如未经治疗，孕妇的早产率和围生期死亡率会升高。

一、病因病机

（一）西医学认识

正常妊娠期，肾小球滤过率增加了30%~50%，受黄体酮和子宫压迫的影响，引起输尿管积水。妊娠期尿路感染的发病率明显高于非妊娠期，可能会造成流产、早产、死胎、败血症，甚至诱发急性肾衰竭。

（二）中医学认识

本病在中医中属"妊娠小便淋痛""子淋""妊娠小便难"的范畴。本病最早见于《金匮要略·妇人妊娠病脉证并治》中，书中有"妊娠小便难"和"当归贝母苦参丸主之"的记载，但对其病因病理未加详尽论述。隋代巢元方在《诸病源候论》中首载"子淋"一名，并明确指出本病病位在肾与膀胱，还论述了二者间的关系和淋证的发病机制，如"淋者，肾虚膀胱热故也，肾虚不能制水，则小便数也，膀胱热则水行涩，涩而且数，淋沥不宣"。妊娠小便淋痛发生是由"妊娠之人，胞系于肾，肾患虚热成淋"，病本在肾虚，病之标在膀胱有热，此观点为后世医家所推崇，对本病的治疗具有指导意义。

（1）心火偏亢　平素机体阳气偏盛，或嗜食辛辣之品蕴生内热，又兼孕后阴血下聚供养胎元而失于上承，以致心火偏亢。心与小肠相为表里，心经之火，移热于小肠，传入膀胱，津液内灼，气化失常，水道不畅，故可见尿频、尿急、尿痛。若失治则热盛耗阴又易转化为虚热子淋。

（2）湿热下注　生活失摄，洗浴不洁，湿热之邪内侵于膀胱，或因恣食膏粱厚味而酿生湿热，或脾虚湿盛，郁久化热，或肝经湿热下注流于膀胱。孕期失于慎戒，致湿热之邪内侵，蕴结于膀胱，州都失司，遂发子淋。日久不愈则津液内伤，以致虚实夹杂。

（3）阴虚　素体阴亏，孕后血聚胎元，阴津愈虚，或食辛辣太过，更伤阴分，虚热内生，热灼于膀胱。肾阴亏虚，相火亢盛，脏病及腑，移热于膀胱，热灼津液，致水道不利故小便淋漓涩痛。病势虽轻，但因为热灼不解则阴亏日甚，所以缠绵难愈。

二、临床诊断

（一）辨病诊断

1. 诊断要点

下尿路感染症状包括尿频、尿急、尿痛、耻骨上区不适和腰骶部疼痛，可有肉眼血尿。上尿路感染患者除了排尿症状外，多以全身症状就诊，包括寒战、发热、腰痛、恶心、呕吐等。

2. 相关检查

（1）体格检查　急性膀胱炎患者可有耻骨上区压痛，但缺乏特异性。肋脊角压痛对肾盂肾炎的诊断特异性高。

（2）彩超　可发现泌尿系病变，如囊肿、结石、肾积水或输尿管扩张等。

（二）辨证诊断

1. 心火偏亢

（1）临床证候　孕妇小便频数，艰涩而痛，小腹拘急，尿少色深黄或黄赤，伴见面赤心烦，甚者口舌生疮，舌尖红，苔黄而干，脉细滑数。

（2）辨证要点　孕妇小便频急疼痛，小腹拘急，尿少黄赤，舌红，苔黄，脉细滑数。

2. 湿热下注

（1）临床证候　孕妇小便频数而急，尿黄赤，艰涩不利，灼热刺痛，伴见面色垢黄，口干不欲饮，胸闷纳少，舌红苔黄腻，脉滑数。

（2）辨证要点　孕妇小便频数而急，灼热刺痛，尿黄赤，舌红，苔黄腻，脉滑数。

3. 阴虚

（1）临床证候　妊娠数月，小便频数淋漓，灼热刺痛，尿液量少，色深黄，伴见形体消瘦，两颧潮红，午后潮热，手足心热，心烦不寐，大便干结，舌红，苔薄黄而干，脉细滑数。

（2）辨证要点　妊娠数月，小便频数，灼热刺痛，色深黄，舌红，苔薄黄而干，脉细滑数。

三、鉴别诊断

（一）西医学鉴别诊断

1. 肾结核

肾结核患者尿频、尿急、尿痛症状更为突出，一般抗感染治疗无效，尿沉渣可找到抗酸杆菌，而普通细菌培养为阴性。结核菌素试验阳性，血清结核菌抗体测定阳性。静脉肾盂造影可发现肾结核X线征，

部分患者可有肾外结核，可资鉴别。但要注意肾结核常可与尿路感染并存。尿路感染经抗感染药物治疗后，仍残留有感染症状或尿沉渣异常者，应高度注意肾结核的可能性。

2. 尿道综合征

患者虽有尿频、尿急、尿痛，但多次检查均为无症状性细菌尿，可资鉴别。感染性尿道综合征最常见，患者有白细胞，是一种性病，患者常有不洁性交史，由解脲支原体、沙眼衣原体、淋球菌或单纯疱疹病毒等引起。根据有无细菌尿和治游史可明确诊断与鉴别。

（二）中医学鉴别诊断

1. 转胞

转胞即妊娠小便不通，虽可见小便不利，或尿频量少，但无尿道涩痛之感，而是以膀胱中尿液潴留小腹胀急为主症，每日尿总量明显减少。尿常规检查一般无明显异常。子淋则以尿少、尿频、尿痛为主症，尿常规可见白细胞增多，还可有红细胞出现。

2. 妊娠遗尿

妊娠遗尿虽也有尿意频数、滴沥不尽，但无小便困难、尿涩痛和小腹拘急感，只是小便不能控制而自行排出，即自遗而不觉之，尿常规检查无异常。而子淋尿频、尿急、尿淋漓外，还有尿中涩痛和小腹拘急之症，尿常规检查可发现明显异常。

四、临床治疗

（一）提高临床疗效的要素

（1）完善相关检查，明确诊断。

（2）根据细菌培养结果，合理应用抗生素。

（3）中医治疗本病，重在辨证论治。

（二）辨病治疗

1. 围生期患者抗感染药物的应用

（1）无症状性细菌尿：建议根据药敏试验结果给予5~7天抗感染药物治疗，治疗后1~4周再行尿培养检查，了解治疗效果。

（2）急性膀胱炎　推荐根据尿培养和药敏试验结果给予7天抗感染药物治疗，如果来不及等待药敏试验结果可给予二代头孢菌素、三代头孢菌素、阿莫西林、呋喃妥因或磷霉素治疗。治疗1周后应再行尿培养检查了解治疗效果。若反复发作急性膀胱炎推荐每日睡前口服头孢呋辛125~250mg或呋喃妥因50mg直至产褥期，以预防复发。

（3）急性肾盂肾炎　推荐根据尿培养、血培养及药敏试验结果给予抗感染药物静脉输液治疗，如果来不及等待药敏试验结果可选择二代头孢菌素、三代头孢菌素、β-内酰胺酶抑制剂治疗。待症状好转后应继续口服抗感染药物至少14天。

2. 注意事项

（1）对胎儿有致畸或明显毒性的药物，如四环素类、喹诺酮类等，妊娠期避免应用。

（2）对母体和胎儿均有毒性作用的药物，如氨基糖苷类、万古霉素等，妊娠期避免应用。确有应用指征时，须在血药浓度监测下使用，以保证用药安全有效。

（三）辨证治疗

1. 辨证论治

（1）心火亢盛

治法：清心泻火，润燥通淋。

方药：导赤散。生地黄，木通，淡竹叶，甘草梢。

加减：如口干少津者可加玄参、麦冬；小便热痛甚者可酌加山栀子、金钱草、车前草；尿中带血者酌加大蓟、小蓟、白茅根、藕节；口舌生疮者酌加牡丹皮、黄连。

（2）湿热下注

治法：清热利湿通淋。

方药：加味五淋散。焦栀子，赤茯苓，当归，白芍，黄芩，甘草梢，生地黄，泽泻，车前子，木通，滑石。

（3）阴虚

治法：滋阴润燥，通淋。

方药：知柏地黄汤。熟地黄，山茱萸，山药，牡丹皮，茯苓，泽泻，知母，黄柏。

加减：若小便灼热疼痛者加麦冬、五味子、车前草。

2. 外治疗法

中药外敷：苦参，黄柏，石韦，瞿麦，蒲公英，小蓟，土茯苓，车前草，冰片。除冰片外，其余药物用纱布包严，冷水浸泡1小时，煮沸15分钟，提出药包，取冰片适量溶入，待药液不烫时即可洗敷外阴，至药冷弃之。每次洗后卧床休息30分钟为宜，每日1剂。

五、预后转归

淋证的预后，往往与其类型和病情轻重有关，一般来说，淋证初起多较易治愈，但少数热淋、血淋可发生湿热弥漫三焦，热毒陷入营血，出现高热、神昏、谵语等重危症状。淋证日久不愈或反复发作，可以转为劳淋，导致脾肾两虚，甚至脾肾衰败，肾亏肝旺，肝风上扰，而出现头晕肢倦、恶心呕吐、不思纳食、烦躁不安、昏迷抽搐等症状。淋证日久，尿血绵绵不止，患者面色憔悴，形体瘦削，此乃气滞血瘀，进而可能形成癥积。

六、预防调护

（一）预防

（1）劳逸适度，勿过久蹲、久站，经常取左侧卧位。

（2）保持心情愉快，防止木郁化火，克犯脾土致生湿热。

（3）忌食辛辣甘腻之物，以防助湿生热，伤耗阴精。

（4）注意保持外阴清洁，采用正确的便后擦肛门方式（由前向后擦）。

（5）房事有节，防止病邪乘机侵入及肾气耗损。

（二）调护

（1）体位　尿路刺激症状明显或伴发热血尿者，应卧床休息。多取左侧卧位，有利于减少妊娠子宫对输尿管、膀胱的压迫，使尿液引流通畅。

（2）多饮水及时排尿　应鼓励孕妇多饮水，饮水量不足可输液补充水分，使尿量保持在 2L 以上，对尿路可起到冲洗引流作用。

主要参考文献

［1］张澍. 妊娠期尿路感染的危险因素分析及预防对策［J］. 中华医院感染学杂志，2013（14）：3430-3432.

［2］常德辉，王振，李明国，等. 妊娠合并泌尿系感染的临床治疗效果分析［J］. 山西医药杂志，2016，45（19）：2273-2275.

第十一章　尿失禁

尿失禁指膀胱不能维持其排尿的功能，使尿液不自主流出的现象。该病以女性常见，女性尿失禁最常见的类型是压力性尿失禁，打喷嚏、咳嗽或运动时，腹压增高，尿液不自主地自尿道外口漏出。本章重点介绍压力性尿失禁。男性尿失禁少见，常见于某些外科疾病或外伤等引起的后遗症。

压力性尿失禁相当于中医所称的"膀胱咳"的范畴，《素问·咳论》："膀胱咳状，咳而遗溺。"

一、病因病机

（一）西医学认识

7%左右的女性有明显的尿失禁症状，其中约50%的女性为压力性尿失禁。

1. 较明确的相关因素

（1）年龄　随着年龄增长，女性尿失禁的发病率逐渐增高，高发的年龄为45~55岁。随着年龄增长出现的盆底肌松弛、雌激素减少和尿道括约肌退行性变等都与尿失禁有关。一些老年常见疾病，如慢性肺部疾患、糖尿病等，也可能促使尿失禁的发生。

（2）生育　生育的次数、初次生育年龄、生产方式、胎儿的大小及妊娠期间尿失禁的发生率均与产后尿失禁的发生有显著的相关性。生育的胎次与尿失禁的发生成正相关性；初次生育年龄在20~34岁之间的女性，其尿失禁的发生与生育的相关度高于其他年龄段；生育年龄过大者，尿失禁发生的可能性较大；经阴道分娩的女性比剖宫产的女性更容易发生尿失禁；行剖宫产的女性比未生育的女性发生尿失禁

的危险性大；使用助产钳、吸胎器和缩宫素等加速产程的助产技术同样有增加尿失禁的可能性；大体重胎儿的产妇发生尿失禁的危险性较高。

（3）盆腔脏器脱垂　压力性尿失禁和盆腔脏器脱垂紧密相关，两者常伴随存在。盆腔脏器脱垂患者盆底平滑肌纤维变细、结缔组织纤维化和肌纤维萎缩都可能与压力性尿失禁的发生有关。

（4）肥胖　肥胖女性发生压力性尿失禁的概率较大，减肥可降低尿失禁的发生率。

（5）创伤　尿失禁常是某些外科疾病或外伤等引起的后遗症。

（6）种族和遗传因素　压力性尿失禁患者有明显的遗传相关性。白人女性尿失禁的患病率高于黑人女性。

2. 可能相关的危险因素

（1）子宫切除术　子宫切除术后若发生压力性尿失禁，一般都在术后半年至1年内。手术技巧及手术切除范围可能与尿失禁的发生有一定关系。

（2）吸烟　有资料显示吸烟者发生尿失禁的比例高于不吸烟者，可能与吸烟引起的慢性咳嗽和胶原纤维合成减少有关。

（3）体力活动　高强度体育锻炼可能诱发或加重尿失禁。

其他可能的相关因素有便秘、肠道功能紊乱、咖啡因摄入等。

3. 病理生理机制

（1）膀胱颈及近端尿道下移　正常情况下，在腹压增加引起膀胱压增加的同时，腹压可同时传递至尿道，增加尿道关闭能力，以防止压力性尿失禁的发生。各种原因引起盆底肌肉及结缔组织退变、受损，

导致膀胱颈及近端尿道下移，增高的腹压仅传递至膀胱而较少传递至尿道，以致尿道压力不能同步升高，从而引起尿失禁。

（2）尿道黏膜的封闭功能减退　正常尿道黏膜皱襞有密封垫作用，可以防止尿液的渗漏。随着年龄的增长，尿道黏膜萎缩变薄、弹性下降，可导致其封闭功能减退。尿道炎及尿道损伤等原因造成尿道黏膜广泛受损，导致黏膜纤维化，也可能使尿道黏膜的封闭功能减退或消失。

（3）尿道固有括约肌功能下降　尿道平滑肌、尿道横纹肌、尿道周围横纹肌功能退变及受损，导致尿道关闭压下降。

4. 分类

（1）压力性尿失禁　压力性尿失禁是当腹压增加时（如咳嗽、打喷嚏、上楼梯或跑步时）即有尿液自尿道流出。严重程度分为轻、中、重三度。轻度：一般活动及夜间无尿失禁，腹压增加时偶发尿失禁，不需要佩戴尿垫。中度：腹压增加和起立活动时，有频繁的尿失禁，需要佩戴尿垫生活。重度：起立活动或卧位体位变化时即有尿失禁，严重地影响患者的生活及社交活动。根据腹压漏尿点压（ACPD）分型可分为三型，包括 I 型（ $\geq 90\,\text{cmH}_2\text{O}$ ）、II 型（ $60\sim90\,\text{cmH}_2\text{O}$ ）和III型（ $\leq 60\,\text{cmH}_2\text{O}$ ）。

（2）充溢性尿失禁　又称假性尿失禁，指膀胱功能完全失代偿，膀胱过度充盈造成尿不断溢出。这是由于下尿路有较严重的机械性（如前列腺增生）或功能性梗阻引起慢性尿潴留，当膀胱内压上升到一定程度并超过尿道阻力时，尿液不断地自尿道中滴出。

（3）急迫性尿失禁　急迫性尿失禁可由急性膀胱炎等强烈的局部刺激引起，男性尿失禁患者有十分严重的尿频、尿急症状。由于强烈的逼尿肌无抑制性收缩而发生尿失禁。通常继发于膀胱严重感染后。

（4）真性男性尿失禁　又称完全性尿失禁，指尿液连续从膀胱中流出，膀胱呈空虚状态。多由外伤、手术或先天性疾病，引起膀胱颈和尿道括约肌损伤。

（二）中医学认识

关于压力性尿失禁的病因，《素问·灵兰秘典论》中云："膀胱者，州都之官，津液藏焉，气化则能出矣。"压力性尿失禁多由先天禀赋不足、后天失养、外邪、年老体弱导致。其主要病机如下。

1. 肾阳虚

先天不足，禀赋素弱，或房劳伤肾，肾气虚弱，或年高肾气已衰，或久病伤肾，肾主封藏，肾主水，司膀胱开阖，肾气虚弱，封藏失职，不能制约膀胱，故发生尿失禁。如《诸病源候论》中所云"小便不禁者，肾气虚，下焦受冷也。肾主水，其气下通于阴，肾虚下焦冷，不能温制其水液，故小便不禁也。"

2. 肾阴虚

肾阴虚多见于中老年女性，由于年龄渐增，天癸渐竭，天癸属阴精，故见肾阴亏虚，不能滋润、濡养其他脏腑，摄纳无权，故见尿失禁。

3. 脾气虚弱

饮食不节，饥饱失常，或久病失养，接济无源，导致脾气虚弱，脾虚升举和固摄功能减退，气机下陷，故小便失禁。如《灵枢·口问》中所云"中气不足，溲便为之变"。

4. 肺气虚弱

咳喘久病，耗损肺气，或久病劳伤，耗气过多，损及肺气，或脾虚失运，水谷精微不能上荣于肺，肺气日虚，治节无权，故小便不禁。

5. 下焦蓄血

多孕、多产妇女，或产程过长，或难产，或下腹部手术、外伤，导致瘀血阻滞下焦，损伤膀胱，开阖不利，故见小便失禁。如《类证治裁·闭癃遗溺》中所云："产者不顺，致伤膀胱，或收生不慎，损破尿脬，皆能致小水失禁也。"

6. 湿热下注

外邪乘虚而入，入里化热，湿热互结，下注膀胱，气化失司，不能制约水液，故小便不禁。

二、临床诊断

（一）辨病诊断

1. 诊断要点

大笑、咳嗽、喷嚏或行走等导致腹压增加，出现尿液不自主地自尿道外口漏出，停止加压动作后尿流随即终止。有时候会伴随泌尿系其他症状，如血尿、排尿困难、尿路刺激症状、下腹不适、腰部不适等。

2. 相关检查

（1）全身体检　神经系统检查包括下肢肌力、会阴部感觉、肛门括约肌张力等；腹部检查时注意有无尿潴留体征。

（2）专科检查　外生殖器有无盆腔脏器膨出及膨出程度；外阴部有无长期感染所引起的异味、皮疹；双合诊了解子宫水平、大小和盆底肌收缩力等；肛门指诊检查有无直肠膨出。

（3）压力诱发试验　患者仰卧，双腿屈曲外展，在咳嗽或用力增加腹压时，观察尿液自尿道口漏出的情况，以及停止增加腹压后的漏尿情况。检查时应同时询问漏尿时或之前是否有尿急和排尿感，若有则可能为急迫性尿失禁或合并有急迫性尿失禁。

（4）膀胱颈抬举试验　患者截石位，先行压力诱发试验，若为阳性，则将中指及食指插入患者阴道，分别放在膀胱颈水平尿道两侧的阴道壁上，嘱患者咳嗽或做瓦尔萨尔瓦动作以增加腹压，有尿液漏出时用阴道内的手指向头腹侧抬举膀胱颈，

如漏尿停止，则为阳性。提示压力性尿失禁。试验时不要压迫尿道，否则会出现假阳性。

（5）膀胱镜检查　怀疑膀胱内有肿瘤、憩室和膀胱阴道瘘等疾病时，需要做此检查。

（6）侵入性尿流动力学检查　包括尿流率测定、尿道压力描记腹压漏尿点压测定、影像尿流动力学检查等。

（二）辨证诊断

1. 肾阳虚

（1）临床证候　小便不禁，畏寒肢冷，腰膝酸软或冷痛，女子白带清稀量多，舌淡苔白滑，脉沉细无力或迟缓。

（2）辨证要点　小便不禁，畏寒肢冷，舌淡苔白滑，脉沉细无力。

2. 肾阴虚

（1）临床证候　小便不禁、短赤、灼热，头晕耳鸣，腰膝酸软，五心烦热，口干咽燥，舌红少苔，脉弦细数。

（2）辨证要点　小便不禁，腰膝酸软，五心烦热，舌红少苔，脉弦细。

3. 脾气虚

（1）临床证候　小便不禁，倦怠无力，肢体困重，纳少便溏，少腹时有坠胀，舌淡或边有齿痕，苔白，脉迟缓或脉细无力。

（2）辨证要点　小便不禁，倦怠无力，舌淡苔白，脉迟缓。

4. 肺气虚

（1）临床证候　小便失禁，少气无力，动则汗出，劳累或剧烈咳嗽后诸症加重，舌淡苔白，脉虚弱无力。

（2）辨证要点　小便失禁，舌淡苔白，脉虚弱无力。

5. 下焦蓄血

（1）临床证候　小便滴沥不畅，时有失禁，小腹胀满疼痛或刺痛，痛处不移，可触及包块，或尿中带血，舌质紫暗，边

有瘀斑、斑点，脉细涩。

（2）辨证要点　小便失禁，小腹胀满疼痛，尿中带血，舌质紫暗，脉细涩。

6. 湿热下注

（1）临床证候　小便不禁，伴尿频，尿痛，口干口苦，烦热口渴，大便秘结，舌质红，苔黄腻，脉滑数。

（2）辨证要点　小便不禁，烦热口渴，大便秘结，舌质红，苔黄腻，脉滑数。

三、鉴别诊断

西医学鉴别诊断

1. 膀胱过度活动症

膀胱过度活动症指膀胱充盈时，逼尿肌非自主收缩引发尿频、尿急和紧迫性尿失禁，其症状与压力性尿失禁相似，但膀胱颈抬举试验阴性，膀胱尿道造影示膀胱尿道后角正常，尿流动力学检查示尿道压力正常，膀胱逼尿肌压增高，反射亢进。压力性尿失禁表现为膀胱颈抬举试验阳性，尿流动力学检查示尿道闭合压力下降。

2. 膀胱膨出

膀胱膨出有尿失禁病史，在下腹和会阴部有坠胀感，用力时阴道前壁膨出，膀胱尿道造影示尿道后角及尿道倾斜角均在正常范围内。压力性尿失禁患者膀胱尿道造影显示尿道后角及尿道倾斜角异常。

3. 尿漏

尿液通过尿道周围瘘孔滴出而不经尿道口流出，常见于输尿管异位开口、膀胱阴道瘘、输尿管阴道瘘等疾病，通过询问病史，详细体检，寻找漏尿的具体部位，一般不难鉴别。压力性尿失禁患者无异常瘘口或异位开口。

四、临床治疗

（一）提高临床疗效的要素

（1）明确尿失禁的分类和病因，尽早对症治疗。

（2）积极康复锻炼，定期复查，及时发现不利因素，积极处理。

（3）手术时仔细操作，避免损伤尿道括约肌。

（二）辨病治疗

1. 保守治疗

（1）盆底肌训练　适用于各种类型的压力性尿失禁。持续收缩盆底肌（提肛运动）2~6秒，松弛休息2~6秒，如此反复10~15次，每天训练3~8次，持续8周以上或更长。

（2）减肥　减轻体重有助于预防压力性尿失禁。

（3）戒烟　戒烟可能会缓解压力性尿失禁症状。

（4）阴道重锤训练　阴道内放入重物（20g或40g），为避免重物脱出需要加强盆底肌收缩，以训练盆底肌。

（5）电刺激治疗　电流反复刺激盆底肌肉，增加盆底肌的收缩力，抑制交感神经反射，降低膀胱活动度。

（6）磁刺激治疗　与电刺激治疗原理基本相似。可以有效改善患者的临床症状。

2. 药物治疗

药物治疗的主要作用原理在于增加尿道闭合压，提高尿道关闭功能，目前常用的药物有以下几种。

（1）选择性α₁肾上腺素受体激动剂　常用药物有米多君、甲氧明。通过激活尿道平滑肌 α_1 受体以及躯体运动神经元，增加尿道阻力。

（2）丙米嗪　通过抑制肾上腺素能神经末梢的去甲肾上腺素和5-羟色胺再吸收，增加尿道平滑肌的收缩力，并可以从脊髓水平影响尿道横纹肌的收缩功能，抑制膀胱平滑肌的收缩，从而缓解压力性尿失禁及急迫性尿失禁症状，增加尿道闭合压。

（3）β肾上腺素受体拮抗剂 通过阻断尿道β受体，增强去甲肾上腺素对α受体的作用，用于治疗压力性尿失禁。

（4）β肾上腺素受体激动剂 β肾上腺素受体激动剂可能是通过释放乙酰胆碱来加强尿道横纹肌的收缩能力，从而增加尿道张力，还可在储尿期抑制膀胱平滑肌收缩。可以有效地治疗压力性尿失禁，且效果优于盆底肌训练。

3. 手术治疗

（1）适应证 ①非手术治疗效果不佳或不能坚持，不能耐受，预期效果不佳的患者。②中重度压力性尿失禁，严重影响生活质量的患者。③生活质量要求较高的患者。④伴有盆腔脏器脱垂等盆底功能病变需行盆底重建的患者。

（2）经阴道无张力吊带术（TVT） 其治愈率在80%以上，TVT治疗复发性尿失禁时治愈率与原发性尿失禁相似。治疗混合性尿失禁的有效率为85%。对固有括约肌缺陷患者有效率达74%。并发症有膀胱穿孔、耻骨后血肿、排尿困难、切口延迟愈合、阴道穿孔、肠穿孔、感染等，最严重的是髂血管损伤。

（3）经闭孔无张力阴道吊带术（TVT-O）治疗有效率为84%~90%，与TVT基本相当，但远期疗效仍有待进一步观察随访。TVT-O不会损伤膀胱或髂血管，但有可能损伤阴道。

（4）阴道壁尿道悬吊术 经耻骨后将膀胱底、膀胱颈及近端尿道两侧的阴道壁缝合悬吊于乳房悬韧带，以上提膀胱颈及近端尿道，从而减少膀胱颈的活动度。并发症有排尿困难、逼尿肌过度活动、子宫阴道脱垂和肠疝等。

（5）膀胱颈吊带术 自膀胱颈及近端尿道下方将膀胱颈向耻骨上方向悬吊并锚定，固定于腹直肌前鞘，以改变膀胱尿道角度，固定膀胱颈和近端尿道，并对尿道

产生轻微的压迫作用。可适用于各型压力性尿失禁患者，尤其适用于Ⅱ型和Ⅲ型压力性尿失禁患者。并发症有排尿困难、逼尿肌过度活动、出血、尿路感染、尿道坏死、尿道阴道瘘等。

（6）耻骨后膀胱尿道悬吊固定术 将膀胱底、膀胱颈、尿道及尿道两侧的阴道前壁缝合于耻骨联合骨膜上，使膀胱颈及近端尿道恢复正常位置，减少膀胱尿道的活动度，恢复膀胱尿道角。

（7）针刺悬吊术 在腹壁耻骨上做小切口，以细针紧贴耻骨后穿刺进入阴道，用悬吊线将膀胱颈侧之阴道前壁提起，悬吊固定于腹直肌或耻骨上，将阴道前壁拉向腹壁，使膀胱颈及近端尿道抬高、固定，纠正膀胱尿道角，减少膀胱颈及近端尿道活动度。

（8）注射疗法 在内镜直视下，将填充剂注射于尿道内口黏膜下，使尿道腔变窄、拉长，以提高尿道阻力，延长功能性尿道长度，增加尿道内口的闭合，达到控尿目的。常用注射材料有硅胶粒、聚四氟乙烯等。适用于Ⅰ型和Ⅲ型压力性尿失禁患者，尤其是伴严重并发症不能耐受麻醉和开放手术者。

（9）人工尿道括约肌置入术 将人工尿道括约肌的袖带置于近端尿道，环行压迫尿道。主要用于Ⅲ型压力性尿失禁患者。但盆腔纤维化明显，如多次手术、尿外渗、盆腔放疗的患者不适宜本术式。

（10）阴道前壁修补术 是指修补阴道前壁，以增强膀胱底和近端尿道的支撑组织，使膀胱和尿道复位，并减少其活动。

4. 合并疾病的处理

（1）合并膀胱过度活动症 应首先采取膀胱行为治疗、盆底肌训练等相应措施控制急迫性尿失禁症状。待急迫性尿失禁症状控制满意后，再重新诊断压力性尿失禁，判断尿失禁的严重程度以及对患者生

活质量的影响，并据此采取相应处理措施。

（2）合并盆腔脏器脱垂　①有压力性尿失禁症状，但盆腔脏器脱垂无需手术治疗者，可按压力性尿失禁处理，但需要向患者说明有进一步手术处理的可能。②有压力性尿失禁症状且盆腔脏器脱垂需要手术治疗者，在修补盆腔脏器脱垂的同时，行抗压力性尿失禁手术治疗，治愈率可达85%~95%。③无尿失禁症状仅有盆腔脏器脱垂者，因盆腔脏器脱垂有可能合并隐性压力性尿失禁，脱垂校正后可能会出现尿失禁症状，因而推荐在盆腔重建的同时进行抗尿失禁手术，预防发生术后压力性尿失禁。

（3）合并逼尿肌收缩力受损　尿流率较低（< 10cmH$_2$O），考虑逼尿肌收缩力受损。如逼尿肌受损较轻，即最大逼尿肌收缩压 > 15cmH$_2$O、无明显剩余尿量、平时无明显腹压排尿症状时，可先行保守治疗处理压力性尿失禁，无效时考虑行抗压力性尿失禁手术治疗。如逼尿肌受损严重，即最大逼尿肌收缩压 ≤ 15cmH$_2$O、有大量剩余尿量、平时有明显腹压排尿，应注意排除其他原因导致的尿失禁，此类患者不建议行尿失禁手术，可使用抗尿失禁药物治疗，如出现排尿困难加重应及时停药。

（4）合并膀胱出口梗阻（BOO）　应先解除BOO，待稳定后再评估和处理压力性尿失禁。对于尿道狭窄的患者，可同期行解除BOO和尿失禁治疗。

（二）辨证治疗

1.辨证论治

（1）肾阳虚

治法：温阳补肾，固摄止遗。

方药：巩堤丸加减。制附子，补骨脂，韭菜子，熟地黄，五味子，益智仁，怀山药，白术，茯苓，杜仲，菟丝子。

加减：先天不足者加鹿茸。

（2）肾阴虚

治法：滋养肾阴，清热固摄。

方药：六味地黄丸加减。熟地黄，山茱萸肉，泽泻，金樱子，怀山药，牡丹皮，益智仁，桑螵蛸，女贞子，枸杞子，茯苓，煅牡蛎，煅龙骨。

加减：乏力者加黄芪、人参。

（3）脾气虚

治法：健脾益气，固摄升提。

方药：补中益气汤加减。黄芪，怀山药，当归，益智仁，桑螵蛸，升麻，白术，茯苓，柴胡，陈皮，莲子。

加减：睡不醒者加石菖蒲、远志；大便溏泻者加炮姜。

（4）肺气虚

治法：补益肺气，固摄止遗。

方药：补肺汤加减。党参，黄芪，紫菀，五味子，桑白皮，熟地黄，罂粟壳，肉桂，诃子，阿胶（烊化）。

加减：潮热盗汗者加鳖甲、秦艽、地骨皮；自汗较多者加麻黄根、牡蛎。

（5）下焦蓄血

治法：活血化瘀。

方药：代抵当汤加减。大黄，桃仁，红花，当归，牛膝，牡丹皮，川芎，三棱，莪术。

加减：少腹坠胀痛者加乌药。

（6）湿热下注

治法：清热利湿。

方药：八正散加减。萹蓄，瞿麦，大黄，蒲公英，金银花，灯心草，滑石（包），车前子（包），栀子。

加减：血尿者加小蓟、大蓟、白茅根。

2.外治疗法

（1）针灸治疗　艾灸取中极、关元穴，行隔姜灸，每次灸3壮，至小腹有温热感为佳。针刺取足三里、三阴交、膀胱俞、肾俞、次髎穴，行平补平泻法，务求每穴有强烈针感，针感向会阴部放射为佳。隔天

1次，10次为1个疗程，共行3~6个疗程。

（2）中药外敷治疗　用补肾固脬散方，取金樱子、桑螵蛸、益智仁、补骨脂、五倍子、丁香、肉桂各30g，共研细末，过筛，取药粉适量，用白酒调成膏，做成饼状，取神阙、关元、气海穴。将药饼置于穴上，敷塑料薄膜，纱布，用胶布固定。每天敷上热水袋30分钟，3天换药1次，2个月为1个疗程。

（3）磁刺激治疗　利用外部磁场进行刺激，改变盆底肌群的活动，通过反复地活化终端运动神经纤维和运动终板来强化盆底肌肉的强度和耐力，从而达到治疗压力性尿失禁的目的。磁刺激治疗是一种非侵入式的治疗方式，可以有效改善患者的症状，但应用时间较短，仍需大样本随机对照研究。

（四）医家诊疗经验

1. 岳进

广西名医岳进运用电针加温和灸治疗女性压力性尿失禁效果显著，主穴取关元、中极、双侧肾俞穴，配足三里、三阴交穴，左右交叉取穴。采用平补平泻手法，针刺得气后接脉冲电疗仪，连接双侧肾俞，选低频连续波，灸关元、中极穴20分钟，每日1次，每周休息1天，两周为1个疗程。[《山东中医杂志》，2008，27（10）：688-689.]

2. 徐立然

河南名医徐立然将女性尿失禁分为4型。①痰湿内蕴：方药多选半夏、茯苓、白术、陈皮、车前子等运脾祛痰化湿之品。②痰热蕴结：选用瓜蒌、半夏、枇杷叶、黄连以清热化痰，车前子、滑石以导邪外出。③痰浊壅肺：方药多选半夏、茯苓、桔梗、前胡等清肺化痰之品。④气郁痰阻：选用柴胡、白芍、茯苓、白术、陈皮、竹茹、金樱子、山茱萸等药。[《中医学报》，2010，

25（146）：81-82.]

五、预后转归

对于严重的压力性尿失禁，药物治疗可以改善症状。在适合手术的情况下行手术治疗有75%~95%的治愈率。患者有手术失败史、局部有其他病变及有全身性疾病时预后较差。

六、预防调护

（一）预防

（1）根据尿失禁的常见危险因素，采取相应的预防措施。

（2）积极治疗各种慢性疾病。

（3）避免产后重体力劳动等使腹压增加的活动。

（二）调护

（1）提高公众意识，增加对该病的了解和认识，早期发现，早期处理，改善患者的生活质量。

（2）经常锻炼，可进行肛提肌训练、仰卧起坐运动。

（3）注意心理辅导，向患者及家属说明本病的发病情况及主要危害，解除其心理压力。

七、专方选要

（1）荣络固孚汤　黄芪30g，当归15g，熟地黄15g，山药20g，枸杞子15g，覆盆子15g，五味子15g，益智仁15g，桑螵蛸15g，紫河车15g，乌药15g，甘草10g。[《四川中医》，2011，29（6）：86.]

（2）益气固涩汤　益智仁10g，乌药3g，白术15g，芡实15g，山药15g，党参20g，炙黄芪25g，菟丝子10g，金樱子10g，煅龙骨20g，桑螵蛸10g。[《福建中医药》，2008，39（6）：35-36.]

主要参考文献

［1］廖良功，李彦锋，朱通，等. 新型球部尿道悬吊技术治疗男性尿失禁（附8例报告）［J］. 临床泌尿外科杂志，2017，32（11）：861-865.

［2］邹凡，蔺俊斌，李颖，等. 盆底磁刺激治疗女性尿失禁的系统评价与meta分析［J］. 中国康复医学杂志，2019，34（8）：966-970.

［3］秦丹，马欢. 麻黄细辛附子汤治疗中老年女性尿失禁临床研究［J］. 河南中医，2020，40（3）：367-371.

［4］陈雅莉. 针灸治疗女性压力性尿失禁临床疗效的Meta分析［J］. 中国中医药现代远程教育，2020，18（3）：142-144.

第十二章　神经源性膀胱

第一节　神经源性膀胱尿道功能障碍

神经源性膀胱尿道功能障碍是由于神经控制机制出现紊乱从而导致下尿路功能障碍，本病需在有神经病变的前提下才能诊断。

一、病因病机

（一）西医学认识

所有可能影响下尿路储尿、排尿神经调节的疾病都可能导致膀胱和尿道功能障碍。

1. 中枢神经系统病变

（1）脑血管意外　常见的疾病有高血压脑出血、动脉粥样硬化性脑梗死、脑栓塞、脑动脉炎、蛛网膜下腔出血、脑血管畸形及基底动脉瘤破裂出血等，以脑出血最为常见，以往研究表明控制逼尿肌和尿道外括约肌的神经传导束与支配躯体感觉和运动的神经走行途径几乎相同，因此常同时受到损害，大脑中有许多参与排尿控制的神经核团，如基底节、小脑、苍白球、纹状体、丘脑等，当上述神经通路或核团受到损害时，患者除有意识障碍、感觉运动功能障碍及原发疾病的临床表现外，还有排尿功能紊乱、排尿功能异常等症状。

（2）颅脑肿瘤　部分颅脑肿瘤患者可出现下尿路功能障碍。发生于额叶的肿瘤常可导致神经源性膀胱尿道功能障碍，常见的下尿路症状为排尿困难或尿潴留。

（3）脑积水　脑脊液压力正常而脑室扩张，伴有进行性痴呆、步态不稳等典型症状者，常出现逼尿肌过度活动症。

（4）脑瘫　该病是一种非进展性的大脑功能紊乱性疾病，可引发多种下尿路症状，多以尿失禁和尿潴留常见。

（5）帕金森病　是一种慢性进行性中枢神经功能失常，主要是由于中脑黑质和纹状体内的神经传导递质多巴胺减少引起。常表现为肢体震颤、身体活动迟缓、步态不稳，检查时肢体有齿轮样强直，25%~75% 的患者有膀胱功能异常，主要表现为排尿起始困难、尿意急迫或急迫性尿失禁。

（6）神经脱髓鞘病变　为慢性进行性中枢神经疾病，病变神经系统的神经髓鞘，形成少突胶质细胞，导致受累的神经发生脱髓鞘变性，造成多种不同的神经系统症状或体征，早期大约5%的患者有膀胱功能异常，晚期90%的患者有尿频、尿急、急迫性尿失禁、尿潴留症状。

2. 脊髓病变

（1）创伤性脊髓损伤　脊髓损伤分为上运动神经元功能障碍及下运动神经元功能障碍，脊髓损伤平面越高，发生逼尿肌无抑制性收缩、逼尿肌 - 尿道外括约肌协同失调、逼尿肌 - 膀胱颈协同失调的概率越高。

（2）脊髓疾病　脊髓发育不良、脊柱裂、脊髓神经管闭合不良可导致下尿路症状，常见逼尿肌无抑制性收缩、逼尿肌 - 尿道外括约肌协同失调等。

（3）转移性肿瘤　约20% 脊柱转移肿瘤可合并出现脊髓损伤，导致下尿路出现功能障碍，但具体症状与脊髓损伤部位有关。

（4）颈椎病　颈椎病是一种退行性疾

病，严重脊髓型颈椎病，可导致脊髓损伤，出现神经源性膀胱尿道功能障碍。

3. 周围神经病变

（1）糖尿病　糖尿病所导致的下尿路功能障碍，又称为糖尿病神经源性膀胱尿道功能障碍，糖尿病患者中25%~85%可出现泌尿系并发症。糖尿病患者由于糖代谢紊乱，使得神经内膜的血管阻力增加，造成缺血、缺氧，引起神经细胞、神经轴突变性以及神经纤维脱髓鞘改变，导致膀胱壁内神经元密度变稀，膀胱传导冲动障碍，以致膀胱尿道功能失调，膀胱功能损害是糖尿病患者的常见并发症之一，1型糖尿病患者中的发病率高达43%~87%。

（2）酗酒　酗酒可导致周围神经病变，但也有研究表明其引发的周围神经病变差异性较大。酗酒所导致的肝硬化患者较容易出现神经源性膀胱尿道功能障碍。

（3）药物滥用　氯胺酮是一种麻醉药。流入社会后，转化为一种新型毒品，俗称"K粉"，危害性极大。其导致泌尿系损害的具体机制尚不明确，可能与免疫反应、外周神经相关，可表现为急迫性尿失禁、血尿等症状。

（4）获得性免疫缺陷综合征　感染人类免疫缺陷病毒的单核细胞可通过血－脑屏障到达中枢神经系统，直接损害大脑、脊髓及周围神经，当神经病变累及支配膀胱尿道的中枢和周围神经系统时，可能导致下尿路功能障碍。

（5）急性感染性多发性神经根炎　该病又称为"吉兰－巴雷综合征"，由于病毒或接种疫苗引发的细胞和体液免疫介导的自发、多发性炎性脱髓鞘周围神经病，所导致的下尿路功能障碍一般症状较轻，但也可出现运动麻痹性膀胱。

（6）带状疱疹　带状疱疹病毒侵犯腰骶神经，除了可以导致相应神经支配部位皮肤形成集聚水泡，还可以导致盆丛及阴部神经受损，进而影响膀胱及尿道功能，但该病导致的下尿路障碍多为暂时性。

（二）中医学认识

神经源性膀胱尿道功能障碍在中医学中属于膀胱病，属六腑病证之一。膀胱是水液汇聚之所，有津液之府、州都之官的别称，与肾相表里，有助肾化气行水的功能。膀胱病有虚寒和实热等不同病机，临床多见湿热蕴结、肾阳不足所导致的诸病，突出症状是小便失常、溺时疼痛等证。在《诸病源候论·膀胱病候》中说："其气盛为有余，则病热，胞涩、小便不通，小腹偏肿痛，是为膀胱之气实也，则宜泻之；膀胱气不足，则寒气客之，胞滑、小便数而多也，面色黑，是膀胱之虚也，则宜补之。"在《太平圣惠方》卷七中说："虚则生寒，寒则脬滑，小便不禁，尿多白色，面黑胫酸，两胁胀满，则是膀胱虚冷之候也。"又云："实则生热，热则膀胱急，口舌燥，咽肿痛，小便不通，尿黄赤色，举体沉重，四肢气满，面肿目黄，少腹偏痛者，则是膀胱实热之候也。"在《素问·宣明五气》中说："膀胱不利为癃，不约为遗溺"。在《杂病源流犀烛·膀胱源流》中说："膀胱病者，热结下焦，小腹苦满、胞转，小便不利，令人发狂。冷则湿痰上溢，而为多唾，小便淋沥，故遗尿。"根据不同的膀胱病证，分别选用宣通气化、渗湿利水、温肾固脬、清热通淋等治疗方法。

二、临床诊断

（一）辨病诊断

1. 诊断要点

（1）储尿期症状包括　尿急、尿频、夜尿多、尿失禁、遗尿等。

（2）排尿期症状包括　排尿困难、膀胱排空不全、尿潴留、尿痛等。

（3）排尿后症状包括 排尿后滴沥、膀胱感觉异常、有异常的膀胱充盈感及尿意等。有时伴有频繁的排便、便秘、大便失禁、直肠感觉异常、里急后重和排便习惯改变等。

2. 相关检查

（1）尿常规、尿培养 通过尿常规及尿培养，可以了解泌尿系感染的细菌种类及敏感药物。

（2）彩超 泌尿系彩超无创，简便易行，通过检查可了解肾脏、输尿管、膀胱的形态。

（3）X线平片 可了解有无隐性脊柱裂等腰骶部发育异常及泌尿系结石。

（4）静脉泌尿系造影 可以了解肾脏、输尿管、膀胱形态，同时还可以了解肾功能。

（5）CT检查 CT扫描可以较为直观地了解肾脏的形态、肾盂积水的形态改变、输尿管的扩张程度、泌尿系结石等。泌尿系三维重建技术可以更加直观地从冠状面、矢状面等不同角度了解泌尿系形态、输尿管扩张程度和膀胱形态等改变。

（6）泌尿系MRI检查 MRI检查与泌尿系CT检查的意义相同。若MRI检查中提示膀胱形态"宝塔样"改变，对于诊断神经源性膀胱尿道功能障碍具有重要意义。

（7）尿流动力学检查 尿流动力学检查是泌尿系较为客观定量的功能性检查，是了解下尿路病理生理基础的方式，具有不可替代的意义。

（8）神经电生理检查 可对神经源性膀胱尿道功能障碍患者的膀胱和盆底肌功能障碍进行评估，为治疗及预后提供参考依据。

（二）辨证诊断

1. 下元虚寒，肾气不足

（1）临床证候 睡中遗尿，醒后方觉，面色白，小便清长而频数，手足发凉，腰腿酸软，舌淡，脉沉迟无力。

（2）辨证要点 睡中遗尿，身困乏力，口淡不渴，舌淡，脉沉迟无力。

2. 脾肺气虚，膀胱失约

（1）临床证候 睡中遗尿，醒后方觉，尿频而量不多，神疲乏力，食欲不振，气短声怯，大便溏薄，舌淡，脉缓或沉细。

（2）辨证要点 尿频而量不多，神疲乏力，舌淡，脉缓或沉细。

3. 肝经湿热，火热内迫

（1）临床证候 睡中遗尿，尿量少，色黄，腥臊，平时性情急躁易怒，夜间磨牙梦语，面赤唇红，舌红苔黄，脉滑数。

（2）辨证要点 尿量少，色黄，腥臊，性情急躁易怒，舌红苔黄，脉滑数。

三、鉴别诊断

西医鉴别诊断

1. 膀胱颈梗阻

膀胱颈梗阻时，女性有排尿困难和尿潴留，但肛门周围皮肤及会阴部感觉正常。神经源性膀胱尿道功能障碍行膀胱镜检查多无膀胱颈梗阻，尿流动力学检查可表现为膀胱收缩乏力等异常。膀胱镜检查或尿流动力学检查可鉴别。

2. 先天性尿道瓣膜

先天性尿道瓣膜多见于小儿，有排尿困难、尿潴留等症状，尿道镜检查或尿道造影可鉴别。

四、临床治疗

（一）提高临床疗效的要素

（1）明确诊断及寻找病因，尽早对症治疗。

（2）密切观察病情，若发现不利因素，及时处理。

（二）辨病治疗

1.非手术治疗

（1）导尿　间歇性导尿能有效地治疗神经肌肉排尿功能障碍，解除了长期带导尿管和耻骨上膀胱造瘘的痛苦，并为膀胱扩大术、可控性尿流改道术创造了治疗条件。开始时可嘱患者4小时导尿1次，以后具体间隔时间自行掌握，以不发生尿失禁、膀胱不发生过度充盈为原则。

（2）盆底肌训练　会阴区电刺激常用于女性压力性尿失禁的辅助治疗，以增加膀胱出口阻力。

（3）膀胱训练　对尿频、尿急症状严重但无残余尿或残余量很少者可采用此法治疗。嘱患者白天定时饮水，每小时饮200ml。将排尿间隔时间尽力延长，使膀胱逐步扩大。

（4）药物治疗　①抑制膀胱收缩药物有丙胺太林。②促进膀胱排尿药物有坦索罗辛、特拉唑嗪等，可以减少膀胱出口阻力。③增加膀胱出口阻力药物有麻黄碱、普萘洛尔等。④降低膀胱出口阻力药物有特拉唑嗪、坦索罗辛等。

2.手术治疗

手术可以提高膀胱顺应性及容量，改变膀胱出口阻力，但须经非手术治疗证明无效，并在神经病变稳定后进行。下尿路机械性梗阻患者应考虑去除梗阻因素。

（三）辨证治疗

1.辨证论治

（1）下元虚寒，肾气不足

治法：温补肾阳，固涩小便。

方药：金匮肾气丸加减。菟丝子，肉苁蓉，补骨脂，益智仁，桑螵蛸，山药，乌药，牡蛎（先煎），五味子，附子（先煎），肉桂。

加减：先天不足者加鹿茸；气虚自汗者加黄芪。

（2）脾肺气虚，膀胱失约

治法：健脾益肺，补气缩泉。

方药：补中益气汤合缩泉丸加减。党参，焦白术，山药，黄芪，菟丝子，枸杞子，益智仁，覆盆子，五味子，炙甘草。

加减：大便溏泻者加炮姜；困睡不醒者加石菖蒲、远志。

（3）肝经湿热，火热内迫

治法：清热泻肝。

方药：龙胆泻肝汤加减。龙胆草，柴胡，栀子，黄芩，生地黄，木通，桑螵蛸，甘草。

加减：夜间惊叫者加钩藤、琥珀末。

2.外治疗法

（1）针刺治疗　取次髎、秩边、阴陵泉、三阴交、肾俞穴，得气后连接电针仪，持续治疗30分钟，每天1次，疗程为14天。

（2）灸法　取天枢、中极、命门、足三里、阴陵泉、八髎、关元、气海等穴，每日灸1~2次，每穴灸3~5次。

五、预后转归

神经源性膀胱尿道功能障碍若经过及时有效治疗，可以获得不错的效果，治疗结束后10~14天复查尿常规、彩超等，治疗结束后3个月，复查患者生化指标至少连续2年。对于反复复发，治疗效果不佳者，应考虑减少复查间隔时间。若长期治疗效果不佳或未进行有效治疗，可能影响患者日常生活质量，少数症状严重患者可能导致膀胱功能丧失，出现上尿路功能损害，引起肾功能异常。

六、预防调护

（一）预防

（1）加强原发疾病控制，可以有效地预防此病。

（2）密切观察病情，注意有无排尿次数增加、有无夜间排尿次数增多、有无尿急等症状，如发现上述情况应及时就医。

（3）定期复查尿常规、彩超等。

（二）调护

（1）保持自身的清洁，不要憋尿，保持良好的排尿习惯。

（2）多饮水，忌食甘肥油腻食物，戒烟酒，多食水果蔬菜，不宜过饱，注意平衡饮食。

（3）患者常因排尿频繁，身体不适，导致情绪焦虑，应做好患者思想工作，减轻焦虑急躁情绪。

（4）避免过度劳累，生活要有规律，起居定时，保持充足的睡眠，加强体育锻炼。

主要参考文献

[1]方美凤，杨原芳，谭峰，等.经皮穴位电刺激联合康复训练对卒中后神经源性膀胱尿动力学的影响[J].上海针灸杂志，2019，3（8）：856-860.

[2]张达，武娜，孙文亮，等.从中医理论探讨糖尿病神经源性膀胱的治疗[J].中医药临床杂志，2019，2（11）：2000-2003.

[3]龚阳陵.针刺配合盆底肌电子生物反馈疗法治疗脊髓损伤后神经源性膀胱临床观察[J].上海针灸杂志，2017，5（6）：731-734.

[4]元小红，李春根.脊髓损伤后神经源性膀胱的中医治疗进展[J].中国医药导报，2017，2（2）：54-57.

[5]张卫卫，李瀛，杨阳，等.骶神经根功能性磁刺激应用于脊髓损伤后神经源性膀胱的研究进展[J].中国康复，2022，37（2）：125-128.

[6]韦慧麟，任亚锋，白俊敏，等.针刺干预脊髓损伤后神经源性膀胱信号通路研究进展[J].中医学报，2022，37（8）：1623-1629.

[7]杨雅琴，孔德宏.何兴伟治疗脊髓损伤性神经源性膀胱的思路与方法[J].中医药通报，2022，21（9）：7-9.

第二节　膀胱过度活动症

膀胱过度活动症（OAB）是以尿频、尿急和急迫性尿失禁等症状组成的综合征。

一、病因病机

（一）西医学认识

1. 流行病学

据统计，膀胱过度活动症的总发病率为16.6%。在法国、意大利、瑞典、英国、西班牙等国家其发病率为11%~22%。患者中女性略多于男性，其发病率随年龄增加而上升。北京大学泌尿外科研究所在北京地区调查显示50岁以上男性急迫性尿失禁的发生率为16.4%，18岁以上女性混合性尿失禁和急迫性尿失禁的发生率为40.4%。因此，正确地处理OAB会减少尿失禁的发生，从而提高患者的生活质量。

2. 发病机制

本病因膀胱充盈过程中逼尿肌不随意收缩所致，其病因至今仍不清楚，目前认为有以下四种。①逼尿肌不稳定：由非神经源性因素所致，储尿期逼尿肌异常收缩引起相应的临床证候。②膀胱感觉过敏：较小的膀胱容量也会引起排尿欲。③尿道及盆底肌功能异常。④其他原因：如精神行为异常、激素代谢失调等。

（二）中医学认识

OAB属中医学"淋证""气淋""劳淋"的范畴。膀胱为六腑之一，居于下焦，为全身贮尿之器，在《素问·灵兰秘典论》

中有述："膀胱者，州都之官，津液藏焉，气化则能出矣。"此外，《医经精义》中记录："溺出膀胱，实则三焦主之，而膀胱所主者，则在生津液。肾中之阳，蒸动膀胱之水，于是水中之气，上升为津液。气著于物，仍化为水，气出皮肤为汗，气出口鼻为涕为唾，游溢脏腑之外，则统名津液，实由肾阳蒸于下，膀胱之水，化而上行，故曰肾合膀胱，而膀胱为肾中津液之府也。"这些论述均阐明了膀胱气化功能失调是小便失禁、频数的基本病因。目前大多数中医学家认为，若膀胱气化不利，气化功能受损，气不化津，水停膀胱，膀胱开合失权，则会出现小便频数、遗溺等。张景岳在《景岳全书·淋浊》中记录"淋久不止，及痛涩皆去，而膏液不已，淋如白浊者，此惟中气下陷及命门不固之证也"，由此补充了脾气虚、中气下陷的病机。

二、临床诊断

（一）辨病诊断

1. 诊断要点

临床症见尿频、尿急、尿失禁等表现，部分患者会出现耻骨上或会阴部疼痛。

2. 相关检查

（1）病原学检查 疑有泌尿或生殖系统炎症者应进行尿液、前列腺液、尿道及阴道分泌物的病原学检查。

（2）尿流动力学检查 可确定有无下尿路梗阻，评估逼尿肌功能。

（二）辨证诊断

1. 湿热蕴结

（1）临床证候 小便短数，频急，淋漓不爽，灼热刺痛，溺色黄赤，少腹急拘胀痛，形寒发热，口苦，呕恶，腰痛拒按，腰酸小腹坠胀，或有大便秘结，舌红苔黄腻，脉滑数或濡数。

（2）辨证要点 小便短数，频急，灼热刺痛，舌红苔黄腻，脉滑数或濡数。

2. 肝郁气滞

（1）临床证候 脐腹胀满，尿后余沥不尽，小腹拘急，小便涩痛，情志不舒，胸胁苦满，烦躁不宁，苔薄白或薄黄，脉沉弦。

（2）辨证要点 小便涩痛，情志不舒，烦躁不宁，苔薄白或薄黄，脉沉弦。

3. 脾虚气陷

（1）临床证候 小便涩痛，淋漓不尽，时作时止，遇劳即发，腰酸膝软，神疲乏力，少气懒言，舌质淡，脉虚弱。

（2）辨证要点 小便涩痛，淋漓不尽，腰酸膝软，神疲乏力，舌质淡，脉虚弱。

4. 肾元亏虚

（1）临床证候 小便余沥不爽，溲时疼痛不甚，反复不已，过劳即发，腰酸痛绵绵乏力。肾阴不足表现为腰膝酸软，五心烦热，舌红少津，脉沉细数。肾阳不足表现为小便淋漓不尽，腰膝酸软，形寒肢冷，小便清长，舌淡苔白，脉沉细。

（2）辨证要点 肾阴不足表现为小便涩痛，腰膝酸软，舌红少津，脉沉细数。肾阳不足表现为形寒肢冷，小便清长，舌淡苔白，脉沉细。

三、鉴别诊断

西医鉴别诊断

1. 膀胱颈梗阻

膀胱颈梗阻多见女性有排尿困难和尿潴留，肛门周围皮肤及会阴部感觉正常。膀胱过度活动症多无排尿困难，行膀胱镜检查多无膀胱颈部梗阻，尿流动力学检查可见膀胱不自主收缩，不难鉴别。

2. 先天性尿道瓣膜

先天性尿道瓣膜多见于小儿，有排尿

困难、尿潴留，尿道镜检查或尿道造影可鉴别。

四、临床治疗

（一）提高临床疗效的要素

（1）明确诊断，积极寻找病因，尽早对症治疗。

（2）定期复查，及时发现不利因素，积极处理。

（二）辨病治疗

1. 一般治疗

（1）膀胱训练　①延迟排尿，使每次排尿量大于300ml。重新学习和掌握控制排尿的技能，降低膀胱的敏感性。禁忌证若有低顺应性膀胱、储尿末期膀胱压大于40cmH$_2$O者禁用。患者需要切实按计划实施治疗，做好充分的思想工作，记录详细的排尿日记。②定时排尿减少尿失禁次数，提高生活质量。伴有严重尿频者不宜使用。

（2）药物治疗　①首先药物托特罗定，是目前对逼尿肌组织选择性作用最强的药物，且副作用较少，耐受性较好。②M受体拮抗剂如奥昔布宁、普鲁苯辛等；镇静、抗焦虑药如丙米嗪、地西泮等；钙通道阻断剂如维拉帕米、硝苯地平等；前列腺素合成抑制剂吲哚美辛等。

2. 其他治疗

（1）膀胱灌注　可灌注辣椒素、透明质酸酶等，降低膀胱感觉传入，适用于严重膀胱感觉过敏者。

（2）A型肉毒毒素膀胱逼尿肌多点注射　适用于严重逼尿肌不稳定者。

（3）神经调节　骶神经电调节治疗，对顽固的尿频、尿急及急迫性尿失禁患者有效。该疗法具有微创、可逆、可调节的优势，为药物治疗效果不佳者的首选治疗方式。

（4）外科手术　仅适用于严重低顺应性膀胱、膀胱容量过小且危害上尿路功能及经其他治疗无效者。手术方法包括逼尿肌横断术、膀胱自体扩大术、肠道膀胱扩大术等。

（三）辨证治疗

1. 辨证论治

（1）湿热蕴结

治法：清热利湿，利尿通淋。

方药：八正散加减。瞿麦，萹蓄，木通，车前子，山栀子，滑石，甘草，金钱草，海金沙，鸡内金。

加减：排尿涩痛伴血尿者加蒲黄、五灵脂、牛膝、桃仁；腰酸腰痛者加白芍、延胡索、墨莲草、生地黄。

（2）肝郁气滞

治法：疏肝理气。

方药：逍遥散加味。柴胡，当归，白芍，白术，茯苓，金钱草，滑石，陈皮，郁金，车前子，王不留行，瞿麦，甘草。

加减：湿热重者加萹蓄、木通；体虚者加黄芪、党参；偏瘀者加川芎、赤芍。

（3）脾虚气陷

治法：健脾益肾。

方药：桂附八味汤合补中益气汤加减。金钱草，海金沙，鸡内金，牛膝，王不留行，黄芪，白术，茯苓，当归，枸杞子，山茱萸，熟地黄，桂枝，续断，炮附子。

（4）肾元亏虚

治法：滋阴益肾。

方药：六味地黄丸加味。熟地黄，山茱萸，山药，泽泻，茯苓，牡丹皮，金钱草，鸡内金，薏苡仁。

2. 针灸治疗

温针灸：取中极、膀胱俞、肾俞、气海、关元、三阴交、次髎、百会等穴。每日1次，每次30分钟。

五、预后转归

本病预后与年龄、性别、生育情况、家族史、糖尿病史及治疗早晚等有关。若能早期发现并积极治疗，可以取得理想效果，若长期治疗效果不佳或未进行治疗，可能严重影响患者日常生活质量，导致患者膀胱功能丧失。

六、预防调护

（一）预防

（1）注意有无排尿次数增加、有无夜间排尿次数增多、有无尿急等症状，如发现应及时就医。

（2）注意个人卫生，保持自身的清洁。

（3）不要憋尿，养成良好的排尿习惯。

（4）避免过度劳累，生活要有规律，保持充足的睡眠，加强体育锻炼。

（二）调护

（1）做好患者思想工作，使患者心情舒畅，减轻焦虑急躁情绪。

（2）饮食宜清淡，忌食甘肥油腻食物，戒烟酒，多食水果蔬菜、豆类制品，不宜过饱，注意平衡饮食。

主要参考文献

[1] 崔占武，赵建中. 膀胱过度活动症治疗药物临床研究进展 [J]. 中国临床药理学杂志，2021，37（4）：473-478.

[2] 朱胜，唐琦，林玮键，等. 肉毒毒素A在治疗膀胱过度活动症中的进展 [J]. 中外医学研究，2021，19（33）：189-192.

[3] 沈建武，罗然，孟军，等. 电针疗法治疗女性膀胱过度活动症的临床研究 [J]. 中国中西医结合杂志，2020，40（8）：1000-1004.

第十三章　泌尿系创伤性疾病

第一节　肾损伤

肾脏的解剖位置较深，隐蔽于腹膜后间隙。后方有腰部肌肉和胸廓软组织，前方有腹膜及腹腔脏器，外侧有第10~12肋骨的保护。另外，大部分肾脏被包裹在丰富的脂肪组织及肾筋膜组成的脂肪囊内，可以缓冲外来的压力。因此，一般的外力冲击，不易使肾脏受伤。肾脏的血流量非常丰富，每分钟有1200~1500ml血流通过双肾，使肾脏的脆性增加，强度稍大的外力可能会造成肾脏损伤。

肾损伤的发病率与致伤因素、性别和年龄有关。全部肾损伤中闭合性肾创伤占84.4%；开放性肾创伤占15.6%。男性发病率占89.4%，远高于女性。

一、病因病机

（一）西医学认识

1. 临床分类及常见病因

（1）开放性损伤　多见于战时弹片、子弹、刀刺伤等，且多合并胸腹及其他脏器器官损伤。

（2）闭合性损伤　包括直接暴力、间接暴力和自发性肾破裂。直接暴力由上腹部或肾区受到外力的直接撞击或挤压所致，为最常见的致伤因素，如交通事故、打击伤等。间接暴力伤是运动中突然加速、高处坠落后双足或臀部着地、爆震冲击波等致使肾脏受到惯性震动移位，导致肾脏损伤。自发性肾破裂是指在无创伤或轻微的外力作用下发生的肾损伤。

（3）医源性肾损伤　是指开放性手术时意外撕裂、穿破肾脏等，使肾脏受到意外损伤。近年来体外冲击碎石亦有发生肾损伤的报告。

（4）自发性肾破裂　指在无明显外伤情况下突然发生的肾实质、集合系统或肾血管的损伤，临床罕见。往往由肾脏本身病变所致，如巨大肾血管平滑肌脂肪瘤、肾癌、肾动脉瘤、肾积水以及肾囊肿等疾患引起。

2. 病理变化

根据肾脏的生理解剖，无论开放性或闭合性肾损伤，其病理变化都发生在肾实质、肾盂及肾蒂三个部位。损伤可能仅涉及单一部位，也可能涉及两个部位，也可能三个部位都受到损伤。

（1）肾实质损伤　根据肾实质受到损伤的程度分为：①肾损伤。占肾损伤的85%左右。可见肾实质轻微损伤，毛细血管破裂、肾包膜下血肿形成等。一般不产生肾脏之外血肿。无尿外渗，并发症少。约半数患者有镜下血尿。②肾裂伤。约占10%。肾实质浅表裂伤，肾包膜及肾盂肾盏完整，仅表现为包膜下血肿，为轻微伤，常无须手术治疗。肾实质发生裂口，若包膜破裂，可形成肾周血肿。若包膜及收集系统同时破裂，形成全层肾破裂，可形成肾周血肿伴尿外渗。③肾粉碎伤，占3%左右。常伴发严重的肾出血及尿外渗。临床症状严重，多有并发症及休克，可导致肾脏完全性损伤。

（2）肾盂裂伤　闭合性损伤时，单纯肾盂裂伤而不伴有肾实质或肾蒂伤罕见。战时刀刺伤、斗殴、开放性手术过度牵拉等可导致肾盂破裂。一旦发生肾盂外伤，常有大量外渗尿液积存于肾周间隙，形成尿性囊肿，如有腹膜破裂，尿液进入腹腔，可产生急性腹膜炎，出现明显的腹膜刺激征。

（3）肾蒂伤　是指肾动脉、静脉损伤，包括肾动脉、静脉主干和分支的穿孔、撕裂、离断及血管内膜破裂，形成血栓。可同时合并肾碎裂及肾盂撕裂伤。肾蒂损伤时，因其出血量大且迅猛，若不迅速明确诊断，及时手术，后果严重，死亡率极高。

（二）中医学认识

中医学认为外伤及肾，脉络破损，血不得循经运行，而溢于尿路则尿血；瘀血阻于肾体，经脉不通，则腰部刺痛拒按；血瘀壅滞，郁而化热，则出现身热、口渴、苔黄等症状。《素问·缪刺论》中说："人有所堕坠，恶血留内……下伤少阴之络。"直接或间接暴力伤于腰部，损及足少阴肾经脉络，如《血证论》中说："其血无不离经，凡离经之血，与营养周身之血已睽绝而不合……此血在身，不能加于好血，而反阻新血之化权。"

二、临床诊断

（一）辨病诊断

1.诊断要点

（1）休克　休克是肾损伤后的重要临床表现，可以分为损伤性休克和出血性休克。

（2）血尿　血尿是肾损伤最常见、最重要的症状。94.3%~98%的肾损伤患者有肉眼血尿或镜下血尿，但血尿的程度并不一定与肾损伤的程度一致。

（3）多数有肾区或上腹部钝痛，并可放射到同侧肩部、背部及下腹部。

（4）肾损伤后可因血液或尿液溢出，积存于肾周形成痛性肿块。

（5）腹壁肌肉强直。

（6）合并其他脏器损伤。

2.相关检查

（1）尿常规　血尿是诊断肾损伤的重要依据之一，对伤后不能自行排尿的患者，应进行导尿检查。肾动脉内膜损伤和肾动脉血栓形成，可无血尿，但有蛋白尿。

（2）血常规　肾创伤患者24小时内动态检查血红蛋白及红细胞计数，有助于判断肾创伤病情变化。严重者应每2小时监测一次，如血红蛋白及红细胞计数下降，说明出血严重。若有白细胞计数增多，则提示尿外渗合并感染或其他部位有感染灶存在。

（3）血清碱性磷酸酶测定　对早期肾损伤的诊断有帮助，肾损伤后8小时血中碱性磷酸酶开始上升，16~24小时上升明显，24小时后下降。

（4）肾功能　患有肾脏其他疾病、孤独肾者，都应反复进行肾功能测定，及早防治肾衰竭。尿液持续漏入腹膜腔被吸收后，可能会出现高脂血症。

（5）超声影像检查　超声显像快速、简单、无创，可以从不同断面动态观察脏器的细微变化，能反映肾损伤的程度及类型，同时能发现其他腹腔脏器的合并伤，90%的肾损伤可靠超声显像做出诊断。

（6）X线腹部平片及静脉尿路造影　轻度肾损伤腹部平片可无阳性发现，中度及重度肾损伤腹部平片可见肾轮廓一致性增大或局限性肿大，患侧膈肌升高、肠管阴影向对侧移位、腰大肌影不清晰、脊柱向患侧弯曲、肋骨骨折、腰椎横突骨折等征象。如合并腹腔脏器破裂，膈下可见游离气体。

（7）CT检查　诊断肾损伤的敏感度和特异性较高，分类准确，诊断符合率达98%~100%。CT检查为无创伤性检查，方法简单、快速、安全，尤其适用于严重肾损伤。

（8）肾动脉造影 肾动脉造影具有特殊价值，它能清晰地显示肾实质及肾血管的异常变化，如肾蒂损伤、肾内血管破裂、肾血管栓塞、肾实质裂伤、包膜下血肿等，亦可诊断出血是否活动。

（9）MRI检查 可通过矢状面及冠状面成像来确定损伤的程度及范围，明确肾周血肿的大小。

（二）辨证诊断

1.气滞血瘀

（1）临床证候 腰痛如刺，痛有定处，轻则俯仰不便，重则痛剧不能转侧，痛处拒按，小便滴沥不畅，舌质紫暗或有瘀斑，脉涩或沉弦。

（2）辨证要点 腰痛如刺，痛处拒按，舌质紫暗或有瘀斑，脉涩或沉弦。

2.络阻血瘀

（1）临床证候 尿血淡红或鲜红，腰部刺痛拒按，或有发热，口渴，舌质紫暗或有瘀点、瘀斑，苔白或黄，脉细涩或沉细。

（2）辨证要点 尿血，舌质紫暗或有瘀点，脉沉细涩。

3.肾虚

（1）临床证候 腰膝酸痛，头晕乏力，小便不利，肾阴虚者可见心烦，失眠，口干，舌红，脉细数，肾阳虚者可见手足不温，面色㿠白，舌淡，脉沉细。

（2）辨证要点 腰膝酸痛，肾阴虚者可见舌红，脉细数，肾阳虚者可见手足不温，面色㿠白，舌质淡，脉沉细。

4.气随血脱，阴阳离决

（1）临床证候 突然昏厥，四肢厥冷，大汗淋漓，面色㿠白，口唇无华，呼吸微弱，甚则目合口张，鼻鼾息微，二便自遗，舌质淡，脉细弱无力甚则脉微细欲绝。

（2）辨证要点 突然昏厥，面色㿠白，口唇无华，舌质淡，脉微细。

三、鉴别诊断

（一）西医学鉴别诊断

1.腹腔脏器损伤

腹腔脏器损伤可与肾损伤并发。临床可见出血、休克等危急症状，但有明显的腹膜刺激症状，腹腔穿刺可抽出不凝固性血液，尿液检查无红细胞，超声检查肾脏无异常发现。肾损伤多有腰部外伤史，伴血尿或尿常规检查红细胞增多，CT检查肾脏多有形态改变。

2.肾梗死

肾梗死表现为剧烈腰痛伴有血尿，X线检查可有肾包膜下血肿，但此患者往往有心血管疾患或肾动脉硬化的病史。静脉尿路造影肾显影迟或不显影。肾梗死多无腰部外伤史，而肾损伤多有腰部外伤病史。

（二）中医鉴别诊断

本病需要与石淋相鉴别。石淋也表现为腰部疼痛，可伴血尿，多由于饮水较少，湿热内生，气机不利，气血交阻，通降失畅，不通则痛。轻者腰部隐痛，重者腰痛如折，引至少腹而呈绞痛。结石滞留日久，肾气亏损，使肾更虚，表现为腰痛、腿膝酸软无力。但石淋多无外伤史，而肾损伤多有腰部外伤病史，外伤及肾，脉络破损，血不得循经运行而溢于尿路，彩超及CT检查可明确鉴别。

四、临床治疗

（一）提高临床疗效的要素

（1）明确肾损伤的病因及严重程度，尽早去除病因，选择合理的治疗方案。

（2）绝对卧床休息，及时复查，及时发现不利因素，积极处理。

（二）辨病治疗

经检查证实为肾损伤后，须立即对伤情做出正确的判断，并制定出快速有效全面的治疗方案。首先治疗危及生命的症状，如颅脑伤、肺创伤、大血管破裂、肝脾破裂、休克等，然后探查伤肾。

1. 防治休克

若肾损伤合并休克，病情复杂而危重，应积极抢救，包括立即建立输血、输液通道，补充血容量等，并确定是否合并其他脏器损伤。对重度肾损伤患者，即使血压处于正常范围，亦应给予预防休克的措施并进行必要的泌尿及全身系统检查。若有大出血、生命体征不稳定时应立即进行手术探查。

2. 非手术治疗

确诊为肾挫伤、轻度肾裂伤，无其他脏器合并伤的患者可行非手术治疗。非手术治疗包括严格限制活动，绝对卧床休息2~4周，补充血容量，纠正水电解质平衡，保持足够的尿量，需密切观察血压、脉搏、呼吸及体温的变化，应用抗生素预防感染。必要时可运用镇痛、镇静及止血药物。定期检测血、尿常规，动态观测红细胞计数、血细胞比容、血红蛋白量及白细胞计数等，以了解是否出血和感染。同时还可运用B超、CT检查观察肾区是否出现肿块及腹部情况的变化，以便能及时发现继发性出血及继发性感染。此类患者经严密观察，一般病情能迅速好转，症状减轻，但仍需卧床休息，2~3个月内不能从事重体力劳动及剧烈体育活动，以防止肾脏损伤面再度撕裂出血。

3. 手术治疗

肾损伤是否需手术治疗，需要视其程度、发展情况及损伤性质而定。肾损伤的手术处理包括探查、处理伤肾及保持引流。有下列情况时应手术探查。①开放性肾创伤。②合并有腹腔其他脏器创伤。③经检查证实为肾粉碎伤。④经检查证实为肾盂裂伤。⑤静脉尿路造影检查伤肾不显像时，经肾动脉造影证实为肾蒂伤。⑥经抗休克治疗后血压不能回升或升而复降，提示有大出血者。⑦非手术治疗过程中肾区血肿不断增大，肉眼血尿持续，短期内出现严重贫血者。

（1）手术切口的选择　若无其他腹腔脏器损伤且对侧肾脏完好不需探查者，可经腰切口。疑有其他腹部脏器损伤或需探查双肾时，可经腹切口。

（2）术式的选择　①修补术。适用于肾裂伤范围较局限，整个肾脏血液循环无明显障碍者，如创缘整齐可直接对拢缝合。若创缘血运不良，应清除创缘已无生命力的组织。清创过程中，应注意保护对肾修复有重要意义的肾包膜，尽量保留活跃的肾实质。出血点可用细线缝合止血，用细肠线严密缝合肾盂或肾盏裂口，再缝合肾实质及肾包膜。合拢缝合有困难者，不可勉强，以免撕伤肾脏，可用肾周脂肪或肌肉瓣填充，并在其上用腹膜固定覆盖。肾盂内有血块者，应切开取出，并根据情况决定是否行暂时性造口引流。②肾部分切除。适用于肾的一极严重挫伤、一极肾组织已游离且无血运无保留价值，而其余组织无创伤或有裂伤但可以修补者。肾部分切除术后的断面应以肾包膜或游离腹膜覆盖，以促进其愈合及预防切面继发性出血。③肾脏套包术。适用于肾脏严重粉碎伤或有多处裂伤，直接缝合有困难，但整个肾脏血运尚正常者，或双侧严重肾损伤者，或孤立肾严重损伤者，或一侧肾严重损伤而对侧肾脏情况不明者，必须保留伤肾时，可采用肾脏套包术。套包材料可用铬制肠线结编成网状袋或用羊膜及自制大网膜制成。在暴露伤肾后，用套包材料套住肾脏，围绕肾门紧锁固定或缝合，达到止血目的。④肾自体移植术。对于在原位修复困难的肾脏，尤其是孤立肾或一侧肾损伤严重，对侧肾脏情况不明者，可将肾脏切除，于低温下行体外手术。待修整缝合后，将肾脏移植于髂窝内。⑤肾血管修补术或肾血管重建术。肾蒂伤来势凶险，往往由于严重出血来不及救治。一经确认，应立即手术探查。术中根据伤情，争取吻合断裂或破裂的血管，重建肾脏血液循环。对肾动脉内膜破裂及血栓形成者，单纯吻合、缝补及手术取出血栓常并发术后肾动脉狭窄、肾动脉瘤及再次形成血栓，必须切除内膜及受伤的血管段，行血管吻合术。如受伤段血管较长，切除后吻合困难，可行人造血管搭桥吻合，以恢复血运，或行自体肾移植术。此类手术争取在伤后12小时内完成，如延迟至伤后18小时后，手术修复已无实际意义。⑥肾切除术。应严格掌握切肾指征。凡有下列情况之一者，可行肾切除术。肾脏严重碎裂伤，大量出血无法控制者；严重肾蒂裂伤或肾血管破裂无法修补或重建者；肾内血管有广泛血栓形成者；肾损伤后感染、坏死及继发性大出血者。肾切除前必须明确对侧肾脏情况，在确定对侧肾脏功能形态正常后，方可行伤肾切除。若为孤立肾或双侧肾损伤，应千方百计保留伤肾，确实无法挽救时，方可切除，并在肾切除后及早行透析疗法，不失时机地施行同种异体肾移植术。

无论实行何种手术，术后均应留置肾周或肾窝引流管，以引流外渗尿液及残存积血。

（三）辨证治疗

1.辨证论治

（1）气滞血瘀

治法：活血化瘀，理气止痛。

方药：活络效灵丹加减。丹参，乳香，没药，延胡索，杜仲，赤芍，川续断，木香，甘草。

加减：阴虚者加生地黄、石斛；气虚者加党参、黄芪。

（2）络阴血溢

治法：活血止血。

方药：小蓟饮子加减。小蓟，蒲黄，藕节，滑石，木通，生地黄，当归，甘草，淡竹叶，栀子，琥珀，白茅根，三七。

加减：阴虚火旺者加知母、黄柏、山茱萸；正气亏虚者加人参、黄芪、白术；湿热内温者加木通、瞿麦、金钱草。

（3）肾虚

治法：填精补肾。

方药：肾阴虚者用六味地黄丸加减，肾阳虚者用肾气丸加减。六味地黄丸加减为熟地黄，山药，山茱萸，牡丹皮，泽泻，茯苓，丹参。肾气丸加减为熟地黄，山药，山茱萸，牡丹皮，泽泻，茯苓，附子，桂枝，当归。

（4）气随血脱，阴阳离决

治法：益气回阳，救阴固脱。

方药：参附汤合生脉散加减。党参，制附子，炙黄芪，葶苈子，麦冬，赤芍，丹参，茯苓，泽泻，五味子，陈皮。

加减：心慌者加生牡蛎；水肿少尿者加车前子、桑白皮。

2.外治疗法

（1）消瘀止痛膏　外敷患处，以祛瘀消肿止痛，每日1次。

（2）针刺疗法　取肾门、神门穴。留针30分钟，每日1次，两侧交替，用于肾挫伤腰痛者。

五、预后转归

肾损伤的预后与损伤程度密切相关。轻度损伤者80%~90%可经非手术治疗治愈，需行肾切除者仅占5%~10%。死亡多因伴有其他脏器严重损伤或伤后大出血，与肾脏损伤本身多无直接关系。肾损伤后近期并发症有腹膜后尿性囊肿及残余血肿并发感染或形成脓肿，均需切开引流。手术及保守治疗后肾周尿性囊肿的发生率分别为23%及85%。远期并发症主要有高血压及肾积水。肾损伤后高血压的发生率为1.4%~9.0%，其原因可能为肾损伤后供血不足、肾动脉血栓形成、肾动静脉瘘、肾动脉瘤、肾周纤维化、瘢痕肾、肾萎缩等。

六、预防调护

（一）预防

（1）避免剧烈运动及保护腰部免受外力冲击。

（2）受伤后要绝对卧床休息，严格限制活动至少2周。

（3）保持大便通畅，同时预防压疮形成。

（二）调护

（1）注意保持室内安静，限制探视，做好清洁护理工作。

（2）饮食要清淡富有营养，注意膳食平衡。多食用含优质蛋白的食物，如鸡蛋、鱼、瘦肉和牛奶等。忌食辛辣油腻食物。

七、专方选要

橘核丸加减。组成：橘核、海藻、昆布、海藻、川楝子、桃仁、厚朴、木通、枳实、延胡索、肉桂、木香、生地黄、玄参。方中橘核、木香入厥阴气分而行气；桃仁、延胡索，入厥阴血分而活血；川楝子、木通导小肠膀胱之热导小便下行而去湿；肉桂能暖肾，补肾火以祛寒；厚朴、枳实能行水破血；昆布、海藻能润下软坚散结。全方共奏行气活血，软坚散结之功。水煎服，每日1剂。

主要参考文献

［1］董晓红，叶建明，缪静龙，等. 老年院前急性肾损伤患者的病因及预后分析［J］. 中国中西医结合肾病杂志，2020，21（5）：430-433.

［2］于群，占婧，杨波. 杨洪涛经方辨治肾病综合征并发急性肾损伤验案4则［J］. 中国中西医结合肾病杂志，2020，21（05）：381-383.

［3］魏学全，李晓钟，鲁鑫婷. 中西医结合治疗急性肾损伤的应用及卫生经济学评价［J］. 心理月刊，2020，15（10）：221.

［4］武燕，田剑波. 骨科围术期急性肾损伤临床特征及预后危险因素分析［J］. 基层医学论坛，2020，24（14）：1925-1927.

［5］孙明，巩玉丽，王启飞. 连续性肾脏替代疗法对急性肾损伤患者的治疗价值［J］. 中国实用医刊，2022，49（18）：31-34.

［6］孟志云，刘瑞清，厉兆春，等. 三黄泻心汤加味联合常规西药治疗脓毒症所致急性肾损伤42例［J］. 河南中医，2022，42（6）：842-845.

［7］李鹂欧. 血液净化在急性肾损伤治疗中的临床效果［J］. 中国现代药物应用，2022，16（15）：77-80.

［8］杨黎. 糖尿病肾损伤患者血清中性粒细胞明胶酶相关脂质运载蛋白、胱抑素C、视黄醇结合蛋白表达的临床意义［J］. 西医学与健康研究电子杂志，2022，6（21）：28-31.

第二节　输尿管损伤

输尿管是连接肾盂和膀胱的管状尿液引流器官，其全长隐蔽在腹膜后间隙内，受到脊柱、椎旁肌肉、腰部肌肉、腹前壁及腹腔脏器等保护，再加上输尿管本身有一定的活动度。因此，受外界贯穿性或非贯穿性暴力性打击，不易受到伤害。但是，临床上因腹部手术、盆腔手术、妇科及泌尿外科检查及输尿管部位的手术造成输尿管各种损伤在临床上常有发生。若未发现或处理不当，轻者可引起漏尿、感染、腹膜炎、脓毒血症；重者可导致输尿管狭窄、尿瘘甚至死亡者。

一、病因病机

（一）西医学认识

1.常见病因

（1）外伤性损伤　较为少见。可见于战争、交通事故、刀刺伤等。常合并有腹腔脏器或全身脏器损伤。输尿管贯通性损伤多为输尿管穿孔、割裂、切断等。枪弹可直接造成输尿管的锐性损伤，还可灼伤输尿管及周围小血管内膜，最终引起坏死。非贯通性输尿管创伤罕见，多为暴力使肾脏突然上移，使相对固定的输尿管被强烈牵拉而过度伸展，导致输尿管从肾盂撕裂或离断，这种损伤多见于背后受到重击的儿童。

（2）手术损伤　多见于盆腔及下腹部的开放性手术。如根治性子宫切除术、巨大卵巢囊肿切除术、肿瘤切除术、结肠和直肠癌根治术等，创伤多发生于输尿管下段。另外，剖宫产、髂血管手术、腰交感神经手术、肾手术、输尿管手术、膀胱手术及前列腺手术也可损伤输尿管，导致输尿管移位、畸形、广泛粘连、出血等。有时虽未直接伤及输尿管，但破坏了输尿管的血液供应，也会导致输尿管部分缺血、坏死及穿孔。

（3）器械损伤　多见于泌尿外科输尿管插管。因器械引起的输尿管黏膜浅表损伤可有血尿、疼痛等，多无临床意义。较严重的输尿管器械损伤使输尿管穿孔及尿液外渗。除输尿管管径较小、血管脆弱及输尿管本身的病变外，多为操作过于粗暴所致。

（4）放射性损伤　比较罕见，发生率仅0.04%。多见于盆腔脏器肿瘤高强度反复性照射后。其病理特点是输尿管及周围组织有充血、水肿等炎症反应，最终引起输尿管近膀胱段局限性瘢痕纤维化、粘连狭窄，也可致广泛性输尿管盆腔段狭窄和广泛性输尿管壁放射性硬化等。在这些病理变化的基础上，95%的患者因为肿瘤压迫，很快引起输尿管梗阻，导致肾积水、损害肾功能。

（5）自发性输尿管破裂　较罕见，多与输尿管本身疾病有关。

2.分类

（1）钳夹伤　轻伤者无不良后果，重伤者易造成钳夹部位狭窄、肾积水、局部坏死后尿液漏出，最终形成输尿管瘘。

（2）结扎伤　单纯结扎，若对侧肾正常，约5%的患者可无典型症状或仅有轻度腰痛，甚至到数年后因肾脏无功能或肾积水时才发现。双侧结扎则立即有无尿症状。

（3）贯通伤　多见于输尿管插管、输尿管镜检查中。尿液漏至腹膜后，可引起腹痛、腹胀，穿孔不大者一般可自愈。

（4）扭曲　结扎缝合输尿管附近组织时，可牵引输尿管形成扭曲，或因输尿管周围组织的炎症反应及瘢痕收缩，牵拉输尿管形成扭曲。因尿液引流不畅，可导致输尿管上段扩张、引起肾积水。

（5）缺血性坏死　术中过度分离、剥脱，可使部分输尿管鞘膜及血液循环破坏，致使术后该部分输尿管缺血、蠕动减弱而发生溃烂、穿孔、坏死等。尿液外渗可导致蜂窝织炎、败血症，部分患者也可能形成输尿管瘘。

（二）中医学认识

输尿管损伤通常都因腰部暴力损伤、锐器直接损伤及医源性损伤。中医学认为外伤累及输尿管，脉络破损，血不得循经运行，而溢于尿路，发生尿血，若输尿管完全离断，可无尿，若瘀血阻于肾体，经脉不通，则腰部刺痛拒按，当血瘀壅滞，郁而化热，则会出现身热、口渴、苔黄等症状。病久若损及肾阴、肾阳可形成肾虚证。

二、临床诊断

（一）辨病诊断

1.诊断要点

（1）尿瘘或尿外渗　这是输尿管离断、切开及穿孔的最早症状之一。急性尿瘘或尿外渗多见于术后即刻或数天内出现伤口漏尿或尿性腹膜炎。因引流不畅，尿液聚积于腹腔或腹膜后形成肿块，局部膨隆或肿胀。输尿管肾盂连接处撕脱时，尿液可积聚于肾旁形成尿液囊肿，感染后成为脓肿。慢性尿瘘常发生于输尿管创伤后 2~3 周。多为术中输尿管被钳夹、结扎，局部出现慢性缺血坏死，继而破裂，形成尿瘘。最常见的是输尿管阴道瘘，皮肤瘘较少见。

（2）无尿　多见于双侧输尿管离断、撕脱或结扎后，伤后立即无尿，在排除创伤性休克和急性肾衰竭后，应考虑到双侧输尿管或孤立肾输尿管损伤的可能。

（3）感染　多为继发性感染。受到损伤后的输尿管局部组织发炎、坏死、脱离，尿液外渗或漏到腹膜后组织间隙或腹腔，很快形成脓肿或腹膜炎。临床上表现为发热、腰痛、腰部肌肉紧张、肾区叩痛。尿性腹膜炎形成后可出现腹部压痛、反跳痛及胃肠道刺激症状等。

（4）血尿　若术后发现血尿应高度怀疑输尿管损伤的可能。其严重程度不与损伤的程度成正比，相反，没有血尿也不能排除输尿管损伤。如输尿管逆行插管或输尿管镜检查后，输尿管黏膜擦伤可引起较严重的血尿，而输尿管被结扎的早期不会有严重的血尿。

（5）梗阻　术中误扎输尿管引起梗阻，因肾盏、肾盂反流及再吸收的功能，可以维持尿的生成及排泄，肾功能在短期内不会衰竭。尤其是单侧输尿管完全结扎，对侧肾功能正常者可能无症状或症状轻微，如暂时性少尿、腰区胀痛等。部分患者患肾因长期完全性梗阻而萎缩，可完全无症状。双侧输尿管完全结扎引起梗阻则立即发生无尿。输尿管部分结扎或其他原因所致的输尿管创伤，均可因炎症、反复感染、尿瘘、水肿、粘连、硬化等造成输尿管狭窄，引起梗阻。其临床表现为腰痛、肾积水、继发性肾脏感染、肾功能受损。

2.相关检查

（1）腹部 B 超　可以发现肾脏是否有积水、输尿管上段是否扩张、腹腔有无积液等。CT 检查可显示输尿管的梗阻部位、尿外渗范围、尿瘘及肾积水等，配合增强影像可以进一步提高诊断率。

（2）输尿管逆行插管造影　可以发现输尿管穿孔处造影剂外溢或梗阻部位。

（3）静脉肾盂造影或肾盂穿刺造影　95% 以上的输尿管损伤都能通过静脉肾盂造影确定。输尿管结扎者，可显示输尿管完全梗阻；不完全梗阻者，病变上方输尿管肾盂扩张；输尿管断裂、穿孔、撕脱者，显示造影剂外渗，创伤部位以上输尿管肾盂扩张。肾功能受损者静脉肾盂造影显影不良，可行肾盂穿刺造影以明确诊断。

（4）MRI 检查　MRI 检查非侵袭性，无须造影剂，能在短时间内较好的显示尿路的解剖结构。

（二）辨证诊断

1.气滞血瘀

（1）临床证候　腰痛如刺，轻则俯仰不便，重则痛剧不能转侧，痛处拒按，舌质紫暗或有瘀斑，脉涩或沉弦。

（2）辨证要点　腰痛明显，舌质紫暗，脉涩或沉弦。

2. 络阻血瘀

（1）临床证候　尿血淡红，腰部刺痛，或有发热，口渴，舌质紫暗或有瘀点，苔黄，脉细涩或沉细。若肾阴虚可见虚火上炎，心烦，失眠，口干，舌红，脉细数。

（2）辨证要点　腰部疼痛，口渴，苔黄，舌质紫暗或有瘀点，脉沉细涩。

3. 肾虚

（1）临床证候　腰膝酸痛，头晕乏力，小便不利。若肾阳虚可见手足不温，面色㿠白，舌淡，脉沉细。若肾阴虚可见虚火上炎，心烦，失眠，口干，舌红，脉细数。

（2）辨证要点　腰膝酸痛。若肾阴虚可见虚火上炎，心烦，舌红，脉细数。若肾阳亏虚可见面色㿠白，舌质淡，脉沉细。

三、鉴别诊断

西医学鉴别诊断

1. 肾损伤

肾损伤多有外伤史，可发生尿外渗、尿瘘及肾功能损伤，故两者要鉴别。肾损伤出血严重，血尿明显，局部可有血肿，可见休克多见，肾区检查可触及肿块，叩击痛阳性。尿路造影有肾实质外渗造影剂显影。由于出血形成血块，可以造成肾盂、肾盏充盈缺损。输尿管损伤时 CT 或超声检查患侧肾脏多无明显血肿或形态改变，泌尿系静脉造影或逆行造影可显示造影剂外溢，不难鉴别。

2. 膀胱损伤

膀胱损伤多有外伤史。闭合性损伤，尿液流入腹腔形成腹膜炎。开放性损伤，尿液自伤口处外溢，形成尿瘘，两者容易混淆。但损伤史不同，膀胱损伤常合并骨盆骨折，无肾功能损伤。经尿道插管注入一定量的生理盐水，抽出时明显少于注入

量。膀胱造影可见造影剂外溢，输尿管损伤无以上表现。有明确的腰部或医源性锐器损伤病史，不难鉴别。

四、临床治疗

（一）提高临床疗效的要素

（1）明确损伤的病因及损伤的严重程度，尽早去除病因，选择合理的治疗方案。

（2）卧床休息，及时复查，及时发现不利因素，积极处理。

（二）辨病治疗

输尿管损伤情况复杂，无论采用何种方法，都应达到恢复正常排尿通路及保护患侧肾脏功能的目的。

1. 治疗原则

（1）及时诊断，及时处理　术中发现输尿管损伤时应立即进行适当处理。对于延误诊断的输尿管损伤和输尿管瘘的处理较为困难，其成功率仅为 66.7%。对于损伤超过 24 小时的患者，主张先肾造瘘，3 个月后再行修复手术。

（2）彻底扩创　对输尿管的损伤段应彻底扩创，未完全断裂者也应完全切除受伤段，直至输尿管两端有明显渗血为止，以避免因局部组织缺血、失活导致吻合口破裂。修复及吻合术应在无张力情况下进行，如输尿管损伤段超过 2cm，不能强行吻合。

2. 治疗方法

如果术中及时发现误扎或缝扎了输尿管，立即拆除结扎线或缝扎线即可。输尿管严重损伤或穿孔可采用下列方法。

（1）输尿管插管法　输尿管插管和输尿管镜手术所致的输尿管穿孔，应立即插入输尿管导管或双 J 管，保留 4~6 周，创伤部位可以自行修复。

（2）支架管法　术中发现输尿管部分断裂或长轴方向输尿管壁缺损，但未影响

到输尿管全周径者，局部清创后于输尿管腔内留置双J管即可。

（3）经皮肾造瘘术 手术方法不复杂，尤其适用于危重患者。穿刺后可立即控制输尿管梗阻及漏尿，部分患者长期尿液转流后可自愈。

（4）吻合法 在彻底清创及无张力的情况下进行。吻合口宜大，一般有斜形、匙形及圆形三种吻合法。

（5）自体肾移植术 输尿管广泛损伤，除行上尿路改道术外，还可行自体肾移植术。

（6）腔道镜治疗 适用于输尿管未完全梗阻且狭窄形成小于3个月、狭窄段小于2cm的患者。可行输尿管扩张、输尿管内切开并置入支架管引流。

（7）肾切除术 切除肾脏必须慎重。应千方百计保留肾脏，确定无法挽救时，方可切除。

（三）辨证治疗

1. 辨证论治

（1）气滞血瘀

治法：活血化瘀，理气止痛。

方药：活络效灵丹加减。丹参，乳香，没药，延胡索，杜仲，赤芍，续断，木香，甘草。

加减：疼痛严重者加延胡索、川楝子。

（2）络阻血瘀

治法：活血止血。

方药：小蓟饮子加减。小蓟，蒲黄，藕节，滑石，木通，生地黄，当归，甘草，淡竹叶，栀子，琥珀，白茅根，三七。

加减：气虚者加黄芪、人参。

（3）肾虚

治法：填精补肾。

方药：肾阴虚者用六味地黄丸加减，肾阳虚者用肾气丸加减。六味地黄丸为生地黄，山药，山茱萸，牡丹皮，泽泻，茯苓，丹参。肾气丸为熟地黄，山药，山茱萸，牡丹皮，泽泻，茯苓，附子，桂枝，当归。

加减：烦躁失眠者加百合、酸枣仁、茯神。

2. 外治疗法

（1）消瘀止痛膏 外敷患处，以祛瘀消肿止痛。

（2）湿敷法 取吴茱萸、黑附子、肉桂、干姜、川芎、苍术、羌活、独活、威灵仙、土鳖虫、全蝎、冰片各10g，细辛6g，红花15g，皂角9g，花椒30g。将上述药物烘干，研为细末、过筛，取生姜汁或酒调成膏状敷于患处，以祛瘀止痛。

五、预后转归

输尿管的愈合能力极强，如果处理及时得当，能恢复正常，保持尿液引流通畅。若得不到及时的诊断和治疗，有可能会导致一侧尿瘘，发生腹腔感染、形成脓肿，导致单侧肾功能受损甚至肾坏死。

六、预防调护

（一）预防

（1）避免剧烈运动及保护腰腹部免受外力冲击。

（2）受伤后要卧床休息，减少活动。

（3）保持大便通畅，同时预防压疮形成。

（4）输尿管损伤多见于医源性损伤，因此要求医护人员操作时仔细认真，尽量避免损伤输尿管。

（二）调护

（1）注意保持室内安静，做好清洁护理工作。

（2）饮食要清淡富有营养，注意膳食平衡。多食用含优质蛋白的食物，如鸡蛋、鱼、瘦肉和牛奶等。忌食辛辣油腻食物。

七、专方选要

橘核丸加减。组成：橘核、海藻、昆布、海藻、川楝子、桃仁，厚朴、木通、枳实、延胡索、肉桂、木香。水煎服，每日1剂。方中橘核、木香、枳实、厚朴、川楝子疏肝行气止痛，桃仁、延胡索活血行血，肉桂温化寒湿，昆布、海藻软坚散结，木通利湿，玄参、生地黄清热解毒、滋阴软坚，诸药合用，共奏疏肝理气、行郁活血、软坚消肿之功。外伤血瘀严重者可用复元活血汤加减以活血化瘀、清热止痛。

八、主要参考文献

[1] 魏忠艳. 妇产科手术致泌尿系损伤的原因分析及其防范、护理措施[J]. 名医，2020（3）：137–138.

[2] 王斌，吴海啸. 输尿管硬镜碎石术致输尿管损伤的临床分析[J]. 浙江创伤外科，2019，24（6）：1179–1180.

[3] 张道新，王文营，葛玉成，等. 医源性输尿管损伤和狭窄的诊疗现状[J]. 国际外科学杂志，2019（9）：577–579.

[4] 田华，宋越. 妇科腔镜术中医源性输尿管损伤预防研究进展[J]. 临床军医杂志，2019，47（7）：768–770.

[5] 李潇，李霞. 腹腔镜子宫切除术输尿管损伤的护理研究[J]. 实用妇科内分泌电子杂志，2019，6（19）：173–174.

[6] 王亚申，罗飞，李健. 48例医源性输尿管损伤临床处理及疗效观察[J]. 河南医学研究，2021，30（32）：6013–6016.

[7] 杨计原. 泌尿外科术中输尿管损伤45例临床分析[J]. 河南外科学杂志，2017，23（4）：103–104.

[8] 王东，王海东. 输尿管镜下处理输尿管全断一例报道[J]. 中华腔镜泌尿外科杂志（电子版），2020，14（1）：72–74.

第三节　膀胱损伤

膀胱为肌膜性囊状器官，其大小、形状、位置及壁的厚度均随储尿量而变化，成人膀胱是一个腹膜外器官，位于盆腔深面，耻骨联合后方，四周有骨盆保护，男性膀胱后面与直肠、精囊及输精管壶腹部相邻。女性膀胱后面为子宫及阴道上部，下面邻近尿生殖膈，膀胱空虚时，腹膜覆盖膀胱顶和后上部，膀胱充盈时，腹膜随膀胱上升，使前面直接与腹前壁相贴，小儿膀胱位置较高，部分位于腹膜内。

一般情况下，膀胱不易受到损伤，当膀胱充盈时，高于耻骨联合之上，若下腹部受到外力作用，有可能导致膀胱破裂。当骨盆受到强大外力作用，致骨盆骨折时，骨折端有可能刺破膀胱，并发膀胱破裂。儿童处于发育过程中，膀胱稍有充盈，就可突出至下腹部，因此儿童膀胱更易受到损伤。经过多次手术的膀胱以及膀胱肿瘤、膀胱结核等，其受伤的概率远高于正常膀胱。所谓自发性膀胱破裂，多见于病理性膀胱。火器、利刃所致外伤性膀胱损伤，平时较为少见，此类膀胱损伤，常合并其他器官损伤，如肠道、子宫、阴道等，另一种常见的损伤为医源性损伤。

一、病因病机

（一）西医学认识

根据致伤原因可以把膀胱破裂分为外伤性膀胱破裂、医源性膀胱破裂、自发性膀胱破裂和锐器所致的膀胱穿通伤，其中外伤性膀胱破裂是最为常见的类型。根据膀胱破裂口与腹膜的关系又可分为腹膜内膀胱破裂、腹膜外膀胱破裂和混合型膀胱破裂，该种分型法对临床的诊断、治疗、预后都更有指导意义。

1. 腹膜内膀胱破裂

腹膜内膀胱破裂较少见，但其后果较腹膜外膀胱破裂更严重，由于腹膜有较强的吸收能力，当大量尿液进入腹腔，短时间内血尿素氮明显升高。同时，外伤性腹膜内膀胱破裂往往有严重的合并伤，这些合并伤也是创伤后死亡的重要原因。此外，腹膜内膀胱破裂也可见于自发性膀胱破裂和医源性膀胱破裂，其早期症状也可能很轻微，只有轻度血尿，2~3天后才出现腹痛、腹肌紧张等症状，但症状严重程度较其他常见急腹症要轻。

2. 腹膜外膀胱破裂

腹膜外膀胱破裂比腹膜内膀胱破裂更为常见，多发生于骨盆骨折时，且合并有尿道损伤，89%~100%的腹膜外膀胱破裂合并有耻骨骨折，相反只有5%~10%的耻骨骨折合并有膀胱破裂，并且骨盆骨折的范围、程度与膀胱损伤的发生有密切关系。粉碎性骨盆骨折伴有骨折断端严重移位或有游离骨片者，最易引起膀胱损伤，常合并后尿道损伤。该类损伤患者常感到下腹部疼痛，但程度较急腹症为轻，而疼痛范围较广，尿液经膀胱破裂口溢出，与血液混合积聚于盆腔疏松组织间隙中，体检可以发现膀胱空虚，局部可能发现瘀斑，瘀斑的严重程度不一定与膀胱破口成正比，其他致伤原因也可能导致腹膜外膀胱破裂，但较为少见。

3. 混合型膀胱破裂

约有10%的膀胱破裂患者同时发生腹膜外和腹膜内膀胱破裂。此类膀胱损伤往往合并有多脏器损伤，死亡率高达60%。火器、利刃所致的穿通伤是其中一个主要原因。

（二）中医学认识

膀胱损伤多因少腹部受暴力撞击致膀胱经脉损伤，络破血溢，而为尿血；离经之血，留滞体内，形成血瘀，瘀血凝滞不通故小腹不适或疼痛；膀胱受伤，瘀血阻窍，气化不行故小便不利；瘀血化热，则尿黄赤，排尿疼痛；舌质紫暗或有瘀斑，脉沉涩均为瘀血内阻。若大量出血，血脱则气无以附，可导致"厥证""脱证"。

二、临床诊断

（一）辨病诊断

1. 诊断要点

临床主要表现为血尿、疼痛、无尿或排尿困难。血尿可表现为肉眼或镜下血尿，其中肉眼血尿最具有诊断意义，有时伴血块，大量血尿者少见。疼痛多为下腹部或耻骨后疼痛，伴有骨盆骨折时，疼痛剧烈。膀胱发生破裂，尿液外渗，表现为无尿或尿量减少，部分患者表现为排尿困难。严重损伤及大出血可导致休克。

2. 相关检查

（1）尿常规　通过自解、导尿、穿刺等方法，大多数患者都可能发现肉眼血尿，几乎所有的患者都有镜下血尿。但该方法价值有限，泌尿系及其他器官损伤也有可能发生肉眼或镜下血尿。

（2）导尿检查　采用软导尿管进行导尿，若能导出大量清亮尿液，即可初步排除膀胱破裂，如不能导出尿液或仅导出少量尿液，则应考虑膀胱破裂。通过导尿管注入300ml生理盐水，5分钟后放出，若出入量相等或接近，提示膀胱无破裂，若流出少或无流出，则提示膀胱可能发生破裂，该方法是一种简便易行的方法，但有时结果不易判断，可能出现假阳性或假阴性结果。

（3）膀胱造影　膀胱造影是诊断膀胱破裂最有价值的方法，尤其是骨盆骨折合并肉眼血尿的患者。因复合伤进行腹部CT、MRI检查时，发现膀胱破口或不明原因的腹腔积液，也可通过膀胱内注入300ml造影剂进一步确诊。

（二）辨证诊断

1. 气滞血瘀

（1）临床证候　小腹痛如刺，痛处拒按，排尿困难或无尿，舌质紫暗或有瘀斑，脉涩或沉弦。

（2）辨证要点　小腹疼痛，舌质紫暗或有瘀斑，脉涩或沉弦。

2. 气随血脱，阴阳离决

（1）临床证候　昏厥，四肢厥冷，大汗淋漓，面色㿠白，口唇无华，呼吸微弱，甚则目合口张，鼻鼾息微，二便自遗，舌质淡，脉细弱无力甚则脉微细欲绝。

（2）辨证要点　面色㿠白，呼吸微弱，四肢厥冷，舌质淡，脉微细欲绝。

三、鉴别诊断

（一）西医学鉴别诊断

1. 输尿管损伤

输尿管损伤多为医源性损伤，也可表现为血尿、腰腹部疼痛，常有手术史，通过超声、静脉尿路造影及逆行插管造影可进一步明确损伤及梗阻部位。

2. 尿道损伤

尿道损伤多由骑跨伤或骨盆骨折引起，多表现为排尿困难、尿道流血，可伴有导尿困难，而膀胱损伤时导尿顺利。通过病史、导尿试验、彩超、CT 等可进一步明确鉴别。

（二）中医鉴别诊断

本病需要与石淋相鉴别。膀胱结石也表现为下腹疼痛，可伴血尿或排尿中断，多由于饮水较少，湿热内生蕴结，形成结石，多无外伤史。膀胱损伤多有下腹部外伤病史，彩超及 CT 检查可明确鉴别。

四、临床治疗

（一）提高临床疗效的要素

（1）明确损伤的病因及损伤的严重程度，尽早去除病因，及早手术治疗。

（2）卧床休息，及时补液输血治疗，发现不利因素，积极处理。

（二）辨病治疗

膀胱破裂往往同时伴有其他合并伤，治疗时首先应对最危及生命的合并伤进行处理。膀胱破裂的处理方式应根据受伤原因（暴力伤或穿通伤）和膀胱破裂类型（腹膜外膀胱破裂或腹膜内膀胱破裂）制定，膀胱挫伤仅需留置导尿管数天即可，但需注意漏诊。如果发现膀胱颈周围有血肿压迫，必须暂时性留置导尿管。

1. 腹膜内膀胱破裂

若腹膜内膀胱破裂患者膀胱造影提示只有很小的破口并且无其他手术指征，可以考虑留置导尿管引流 7~10 天进行治疗。但多数情况下腹膜内膀胱破裂部都有较大的裂口需要手术修补。探查切口可取下腹部正中切口，同时对腹腔内其他器官进行探查，并注意是否有腹膜外膀胱破裂。探查结束后分层修补膀胱破口，修补完膀胱后根据情况可单纯留置导尿管，也可在耻骨上膀胱造瘘，膀胱造瘘有两个重要原则。①造瘘管应该放在尽量高的位置，可以减轻术后的尿频和膀胱痉挛。②造瘘管在皮肤穿出处固定，以防从膀胱内脱出，10~14 天后膀胱伤口愈合后可以拔出造瘘管。另外还应在膀胱耻骨间隙放置引流管。

2. 腹膜外膀胱破裂

腹膜外膀胱破裂多由暴力损伤所致。膀胱镜检查可以判断膀胱破裂程度，膀胱造影的造影剂外漏程度并不能代表膀胱破口的大小，但发现有大量造影剂外漏时，手术探查是一种较为明智的选择。当患者情况稳定，因为其他脏器的创伤需要手术探查时，可以打开膀胱进行修补，闭合性暴力损伤所导致的膀胱破裂可通过单纯留置导尿管进行治疗。手术探查时可在下腹部正中切口，对是否伤及输尿管、后尿道及膀胱三角区进行探查。若有骨折断端刺入膀胱，在膀胱修补前应进行复位。修补时用可吸收肠线缝合破口，行高位膀胱造瘘。

3. 膀胱穿通伤

所有由枪弹、刀器和骨片所致的膀胱穿通伤都应进行手术探查。膀胱周围的血肿应该清除以防止形成脓肿。开腹探查的目的是探查修补受损脏器，取出异物。应该打开膀胱认真探查后进行修补，膀胱壁的各层可分层修补，破入腹腔的裂口应从腹腔内关闭，膀胱三角区、输尿管开口处、膀胱颈都应探查。约30%的膀胱穿通伤可合并输尿管损伤，当疑有输尿管损伤时，应行输尿管导管试插。若破口邻近输尿管开口处，应留置双J管两周，可以降低术后的尿外渗、排尿困难及颈口缩窄的症状。

4. 医源性膀胱破裂

随着腹腔镜检查和手术的应用，医源性膀胱破裂的发生越来越常见。常见的原因如下。①经尿道手术操作时，对尿道结构认识不清误伤膀胱。②腹腔镜放置导管时误穿膀胱。③盆腔手术、疝修补术误伤膀胱。④妇产科手术及难产损伤膀胱。若在术中发现膀胱破裂，对于破口较小者，在确认无感染及其他脏器损伤的情况下，可以通过留置尿管2周，一般即可治愈，对于破口较大或合并感染时，则需要手术探查修补。

（三）辨证治疗

1. 辨证论治

（1）气滞血瘀

治法：活血化瘀，理气止痛。

方药：活络效灵丹加减。丹参，乳香，没药，延胡索，杜仲，赤芍，续断，木香，甘草。

加减：疼痛者加延胡索、败酱草、五灵脂。

（2）气随血脱，阴阳离决

治法：益气回阳，救阴固脱。

方药：参附汤合生脉散加减。党参，制附子，炙黄芪，葶苈子，麦冬，赤芍，丹参，茯苓，泽泻，五味子，陈皮。

加减：烦躁气虚者加酸枣仁、人参、黄芪。

2. 外治疗法

（1）冰敷　膀胱轻度损伤一般会导致膀胱部位明显肿胀，可用冰敷收缩血管。

（2）湿敷法　膀胱损伤后期，取吴茱萸、黑附子、肉桂、干姜、川芎、苍术、羌活、独活、威灵仙、土鳖虫、全蝎、冰片各10g，细辛6g，红花15g，皂角9g，花椒30g。将上述药物烘干，研为细末、过筛，取生姜汁或酒调成膏状敷于下腹患处，以祛瘀止痛。

五、预后转归

膀胱的愈合能力极强，如果处理及时得当，很少发生并发症。伤后早期可能会有尿急、尿频等症状，随着时间的延长，将逐渐恢复正常。若膀胱感染时，以适当的抗生素治疗，效果也较满意。只要尿道不存在梗阻，耻骨上造瘘管拔除后，极少形成尿瘘。但膀胱损伤的病死率仍然较高，为15.6%~22%，这与膀胱损伤延误诊断和处理失当有关。若得不到及时的治疗，较轻的并发症有耻骨上造瘘管脱出、造瘘管周围及伤口漏尿、膀胱痉挛等。严重的并发症是由于漏诊和尿液外漏，形成广泛的盆腔和腹腔脓肿。

六、预防调护

（一）预防

（1）注意安全，免受外伤。

（2）手术操作时避免损伤膀胱。

（二）调护

（1）膀胱损伤后，应密切观察患者的生命体征。

（2）保持导尿管、盆腔引流管的通畅，密切观察引流液的颜色、性质及量的多少。

（3）卧床时多活动四肢，防止下肢血栓形成。

（4）饮食应高纤维、高蛋白，少量多餐，保持大便通畅，忌烟酒。

七、专方选要

七厘散加减。方用麝香（冲服），血竭（溶化），没药，乳香，红花，三七，琥珀（冲服），白茅根，桃仁。若瘀阻不通疼痛者加冬葵子、生蒲黄以化之；血量较多者加茜草根、侧柏叶；尿黄赤、滴沥不爽者加山栀子、紫花地丁、蒲公英、竹叶以清热利尿。诸药合用，共奏疏肝理气、行郁活血、软坚消肿之功。

主要参考文献

[1] 龙大治，黄金球，颜丽艳，等. 原花青素改善尿路感染所致膀胱损伤的机制研究 [J]. 中国临床药理学杂志，2022，38（19）：2291-2295.

[2] 毛鑫，姚荣妹，鲍岩岩，等. 王不留行多糖通过抑制 NLRP3 炎性小体通路改善尿路感染所致膀胱损伤 [J]. 中国中药杂志，2021，46（13）：3388-3393.

[3] 魏忠艳. 妇产科手术致泌尿系损伤的原因分析及其防范、护理措施 [J]. 名医，2020（3）：137-138.

[4] 屈小会，张鲜芳，张红英. 剖官产术并发盆腔血肿致膀胱损伤 1 例 [J]. 中国西医学杂志，2018，28（24）：127-128.

[5] 聂小霖，孙懿，张丽雅，等. 妇科腹腔镜手术泌尿系损伤 27 例临床分析 [J]. 中国继续医学教育，2018，10（34）：84-86.

[6] 李翠芬，方友强. 腹腔镜困难性子宫全切除术避免损伤膀胱的技巧 [J]. 中华腔镜泌尿外科杂志（电了版），2018，12（2）：98-101.

[7] 李嘉琪，王建六. 混合性尿失禁行耻骨后尿道中段悬吊术中尿道及膀胱复合损伤一例 [J]. 中国妇产科临床杂志，2017，18（6）：549-550.

第四节　尿道损伤

男性尿道自然状态下呈 S 形，可以分为四个部分，即前列腺部、膜部、球部、阴茎部。由于解剖位置和组织结构的差异，各部分的损伤也有不同的治疗方法，预后也是截然不同的。女性尿道损伤发生率较男性尿道损伤发生率低得多，只有严重骨盆骨折移位导致膀胱颈或阴道受损时才可能发生尿道损伤。本节以男性尿道损伤为主。

一、病因病机

（一）西医学认识

1.病因

（1）尿道内暴力伤　多为医源性损伤，近年来此类损伤的发病率逐渐增高，特别是尿道内有狭窄梗阻时更易发生。损伤可仅为黏膜挫伤，亦可能穿破尿道甚至穿入直肠。

（2）尿道外暴力闭合性损伤　造成这类损伤的主要原因有会阴骑跨伤和骨盆骨折。会阴骑跨伤发生于伤者自高处跌落或摔倒时，会阴部骑跨于硬物上，尿道被挤压在硬物与耻骨联合后下缘，造成球部尿道损伤。会阴部直接钝性打击也可伤及该处尿道。骨盆骨折导致尿道损伤的部位几乎都发生在后尿道。由于男性后尿道下方有尿生殖膈，因耻骨、前列腺韧带等固定，前列腺部尿道活动较少，当骨盆骨折时，容易造成尿道膜部发生断裂。

（3）尿道外暴力开放性损伤　此类损伤多见于火器或利器伤，偶见于牲畜咬伤、牛角刺伤等，往往伤情重、合并伤多，治疗较为困难。

（4）非暴力性尿道损伤　较为少见，常见原因有化学药物烧伤、放射线损伤等。

2.分类

（1）按损伤程度分　可分为挫伤、破裂、断裂三种。尿道挫伤仅为尿道黏膜或尿道海绵体部分损伤，而阴茎海绵体完整。尿道破裂即尿道部分破裂，尚有部分尿道壁完整，尿道连续性未完全破坏。尿道断裂为伤处完全断离，连续性丧失，发病率为全部尿道损伤的40%~70%。

（2）按部位分　可以分为两种类型。①后尿道损伤，包括尿生殖膈以上的前列腺部和膜部损伤。②前尿道损伤，包括球部和阴茎部损伤。前列腺部尿道完全位于盆腔内，周围有前列腺包绕，损伤基本只发生在小儿。膜部尿道长约1.2cm，是尿道最固定的部位，也是手术暴露最困难的部分。球部尿道起于尿生殖膈，止于阴茎悬韧带，位于会阴部，比较固定，阴茎部是全尿道活动度最大的部分，较不易损伤。

（二）中医学认识

尿道损伤多因骨盆受暴力撞击或骑跨跌伤致尿道经脉损伤，尿道疼痛，络破血溢，而为尿血或排尿困难。离经之血，留滞体内，形成血瘀，瘀血凝滞不通故会阴不适或疼痛；尿道受伤，瘀血阻窍，气化不行故小便不利；瘀血内阻故舌质紫暗有瘀斑，脉沉涩。严重者伴大量出血，可导致"厥证""脱证"。

二、临床诊断

（一）辨病诊断

1.诊断要点

（1）休克　骨盆骨折后尿道损伤常合并其他内脏损伤发生休克。主要因为严重出血及广泛损伤引起。凡外伤患者都应密切关注患者生命体征，包括皮肤黏膜、指甲色泽等外周血管充盈情况，观察血压、脉搏、呼吸和尿量等，密切注意有无休克发生。

（2）尿道滴血及血尿　为后尿道损伤最常见症状。尿道滴血及血尿程度与损伤严重程度不成正比。

（3）疼痛　疼痛可放射到肛门周围、耻骨区及下腹部，直肠指检有明显压痛，骨盆骨折患者有骨盆叩压痛及牵引痛。

（4）排尿困难及尿潴留　轻度挫伤者可无排尿困难。严重挫伤或尿道断裂者，因局部水肿或尿道断裂失去连续性而不能排尿，下腹部膨隆，有强烈尿意。

（5）血肿及瘀斑　伤处皮下可见瘀斑。血肿多位于耻骨后及前列腺周围，严重者可也可位于下腹部及会阴部。

（6）尿外渗　尿外渗的程度取决于尿道损伤的程度及伤后是否频繁排尿。尿外渗若不及时处理继发感染，会导致局部组织坏死、化脓，出现全身中毒症状，甚至全身感染，局部坏死后可能出现尿瘘。

2.相关检查

（1）导尿　伤后许多患者仍有可能置入小号的导尿管，导尿管一经置入不可轻易拔出，导尿管至少应该放置7~14天，拔出尿管后应该做一次膀胱尿道造影。如果置入尿管较为困难，应该马上终止，立即做耻骨上膀胱造瘘。

（2）直肠指检　直肠指检在尿道损伤的诊断中具有重要意义，可以判断前列腺是否移位、骨盆有无血肿等。同时可筛查有无直肠损伤，指套若有血迹提示有直肠损伤。

（3）尿道造影　逆行尿道造影可以较清晰和确切地显示尿道损伤的部位、程度、长度和各种并发症，是一种最为可靠的诊断方法。摄片时应该取盆骨平片，了解是否有骨盆骨折、是否为稳定性骨折、有无碎骨及异物残留等，然后注入造影剂，在尿道充盈状态下摄片，斜位片可以很好地显示尿道及造影剂外渗情况。

（4）超声检查　用于评估盆腔内血肿范围、膀胱位置高低和膀胱是否充盈等情况。在耻骨上膀胱穿刺造瘘前，了解膀胱充盈程度和位置有较大价值。

（5）尿道膀胱镜检查　是诊断尿道损伤最为直观的方法，应由经验丰富的泌尿外科医师进行。

（6）CT和MRI检查　可详细了解骨盆、阴茎海绵体、膀胱、肾脏及其他腹内脏器的损伤程度。

（二）辨证诊断

1.气滞血瘀

（1）临床证候　尿道疼痛，局部肿胀明显，血不得循经而行，舌质紫暗，脉沉。

（2）辨证要点　尿道肿痛，舌质紫暗，脉沉。

2.气随血脱，阴阳离决

（1）临床证候　排尿困难，出血较多，昏厥，四肢厥冷，大汗淋漓，面色白，口唇无华，呼吸微弱，舌质淡，脉细弱无力。

（2）辨证要点　面色白，呼吸微弱，四肢厥冷，舌质淡，脉细欲绝。

三、鉴别诊断

（一）西医学鉴别诊断

阴囊损伤

阴囊损伤与尿道损伤多合并发生，通过体格检查可明确区分受伤部位，单纯阴囊损伤无排尿困难、尿血，通过彩超可明确诊断，而尿道损伤多有尿血、排尿困难及导尿失败等现象。

（二）中医学鉴别诊断

本病需要与石淋相鉴别，石淋中尿道结石也表现为尿道疼痛，可伴血尿或排尿困难，多由于饮水较少，湿热内生蕴结，形成结石，多无外伤史。而尿道损伤多有外伤病史，尿道造影可见造影剂外溢。

四、临床治疗

（一）提高临床疗效的要素

（1）明确损伤的病因及损伤的严重程度，尽早去除病因，尽早手术治疗。

（2）卧床休息，留置尿管引流尿液，及时补液输血治疗，若发现不利因素，积极处理。

（二）辨病治疗

尿道损伤的治疗策略应根据伤后的全身情况、存在的合并伤及尿道损伤的类型，全面考虑，综合实施。全身治疗包括纠正休克、防治感染及预防并发症。优先处理威胁生命的合并伤，条件不允许时可采用简单的方法引流膀胱尿液，待病情稳定后再进一步处理。

1.后尿道损伤

后尿道部分或完全断裂，其损伤的严重程度及类型有较大差异，其治疗方法也有所不同。具体可以分为尿道修补术、端-端吻合术、尿道会师术、膀胱造瘘术。无论哪种方法，在治疗时都应该从防止后期尿道畸形、尿失禁和阳痿等方面考虑。

2.尿道球部损伤

尿道球部的闭合性断裂伤，一般都合并有海绵体和软组织的损伤，尿道损伤的范围不易判断，手术困难，容易切除过多尿道，导致没有足够长度做斜形吻合。尿道部分撕裂的患者经膀胱造瘘后，有可能恢复尿道的连续性，从而避免了再次手术。但损伤早期只做膀胱造瘘不利于血肿清除，导致感染，穿破成瘘，日后处理时也更困难。因此还可采用尿道修补术修补吻合，手术修补可以保留较多组织。

3.单纯阴茎部尿道损伤

单纯阴茎部尿道损伤多因腔内操作引起，患者往往伴有阴茎损伤。阴茎损伤包括阴茎折断、阴茎皮肤撕脱伤、阴茎绞轧伤。早期手术修复可有效减轻手术瘢痕和阴茎弯曲。

（三）辨证治疗

1.辨证论治

（1）气滞血瘀

治法：活血化瘀，理气止痛。

方药：活络效灵丹加减。丹参，乳香，没药，延胡索，杜仲，赤芍，续断，木香，甘草。

加减：疼痛明显者加延胡索、川楝子、五灵脂。

（2）气随血脱，阴阳离决

治法：益气回阳，救阴固脱。

方药：参附汤合生脉散加减。党参，制附子，炙黄芪，葶苈子，麦冬，赤芍，丹参，茯苓，泽泻，五味子，陈皮。

加减：烦躁气虚者加百合、茯神、人参、黄芪。

2.外治疗法

（1）冰敷　尿道损伤早期若有肿胀，可冰敷收缩血管减轻水肿。

（2）热敷法　尿道损伤后期，取吴茱萸、黑附子、肉桂、干姜、川芎、苍术、羌活、独活、威灵仙、土鳖虫、全蝎、冰片各10g，细辛6g，红花15g，皂角9g，花椒30g。将上述药物烘干，研为细末、过筛，取生姜汁或酒调成膏状敷于患处，以祛瘀止痛消肿。

五、预后转归

尿道损伤若得到及时治疗，可以有效地恢复尿道的连续性，恢复正常排尿和性功能，若得不到及时和正确的处理，会产生严重后果，形成排尿困难、漏尿及性功能障碍。尿外渗若不及时处理继发感染，会导致局部组织坏死、化脓，出现全身中毒症状，甚至全身感染进而危及生命。

六、预防调护

（一）预防

（1）注意安全，免受外伤。

（2）手术操作时避免损伤尿道。

（二）调护

（1）尿道损伤后，应密切观察患者的生命体征。

（2）保持导尿管引流通畅，密切观察引流液的颜色、性质及量的多少。

（3）卧床时多活动四肢，防止下肢血栓形成。

（4）饮食应高纤维、高蛋白，少量多餐，保持大便通畅，忌烟酒。

七、专方选要

七厘散加减。方用麝香（冲服），血竭（溶化），没药，乳香，红花，三七，琥珀（冲服），白茅根，桃仁。若瘀阻不通疼痛者加冬葵子、生蒲黄以化之；血量较多者加茜草根，侧柏叶；尿黄赤、滴沥不爽者加山栀子、紫花地丁、蒲公英、竹叶以清热利尿。治疗尿道损伤有很好的疗效。

主要参考文献

[1] 郭辰旭，武进峰. 闭合性尿道球部损伤不同手术治疗效果与术后狭窄处理分析 [J]. 国际泌尿系杂志，2020（3）：493-496.

[2] 魏宁，李宁，黄亮，等. 骨盆骨折伴后尿道损伤患者手术治疗效果影响因素分析 [J]. 临床军医杂志，2020，48（4）：424-425.

[3] 丛桂成，崔小健，陈延航，等. 闭合性尿道损伤的临床处理策略 [J]. 继续医学教育，2019，33（11）：58-60.

[4] 冯德超，白云金，杨玉帛，等. 男性骨盆骨折致后尿道损伤的治疗研究进展 [J]. 临床泌尿外科杂志，2019，34（9）：749-751.

[5] 蒋东鹏，张守堂，孙轶君. 后尿道损伤60例的临床处理分析 [J]. 世界最新医学信息文摘，2019，19（38）：27-33.

[6] 宋鲁杰，傅强. 尿道损伤诊疗安全共识 [J]. 现代泌尿外科杂志，2019，24（3）：178-184.

[7] 张凯敏，李留霞，袁新枝，等. 西洋参总皂苷通过调控 TGF-β1/CTGF 通路对压力性尿失禁大鼠尿道损伤及排尿功能的改善作用研究 [J]. 中医药信息，2022，39（6）：22-27.

[8] 魏宁，李宁，黄亮，等. 骨盆骨折伴后尿道损伤患者手术治疗效果影响因素分析 [J]. 临床军医杂志，2020，48（4）：424-425.

第五节　阴茎损伤

阴茎损伤较为少见。在外力打击、骑跨等情况下，可以发生阴茎损伤。阴茎损伤常伴有尿道损伤，而且表现类型复杂，各种类型处理的方法也不同。

一、病因病机

（一）西医学认识

1. 病因

（1）直接暴力　阴茎勃起时，受到直接暴力，如打击、骑跨、被踢、挤压，阴茎被挤于体外硬物或耻骨弓之间，易损伤，严重者可发生阴茎折断。

（2）锐器切伤　阴茎被各种锐器切割损伤。

2. 闭合性损伤

（1）阴茎挫伤　各种暴力均可能造成阴茎挫伤，引起皮下组织或海绵体损伤，皮下组织瘀血，皮肤水肿，多不伴有尿道损伤。

（2）阴茎折断　是严重的阴茎闭合性损伤。阴茎勃起时，受到直接外力作用，造成阴茎海绵体白膜和海绵体破裂，可伴发尿道损伤。多见于20~40岁的青壮年，在手淫、粗暴性交（以女性上位性交时多见）等情况时易发生。

（3）阴茎绞轧伤　常因好奇、性欲异常、精神失常、恶作剧等，将金属环、大号螺丝帽、线圈、橡皮筋等环状物套扎在阴茎上，没有及时取下，或阴茎包皮上翻后没有及时复位，引起阴茎缩窄部末梢血液循环障碍，导致组织水肿、缺血，严重时发生阴茎远端组织坏死。

（4）阴茎脱位伤　是指男性会阴部遭到挤压、阴茎在勃起时扭曲、阴茎疲软时遭钝性暴力打击等，造成阴茎、尿道海绵体在冠状沟处与包皮发生环形撕裂，引起阴茎、耻骨韧带以及周围组织撕裂，阴茎脱离其皮肤，脱位到腹股沟、耻骨下部、大腿根部、阴囊会阴部的皮下，与存留原位的包皮分离。

3. 开放性损伤

（1）阴茎离断伤　临床少见，较常见

的原因是受到性伴侣的报复或牲畜咬伤，致使阴茎远端缺损。按其损伤程度，阴茎离断伤可分为阴茎部分离断伤和阴茎完全离断伤。

（2）阴茎皮肤损伤　阴茎皮肤损伤包括阴茎全部皮肤撕裂伤、阴茎部分皮肤撕裂伤、阴茎皮肤刺伤、阴茎皮肤切割裂伤等。

（二）中医学认识

中医学认为阴茎损伤多由踢伤、挤压、刀枪伤等使脉络受损，血溢于脉外，气血瘀滞，瘀积成疾，瘀血久积不去，则可结滞成块，阻滞于经络，血脉不生，发为本病。

二、临床诊断

（一）辨病诊断

1. 诊断要点

（1）阴茎挫伤　患者感觉阴茎疼痛且触痛明显，能自行排尿。轻者皮下组织瘀血，形成青紫色瘀斑，阴茎肿胀；重者海绵体和白膜破裂，形成皮下、海绵体、龟头肿胀，皮下出血形成大小不等的血肿，疼痛难忍。若合并尿道损伤，可见尿道流血或排尿障碍。

（2）阴茎折断　多发生于阴茎根部，可为一侧或双侧海绵体破裂。患者自觉局部组织破裂，在受伤的瞬间可听到阴茎部有响声，勃起的阴茎随即松软，血液由海绵体喷出至阴茎皮下，形成局部血肿，活动时疼痛加重。若为一侧海绵体破裂，阴茎弯曲变形偏向健侧或扭曲，状如紫茄子。若出血量较大时血肿压迫尿道，可发生排尿困难。由于阴茎筋膜限制，肿胀只限于阴茎部，若阴茎筋膜破裂，则血肿可扩散至阴囊、会阴及下腹部。若并发尿道损伤，可有排尿困难，排尿疼痛，尿道口可见血液流出。

（3）阴茎绞窄伤　可见阴茎上有套扎物，轻者仅出现套扎物远端阴茎水肿、胀痛，如不解除病因，远端阴茎肿胀加重，继而发生缺血、坏死改变，可见远端阴茎表面皮肤色泽变化、疼痛加剧、感觉迟钝，当感觉神经坏死后，痛觉减弱，嵌顿处皮肤糜烂，同时伴有排尿障碍。

（4）阴茎脱位伤　一般表现为阴茎疼痛，周围软组织肿胀。局部特异性体征有阴茎、尿道海绵体在冠状沟处与包皮发生环形撕裂，阴茎、耻骨韧带以及周围组织撕裂，阴茎脱离皮肤，可在腹股沟、耻骨下部、大腿根部、阴囊会阴部的皮下发现脱位的阴茎，伤后可出现尿失禁。

（5）阴茎离断伤　阴茎离断后因出血较多，患者面色苍白、四肢冰凉、血压下降，可能会出现休克。离断阴茎残端出血明显，且不易止血。离断远端如为外伤或动物咬伤则创面不整齐，挫伤明显。如为刀剪切割伤，则创面整齐。

（6）阴茎皮肤损伤　受累皮肤表现有部分撕脱或阴茎全部皮肤撕脱。部分撕脱时多以会阴部皮肤为顶点，阴茎根部或耻骨联合为基边，撕脱可达会阴浅筋膜与白膜间，一般不累及较深的阴茎海绵体，完全撕脱则导致阴茎体裸露。阴茎皮肤切割伤患者表现为局部皮肤、皮下组织、海绵体损伤，切口呈多种形态，伤口整齐，如果仅累及阴茎皮肤及皮下组织时一般不会发生大出血，仅有局部血肿。

2. 相关检查

（1）B超检查　可确定阴茎白膜缺损处及阴茎折断的具体位置。

（2）阴茎海绵体造影　可见海绵体白膜破损处有造影剂外溢，但该检查属于有创性，且造影剂外渗可引起海绵体纤维化，不推荐常规使用。

（二）辨证诊断

1. 血络损伤

（1）临床证候　阴茎有外伤史，阴茎

坠胀疼痛，牵引少腹，局部触痛明显，皮色青紫或有大片紫斑，舌质红有瘀点，苔薄白，脉弦涩。

（2）辨证要点　阴茎肿痛，皮色青紫或有大片紫斑，舌质红，苔薄白，脉弦涩。

2. 血脉瘀滞

（1）临床证候　阴茎有受伤史，刺痛难忍，皮色紫暗，局部肿胀，瘀血显著，触之较硬，舌质暗红，舌边紫，脉沉涩。

（2）辨证要点　阴茎刺痛难忍，局部肿胀，瘀血显著，舌质暗红，脉沉涩。

三、鉴别诊断

（一）西医学鉴别诊断

1. 尿道损伤

尿道损伤也可表现为血尿、尿道流血和排尿不畅，导尿试验多失败，而阴茎损伤时多无导尿困难，多不伴尿道流血。

2. 膀胱损伤

膀胱损伤多由外伤或医源性操作引起，多表现为无尿、下腹部疼痛憋胀和尿道流血，阴茎损伤多伴海绵体肿胀及瘀血，触痛明显，通过病史及导尿试验、彩超、CT等检查可进一步明确鉴别。

（二）中医学鉴别诊断

本病需要与石淋相鉴别。石淋的尿道结石也表现为尿道疼痛，可伴血尿或排尿困难，多由于饮水较少，湿热内生，形成结石，多无外伤史。而阴茎损伤多有外伤病史，海绵体经络受阻，血运不畅，可见局部肿胀瘀血，而排尿多正常。

四、临床治疗

（一）提高临床疗效的要素

（1）明确损伤的病因及损伤的严重程度，尽早去除病因，尽早对症治疗。

（2）卧床休息，留置导尿管引流尿液，

及时补液输血治疗，若发现不利因素，积极处理。

（二）辨病治疗

治疗阴茎损伤时，应尽量保存有活力的组织，特别是海绵体，以利再植或再造，考虑性功能的恢复和排尿功能。术后应加强抗感染治疗，服用适量的雌激素，防止术后阴茎勃起。

1. 阴茎挫伤

无尿道损伤的轻度阴茎挫伤仅需适当休息、止痛、阴茎局部抬高，急性期仍有渗血时，可冷敷，出血停止后，用热敷促进血肿吸收，给予抗生素，防止感染。较严重的阴茎挫伤，如皮下继续出血，血肿增大，应穿刺或切开引流，放出积血，必要时结扎止血，并轻轻挤压阴茎海绵体，以防止血肿机化。如就诊较晚，血肿液化或合并感染形成脓肿时，需要切开引流或穿刺放脓。

2. 阴茎折断伤

阴茎折断伤的治疗原则是恢复阴茎海绵体的连续性，彻底清创，控制出血，防止形成血栓。在治疗上主张早期手术，以免血肿扩大，继发感染，形成纤维瘢痕，导致疼痛和阴茎畸形，影响性生活。治疗方法包括保守治疗和手术治疗。

（1）保守治疗　包括镇静止痛，留置导尿管，阴茎加压包扎。局部先冷敷，24小时后改热敷，并给予雌激素，静脉滴注或口服抗感染药物治疗。为防止纤维化，可给予患者链激酶或胰蛋白酶等。但这些治疗方法效果较差，阴茎肿胀消退缓慢，患者住院时间长，并发症高达29%~53%。并发症主要包括了血肿扩大、继发感染形成脓肿、阴茎畸形、阴茎纤维化、局部瘢痕硬结、阴茎勃起不坚、阴茎勃起疼痛、性交困难等，目前主张手术治疗。对于阴茎弯曲不明显、血肿轻微或只有尿道海绵体损伤的患者，可采取保守治疗。

（2）手术治疗　手术治疗不仅可以降低损伤后的并发症还可以使患者阴茎功能早日康复，一般阴茎手术 10 天后肿胀消退，术后性功能恢复良好。手术有传统的修复术式和改良的修复术式。①传统的修复术式。采用距冠状沟 1cm 处阴茎皮肤环形一周切开，并使其翻转至阴茎根部，能有效清除血肿，术中充分探查阴茎海绵体情况，暴露损伤部位，结扎出血点。白膜破裂处可用丝线或可吸收线间断缝合修补。该手术方法暴露充分，有利于寻找白膜破口和同时修补双侧阴茎海绵体及尿道等优点，故对于合并尿道损伤的患者采用此方法较好。②改良的修复术式。即在阴茎根部结扎橡皮筋阻断血流后，在折断部位行半环形切开，挤出积血，清除血肿，找到白膜及阴茎海绵体破裂处，应用可吸收线间断缝合修补。手术的关键是确定海绵体破裂的具体部位，本术式具有创口小、恢复时间短的优点，值得推广。

3. 阴茎绞轧伤

阴茎绞轧伤后的治疗原则是尽快去除绞轧物，改善局部循环。

4. 阴茎脱位伤

阴茎脱位伤后应尽早清创、止血，去除血肿，将阴茎复位，并固定于正常位置。有尿道损伤者按尿道损伤处理，必要时行耻骨上膀胱造瘘术。

5. 阴茎皮肤损伤

治疗阴茎皮肤损伤时，根据阴茎皮肤损伤的范围、程度和邻近皮肤情况，选择合适的方法。原则上伤后应立即修补，处理前应仔细检查阴茎海绵体、尿道海绵体是否完整，阴囊及其内容物是否受累。

6. 阴茎离断伤

（1）阴茎再植术　对所有阴茎离断伤，都应考虑行阴茎再植术，应用显微镜外科技术吻合阴茎动脉、阴茎静脉、阴茎白膜和尿道，效果确切。阴茎离断后，再植的时间以 6 小时为临界点，但亦有超过 6 小时再植成功的报道，故目前认为阴茎离断伤只要不是外伤严重或远端丢失，都应争取再植。

（2）清创缝合术　对于阴茎损伤严重，损伤时间太长，或就诊医院医疗技术确实不能实施阴茎再植术，都应先行清创缝合术，待以后行阴茎再造术。

（3）阴茎再造术　阴茎再造术分传统阴茎再造术和现代阴茎再造术两类。①传统阴茎再造术包括利用腹部皮管阴茎再造、大腿内侧皮管阴茎再造等，传统阴茎再造术是一种技术复杂，需分期完成的手术。②现代阴茎再造术就是应用显微镜外科技术进行阴茎再造，可移植体表许多游离皮瓣进行阴茎再造。

（三）辨证治疗

辨证论治

（1）血络损伤

治法：活血化瘀，消肿止痛。

方药：四物汤加味。当归，川芎，白芍，熟地黄，甘草。

加减：疼痛明显者加杜仲、川楝子、延胡索；出血者加大蓟、小蓟、侧柏叶。

（2）血脉瘀滞

治法：行气化瘀。

方药：活血散瘀汤加减。当归尾，红花，赤芍，桃仁，苏木，瓜蒌，槟榔，枳壳，黄芪，地龙。

加减：脾胃虚弱者加山药、白术、陈皮；出血日久发热者加生地黄、牡丹皮、地骨皮、黄芩。

五、预后转归

阴茎损伤较容易诊断，若得到及时的救治，往往恢复较好，排尿功能和性功能均能得到良好的恢复。若救治不及时，出血较多，血肿持续增大，可出现血肿液化和合并感染，可能会导致阴茎畸形，造成排尿困难和性功能障碍。

六、预防调护

（一）预防

（1）注意防护措施，避免骑跨、嵌顿等损伤。

（2）避免暴力、锐器损伤。

（二）调护

（1）抬高局部，促进血液循环。

（2）保持创面清洁干燥，防止创面感染。

（3）做好心理护理，必要时建议心理咨询。

（4）术后3个月禁止性生活。

（5）宜进食营养丰富、高蛋白、高维生素、易消化的食物。

七、专方选要

八正散加减。萹蓄，瞿麦，车前子（包煎），木通，滑石，栀子，大黄，灯心草，甘草梢。小便不利、尿痛热甚者加金银花、连翘、蒲公英，以加强清热之功；少腹坠胀痛者加乌药，以理气；出血多者加生地黄炭、白茅根。[八正散来源于《太平惠民和剂局方》].

主要参考文献

［1］乜国雁，王花. 急性阴茎损伤69例治疗体会［J］. 基层医学论坛，2016，20（1）：129-130.

［2］邱芳丛. 阴茎损伤的围手术期护理体会［J］. 齐齐哈尔医学院学报，2012，33（14）：1982-1983.

［3］符庭波. 异物嵌顿致阴茎绞窄的急诊救治研究进展［J］. 现代医药卫生，2020，36（17）：2767-2770.

［4］赵汝泽. 浅谈龙胆泻肝汤加减治疗的临床应用［J］. 中医临床研究，2015，7（11）：28-29.

第十四章　肾脏特发性疾病

第一节　多囊肾

多囊肾是一种最常见的肾囊性疾病，属于遗传性疾病，分为常染色体显性遗传多囊肾病和常染色体隐性遗传多囊肾病两类。中医学按其临床表现，将归入"积聚""腰痛""尿血"的范畴。

一、病因病机

（一）西医学认识

1.遗传学特点

常染色体显性遗传多囊肾又称成人型多囊肾，此型较为常见，有100%的外显率，其特点是具有家族聚集性，男女均可发病，连续几代均可出现遗传。常染色体隐性遗传多囊肾又称婴儿型多囊肾，此型并不多见，患者多数在出生后不久死亡，极少数较轻型患者可存活至儿童或成年。虽然它是遗传性疾病，可以影响到肾的每一个细胞，但囊肿仅涉占1%~2%的肾单位或集合系统。有5%~8%的患者无家族史，是基因自发突变的结果。

2.发病机制

研究发现，不管何种肾囊肿，都存在相似的结构，在囊肿发生早期，囊肿与肾小管之间有传入、传出的通道相连，当囊肿直径超过2mm时，绝大多数都脱离了起源的肾小管。形成机制可归纳为以下几点。

（1）基质改变　肾囊性疾病中可以见到上皮细胞外基质发生改变，正常肾小管基底膜由Ⅳ型胶原和非胶原的糖蛋白组成，蛋白聚糖可在细胞增生中起作用。基底膜形态改变是蛋白聚糖组成成分合成、翻译

后修饰、降解缺陷的反映。

（2）生长因子异常　上皮生长因子通过高亲和力受体作用，可有效地促进有丝分裂。有研究证实在多囊肾的囊肿上皮和囊液中均检测到有效浓度的上皮生长因子，尤其是早期的小囊肿。在肾囊性疾病中，囊肿上皮顶端分布有上皮生长因子受体，且上皮生长因子受体及其mRNA的表达与正常组织相比有明显的升高。因此，肾囊肿形成的机制可能为囊肿上皮合成上皮生长因子，分泌入囊腔，通过自分泌或旁分泌作用与囊肿上皮的上皮生长因子受体结合，激活受体的酪氨酸激酶活性，引发细胞内信号传递，促进上皮增生。

（3）膜极性的改变　囊肿上皮出现了膜蛋白极性排列的改变，囊肿上皮顶端为Na-K-ATP酶和上皮生长因子受体，基底侧为Na-K-ATP转运体。这些功能蛋白的排列异常可能导致了囊肿形成。

（4）细胞骨架异常　上皮细胞的细胞骨架包括微丝、微管及中间丝。有研究结果显示中间丝蛋白在囊肿上皮细胞内有表达，而在正常肾小管上皮细胞中没有表达，说明囊肿上皮存在分化障碍。因此细胞骨架的异常可能与肾囊性疾病有关。

（二）中医学认识

本病多因正气亏虚、脏腑失和、气血凝聚、痰浊蓄积腹内所致。本病病因有内外两端，内因多为先天禀赋失常，外因多为后天脏腑功能失调所致。肾为先天之本，肾中精气是机体活动的物质基础，先天禀赋失常，则脏腑功能低下，气血化生不足，加之后天外邪入侵或内伤七情导致脾肾两亏，脾失健运，肾不主水，水湿瘀积肾内，

逐渐胀大成囊状，继而气机受阻，气滞血瘀，气血水互结为患，日久因实致虚，虚实夹杂，最终肾阳失司，肾体劳衰，浊毒内停。先天禀赋失常是其本，水湿瘀积、气滞血瘀、浊毒内停为其标，本病实乃本虚标实之证。

二、临床诊断

（一）辨病诊断

1. 临床诊断

成人型多囊肾患者多在 30~50 岁开始出现症状，表现为疼痛、腹内有肿块、结石、感染、胃肠道症状、高血压、肾功能损害和血尿等，其中疼痛、腹内有肿块与肾功能损害这三项最为典型，50% 将自然进展至肾衰竭，病程个体差异很大。婴儿型多囊肾很少见，起病极早，出生时即肝、肾明显肿大，腹部膨隆，肾质硬，表面光滑。

2. 相关检查

（1）尿常规　患者早期尿常规正常，中晚期有镜下血尿，部分出现蛋白尿，伴结石和感染时可有白细胞。

（2）尿渗透压测定　最大尿渗透压测定是肾功能受损的敏感指标，与肾功能不全的程度一致。

（3）血肌酐测定　随着肾代偿能力的丧失，血肌酐浓度呈进行性升高。

（4）超声检查　多囊肾患者应首选超声检查，其诊断标准依据患者的年龄而定。诊断标准如下。当患者 < 30 岁，双肾中任意一个肾 ≥ 2 个囊肿；患者 30~60 岁，双肾中每一个肾 ≥ 2 个囊肿；患者 60 岁，每一个肾 ≥ 4 个囊肿。超声影像学表现为肾脏增大，存在多个圆形或近圆形无回声的液性暗区。

（5）尿路平片　可见肾影明显增大，外形不规则，若伴感染，肾及腰大肌显影不清。

（6）CT 检查　对于出血性囊肿、囊肿钙化以及合并肝囊肿的诊断率高。对比增强 CT 检查，能显示残存肾实质的数量。囊肿在 CT 下表现为圆形或近圆形，边缘光滑，均匀的水样密度，囊肿壁不易显示，对比增强检查时，囊肿不强化。当囊肿内有出血或囊液蛋白成分增高时，囊肿密度可增高。怀疑囊肿恶性变或感染时，应行对比增强 CT 检查。

（二）辨证诊断

1. 肝肾阴虚

（1）临床证候　头晕耳鸣，腰膝酸痛，腹部不适，五心烦热，夜寐欠安，面色潮红，口苦咽干，便秘，舌红苔黄而干，脉细数而弦。

（2）辨证要点　腰膝酸痛，腹部不适，舌红苔黄而干，脉弦细。

2. 脾肾阳虚

（1）临床证候　面色㿠白虚浮，畏寒肢冷，腰腹冷痛，腹部有肿块拒按，尿少水肿，便溏食欲缺乏，舌淡暗有瘀点，苔白滑或白腻，脉沉迟无力。

（2）辨证要点　畏寒肢冷，腰腹冷痛，腹部肿块，舌淡暗，舌苔白滑，脉沉无力。

3. 湿热中阻

（1）临床证候　呕恶频繁，纳呆食减，面色萎黄无华，乏力腰酸心悸，大便偏干，尿少水肿，腹内有肿块，口苦口黏，头晕目眩，皮肤瘙痒，舌淡或淡红，苔黄腻而干，脉滑数无力。

（2）辨证要点　呕恶频繁，腹内有肿块，舌淡，苔黄而干，脉滑数无力。

4. 下焦湿热

（1）临床证候　尿热，尿频，尿急，尿痛，腰腹胀痛，发热，口干不欲饮或饮水不多，大便偏干或溏滞不爽，舌红，苔黄腻，脉滑数。

（2）辨证要点　腰腹胀痛，小便不利，

舌红，苔黄腻，脉滑数。

三、鉴别诊断

（一）西医学鉴别诊断

1. 肾积水

临床上双肾积水表现为双侧腰痛、腹部有肿块及肾功能损害，但B超和静脉尿路造影可以明确诊断。

2. 肾肿瘤

双肾肿瘤临床罕见，静脉尿路造影显示肾占位，往往肿瘤居肾脏一极，而多囊肾的囊肿广泛分布，总肾功能常无异常，B超和CT检查可以明确区分囊性与实性占位。

3. 肾错构瘤

双肾错构瘤约占50%，有多发性的特点。患者以女性居多，部分患者合并有结节性硬化，结合B超、CT检查等有助于鉴别。

（二）中医学鉴别诊断

本病需要与石淋相鉴别，石淋也表现为腰腹部疼痛、恶心、呕吐、血尿、感染等不适，但其病因病机多由肾、膀胱气化不利，尿液生成与排泄失常，加上饮食不节制，湿热内生，蕴结肾脏、膀胱等部位，煎熬尿液，结为砂石。彩超、CT可鉴别诊断。

四、临床治疗

（一）提高临床疗效的要素

（1）定期体检，早发现，早诊断，早治疗。

（2）积极控制相应的并发症，定期复查。

（二）辨病治疗

应采用对症治疗及支持疗法，主要是控制高血压和预防感染。早中期多囊肾患者可采用囊肿去顶减压手术。对于肾衰竭终末期患者可考虑长期透析，晚期多囊肾患者有条件的应做同种异体肾移植术。

1. 内科治疗

没有特效药物能治愈囊肿本身，仅治疗肾囊性病的并发症，如高血压、感染、疼痛等。一般来说，130/80mmHg是高血压患者的控制目标。中度高血压可通过限食钠盐，服用血管紧张素转化酶抑制剂和血管紧张素受体拮抗剂控制高血压。

2. 外科治疗

对于严重疼痛、反复严重出血、严重感染、囊肿体积特别大的多囊肾患者，手术切除是首选治疗方式。肾切除与肾移植可同时进行，给移植肾创造空间，并缓解多囊肾的相关症状。囊肿减压包括穿刺抽吸术和去顶减压术，对缓解残存正常肾脏组织压力有一定作用。推荐腹腔镜囊肿减压术，但由于囊肿多发，使用电刀行去顶减压术时，应避免对肾的热损伤。不推荐双侧同期施行囊肿减压手术，两侧手术间隔时间以3~6个月为宜。

3. 透析与移植

进入肾衰竭末期时，应透析治疗，但不宜做腹膜透析，而应采用血液透析。多囊肾囊壁能产生大量红细胞生成素，患者常无贫血，血液透析能维持较长时间，疗效较佳。患者红细胞比容和血黏度相对较高，易形成血栓，应采取相应措施避免瘘管堵塞。晚期多囊肾患者可做同种异体肾移植术。若供肾来自亲属，必须明确供者不是风险患者，最好应用基因诊断技术明确。

（三）辨证治疗

1. 辨证论治

（1）肝肾阴虚

治法：滋养肝肾。

方药：麻菊地黄汤加减。天麻，杭菊花，牡丹皮，白芍，川牛膝，怀牛膝，生地黄，山药，泽泻，山茱萸，石决明，茯苓，夏枯草，益母草，丹参。

加减：肾虚者加黄精。

（2）脾肾阳虚

治法：温阳活血利水。

方药：济生肾气汤加减。生地黄，熟地黄，龟甲，黄芪，白术，猪苓，泽泻，赤小豆，黑大豆，大腹皮，枳壳，川牛膝。

加减：尿涩赤痛者加淡竹叶、蒲公英。

（3）湿热中阻

治法：清化湿热，活血通络，兼气阴双补。

方药：黄连温胆汤合当归芍药散合生脉饮加减。黄连，姜半夏，陈皮，白术，麦冬，五味子，竹茹，当归，鸡内金，茯苓，枳实，赤芍，泽泻，西洋参，生甘草，生姜，制大黄。

加减：湿热者加白茅根、佩兰；血瘀者加丹参、牛膝。

（4）下焦湿热

治法：清利湿热。

方药：八正散加减。车前子，木通，萹蓄，滑石，瞿麦，栀子，黄柏，土茯苓，石韦，白茅根，金银花，蒲公英，鱼腥草，甘草。

加减：湿热甚者加佩兰。

2.外治疗法

针灸疗法：取肾俞、三阴交、关元、中极、归来穴，配耳针肾区、膀胱区、肾上腺区等，实证针刺用泻法，虚实夹杂证用平补平泻法，隔日1次，10日为1个疗程。可用于缓解疼痛等不适症状。

3.单方验方

抑囊方：由党参、黄芪、当归、赤芍、白芍、三棱、车前子、白芥子、骨碎补、猫爪草、穿山甲、白花蛇舌草等组成。多囊肾晚期患者出现湿浊内蕴则加虎杖10g、

积雪草30g、制大黄10g；血尿者加墨莲草30g、藕节炭30g。[《中国中西医结合肾病杂志》，2016，17（8）：682-685.]

五、预后转归

女性患者在病程早期并不妨碍妊娠及生育，但病程中晚期则易并发高血压。由于目前对此病并无有效的治疗方法，降低多囊肾的发生率非常重要。有研究报道35~40岁后才表现出临床症状的大部分患者，预后较好。

六、预防调护

（一）预防

（1）预防外伤　外伤容易导致囊肿破裂、出血，诱发感染。

（2）积极控制血压。

（二）调护

（1）预防感冒　反复感冒会使多囊肾患者的肾损害加重，加速肾功能损伤的进展。

（2）控制饮食　低盐饮食，每天2~3g食用盐为宜，少吃含钾、磷的食物，要低蛋白、低脂肪饮食，多吃富含维生素与植物粗纤维的食物，保持大便通畅。

七、专方选要

益肾通淋汤。组成：怀牛膝、续断、桑寄生、猪苓、茯苓、泽泻、滑石、车前子、萹蓄、益母草、苍术。怀牛膝、续断、桑寄生入肝肾，补肾强腰膝；猪苓、泽泻、滑石、车前子、萹蓄、益母草皆为清热利湿之品，可清下焦之热，且利湿通淋；茯苓及苍术利水健脾。伴有结石者加金钱草、海金沙、鸡内金等；伴瘀血者加丹参、刘寄奴、赤芍等；肢体浮肿者加冬瓜皮、防己、泽兰等；阴虚者加鳖甲、地骨皮、麦冬等。[《江

苏中医药》，2012，（11）：27-28.]

主要参考文献

[1]戴润，黄一珊，张帅星，等. 刘玉宁教授
治疗多囊肾的临床经验 [J]. 中国中西医结
合肾病杂志，2018，19（10）：7-8.

[2]于思明，史宝雷，陈瑞艳，等. 消法治疗
多囊肾病研究进展 [J]. 河北中医，2018，
40（10）：1591-1595.

[3]徐祉君，王艳艳. 阮国治运用经验方治疗
先天性多囊肾案例 1 则 [J]. 中国民间疗
法，2017，25（4）：9.

第二节 单纯性肾囊肿

单纯性肾囊肿是常见的肾脏囊性疾病。任何年龄均可发病，从婴幼儿到老年，18岁以下发病率稳定，成年人随年龄增加发病率逐年上升。可单侧单发或多发，也可双侧多发，通常无症状，偶有压迫症状。中医学按其临床表现，可分别归入"癥积""痞块""腹痛""尿白"和"肝阳"等范畴。

一、病因病机

（一）西医学认识

1. 病因学

既往研究认为本病的成因是单一的后天因素，但目前不少学者认为可能有遗传因素参与。多认为单纯性肾囊肿起源于一段扩张的肾小管（可能是近曲小管），这段扩张的肾小管逐渐分化独立成囊肿。

2. 发病机制

单纯性肾囊肿的发病机制同多囊肾，具体可见"第一节多囊肾"中相关内容。

（二）中医学认识

中医学认为本病多由先天禀赋不足，

肾气衰微，恶血内阻，渐成囊状，病延日久，肾气衰于下，肝阳亢于上，湿浊停于中焦，症见尿少泛恶，浮肿头痛。

二、临床诊断

（一）辨病诊断

1. 诊断要点

肾囊肿患者通常无症状，多因体检或其他疾病做影像学检查时偶然发现。若囊肿直径达到4cm可引起相关症状，主要表现为患侧腰腹部胀痛、内囊出血等。部分患者可能出现血尿或蛋白尿，血尿或蛋白尿的程度与囊肿大小无关。

2. 相关检查

（1）超声检查 是肾囊肿的首选检查方法，典型的囊肿超声表现为囊肿轮廓清晰，一般为圆形或椭圆形无回声的液性暗区，远侧囊壁光滑，边界清楚，该处回声增强。

（2）CT检查 囊肿在CT下表现为圆形或近圆形，边缘光滑，均匀的水样密度，囊肿壁不易显示。对比增强检查时，囊肿不强化。当囊肿内有出血或囊液蛋白成分增高时，囊肿密度可增高。怀疑囊肿恶性变或感染，应行对比增强CT检查。

（3）MRI检查 能确定囊液性质，显示囊肿的位置与肾组织的关系。

（二）辨证诊断

1. 湿热蕴结

（1）临床证候 小便不利，灼热刺痛，面色黄或红，腰背胀痛，口腻纳呆，渴不欲饮，身胀困重，舌红，苔黄腻，脉滑数。

（2）辨证要点 腰背胀痛，舌红，苔黄腻，脉滑数。

2. 脾肾阳虚

（1）临床证候 腰部胀痛，面色苍白，畏寒肢冷，腰腿酸软，神疲乏力，纳呆或

便溏，小便短少或清长，舌质淡胖，苔白滑，脉沉细或沉迟无力。

（2）辨证要点　腰部胀痛，畏寒肢冷，舌质淡胖，苔白滑，脉沉细。

3. 肾虚血瘀

（1）临床证候　肢体浮肿，小便短少，腰膝酸软，耳鸣，口唇色暗，眼眶发黑，指甲紫暗，腰胀痛或刺痛，舌淡暗，苔薄白，脉细涩。

（2）辨证要点　腰膝酸软，腰部胀痛或刺痛，舌淡暗，苔薄白，脉细涩。

4. 肾虚火旺

（1）临床证候　腰部胀痛，小便短赤带血，头晕耳鸣，神疲，颧红潮热，口干咽燥，腰膝酸软，舌质红，苔黄，脉细数。

（2）辨证要点　腰部胀痛，颧红潮热，舌质红，苔黄，脉细数。

三、鉴别诊断

（一）西医学鉴别诊断

1. 肾积水

肾积水多由结石、肿瘤等导致，B超和静脉尿路造影可用于鉴别肾囊肿和肾积水。

2. 肾错构瘤

肾错构瘤是肾脏良性实性疾病。部分患者合并结节性硬化，结合B超、CT检查等均有助于鉴别。

3. 肾肿瘤

单纯性肾囊肿需与肾肿瘤鉴别。肾肿瘤为恶性病变，常会累及一侧的肾脏，出现出血、坏死、钙化的情况，存在血行转移和淋巴转移。临床表现为血尿、腰痛以及腹部肿块，症状可单独出现也可同时出现，若同时出现已属晚期。一般来说，B超和CT检查可以明确区分囊性与实性占位。

（二）中医学鉴别诊断

本病需要与肾痈鉴别。肾痈多由外感寒湿或湿热之邪，或肝气不舒，郁久化热，瘀血内阻，复感邪毒所致。可见肾脏肿胀疼痛，热壅血瘀，酿液成脓，形成脓肿，还可表现为发热、寒战、舌红、苔黄腻、脉滑数等症状。

四、临床治疗

（一）提高临床疗效的要素

（1）定期体检，早发现、早诊断、早治疗。

（2）定期复查，达到手术指征尽早手术，以免损伤肾功能。

（二）辨病治疗

单纯性肾囊肿进展缓慢，预后良好。无自觉症状或压迫梗阻影像学改变者，很少需要外科干预，定期影像复查即可。

1. 外科处理指征

（1）有疼痛症状或心理压力者。

（2）＞4cm或有压迫梗阻影像学改变者。

（3）有继发出血或怀疑癌变者。

2. 治疗方法

治疗方法包括无水乙醇硬化术和肾囊肿去顶术。

（1）无水乙醇穿刺硬化术　对＜4cm的囊肿有效，但复发率高。

（2）腹腔镜肾囊肿去顶术可以治疗＞4cm的囊肿治疗的金标准。

（三）辨证治疗

1. 辨证论治

（1）湿热蕴结

治法：清热化湿。

方药：四苓散合八正散合小蓟饮子加减。车前子，木通，萹蓄，滑石，瞿麦，栀子，黄柏，土茯苓，石韦，白茅根，金银花，蒲公英，鱼腥草，甘草。

加减：血尿者加大蓟、小蓟。

（2）脾肾阳虚

治法：温补脾肾，利水消肿。

方药：附子理中汤合真武汤加减。白术，附子，干姜，茯苓，厚朴。

加减：湿热者加淡竹叶、蒲公英。

（3）肾虚血瘀

治法：补肾利水，活血化瘀。

方药：右归饮合少腹逐瘀汤合五苓散加减。小茴香，干姜（炒），延胡索，没药，当归，川芎，肉桂，赤芍，蒲黄，五灵脂（炒）。

加减：阴虚血瘀者加生地黄、麦冬；阳虚血瘀者加肉桂、附子。

（4）肾虚火旺

治法：滋阴降火，凉血止血。

方药：知柏地黄汤合小蓟饮子加减。熟地黄，山茱萸，山药，泽泻，茯苓，牡丹皮，知母，黄柏。

加减：湿热内蕴者加木通、金钱草。

2.外治疗法

针刺治疗：取肝俞、脾俞、肾俞、志室、飞扬、太溪、膻中、鸠尾、中脘、气海、复溜、三阴交穴。每次3~4穴，依据证之虚实而采用补泻手法，留针20~30分钟，或用灸法，交替进行。

（四）医家诊疗经验

1.郑邦本

郑邦本教授认为囊肿为有形之物属实，囊内裹水，湿浊愈积则愈大，瘀浊下注，肾为排泄湿浊之脏，囊肿渐大，妨碍湿浊外泄，聚而成毒，且阻滞气机，故标实之邪为瘀血、水湿、浊毒。针对单纯肾囊肿，其治法为补肾活血，软坚散结，行气止痛，利湿排浊。方剂用生地黄15g，山药15g，山茱萸30g，牡丹皮10g，茯苓10g，泽泻10g，丹参30g，葛根30g，石菖蒲10g，骨碎补15g，车前子10g，三棱8g，

莪术10g，昆布15g，海藻15g，知母10g，黄柏5g，银柴胡10g，地骨皮15g，神曲15g。[《实用中医药杂志》，2019，35（10）：1272-1273.]

2.高普

高普教授运用五海汤治疗肾囊肿，疗效确切，具体方剂如下：丹参30g，当归15g，地龙12g，红花9g，川芎9g，生黄芪40g，太子参15g，炒白术20g，木香9g，陈皮15g，海藻12g，海螵蛸12g，海蛤壳12g，海浮石12g，昆布12g，枸杞子30g，大枣9g。[《中医药信息》，2017，034（5）：46-47.]

五、预后转归

单纯性肾囊肿进展多缓慢，预后良好。随年龄增长，囊肿数目和体积均可增加，需定期复查。

六、预防调护

（一）预防

（1）避免剧烈运动和腹部创伤，肾脏肿大明显时应避免腰带过紧，防止囊肿破裂。

（2）控制高血压。

（3）积极防治尿路感染。

（二）调护

（1）控制饮食。

（2）加强锻炼，提高身体素质。

主要参考文献

[1] 柳红芳，张向伟，胡济源，等.中医分期辨治多发性肾囊肿经验 [J]. 环球中医药，2018，11（3）：395-397.

[2] 温金莉，靳昭辉，王锐.高普教授运用五海汤治疗肾囊肿经验 [J]. 中医药信息，2017，34（5）：46-47.

[3] 戴润,黄一珊,张帅星,等. 刘玉宁教授治疗多囊肾的临床经验 [J]. 中国中西医结合肾病杂志,2018,19（10）: 7-8.

[4] 于思明,史宝雷,陈瑞艳,等. 消法治疗多囊肾病研究进展 [J]. 河北中医,2018,40（10）: 1591-1595.

第三节　肾下垂

正常肾盂的位置在第1、第2腰椎之间,左肾稍高于右肾,肾脏可随呼吸、体位改变上下移动,但其移动范围不超过1个椎体,肾移动位置超过一个椎体时即为肾下垂。少数患者肾蒂较长、腹肌薄弱,肾被腹膜包裹,肾脏在腹部广泛移动,此类肾又称游走肾。大多数患者肾下垂时有腰部酸痛,部分患者有慢性尿路感染的症状,大多为尿频、尿急等膀胱刺激症状,少数患者还伴有低热或反复发热的病史,偶有下肢浮肿等表现。中医学按其临床表现可归入"肾垂"范畴。

一、病因病机

（一）西医学认识

肾下垂多见于体形瘦长的20~40岁女性,常见原因如下。①可能与损伤（如高处跌下或躯体受到剧烈震荡）、久坐久站等诸多因素有关,可能是单个因素,但多是几个因素共同作用的结果。②可能与肾窝浅、肾蒂长、肾周脂肪减少及肾周结缔组织松弛等生理结构异常有关。③腹压增加（如慢性咳嗽、便秘）或腹压突然减少（如分娩）等,也可能导致肾下垂。

肾下垂可能牵拉肾血管或使其扭曲,从而造成肾血液供应障碍,导致肾充血、肿胀,以致发生肾绞痛、血尿、蛋白尿、无尿。肾脏下移后引起输尿管扭曲,导致肾积水,并可继发感染和结石,肾下垂时

常伴有其他内脏器官下垂。

（二）中医学认识

先天禀赋薄弱、思虑劳神太过、劳倦房欲所伤等,可使机体肌肉瘦薄不坚,脾虚运化失力,纳食不足,营精亏少,味不归形,形体瘦削,肌肉无力系肾而致下垂。肾垂之本,当是虚证,但正气不足,可致邪侵,若湿热伤及肾络,或气虚阴伤,血溢脉外,则可见尿频、尿急、血尿等症。本病预后一般良好,但若久病失治,则缠绵加剧。

二、临床诊断

（一）辨病诊断

1. 诊断要点

（1）腰痛　呈钝痛或牵扯痛,久坐、久立、活动后加重。

（2）迪特尔危象　是肾蒂突然受牵拉或输尿管发生急性梗阻所致,表现有肾绞痛、恶心、呕吐、虚脱、脉搏增快等症状。

（3）消化道症状　因交感神经兴奋所致,可以有消化不良、腹胀、嗳气、厌食、恶心、呕吐等症状。

（4）神经官能症　表现为失眠、乏力、心悸、头晕、眼花等症状。

（5）泌尿系症状　继发感染后可有尿频、尿急、尿痛以及不同程度的血尿。

2. 相关检查

（1）体格检查　肾区双合诊能扪及肾脏下极,比较平卧、侧卧及直立时肾脏的位置和活动度,即能做出初步诊断。

（2）尿常规　可以发现数量不等的红细胞,偶可有蛋白,也可做对比试验,即嘱患者睡前排尿,平卧睡眠,次日晨起留尿标本,起床活动后再留1份尿标本,观察两份标本之间红细胞计数的差异,通常,

第二份标本中的红细胞比第1份标本中的多，合并感染时，尿中可有白细胞。

（3）超声检查　B超在平卧位、直立位时测量肾的位置，并做对比，可得出肾脏的活动度。

（4）逆行肾盂造影　摄平卧位X线片和直立位片，了解肾盂位置，如肾盂较正常位置下降1个椎体即为肾下垂，当下降至第3腰椎横突水平即为1度，降至第4腰椎横突为2度，降至第5腰椎横突为3度，降至第5腰椎横突以下为4度。

（5）低头卧位试验　嘱患者头低足高卧位3天，在睡前、睡中和睡后分别测定尿常规，并观察症状有无缓解，如睡后尿中血细胞明显减少甚至消失，症状缓解者，则诊断肾下垂，如未缓解则排除肾下垂。

（二）辨证诊断

1.脾气下陷

（1）临床证候　腰部坠重，劳累后加重，头晕，气短，神疲乏力，食少，面色萎黄，尿浊或血尿，舌淡，苔薄白，脉缓弱。

（2）辨证要点　腰部坠重，劳累后加重，尿浊或血尿，舌淡，苔薄白，脉缓弱。

2.阴虚湿热

（1）临床证候　腰酸重坠，头晕耳鸣，口干，尿热，尿痛，尿黄或赤，舌红少苔，脉细数。

（2）辨证要点　腰酸重坠，尿热，尿痛，尿黄或赤，舌红少苔，脉细数。

3.阳虚湿困

（1）临床证候　腰酸重坠或重痛，畏寒肢冷，口淡，夜尿清长或余沥不尽，面色无华，脘腹痞满，食欲缺乏，倦怠，舌质淡胖，苔白滑或腻，脉沉缓。

（2）辨证要点　腰酸重坠或痛，畏寒肢冷，舌质淡胖，苔白滑或腻，脉沉缓。

三、鉴别诊断

西医学鉴别诊断

1.异位肾

异位肾是指肾脏位置先天性异常，可位于胸腔、腹膜后、盆腔等部位，体格检查时可发现异位的肾脏，但肾脏的位置不会随体位的改变而移动，肾下垂则会随着体位的改变而移动，B超检查可明确诊断。

2.肾肿瘤

对于肾肿瘤来说，当出现腰部肿块时，已是肿瘤的晚期，临床症状表现都会有血尿、疼痛，体格检查时可以发现肿块比较固定且有压痛，X线、B超、CT检查可发现肾脏肿块，肾下垂则无肿块。

3.肾积水

肾积水也可表现为腰部肿块，肿块可逐渐增大，但触诊有囊性感，放射性核素肾图检查显示梗阻曲线，B超检查则显示囊性占位。

四、临床治疗

（一）提高临床疗效的要素

（1）定期体检，早发现，早诊断，早治疗。

（2）定期复查，达到手术指征者尽早手术。

（二）辨病治疗

大多数肾下垂患者症状轻微或无症状，不需要治疗。如疼痛较重或有并发症时可以考虑治疗，包括非手术治疗与手术治疗。

1.非手术治疗

诊断肾下垂后，不论程度如何，均可行非手术治疗，尤其是仅有临床症状而无并发症时。非手术治疗包括高热量饮食，增加肾周脂肪，多卧床休息，卧床时大腿抬高，加强锻炼，增加腹壁张力，腹部按摩，电刺激，消除感染病灶，使用各种类型的腹带及肾托等。

2. 手术治疗

肾固定术，手术适应证如下。

（1）严重疼痛超过 3 个月，并且有时或长期服用止痛药。

（2）立位肾功能下降或肾积水。

（3）每年合并泌尿系感染超过 3 次。

（4）合并肾结石、高血压。

但神经衰弱或全内脏下垂，症状与体位关系不大，即平卧症状不缓解者不宜手术治疗。

（三）辨证治疗

1. 辨证论治

（1）脾气下陷

治法：补气升提。

方药：补中益气汤加减。黄芪，党参，白术，陈皮，升麻，当归，柴胡，炙甘草。

加减：失眠较重者加酸枣仁、柏子仁；多梦易醒者加龙骨、牡蛎；阴虚者加麦冬、五味子。

（2）阴虚湿热

治法：滋阴清热化湿。

方药：知柏地黄汤。熟地黄，山茱萸，山药，泽泻，茯苓（去皮），牡丹皮，知母，黄柏。

加减：湿热者加白茅根、佩兰。

（3）阳虚湿困

治法：温阳祛湿。

方药：金匮肾气丸加减。生地黄，山药，山茱萸（酒炙），茯苓，牡丹皮，泽泻，桂枝，附子（制），牛膝（去头），车前子（盐炙）。

加减：湿热者加佩兰。

2. 外治疗法

（1）轻度肾下垂患者可在腰部用肾托支持肾脏，辅以腹肌锻炼。

（2）针灸疗法　取肾俞、委中、命门、志室、百会、气海、足三里穴，针用补法，也可加用灸法治疗。

（四）医家诊疗经验

张秋霞

张秋霞教授认为治疗肾下垂宜补肾益气，方用黄芪 15g，党参 10g，白术 9g，陈皮 6g，升麻 6g，当归 10g，柴胡 6g，炙甘草 9g。水煎服，每日 1 剂，早晚分服。

四、预后转归

本病预后一般良好，但若久病失治，则缠绵加剧。

五、预防调护

（一）预防

（1）坚持运动保健，不可剧烈运动或长时间行走，长久站立。

（2）预防感染，注意全身卫生，尤其要注意会阴部卫生，防止继发感染，加重肾损害。

（二）调护

（1）饮食营养　身体瘦弱，机体脂肪组织减少是导致肾下垂的重要原因之一。应增加营养，多吃富含脂肪和蛋白质的食物。胃肠功能不良时，可适当调理脾胃，帮助消化的药物。

（2）节制生育　生育过多的妇女容易患肾下垂，应节制生育。

主要参考文献

［1］孙颖浩. 吴阶平泌尿外科学［M］. 北京：人民卫生出版社，2019.

［2］刘猷枋，张亚强. 中西医结合泌尿外科学［M］. 北京：人民军医出版社，2007.

［3］张秋霞，汤水福. 中医治疗肾下垂的思路与方法［J］. 新中医，2004，36（11）：69.

第四节　肾血管性高血压

肾血管性高血压是由于肾动脉狭窄，使得肾血流量减少，引起尿液生成和内分泌功能异常，进而继发高血压，这类高血压可以通过治疗血管病变或切除患肾控制。肾血管性高血压可以导致心、脑、肾等多种靶器官损害，但可以通过外科手术使病变血管重新通畅手术有效率可达72%~94%。中医学按其临床表现，可分别归入"眩晕""头痛""肝风""水肿"的范畴。

一、病因病机

（一）西医学认识

1. 病因学

肾血管性高血压占全部高血压患者的5%~10%。肾动脉狭窄的原因有三种：动脉粥样硬化、肾动脉纤维肌发育异常和大动脉炎。

动脉粥样硬化是最常见的病因，多见于40岁以上男性，动脉粥样硬化是造成肾动脉狭窄的重要诱因。肾血管性高血压可加重动脉粥样硬化，动脉粥样硬化又进一步促进高血压发展，形成恶性循环。

肾动脉纤维肌发育不良的常见类型有内膜硬化、内膜纤维性增生、中层纤维性增生、动脉壁肌纤维增生、外膜下纤维性增生等，是肾血管性高血压的发病原因之一。大动脉炎是一种世界性疾病，东亚、南亚及拉丁美洲的发病率要高于其他地区，在我国多见于北方农村寒冷地区。

2. 发病机制

早在20世纪30年代，有研究发现肾脏血流灌注减少后动脉血压会持续升高。其后大量研究证实肾素-血管紧张素-醛固酮系统（RAAS）是肾血管性高血压的主要发病机制之一。

肾缺血可刺激球旁细胞分泌大量肾素，通过RAAS使血管收缩、水钠潴留，交感神经活性增加，肾内一氧化氮升高，血压升高。其中最主要的是血管紧张素Ⅱ，它能使周围小动脉强烈收缩，增强心脏搏动，发生高血压。肾实质损害后，肾小球滤过率下降，肾脏排钠能力降低，引起体内水钠潴留，血容量和细胞外液量增加，可使血管平滑肌细胞内水钠及钙含量增加，导致血管壁增厚，阻力增加，血压升高。

肾动脉狭窄后肾素的释放取决于主动脉与肾动脉狭窄段远心段间的压力差大小，通常在10~20mmHg之间，RAAS激活后可激发其他系统如氧化途径，从而维持已升高动脉血压。

此外肾血管性高血压也与激肽、前列环素等降压物质的分泌减少有关。

（二）中医学认识

肾血管性高血压的形成是感受外邪，肺失宣降，不能通调水道，风水泛滥，上犯清窍；或因七情劳倦，伤及脾胃，脾虚不能制水，水湿内停泛滥，上于清窍；或因七情内伤于肝，肝郁化火，肝阳上亢；或因肾病日久，肾精不足，肝失所养，以致肝阴不足，阴不涵阳，而致肝阳上亢；或肾病日久未愈，渐致脾肾衰败，水湿精微不能运化，浊毒之邪内蕴，上泛于清窍而致血压升高；或因肾病日久耗伤气血，气血亏虚，肾精失充，髓海不足，脑失濡养所致；或因肾病日久，久病气虚，气虚无力推动血行，则瘀血内停，阻滞脉络，脑络受阻而致眩晕、头痛等。

二、临床诊断

（一）辨病诊断

1. 诊断要点

（1）高血压　< 30岁或> 55岁时突发进展迅速的恶性高血压，可能与肾血管疾病有关。多数表现为起病快、病程短、进行性高血压。一般降压药难以控制血压，血管紧张素转化酶抑制剂和血管紧张素受体拮抗剂治疗有效。

（2）腰痛　腰痛是较常见的症状，部分患者有上腹部及腰部外伤史。

（3）蛋白尿　部分患者可有蛋白尿。蛋白尿可由肾血管疾病引起，也可由糖尿病和肾小球肾炎等引起。

2. 相关检查

（1）分侧肾静脉肾素测定　若周围循环肾素值 < 5ng/（ml·h）时可排除肾血管性高血压；若大于此值则提示可能有肾血管性高血压。

（2）外周肾素活性（PRA）测定　外周肾素活性测定的敏感性和特异性分别为80% 和 84%。检查肾素活性前 2 周停用所有降压药。检测应在中午时段患者步行 4 小时后进行。

（3）卡托普利试验　与 PRA 测定一样，卡托普利试验也是功能性检测方法。肾血管性高血压患者服用血管紧张素转化酶抑制剂卡托普利 25mg，半个小时后血浆肾素活性增高、血压下降为阳性。其敏感性和特异性分别为 74% 和 89%。检测前应停用所有利尿剂和血管紧张素转化酶抑制剂 1 周以上。患者需正常或高盐饮食。服药前和服药后采血应在同一体位，而且在血压平稳后进行。

（4）彩色多普勒超声检查　彩色多普勒超声是一种无创性检查手段，对肾血管性高血压诊断的敏感性和特异性分别为75%~98% 和 90%~100%。

（5）磁共振血管成像（MRA）　MRA 具有无创、无放射、不用含碘造影剂等优点，肾功能不全的患者也适用。不仅能够了解肾脏的形态学特征，还可以获得肾脏的功能性信息。其敏感性与特异性分别为93% 和 90%，MRA 增强扫描的敏感性与特异性分别为 94% 和 91%。

（6）螺旋 CT 血管成像（CTA）　螺旋 CT 三维重建技术可以清楚显示肾动脉及其分支，CTA 与 MRA 有类似的敏感性与特异性，达 92% 和 99%。CTA 图像像素高于 MRA，但 CTA 需注射含碘造影剂，且有 X 线辐射。

（7）肾动脉造影　肾动脉造影是诊断肾血管性高血压的金标准。但该检查不宜作为肾血管性高血压的初筛手段。肾动脉造影的指征如下。①年龄 ≤ 30 岁且无高血压家族史。②年龄 > 45 岁的原发性高血压在短期内转为急进性高血压者。③继发腰腹痛的高血压，上腹部或肾区可以听到血管杂音。④肾区外伤后继发的恶性高血压。⑤肾图检测肾动脉段供血不足者。⑥快速静脉注射造影剂表现有两侧肾影不对称者。⑦肾功能检测两侧肾有显著差异但不能用其他类型肾病做解释者。

（二）辨证诊断

1. 肝阳上亢

（1）临床证候　眩晕，头痛头胀，头重脚轻，面红目赤，急躁易怒，口苦，舌红，苔黄，脉弦数。

（2）辨证要点　眩晕，头胀痛，舌红，苔黄，脉弦数。

2. 痰湿中阻

（1）临床证候　头痛，眩晕，胸闷心悸，纳少，呕恶痰涎，形体肥胖，舌淡，苔白腻，脉弦滑。

（2）辨证要点　头晕，胸闷心悸，舌淡，苔白，脉弦滑。

3. 肝肾阴虚

（1）临床证候　头晕目眩，耳鸣，健忘，口燥咽干，肢体麻木，腰膝酸软，头重脚轻，五心烦热，舌红少苔，脉弦细数。

（2）辨证要点　头晕目眩，耳鸣，舌红，少苔，脉弦细数。

4.阴阳两虚

（1）临床证候　眩晕，耳鸣，体瘦，神疲，畏寒肢冷，五心烦热，心悸腰酸，舌淡少津，脉弱而数。

（2）辨证要点　眩晕，耳鸣，神疲，舌淡少津，脉弱而数。

三、鉴别诊断

（一）西医学鉴别诊断

1.外伤后肾动脉狭窄

外伤后肾动脉狭窄影像学改变与肾血管性高血压相似，也可表现为高血压、患侧肾体积缩小，但患者有明确的外伤史及明显的肾周血肿。

2.嗜铬细胞瘤

嗜铬细胞瘤以高血压为主要症状，多表现为发作性高血压。发作时收缩压可达200mmHg左右，患者可有面色苍白、心慌、出汗等症状。24小时尿儿茶酚胺及香草扁桃酸含量偏高。B超及CT检查可见患侧肾上腺肿瘤的图像。

3.原发性醛固酮增多症

原发性醛固酮增多症表现为高血压病。但血压中度升高，呈慢性过程，用降压药治疗效果较差，有多尿症状，尤以夜间为甚，肢体出现对称性肌无力或麻痹，有低血钾及低钾性碱中毒表现，血浆肾素活性降低，放射性核素肾图可见圆形肿瘤影像。CT、MRI检查可发现肾上腺肿瘤影像。

（二）中医学鉴别诊断

1.虚眩

虚眩临床表现以眩晕，疲乏，脉弱等，血压不高反低。

2.耳眩晕

耳眩晕多为突发剧烈眩晕，有恶心呕吐，耳鸣，水平性眼球震颤，血压多在正常范围。

四、临床治疗

（一）提高临床疗效的要素

（1）明确病因，早诊断，早治疗。

（2）定期复查，尽早手术治疗。

（二）辨病治疗

肾血管性高血压治疗目的在于控制和降低血压，恢复足够的肾血流量，改善肾功能。

1.药物治疗

血管紧张素转化酶抑制剂和钙通道阻滞剂能够有效地控制高血压。大多数患者通常需联合服用多种降压药，包括β受体阻滞剂、钙通道阻滞剂、利尿药。血管紧张素转化酶抑制剂对合并有糖尿病、左室肥大和人力衰竭的患者尤为有效，但可能会降低肾小球滤过率，损害肾功能。

单侧肾血管性高血压，可用β受体阻断剂、血管紧张素转化酶抑制剂、血管紧张素Ⅱ受体阻滞剂治疗。双侧肾血管性高血压禁用血管紧张素转化酶抑制剂或血管紧张素Ⅱ受体阻滞剂等药物，这是因为双侧或独肾的肾动脉狭窄者，应用该类药物时由于其具有优先扩张出球小动脉的作用，使肾小球滤过率下降，导致患者的肾功能恶化，血肌酐、尿素氮急剧上升，故应更换其他降压药物或改用其他方法治疗。应用降压药物时应严密监测肾功能，一旦出现肾功能减退，立刻停止使用。利尿剂可以刺激肾素、血管紧张素，对高肾素型高血压不宜选用利尿剂。

2.手术治疗

（1）肾切除术　除少数患者外，患肾切除术目前已很少进行，需要根据具体病变选用各种肾血管重建术。肾切除术的指征如下。①患侧肾无功能肾，对侧肾无病变且功能良好者。②患肾内形成弥漫性栓塞者。③患肾血管病变广泛，远段分支受累，无法施行修复性手术者。④修复性手术失败而对侧肾正常者。不宜轻易切除萎缩肾。

（2）肾血管重建术　肾血管重建手术的方法很多，各有其特点，在治疗时应结合具体病情选用最适宜的手术方法。①动脉血栓内膜切除术。适用于肾动脉粥样硬化斑块或内膜增生病变的患者。②旁路手术（亦称搭桥）。适用于肾动脉狭窄伴有狭窄后扩张的患者。③脾肾动脉吻合术。适用于左肾动脉狭窄的患者，要求脾动脉有足够的长度，可从术前主动脉造影看出。④肾动脉狭窄段切除术。适用于肾动脉纤维增生，狭窄的长度在1~2cm。⑤病变切除及移植物置换术。适用于肾动脉狭窄长度＞2cm的患者。多选用自体静脉，取材方便，在85%~90%患者中取得良好效果，应用髂内动脉，有效率可达98%。⑥肾动脉再植术。适用于肾动脉开口异常或肾动脉开口水平的腹主动脉内有斑块硬化病变者，切断肾动脉后将远端再植于附近正常的腹主动脉。

（3）自体肾移植术　肾动脉及各分支病变不适合做肾血管重建术者，可行自体肾移植术。

（三）辨证治疗

1.辨证论治

（1）肝阳上亢

治法：平肝潜阳。

方药：天麻钩藤饮加减。天麻，钩藤（后下），石决明（先煎），栀子，黄芩，川牛膝，杜仲，益母草，桑寄生，首乌藤，茯神。

加减：风阳上扰者加珍珠母、龙骨、牡蛎。

（2）痰湿中阻

治法：去湿化痰。

方药：半夏白术天麻汤加减。半夏，天麻，白术，茯苓，橘红，甘草，生姜，大枣。

加减：睡眠改善者加酸枣仁、柏子仁。

（3）肝肾阴虚

治法：滋补肝肾。

方药：一贯煎加减。北沙参，麦冬，当归，生地黄，枸杞子，川楝子。

加减：阴虚者加白芍、川贝母。

（4）阴阳两虚

治法：滋阴补阳。

方药：二仙汤加减。仙茅，淫羊藿，巴戟天，当归，黄柏，知母。

加减：肾阴虚者加女贞子、熟地黄。

2.外治疗法

蓖麻仁50g，吴茱萸20g，附子100g，混合研为细末，加生姜150g，共捣如泥，再加冰片10g，和匀调成膏状，每晚贴涌泉穴，7日为1个疗程。

（四）医家诊疗经验

1.叶景华

叶景华教授认为肾血管性高血压以祛邪为主。对肝肾阴虚、肝阳上亢者，主张滋阴养血，柔肝化瘀，常用杞菊地黄丸合二至丸加夏枯草、丹参、川芎、徐长卿、地龙、益母草等活血化瘀之品。若见阴虚者可选用右归丸加巴戟天、胡芦巴、川牛膝、杜仲、制何首乌、淫羊藿等。头痛头晕明显加羚羊角粉，每天2次吞服。[《湖南中医杂志》，1997（4）：21~22.]

2.陈孝伯

陈孝伯教授选用防己地黄汤为基本方，组方为汉防己15~30g，黄芪15~30g，熟地黄12g，怀山药12g，山茱萸10g，泽泻12g，茯苓15g，牡丹皮12g，丹参15g。黄芪益气固表，有利于利水消肿，汉防己祛风行水，两者合用益气利水，相得益彰。[《辽宁中医杂志》，1991，18（9）：24~26.]

五、预后转归

（一）血压反应

（1）治愈　平均舒张压 90mmHg 并较术前水平至少减低 10mmHg。

（2）改善　平均舒张压较术前降低 15% 或以上，但仍高于 90mmHg 和低于 100mmHg。

（3）失败　平均舒张压较术前降低少于 15%，仍高于 90mmHg 或平均舒张压仍高于 110mmHg。

（二）解剖上的变化

根据术后重建血管的通畅程度，分为成功、有效和失败。影响肾血管重建术疗效的因素可归纳如下。

（1）年龄　年轻者较年老者预后佳。

（2）病程　病程短者预后佳。

（3）眼底病变程度　视网膜病变轻者较严重者预后佳。

（4）肾功能　对侧肾功能和肾血流量正常者预后佳。

（5）局限性病变和病变较为稳定者疗效佳。

六、预防调护

（一）预防

大力预防和积极治疗引起肾血管性高血压的原发病，如多发性大动脉炎、动脉粥样硬化等。

（二）调护

（1）保持良好的心理状态，消除紧张和压抑的心理。

（2）注意休息，保证睡眠。

（3）对情绪易激动的患者，减少不良刺激，保证患者有安静舒适的环境。

（4）正确饮食，忌烟酒，多吃蔬菜和新鲜水果，少吃胆固醇高的食物，如动物内脏、肥肉、蛋黄等。

主要参考文献

[1] 朱小江等. 肾血管性高血压的治疗策略 [J]. 西藏医药，2020，41（4）：151-153.

[2] 陈娜. 肾血管性高血压介入治疗围手术期护理 [J]. 河南外科学杂志，2019，25（6）：162-163.

[3] 刘猷枋，张亚强. 中西医结合泌尿外科学 [M]. 北京：人民军医出版社，2007.

[4] 郭聚龙. 儿童肾血管性高血压诊断和治疗进展 [J]. 介入放射学杂志，2021，30（4）：418-422.

第十五章　膀胱特发性疾病

第一节　间质性膀胱炎

间质性膀胱炎，作为一种临床常见慢性非细菌性膀胱炎症，主要临床表现为膀胱区或下腹部疼痛，伴尿频、尿急等症状，患者膀胱充盈时疼痛加剧，排空尿液后疼痛缓解，尿液的细菌培养呈阴性。

一、病因病机

（一）西医学认识

间质性膀胱炎多见于 30~50 岁中年女性，30 岁以下者发病率约 25%，18 岁以下较为罕见。男性较少见，男、女患病比例为 1：10。本病发病较急，进展较快，但出现典型症状后，病情通常维持稳定，不会进一步加剧。即使不经治疗，仍有超过 50% 患者有自然缓解的情况，但很快会再次发作。间质性膀胱炎的病因及发病机制仍不清楚，根据目前的研究进展，大致可分为以下情况。

1. 隐匿性感染

虽然至今未从患者尿液中检测出明确的病原体，但有证据表示间质性膀胱炎患者尿中微生物（包括细菌、病毒和真菌）明显高于正常对照组。目前多数学者及临床工作者认为感染可能不是间质性膀胱炎发病的主要原因，但它可能与其他致病因素共同作用导致发病。

2. 种族因素

北美人间质性膀胱炎的发病率明显高于日本人，犹太女性发病率远高于其他种族，而黑人很少患间质性膀胱炎，提示间质性膀胱炎可能与种族有关。

3. 神经源性炎症反应

应激状态（寒冷、创伤、毒素和药物）下，交感神经兴奋，释放血管活性物质，引起局部炎症反应。

4. 肥大细胞活化

肥大细胞的活化与聚集是间质性膀胱炎主要的病理生理改变。肥大细胞多聚集于神经周围，在急性应激状态下，肥大细胞活化，释放多种血管活性物质（组胺、细胞因子、前列腺素、胰蛋白酶等），可引起严重的炎症反应，20%~65% 的患者膀胱中有肥大细胞活化。

5. 自身免疫性疾病

间质性膀胱炎作为一种自身免疫性疾病有下列特点。①多见于女性。②患者多同时患有其他自身免疫性疾病。③有 26%~70% 的患者对药物过敏，许多患者可检测出抗核抗体阳性。④组织学检查可见结缔组织病变。⑤应用免疫抑制剂治疗有一定疗效。

6. 膀胱黏膜屏障破坏

移行上皮细胞上的氨基多糖层对膀胱黏膜有保护作用，能够阻止尿液及其中有害成分损害黏膜下的神经和肌肉。倘若膀胱黏膜屏障受损，可以导致上皮细胞功能发生紊乱，渗透性改变，最终，尿中潜在的毒性物质进入膀胱肌肉中，导致感觉神经异常，引起尿频、尿急等症状。这种潜在的毒性物质主要是钾离子，钾离子不损伤或渗透正常的尿路上皮，但对膀胱肌层有毒性作用。

7. 尿液的毒性作用

间质性膀胱炎患者尿液中有特殊的毒性物质会对膀胱造成损害，如抗增殖因子。

（二）中医学认识

中医学中并无间质性膀胱炎病名，据其症状表现认为间质性膀胱炎属于"淋证"范畴，病位在肾与膀胱。多由过食辛热肥甘之品，酿成湿热，下注膀胱，或下阴不洁，秽浊之邪侵入膀胱而致病，膀胱气化失司，故见小便短数，灼热刺痛，尿色黄赤。湿热与气血搏结于少腹，气机不畅则拘急胀痛。尿道口红肿且有秽物泌出皆属湿热下注之象。

二、临床诊断

（一）辨病诊断

1. 诊断要点

临床主要表现为尿频，尿急，尿痛，耻骨上区疼痛，也可有尿道、会阴和阴道疼痛，60%患者有性交痛。疼痛十分剧烈，与膀胱充盈有关，排尿后症状可缓解。还可能表现为下腹坠胀或压迫感，月经前或排卵期症状加重。体格检查通常无异常发现，部分患者有耻骨上区压痛。患者症状与其他膀胱炎相似但更顽固，持续时间更长。

2. 相关检查

临床诊断需依靠病史、体检、排尿日记、尿液分析、尿培养、尿流动力学检查、膀胱镜检查及病理组织学检查来进行综合性评估。基于膀胱黏膜屏障破坏是间质性膀胱炎发病机制的假说，有学者提出了一种筛选和诊断间质性膀胱炎方法，即钾离子敏感试验。分别用无菌水和0.4mmol/L钾溶液行膀胱灌注，并记录相关症状。正常人有完整的膀胱黏膜屏障保护不会出现症状，间质性膀胱炎患者因为膀胱黏膜屏障破坏，钾离子透过移行上皮，到达深层组织，产生刺激症状和毒性反应，其阳性率为75%，操作简单且几乎无损伤，有较大

应用价值，但仍有25%患者不能检出，且假阳性率较高。

（二）辨证诊断

1. 膀胱湿热

（1）临床证候　小便短数，尿道灼热刺痛，尿色黄赤，少腹拘急胀痛，尿道口红肿，有秽物泌出，口干，口苦，食欲不振，舌红，苔黄腻，脉濡数。

（2）辨证要点　小便短数，尿道灼热刺痛，少腹胀痛，舌红，苔黄，脉濡数。

2. 脾肾两虚

（1）临床证候　小便不甚赤涩，淋漓不尽，时作时止，遇劳即发，腰酸膝软，神疲乏力，舌红，苔薄白，脉沉细。

（2）辨证要点　轻度尿频、尿急，神疲乏力，舌红，苔薄白，脉沉细。

三、鉴别诊断

西医学鉴别诊断

1. 膀胱结核

间质性膀胱炎和膀胱结核均有慢性膀胱炎症状，用常规抗生素治疗效果不佳，膀胱结核患者尿液中可找到抗酸杆菌，尿路造影显示肾输尿管有结核病变，晚期则会形成挛缩膀胱。

2. 急性膀胱炎

间质性膀胱炎和急性膀胱炎均有尿频、尿急、尿痛等症状，间质性膀胱炎患者尿常规往往无白细胞，急性膀胱炎患者尿常规可见白细胞，尿培养可培养出明确细菌。

四、临床治疗

（一）提高临床疗效的要素

（1）详细询问病史，进行仔细地体格检查，全面掌握患者的病情特点。

（2）完善相关检查，明确诊断。

（3）中西医结合治疗，增强治疗效果。

（二）辨病治疗

间质性膀胱炎治愈非常困难，应向患者说明治疗的目的只是缓解症状，改善生活质量，很难达到完全缓解和根治。治疗时几种方法联合应用可取得较好的效果，治疗间质性膀胱炎越早越好。

1. 药物治疗

（1）抗组胺药物　抗组胺药物一般适用于发病初期或严重的急性期，可以迅速解除疼痛。羟嗪可以抑制肥大细胞和神经细胞分泌，有镇静和抗焦虑作用，开始服药时口服剂量为25mg，睡前服用，一周后增加至50mg，1个月后若无不良反应则白天另加服25mg。不良反应有全身软弱、嗜睡、急性尿潴留。孕妇和精神抑郁者禁用此药。

（2）钙通道阻滞剂　钙通道阻滞剂可以松弛膀胱逼尿肌及血管平滑肌，改善膀胱壁血供。硝苯地平开始剂量为10mg，1天3次，若能耐受，可缓慢增加至20mg，1天3次。

（3）抗抑郁药物　抗抑郁药物可以放松膀胱，减少膀胱紧张。阿米替林是一种三环类抗抑郁药，用于治疗间质性膀胱炎，作用机制如下。①阻断触突前神经末梢对去甲肾上腺素及5-羟色胺的再摄取，并阻滞其受体，达到镇痛目的。②阻断H_1受体，有镇静抗炎作用。③有抗胆碱作用，可以降低膀胱逼尿肌张力。成人初始剂量为25mg，一天2~3次，根据病情和耐受情况逐渐增至一日150~250mg。

（4）阿片受体拮抗剂　盐酸钠美芬可抑制肥大细胞脱颗粒释放组胺、5-羟色胺、白三烯和细胞素等。用药初期的不良反应有失眠、恶心，可以自行消失。

（5）其他药物　还有糖皮质激素类药物、抗癫痫药物、抗胆碱药物、麻醉药、解痉镇静药等，一般联合使用，可增加疗效。

2. 膀胱扩张及膀胱灌注

（1）膀胱扩张　间质性膀胱炎患者于硬膜外麻醉或全身麻醉下先行膀胱镜检查，然后，向膀胱内注入盐水逐步扩张膀胱，持续30分钟。扩张之后，通常在2~3天内，膀胱有强烈不适感，之后膀胱疼痛消失，尿频、尿急症状也有较为明显改善。此方法既有助于诊断又可同时治疗，可使30%~50%患者症状缓解，因而可作为药物治疗以外的首选治疗方法。对膀胱容量小的患者效果更好，对于多次膀胱扩张后，效果不明显者，可结合膀胱内药物灌注治疗，增强疗效。

（2）膀胱灌注　膀胱内药物灌注可以直接作用于膀胱，药物浓度较高，全身不良反应少，且不经肝、肠胃、肾的吸收或排泄，药物交互作用少。但可能有导尿的并发症，如疼痛、感染等。常用药物如下。

①二甲基亚砜与肝素：二甲基亚砜具有抗炎、止痛、抗感染作用，可迅速穿透细胞膜。肝素有抑制细胞增殖、抗炎、抗黏附作用。以50%浓度的二甲基亚砜50ml加生理盐水50ml，每2周灌注一次，每次15分钟，疗程应在8周以上。

②羟氯生钠：该药物通过其氧化作用使膀胱表面部分破坏，其所引起的膀胱表面愈合过程可以减轻患者的症状。0.4%溶液是常用浓度，宜用时配制，减轻疼痛刺激常需在麻醉下进行治疗。方法是取0.4%羟氯生钠溶液，灌注量约为膀胱容量的50%，灌注后停留5~7分钟后抽出，如此反复3~4次，最后，用生理盐水反复冲洗膀胱，灌注后数小时或数天，患者尿痛与尿频症状会减轻。

③透明质酸：透明质酸可暂时性修补缺陷的上皮黏膜，化学结构类似肝素。膀胱灌注后可缓解间质性膀胱炎的症状。

④硝酸银：硝酸银具有杀菌、收敛、腐蚀的作用，可以用于诊治间质性膀胱炎，

但输尿管反流与近期内膀胱活检者禁用。其浓度有 1/2000、1/1000、1/100、2/100 不等，使用硝酸银浓度 1% 以上需用麻醉，每次量约 50~80ml，停留 2~10 分钟，间隔 6~8 周。

⑤辣椒辣素和肉毒杆菌毒素：近年来，有人认为使用辣椒辣素或是肉毒杆菌毒素有助于减少膀胱内的炎症反应，进而改善炎症和膀胱挛缩症状。但使用辣椒辣素以及肉毒杆菌毒素灌注时会有不舒适感，部分患者可能无法接受。因此在灌注时，可先在膀胱内灌注麻醉药来抑制膀胱的疼痛反应，使用时浓度以低浓度（8~10mmol/L）为好，但需要多次治疗。

3. 手术治疗

（1）膀胱松懈术　膀胱松懈术不损伤膀胱底的感觉和括约肌的功能，能够在安全的麻醉下扩张膀胱到正常适当的容量。

（2）膀胱扩大成形术　膀胱扩大形成术不仅扩大了膀胱，而且置换了大部分病变的膀胱壁，膀胱病变部分切除应充分彻底，必须紧靠三角区与膀胱颈，使剩下的边缘仅够与肠管吻合。短期治疗效果较好，但有较高的复发率。

（3）膀胱全切除术和尿流改道术　若尝试其他治疗方法失败，可采用膀胱全切除术及尿流改道术。

（三）辨证治疗

1. 辨证论治

（1）膀胱湿热

治法：清热利湿通淋。

方药：八正散加减。萹蓄，瞿麦，车前子（包煎），木通，滑石，栀子，大黄，灯心草，甘草梢。

加减：大便干结者，加大黄；热甚者加金银花、连翘、蒲公英；少腹坠胀痛者，加乌药；尿血者，加生地黄炭、白茅根。

（2）脾肾两虚

治法：健脾益肾。

方药：参苓白术散合知柏地黄丸加减。党参，白术，白扁豆，薏苡仁，怀山药，知母，黄柏，生地黄，泽泻，茯苓，滑石，砂仁，陈皮。

加减：畏寒肢冷者，加淫羊藿、仙茅；尿有余沥者，加益智仁、菟丝子。

2. 外治疗法

（1）针灸疗法　取肾俞、三阴交、关元、神阙穴，用平补平泻法，配耳针肾区、膀胱区等，隔日 1 次，10 日为 1 个疗程。

（2）红外线照射、中药硬膏贴敷膀胱区及神阙穴位，每日 1~2 次，可缓解疼痛。

五、预后转归

目前，对于间质性膀胱炎的发病机制尚不清楚，对其治疗也无明确的治疗方案，临床中多数患者采用多种方法联合治疗取得了一定效果，可以有效地缓解症状，但治疗的效果和满意度因人而异，症状的缓解多是暂时性的，常反复发作，需要反复治疗。严重者需要手术治疗。

六、预防调护

（一）预防

（1）增强自身体质，提高机体的防御能力。

（2）鼓励患者多饮水，每日 2L 以上，以增加排尿量。

（二）调护

（1）注意个人卫生问题，保持会阴部清洁干燥。

（2）忌食油腻辛辣刺激食品，禁烟酒。宜吃清淡、富含水分的食物，如各种蔬菜、水果等。

（3）注意患者的心理变化，及时给予心理辅导，让患者充分认识到疾病的可治性，积极配合治疗。

（4）缓解压力可有效减轻临床症状，调畅情志。

主要参考文献

［1］李相奇，南锡浩，李伟博，等．间质性膀胱炎诊断与治疗的进展［J］．牡丹江医学院学报，2020，41（4）：125-129．

［2］赵因．周德安治疗间质性膀胱炎经验［J］．中医杂志，2014，55（13）：1094-1095+1099．

［3］温海东，何同理，林文俊，等．间质性膀胱炎综合治疗的临床研究［J］．新医学，2020，51（5）：391-395．

［4］梅雪峰．八正散治疗化学性膀胱炎［J］．中医学报，2019，34（7）：1539-1541．

［5］蔡国钢，周泽禹，谢群．间质性膀胱炎/膀胱疼痛综合征发病机制及相关危险因素［J］．临床与病理杂志，2019，39（6）：1304-1310．

［6］余扬．对间质性膀胱炎的中医病机认识［J］．中西医结合研究，2015，7（5）：270-272．

［7］侯兆辉．八正散治疗慢性复发性膀胱炎42例［J］．中国中医药现代远程教育，2016，14（9）：76-77．

第二节　腺性膀胱炎

腺性膀胱炎是由多种原因造成的膀胱黏膜上皮发生增殖性、腺性化生性改变的病变，主要临床表现为尿频、尿急、尿痛、膀胱区疼痛、血尿。腺性膀胱炎发病率0.1%~1.9%，大多为乳头状瘤型或滤泡样型，腺性膀胱炎多发于女性，成人和儿童均可发病。

一、病因病机

（一）西医学认识

目前腺性膀胱炎的病因、病机仍不完全清楚，多数学者认为腺性膀胱炎是膀胱移行上皮在慢性刺激因素长期作用下发生

（转化为腺上皮）的结果。腺性膀胱炎可能起源于Brunn巢，Brunn巢中心的细胞发生囊性变后可形成囊腔，管腔面被覆移行上皮，称为囊性膀胱炎。最后，在囊腔内出现与肠黏膜相似的可分泌黏液的柱状或立方上皮，称为腺性膀胱炎，囊性化和腺性组织转化同时存在。囊性膀胱炎与腺性膀胱炎实质上是同一病变的不同发展阶段。腺性膀胱炎的发生与发展是一个慢慢渐变的过程。

（二）中医学认识

中医学中无腺性膀胱炎之说，认为腺性膀胱炎属于"淋证"范畴，多由过食辛热肥甘之品，或嗜酒太过，酿成湿热，下注膀胱，或下阴不洁，秽浊之邪侵入膀胱而致病，膀胱气化失司，故见小便短数，灼热刺痛，尿色黄赤。湿热与气血搏结于少腹，气机不畅则拘急胀痛。

病程日久，或久病体虚，或劳伤过度，可致脾肾两虚。湿浊留恋不去可见小便不甚赤涩，淋漓不尽。正气虚弱，与邪气抗争无力，故时作时止，遇劳即发。肾气虚弱可见神疲乏力，气血不足。

二、临床诊断

（一）辨病诊断

1.诊断要点

腺性膀胱炎的临床表现多无特异性，主要表现为尿频、尿痛、下腹及会阴痛、排尿困难和间断性肉眼血尿，部分患者在抗感染治疗后肉眼血尿可消失，但镜下血尿仍持续存在，常反复发作。由于久治不愈，患者生活质量下降，多伴有焦虑、抑郁、失眠等。

2.相关检查

（1）体格检查　可有膀胱区压痛，男性直肠指检可能发现膀胱后壁质地变硬。

（2）尿液检查　可发现白细胞、红细

胞、尿蛋白。做中段尿液细菌培养和药敏试验，可明显提高腺性膀胱炎患者尿路感染的检出率。尿液培养需要重复多次进行。

（3）邻近器官感染的检查　男性应做前列腺液常规检查，了解是否有前列腺炎。特异性病原体的检查包括沙眼衣原体、解脲支原体、淋病奈瑟球菌、真菌、病毒等。女性应检查宫颈分泌物中是否有上述病原体。

（4）尿流动力学检查　可以大致了解患者的排尿状况。在临床上怀疑有排尿功能障碍时，可以选择侵入性尿流动力学检查以明确是否有下尿路梗阻或功能异常。

（5）膀胱镜检查　病变多位于膀胱三角区、膀胱颈和输尿管开口周围。肉眼观察可见病灶处膀胱黏膜粗糙不平、增厚、充血水肿，可呈较小不规则的乳头状凸起，少数形成较大的孤立性肿块，重者可累及整个膀胱壁。膀胱镜检查及黏膜活检对诊断具有决定性意义。

（6）影像学检查　B超和CT检查可显示膀胱内占位性病变或膀胱壁增厚等非特异性征象。

（二）辨证诊断

1.膀胱湿热

（1）临床证候　小便短数，尿道灼热刺痛，尿色黄赤，少腹拘急胀痛，尿道口红肿，有秽物泌出，口干，口苦，食欲不振，舌红，苔黄腻，脉濡数。

（2）辨证要点　小便短数，尿道灼热刺痛，少腹胀痛，舌红，苔黄，脉濡数。

2.脾肾两虚

（1）临床证候　小便不甚赤涩，淋漓不尽，时作时止，遇劳即发，腰酸膝软，神疲乏力，舌红，苔薄白，脉沉细。

（2）辨证要点　轻度尿频、尿急，神疲乏力，舌红，苔薄白，脉沉细。

三、鉴别诊断

西医学鉴别诊断

1.膀胱结核

腺性膀胱炎和膀胱结核都可呈尿频、尿急、尿痛等慢性膀胱炎症状。前者尿液检查无白细胞且无细菌，膀胱镜检查多见膀胱三角区、膀胱颈和输尿管开口周围黏膜粗糙不平、增厚、充血水肿，可呈较小不规则的乳头状凸起，少数形成较大的孤立性肿块。后者尿液中可找到抗酸杆菌，但检出阳性率不高，尿路造影显示肾输尿管有结核病变，但有些膀胱结核患者早期无特征性表现，晚期易形成挛缩膀胱。

2.急性膀胱炎

腺性膀胱炎和急性膀胱炎均有尿频、尿急、尿痛等症状。前者尿常规检查无白细胞且无细菌；后者尿常规检查可见白细胞，尿培养可明确细菌，根据药敏结果使用抗感染药物后，治疗效果较好。进行膀胱镜检查多无明显滤泡和乳头状增生病变。

四、临床治疗

（一）提高临床疗效的要素

（1）详细询问患者病史，全面掌握患者的病情特点。

（2）完善相关检查，明确诊断。

（3）中西医结合法治疗，增强治疗效果。

（二）辨病治疗

1.病因治疗

去除引起下尿路感染的慢性刺激因素。如根治慢性前列腺炎或妇科炎症，解除下尿路梗阻，治疗下尿路功能异常，矫正尿路畸形，去除尿路结石等。

2.手术治疗

膀胱内局部病变的处理要根据患者的

临床证候、病变部位以及所引起的并发症等采取不同的治疗方法。

（1）腔内手术　如果病变范围＜2cm，可经尿道行电切、电灼、气化、激光烧灼等方法处理。切除范围应超过病变部位1cm，深达黏膜下层。术后用药物灌注膀胱，减少复发。

（2）开放性手术　手术指征如下。①膀胱肿物呈多发性，病变严重，且症状明显，非手术治疗或腔内治疗效果不好，仍多次复发者。②病变累及膀胱颈部，引起排尿困难、双肾积水、双肾功能减退者。③膀胱病变致膀胱容量明显变小，似结核样膀胱痉挛者。④高度怀疑或已有癌变者，可考虑膀胱部分切除术或膀胱全切除术。

3. 膀胱灌注

适用于病变范围小、黏膜无显著改变、无梗阻的患者；或行电切、电灼、激光、手术切除不彻底的患者；或病变范围广泛、膀胱容量尚可的患者。

（三）辨证治疗

1. 辨证论治

（1）膀胱湿热

治法：清热利湿通淋。

方药：八正散加减。萹蓄，瞿麦，车前子（包煎），木通，滑石，栀子，大黄，灯心草，甘草梢。

加减：大便干结者，加大黄；热甚者，加金银花、连翘、蒲公英；少腹坠胀痛者，加乌药；尿血者，加生地黄炭、白茅根。

（2）脾肾两虚

治法：健脾益肾。

方药：参苓白术散合知柏地黄丸加减。党参，白术，白扁豆，薏苡仁，怀山药，知母，黄柏，生地黄，泽泻，茯苓，滑石，砂仁，陈皮。

加减：畏寒肢冷者，加淫羊藿、仙茅；尿有余沥者，加益智仁、菟丝子。

2. 外治疗法

（1）头针　取两侧足运感区，间歇捻针，留针20分钟。

（2）体针　选2组穴位。第1组取水道、气海、阴陵泉、三阴交穴，第2组取膀胱俞、肾俞、次髎、太溪穴。采用一次性针灸针，斜刺进针，进针后行迎随补泻法，针感以放射至下腹部、会阴部为佳，得气后行温针灸，针尾加艾灶点燃，2组穴位交替进行，治疗时间20~30分钟。每天1次，1个疗程10天，疗程间休息1周，3个月后门诊复查。

五、预后转归

腺性膀胱炎是一种良性病变，但有癌变倾向。若及时发现和治疗，恢复较好。但若延误治疗，症状反复发作，可能严重影响患者的生活质量，时间久之，可发展为癌症。

六、预防调护

（一）预防

（1）增强患者自身体质，提高机体的防御能力。

（2）鼓励患者每日至少饮水2L，增加排尿量，减少尿液在膀胱内的储存时间。

（二）调护

（1）注意个人卫生，保持会阴部清洁干燥。

（2）忌食油腻辛辣刺激食品，禁烟酒。宜吃清淡、富含水分的食物。

（3）注意患者心理变化，及时给予心理辅导，让患者充分认识到疾病的可治性，积极配合治疗。

主要参考文献

[1] 吕双喜，沈建武，高瞻. 中西医结合治

疗腺性膀胱炎研究进展［J］. 中医学报，2018，33（3）：491-495.

［2］刘杰，丁宁，宁刚. 腺性膀胱炎的分型与诊治研究进展［J］. 黑龙江医学，2022，46（13）：1663-1665.

［3］陈健. 丝裂霉素联合经尿道电切治疗腺性膀胱炎的疗效评价［J］. 临床医药文献电子杂志，2020，7（26）：21-23.

［4］张展，李瑜，李永强. 经尿道电切与膀胱药物灌注在腺性膀胱炎中的临床应用效果分析［J］. 数理医药学杂志，2020，33（1）：40-41.

［5］张学宝，张其强，刘楚，等. 腺性膀胱炎的诊疗进展［J］. 中华腔镜泌尿外科杂志（电子版），2019，13（4）：271-274.

［6］石柱，曹鸿飞，邱士禄. 54例腺性膀胱炎的治疗和随访观察［J］. 中国医师进修杂志，2019（2）：148-150.

［7］李宗山，赵帜秀. 吡柔比星联合经尿道等离子电切术治疗腺性膀胱炎的临床效果与复发情况［J］. 世界最新医学信息文摘，2018，18（56）：81-82.

第三节　膀胱白斑

膀胱白斑是膀胱黏膜变异现象，是正常尿路上皮对毒性刺激的一种反应，为癌前疾病或预示着在膀胱其他区域存在恶性病变。本病以女性多见，发病年龄约40岁。该病表现为膀胱黏膜出现白色斑块，一般位于膀胱三角区及颈部，偶尔可侵及整个膀胱黏膜。主要症状为尿频、尿急、尿痛、血尿及下腹部不适。

一、病因病机

（一）西医学认识

膀胱黏膜白斑的病因尚不明确，可能与下尿路感染、梗阻及增生性病变有关，本病由膀胱移行上皮细胞化生而来。

膀胱白斑病变组织有增生型、萎缩型及疣状型三种表现形式。膀胱黏膜白斑常与腺性膀胱炎、膀胱颈部炎性息肉、慢性膀胱炎等合并存在。

（二）中医学认识

中医学认为膀胱白斑属于"淋证"范畴，多由过食辛热肥甘之品，或嗜酒太过，酿成湿热，下注膀胱，或下阴不洁，秽浊之邪侵入膀胱而致病。

二、临床诊断

（一）辨病诊断

1. 诊断要点

膀胱白斑多见于中年女性，常因尿频、尿急、尿痛、血尿、下腹部不适就诊，常伴有多虑、失眠、精神抑郁和全身不适。经抗感染治疗后症状能缓解，但经常复发，可持续数十年。

2. 相关检查

膀胱白斑的患者临床表现缺乏特异性，与膀胱炎、尿道炎等无明显区别，常被误诊。本病主要依靠膀胱镜检查和病理检查确诊。

（1）尿液检查　尿常规可见镜下血尿，白细胞增多，尿细菌培养多数阴性。

（2）膀胱镜检查　对诊断具有决定性意义，膀胱容量正常时，膀胱尿液中可见大量脱落的上皮细胞及角质蛋白碎片在水中游动，呈现"雪暴景象"。膀胱内壁可见灰白或灰色斑状隆起，大小不等，单发或散在多发。病变主要位于膀胱三角区及膀胱颈部，也可位于输尿管开口处。单纯膀胱白斑为不规则成片白斑，病灶稍隆起，边界清楚，表面毛糙，外形不规则，呈海星样向周围延伸，表面有时可见活动性出血点，白斑部分血管纹理随角化层厚度增大逐渐减少或消失。

（二）辨证诊断

1.膀胱湿热

（1）临床证候　小便短数，尿道灼热刺痛，尿道口红肿，有秽物泌出，口干，口苦，食欲不振，舌红，苔黄腻，脉濡数。

（2）辨证要点　小便短数，尿道灼热刺痛，舌红，苔黄，脉濡数。

2.脾肾两虚

（1）临床证候　小便不甚赤涩，淋漓不尽，时作时止，遇劳即发，腰酸膝软，神疲乏力，舌红，苔薄白，脉沉细。

（2）辨证要点　轻度尿频、尿急，神疲乏力，舌红，苔薄白，脉沉细。

三、鉴别诊断

西医学鉴别诊断

1.急性膀胱炎

膀胱白斑和急性膀胱炎均可表现为尿频、尿急、尿痛等症状。前者尿常规检查无白细胞及细菌，因此对抗生素治疗无效。后者尿常规可见白细胞，尿培养可明确细菌。前者膀胱镜检查可见膀胱内壁有灰白或灰色斑状隆起；后者行膀胱镜检查多无明显病变。

2.膀胱结核

膀胱白斑和膀胱结核均可表现为慢性膀胱炎症状，两者均对常规抗生素治疗无效。前者尿常规检查无白细胞及细菌；后者尿液中可找到抗酸杆菌，且尿路造影显示肾输尿管有结核病变，早期不易诊断，晚期易形成挛缩膀胱。

四、临床治疗

（一）提高临床疗效的要素

（1）详细询问病史，进行仔细地体格检查，全面掌握患者的病情特点。

（2）完善相关检查，明确诊断。

（3）中西医结合治疗，增强治疗效果。

（二）辨病治疗

1.一般治疗

控制膀胱刺激征，可用 M 受体拮抗剂、α 受体阻滞剂等。对明显神经衰弱、睡眠差及夜间尿频较重者可用镇静、抗焦虑药物。去除诱发因素，治疗基础疾病。

2.经尿道膀胱白斑电切术

经尿道膀胱白斑电切术是本病的主要治疗方法。电切的范围为膀胱白斑及其周围 2cm 正常的膀胱黏膜，由于膀胱白斑病理改变限于黏膜层，所以切除的深度达到黏膜下层即可，但也有部分学者认为膀胱黏膜切除深度应达浅肌层。

4.膀胱全切除术

膀胱全切除术适用于病史较长，膀胱黏膜病变广泛，症状严重，高度怀疑恶性变或有恶性变的患者，可行部分膀胱切除术或膀胱全切除术，但应慎重选择。

（三）辨证治疗

1.辨证论治

（1）膀胱湿热

治法：清热利湿通淋。

方药：八正散加减。萹蓄，瞿麦，车前子（包煎），木通，滑石，栀子，大黄，灯心草，甘草梢。

加减：大便干结者，加大黄；热甚者加金银花、连翘、蒲公英，以加强清热之功；少腹坠胀痛者，加乌药，以理气；尿血者，加生地黄炭、白茅根，以止血尿。

（2）脾肾两虚

治法：健脾益肾。

方药：参苓白术散合知柏地黄丸加减。党参，白术，白扁豆，薏苡仁，怀山药，知母，黄柏，生地黄，泽泻，茯苓，滑石，砂仁，陈皮。

加减：畏寒肢冷者，加淫羊藿、仙茅，以温肾祛寒；尿有余沥者，加益智仁、菟丝子，以补肾固涩。

五、预后转归

膀胱白斑易复发，术后应每隔3个月复查1次膀胱镜，膀胱镜检查若发现创面已覆盖黏膜，并有少量血管出现，取活检证实黏膜表层为移行上皮细胞，可认为痊愈。所有患者应该注意监测，定期随访，发现复发应及时治疗，如发现恶性变则按膀胱癌处理。

六、预防调护

（一）预防

（1）增强体质，提高机体的防御能力。

（2）鼓励患者多饮水，每日饮水量达两L以上，以增加排尿量，对膀胱起到冲刷作用。

（二）调护

（1）注意个人卫生，保持会阴部清洁干燥。

（2）忌食油腻辛辣刺激食品。禁烟酒。宜吃清淡、富含水分的食物。

（3）注意患者心理变化，给予心理辅导，让患者充分认识到疾病的可治性，积极配合治疗。

主要参考文献

［1］王璠，乌云毕力格，吉日嘎拉，等. 膀胱白斑病24例诊治体会［J］. 现代肿瘤医学，2013，21（10）：2279-2280.

［2］李海涛，屈明伟，高平生，等. 膀胱白斑的治疗方法研究［J］. 现代诊断与治疗，2015，26（6）：1344-1346.

第十六章　阴茎及阴囊内容物特发性疾病

第一节　阴茎海绵体硬结症

阴茎海绵体硬结症是指阴茎海绵体白膜纤维化组织增生形成硬结或斑块的疾病。本病是 1743 年 Peyronie 首先报道，故又称为 Peyronie 病。本病可引起阴茎勃起外观畸形，在勃起过程中，阴茎向受损侧弯曲，伴或不伴勃起疼痛。中医学按其临床表现，可分别归入"阴茎痰核""阴茎结块""玉茎结疽"等范畴。

一、病因病机

（一）西医学认识

1. 病因病机

创伤是阴茎海绵体硬结症的促进因子。许多研究表明在性交过程中造成的阴茎创伤可能会发展成本病。

有些患者经尿道前列腺切除术后出现阴茎海绵体硬结症，因术后常规留置粗口径导尿管，当阴茎夜间勃起时容易造成损伤。有些车祸或工伤事故直接导致损伤阴茎，也可逐渐发展成阴茎海绵体硬结症。

2. 发病机制

1966 年，Smith 描述了 Peyronie 病的病理学，认为病损是由于位于勃起组织与白膜之间的间隙（该间隙被称为 Smith 间隙）中的血管周围炎症所引起。组织学显示该间隙中有炎症存在，有时这种炎症也可见于 Bucks 筋膜中及筋膜下。至今已证明病损的斑块是瘢痕组织。

本病好发于中年人，在年轻人和老年人中较少见。年轻人勃起时阴茎海绵体中的压力足以抵御性交中阴茎变形的压力，并可限制阴茎的弯曲，如果发生弯曲，良好的弹性伸缩力也可以保证阴茎白膜及中隔纤维丝能承受足够的伸展而不致发生撕裂。然而对中年男性而言，随着白膜组织弹性下降，阴茎勃起的硬度也随之降低，如果性交过程中有外力使阴茎发生弯曲就可能发生阴茎损伤。在老年男性中，性交动作没有那么激烈，即使阴茎海绵体白膜弹性和阴茎勃起硬度下降，也不易发生此类损伤。

（二）中医学认识

中医学认为肝主疏泄，其脉络阴器，结于茎，脾主痰湿，润宗筋，与玉茎经脉相通。肝郁疏泄失常，气机不畅，血流滞缓，瘀阻阴茎，日久凝集成块发为本病。脾胃失和，运化失常，则痰浊内生，循经下注宗筋，滞于阴茎，与血凝结成核而生本病。肝肾阴虚，相火偏旺，煎熬宗筋血液，也可与痰湿互结为患，形成痰核。阴茎外伤，脉络瘀阻，血液凝滞也可发为本病。

二、临床诊断

（一）辨病诊断

1. 诊断要点

（1）阴茎上出现无痛的硬斑块，常位于阴茎的背侧。

（2）阴茎弯曲，出现在阴茎背侧的硬块会使阴茎向上弯曲（较常见），而出现在阴茎腹侧的硬块会使阴茎向下弯曲。有些患者的硬块会同时出现在阴茎的上侧和下侧，可使阴茎缩短和变形。

（3）勃起功能障碍，阴茎勃起时感到不舒服或疼痛。

2. 相关检查

（1）X线检查　阴茎海绵体造影可见钙化影，还可显示病变处有充盈缺损。

（2）B超检查　Ⅰ型，白膜增厚，无声影，病灶密度增强；Ⅱ型，中度钙化影，伴典型声晕，病灶密度略强；Ⅲ型，重度钙化影，伴典型声晕，病灶密度增强明显。

（3）MRI检查　提示病灶有炎症反应。

（二）辨证诊断

1. 浊痰凝结

（1）临床证候　阴茎肿硬结节，患处酸胀不适或酸胀隐痛，舌淡润，苔薄白或腻，脉滑或沉细。

（2）辨证要点　阴茎肿硬结节，患处酸胀不适，舌淡，苔薄白，脉滑或沉细。

2. 湿热蕴结

（1）临床证候　阴茎肿胀结节，疼痛明显，皮肤红肿，或溃烂流淌浊液，伴小便黄热，大便秘而不爽，口干而苦，舌红，苔黄腻，脉滑数或弦数。

（2）辨证要点　阴茎肿胀结节，疼痛明显，舌红，苔黄腻，脉滑。

3. 阴虚内热

（1）临床证候　病程日久，阴茎硬结逐渐增大，患处红肿疼痛，伴低热，盗汗，倦怠，舌红，少苔，脉细数。

（2）辨证要点　病程日久，阴茎硬结逐渐增大，伴低热，倦怠，舌红，少苔，脉细数。

4. 气虚血亏

（1）临床证候　阴茎硬结破溃，脓液稀薄，疮口凹陷，反复发作，经久不愈，虚热不退，面色无华，腰膝酸软，舌淡，苔白，脉沉细无力。

（2）辨证要点　阴茎硬结破溃，反复发作，腰膝酸软，舌淡，苔白，脉沉无力。

三、鉴别诊断

西医学鉴别诊断

1. 阴茎骨化

阴茎骨化比较少见，是由阴茎海绵体钙化及纤维化所致，其结节常突出，类似犄角，阴茎勃起时疼痛，并可导致性交困难。但阴茎骨化通常不是一个或多个硬结，而是整个阴茎海绵体质地坚硬。阴茎X线摄片检查可以见到阴茎海绵体骨化的征象，阴茎海绵体造影可以显示充盈缺损，不难鉴别。

2. 阴茎癌

阴茎癌最常发生在阴茎头、冠状沟等处。阴茎癌侵犯阴茎海绵体时可在海绵体内出现硬结。可局部组织活检发现癌细胞。

3. 阴茎结核

阴茎结核相当少见，多表现为阴茎头结节，溃疡分泌物检查可发现结核分枝杆菌，疼痛一般不明显，阴茎结核在海绵体内蔓延时，可使局部纤维化并导致阴茎侧弯。阴茎结核可局部表现为溃疡性病变，这点可与阴茎海绵体硬结症相鉴别。

四、临床治疗

（一）提高临床疗效的要素

（1）详细询问病史，进行仔细地体格检查，全面掌握患者的病情特点。

（2）完善相关检查，明确诊断。

（3）中西医结合治疗，增强治疗效果。

（二）辨病治疗

本病50%患者能自然缓解，可给予对氨基苯甲酸和维生素E口服，但药物治疗效果有限。对一些顽固性患者可行手术切除硬结，然后行皮肤移植。

（三）辨证治疗

1. 辨证论治

（1）浊痰凝结

治法：温经通络，化痰散结。

方药：阳和汤加减，配合服用小金丹。熟地黄，黄芪，鹿角霜，当归，白芥子，穿山甲，三棱，莪术，炙麻黄，桂枝，炙甘草。

加减：气虚者加党参；血虚者加阿胶、白芍；形寒肢冷者加附子。

（2）湿热蕴结

治法：清利湿热，软坚散结。

方药：龙胆泻肝汤加减。龙胆草，黄芩，栀子，泽泻，木通，车前子，当归，生地黄，柴胡。

加减：红肿热痛者加连翘、黄连、大黄；目赤头痛者加菊花。

（3）阴虚内热

治法：养阴清热，除湿化痰，佐以透脓解毒。

方药：滋阴除湿汤合透脓散加减。生地黄，玄参，丹参，当归，茯苓，泽泻，地肤子，蛇床子。

加减：脾虚者加白术、薏苡仁。

（4）气虚血亏

治法：益气养血，化痰消肿。

方药：十全大补汤加减。人参，肉桂，川芎，熟地黄，茯苓，白术，炙甘草，黄芪，当归，白芍。

加减：头眩者加天麻。

2. 外治疗法

（1）未成脓者，宜消肿散结，外敷冲合膏或阳和解凝膏，每日1~2次。

（2）已成脓者，及时切开引流。

（四）医家诊疗经验

1. 魏德忠

魏德忠教授用化瘀散结汤治疗本病，效果较好，方为黄芪15g，丹参、山茱萸、桑椹各12g，当归、牛膝、赤芍、柴胡、香附各10g，乳香、没药、莪术、荔枝核、茯苓、川芎、橘核、枳实各9g，甘草3g，水煎服，药渣煎汤熏洗阴茎。

2. 宋桂芳

宋桂芳教授用中药三棱、莪术、桃仁、红花、陈皮、厚朴各15g，黄芪、昆布各20g，白芍30g，海藻、甘草各10g，土鳖虫、水蛭各6g。水煎，每晚洗1次，约半小时，每周6次，效果较佳。

五、预后转归

身体一般状况较好和病程较短者预后较好。若体质较差，尤其是居处寒冷潮湿者，病程迁延。本病没有恶性变倾向。

六、预防调护

（一）预防

（1）积极治疗动脉粥样硬化、高血压、糖尿病等疾病。

（2）尽量避免阴茎部的外伤。

（二）调护

（1）保持局部清洁，内裤宜宽松、柔软。

（2）适当补充各种维生素，尤其是维生素E。

（3）改正吸烟、酗酒等不良习惯。

主要参考文献

［1］李鹏程，陈鑫，朱晓博，等. 低能量体外冲击波治疗阴茎硬结症初步探讨（附32例报告）[J]. 中华男科学杂志，2018，24（4）：340-344.

［2］丁晓晖，王洪杰，王百峰，等. 体外冲击波联合维生素E治疗阴茎硬结症临床研究[J]. 黑龙江医学，2014，38（5）：548-549.

[3] 李进兵. 超声诊断阴茎硬结症的价值 [J]. 中国医学影像技术, 2019, 35 (4): 582-585.

第二节 精索静脉曲张

精索静脉曲张是指精索静脉回流受阻, 瓣膜失效, 血液反流引起血液淤滞, 导致蔓状静脉丛扩张、伸长和弯曲。精索静脉曲张常发生于左侧。中医学按其临床表现, 可分别归入"筋瘤""筋疝"等范畴。

一、病因病机

(一)西医学认识

(1)原发性精索静脉曲张 当人直立时会影响精索静脉回流, 静脉壁及其周围结缔组织薄弱、提睾肌发育不全、静脉瓣膜缺损都容易发生静脉曲张。左、右侧精索静脉均可发生曲张, 但以左侧精索静脉曲张发病率高, 这是因为左侧精索静脉比右侧长 8~10cm, 并呈直角进入肾静脉, 静脉压力高。

(2)继发性精索静脉曲张 肾肿瘤形成癌栓、腹膜后肿瘤压迫、肾积水、肾异位血管等均可引起精索静脉曲张。

(二)中医学认识

中医学认为精索静脉曲张属于"筋瘤""筋疝"等范畴。常见病因如下。①先天素禀不足, 肾气不充, 或房劳不节, 性事过频, 耗损肾精, 精不生血, 肝血亏虚, 以致筋脉失养, 脉络不和而发病。②肝郁气滞, 情志不遂, 郁怒伤肝, 肝失疏泄、条达, 肝气郁结, 气血不畅, 气滞则血瘀, 发为本病。③饮食不节, 过食醇酒厚味, 损伤脾胃, 生湿蕴热, 湿热下注, 遏气竭阴, 血脉瘀阻。④感受寒湿居处潮湿, 或冒雨涉水, 或啖食生冷, 或房事后感寒, 寒湿之邪内侵, 凝滞肝脉。⑤强力举重, 经久站立, 或阴部外伤, 致筋脉受损, 血络瘀滞。

二、临床诊断

(一)辨病诊断

1.诊断要点

患者可有男性不育史, 也可能是因久站后患侧阴囊疼痛不适来就诊。主要症状有立位时患侧阴囊肿胀, 局部有坠胀、疼痛感, 可向下腹部、腹股沟区、后腰部放射, 劳累或久站后症状加重, 平卧、休息后症状减轻或消失。静脉曲张程度与症状可不一致。

2.相关检查

(1)体格检查 立位时患侧阴囊肿胀, 睾丸下垂, 表面可见或可触及蚯蚓状曲张的静脉团, 卧位时扩张的静脉团缩小, 此现象可与继发性精索静脉曲张相鉴别。

(2)精液分析 可见精子数目减少、精子活动度降低、精子形态不成熟以及尖头精子数目增多。如行睾丸活检, 可见生精细胞发育不良。

(3)多普勒超声检查 可确定睾丸的血流状况以及测定睾丸的体积。

(4)精索内静脉造影 经股静脉插管至精索内静脉, 注入造影剂, 观察造影剂逆流的程度。

(5)红外线阴囊测温法 阴囊局部温度的高低与静脉曲张的程度成正比, 但受周围组织及环境温度影响较大, 假阳性率较高。

(6)对继发性精索静脉曲张患者, 应注意检查腹部, 还应做静脉肾盂造影排除肾脏肿瘤。

(二)辨证诊断

1.湿热瘀阻

(1)临床证候 阴囊坠胀, 灼热疼痛

或红肿，有蚯蚓状曲张的静脉团，伴身重倦怠，脘腹痞闷，口中黏腻，恶心，舌红，苔黄腻，脉弦滑。

（2）辨证要点　阴囊坠胀，有蚯蚓状曲张的静脉团，舌红，苔黄腻，脉弦滑。

2. 寒滞肝脉

（1）临床证候　阴囊坠胀发凉疼痛，可向少腹、会阴部放射，局部青筋暴露，状若蚯蚓，久行、久立后加重，平卧休息减轻，腰膝酸痛，形寒肢冷，舌淡，苔白，脉沉细。

（2）辨证要点　阴囊坠胀发凉，局部青筋状若蚯蚓，舌淡，苔白，脉沉细。

3. 瘀血阻络

（1）临床证候　阴囊青筋暴露，盘曲成团，状若蚯蚓，胀痛较甚，劳累则加重，休息后减轻，伴面色晦暗，少精，舌质暗或有瘀斑点，脉弦涩。

（2）辨证要点　阴囊青筋暴露，盘曲成团，胀痛，舌质暗或有瘀点，脉弦涩。

4. 肝肾亏虚

（1）临床证候　阴囊坠胀不适，时有隐痛，青筋显露，状若蚯蚓，伴头晕目眩，腰膝酸软，失眠多梦，阳痿，不育，舌淡苔白，脉沉细无力。

（2）辨证要点　阴囊坠胀隐痛，青筋显露，状若蚯蚓，伴腰膝酸软，舌淡苔白，脉沉细无力。

三、鉴别诊断

（一）西医学鉴别诊断

1. 精索附睾丝虫病

精索附睾丝虫病患者精索粗厚、迂曲、扩张，与精索静脉曲张相似，但有反复发作的丝虫病史。触诊精索下部有较细小的肿块，立位明显，卧位减轻，透光检查不呈现静脉的紫蓝色。入睡后外周血液中可找到微丝蚴。精索静脉曲张触诊多为蚯蚓

状，彩超检查可明确。

2. 附睾结核

附睾结核患者阴囊部位坠胀不适，输精管增粗呈串珠状硬结改变，附睾尾部有不规则肿大、变硬及硬结，可与阴囊粘连形成窦道。触诊及彩超可明确鉴别。

（二）中医学鉴别诊断

水疝

水疝患者阴囊一侧或双侧肿大如囊状，不红不痛，触诊时阴囊内有囊性肿块，不能触及睾丸，透光试验阳性。

四、临床治疗

（一）提高临床疗效的要素

（1）详细询问病史，进行仔细地体格检查，全面掌握患者的病情特点。

（2）完善相关检查，明确诊断。

（3）中西医结合治疗，增强治疗效果。

（二）辨病治疗

1. 一般治疗

无症状或症状较轻的患者，建议其采用非手术治疗，常用方法有阴囊托带、局部冷敷、避免过度性生活造成盆腔及会阴部充血等。轻度精索静脉曲张患者，如精液分析正常，应定期随访1~2年，如出现精液分析异常、睾丸缩小、质地变软等应及时手术治疗。

2. 手术治疗

对于已经影响到生活和工作或者经非手术治疗无效的患者，应该行手术治疗。

（1）手术适应证　①阴囊触诊时可以明确触及曲张静脉，查体发现睾丸明显缩小，即使已经生育，患者有治疗愿望时也可以考虑手术。②男性有生育意愿，排除其他引起不育的原因，女方生育能力

正常者，无论曲张程度，应及时手术。③合并前列腺炎及精囊炎，若前列腺炎久治不愈，可选择手术治疗。④青少年时期的精索静脉曲张，往往导致睾丸病理性改变，因此对于青少年精索静脉曲张伴有睾丸体积缩小者，提倡早期手术治疗。⑤精索静脉曲张伴非梗阻性少精症的患者，一般主张同时行睾丸活检和精索静脉曲张手术。

（2）手术方式　①开放手术途径主要有两种，即经腹股沟管精索静脉高位结扎术和经腹膜后精索静脉高位结扎术。经腹股沟管精索静脉高位结扎术，手术位置较表浅，术野暴露广，解剖变异较小，但该处静脉分支及伴行动脉分支较多，淋巴管丰富，如果损伤，可能引起术后睾丸萎缩，而且复发率较高。经腹膜后精索内静脉高位结扎术，主要有 Palomo 手术和改良的 Palomo 手术。Palomo 手术同时结扎精索静脉内淋巴管，术后复发率较低，但是术后容易出现鞘膜积液、阴囊水肿及附睾炎。而改良后的 Palomo 手术仅结扎精索内动静脉，避免了淋巴回流障碍，减少了鞘膜积液的发生，而且改良术式切口上移，可以避免损伤腹壁下动静脉。②腹腔镜手术具有效果可靠、损伤小、并发症少、可同时行双侧手术等优点，因此一般认为腹腔镜手术主要适用于双侧高位结扎术、有腹股沟手术史及开放手术术后复发的患者。当然，腹腔镜手术也可能造成一些腹腔内并发症，如肠管、膀胱以及腹腔内血管损伤。此外，手术需要全身麻醉，受到设备、费用以及术者水平的限制，在基层较难推广。③显微镜下手术术后复发率低，并发症少，能够结扎除输精管静脉以外的所有静脉，保留动脉、淋巴管及神经。

3. 药物治疗

（1）复合肉碱　一般是指左旋肉碱和乙酰左旋肉碱，两者是人体产生的物质。主要有两方面的生理功能，一是参与能量代谢，二是降低活性氧和抑制细胞凋亡，增加细胞的稳定性。精子在附睾内成熟，需要依赖雄激素、肉碱、唾液酸等获得运动和受精能力。而肉碱的作用至关重要，具有生物活性的左旋肉碱可以促进精子的成熟和运动，还可以增加前列腺素 E_2 的浓度，提高精子数量。治疗时复合肉碱制剂每次 2 袋（每袋含左旋肉碱 10mg，乙酰左旋肉碱 5mg），口服，每天 2 次，连续服用 4~6 个月。

（2）枸橼酸氯米芬　枸橼酸氯米芬作用于下丘脑促性腺激素释放激素神经元，雌激素受体下降，阻断了雌激素对下丘脑的负反馈，可用于治疗男性不育，有促生精作用。

（三）辨证治疗

1. 辨证论治

（1）湿热瘀阻

治法：清热利湿，化瘀通络。

方药：防己泽兰汤加减。防己，萆薢，茵陈，泽兰，牛膝，赤芍，牡丹皮，丹参，荔枝核，川楝子，柴胡，青皮，陈皮。

加减：湿邪较重者加苍术、麦芽；阴囊肿胀明显者加乳香、夏枯草。

（2）寒滞肝脉

治法：温经散寒，益气通络。

方药：当归四逆汤合良附丸加减。当归，桂枝，芍药，细辛，通草，大枣，炙甘草。

加减：疼痛加重者加延胡索、川楝子、木通。

（3）瘀血阻络

治法：活血化瘀，通络止痛。

方药：少腹逐瘀汤加减。小茴香，肉桂，延胡索，川芎，当归，赤芍，莪术，蒲黄，五灵脂，没药，干姜。

加减：气滞偏重者加用香附、川楝子荔枝核；血瘀偏重者加水蛭、丹参。

（4）肝肾亏虚

治法：补益肝肾，佐以通络。

方药：左归丸加减。生地黄，山药，山茱萸，菟丝子，枸杞子，川牛膝，鹿角胶，龟甲胶，泽泻，茯苓，冬葵子。

加减：水肿较甚者加肉桂、附子。

2.外治疗法

推拿：每晚睡前平卧，以食指和拇指缓慢按摩阴囊，以促进精索静脉血液回流。每次20~30分钟，每晚1次。

五、预后转归

轻度精索静脉曲张一般不会引起明显症状，预后良好。重度精索静脉曲张经积极治疗即可痊愈。

六、预防调护

（一）预防

（1）积极治疗泌尿生殖系感染，如前列腺炎、尿道炎等，减少炎症的发生。

（2）避免剧烈活动及强体力劳动，防止腹压增高。

（二）调护

（1）禁烟酒，忌辛辣刺激性食物，清淡饮食，保持大便通畅。

（2）节制房事，减少局部充血。

七、专方选要

清热化瘀汤：治疗精索静脉曲张所致的不育症，方用防己、泽泻、猪苓、泽兰、萆薢、青皮、柴胡、赤芍、牡丹皮、牛膝各10g，蒲公英、丹参各30g，土茯苓、紫花地丁、虎杖、荔枝核各15g，甘草5g，水煎服，每日1剂。[《中医药导报》，2019，25（19）：137-139.]

主要参考文献

[1] 孙强，高坪. 精索静脉曲张的中医证候分型[J]. 世界最新医学信息文摘电子版，2016，（72）：222.

[2] 史复. 不同术式治疗精索静脉曲张的效果对比[J]. 中国继续医学教育，2021，13（9）：136-139.

[3] 彭芯军. 崔学教治疗精索静脉曲张经验[J]. 广州中医药大学学报，2021，38（3）：596-599.

[4] 陈朝晖. 中医药治疗精索静脉曲张性不育的研究进展[J]. 现代中西医结合杂志，2021，30（4）：448-452.

第三节 鞘膜积液

当睾丸从腹腔下降至阴囊时，腹膜随之向腹股沟管内突出形成盲道，即鞘突。正常情况下，精索部的鞘突在出生前或生后短期内即自行闭塞为纤维索，包绕在睾丸和附睾周围的鞘突则形成一个潜在的小空腔，即鞘膜腔。腔内有少量浆液，使睾丸有一定的滑动范围，该液体可以通过精索内静脉和淋巴系统以恒定的速度被吸收。因各种原因引起该液体分泌增多或吸收减少，使鞘膜腔内液体积聚过多形成囊肿，称之为鞘膜积液。按其临床表现，可归入中医学"水疝""水癀"等范畴。

鞘膜积液可以发生于任何年龄，在男婴中的发病率为0.7%~4.7%，成人发病率约为1%。

一、病因病机

（一）西医学认识

1.病因学

鞘膜积液的病因有原发性和继发性两

种。原发性鞘膜积液无明显诱因，病程缓慢，可能与创伤和炎症有关。继发性鞘膜积液则是由原发病引起，如睾丸炎、附睾炎、睾丸扭转、阴囊手术等疾病可能会导致急性鞘膜积液，慢性鞘膜积液继发于梅毒、结核、睾丸肿瘤等病。在热带和我国南方地区可以见到由丝虫病、血吸虫病引起的鞘膜积液。婴儿鞘膜积液与淋巴系统发育迟缓有关。

2. 发病机制

研究表明积液由鞘膜壁层分泌，当分泌量大于回吸收量时，产生鞘膜积液。先天性鞘膜积液囊壁肥厚，易与周围组织层次分离，呈卵圆形半透明状。小儿鞘膜积液几乎都有未闭合的鞘突与腹腔相通。鞘突直径一般为 2mm，较粗者可达 5mm。病程较长者其鞘膜囊壁会明显增厚，但囊壁厚薄均匀，可有多个小结节假瘤样改变，甚至出现钙化，与邻近组织粘连。当鞘状突管可以容纳肠管进入时，则形成腹股沟斜疝。积液一般为黄色、清亮、无味的渗出液。液体中含有电解质、纤维蛋白原、单核细胞和淋巴细胞。鞘膜积液量可少于 10ml，也可多于 300ml。如积液量较多、病程长，可能压迫睾丸及精索，影响睾丸血液循环，并伴有间质水肿及生精小管的变化，最终可导致睾丸萎缩。

（二）中医学认识

中医学认为鞘膜积液属于"水疝""水颓"等范畴。常见病因如下。①感受寒湿，久坐湿地，感受寒湿之邪，或痰湿体质，复感寒湿之邪，以致寒湿凝滞，结于睾丸而成。②先天禀赋不足，肾气亏虚，气化失司，水液不归正化，聚于睾丸，而成水疝。③素体脾阳虚弱，又感水湿之邪，或饮食不节，损伤脾胃，致使脾虚无力运化水湿，水湿停聚，结于睾丸而成水疝。

④情志抑郁，肝失条达，肝经气滞，疏泄失职，复感寒湿，气滞则水湿内停，下注睾丸，发为本病。⑤外伤等使血瘀络阻，脉络不通，水液不能正常运行，停聚于睾丸，发为本病。

二、临床诊断

（一）辨病诊断

1. 诊断要点

本病临床可见阴囊内或腹股沟区囊性肿块。积液量少时多无自觉症状，常于体检时偶然发现。当积液较多、囊肿增大时，可以产生下坠感、胀痛和轻度牵扯痛。巨大积液可使阴茎内陷，影响排尿及性生活，也可导致行动不便。交通性鞘膜积液其肿块大小可以随体位变动而变化，立位时肿块增大，平卧后可缩小或消失。继发性鞘膜积液会有原发病的表现。

睾丸鞘膜积液时无法触及睾丸及附睾，而精索鞘膜积液时可触及囊肿下方的睾丸及附睾，交通性鞘膜积液挤压时囊肿可减小或消失。

根据鞘突闭合异常，将鞘膜积液分为如下 5 类。

（1）精索鞘膜积液 鞘突两端闭塞，中间段有局限积液，一般不与腹腔相通。

（2）睾丸鞘膜积液 正常情况下，睾丸鞘膜囊内仅有少量浆液。如果液体聚积增多，则形成睾丸鞘膜积液。

（3）交通性鞘膜积液 鞘突未闭塞，完全开放，腹腔液体随体位流动变化。与腹股沟斜疝不同之处在于鞘膜囊与腹腔间通路狭小，肠道不能进入。

（4）混合型鞘膜积液 睾丸鞘膜积液和精索鞘膜积液同时存在，但并不相通。

（5）精索睾丸鞘膜积液 鞘突在内环处闭合，精索和睾丸鞘膜腔内均有积液且相通。

2. 相关检查

（1）体格检查　体检时可见阴囊内及腹股沟区卵圆形或梨形肿块，表面光滑，有囊性感，透光试验阳性。

（2）B超检查　鞘膜积液肿块呈液性暗区，大部分患者暗区中可见许多细密光点反射，呈"落雪样"，少部分患者呈一个透声好的无回声区。彩超可观察到囊肿内无彩色血流信号。

（二）辨证诊断

1. 水湿内结

（1）临床证候　阴囊逐渐肿大，状如水晶，触之有囊性感，阴囊隐痛无定处，舌淡，苔薄白，脉弦缓。

（2）辨证要点　阴囊逐渐肿大，触之有囊性感，舌淡，苔薄白，脉弦缓。

2. 寒湿内结

（1）临床证候　阴囊肿胀，坠感明显，影响活动，阴茎隐痛，阴部寒冷，或身重而冷，舌淡，苔白，脉沉滑。

（2）辨证要点　阴囊肿胀，坠感明显，阴部隐痛，舌淡，苔白，脉沉滑。

3. 湿热蕴结

（1）临床证候　阴囊单侧肿大，潮湿灼热，睾丸肿痛，甚至引起全身发热，小便短赤，舌红，苔黄厚，脉弦数。

（2）辨证要点　阴囊肿大，潮湿灼热，睾丸肿痛，舌红，苔黄厚，脉弦数。

4. 肾虚水滞

（1）临床证候　阴囊肿胀，日久不消，阴囊及小腹冷痛，腰酸膝软，溲清便溏，舌淡，苔白，脉弱无力。

（2）辨证要点　阴囊肿胀，腰酸膝软，舌淡，苔白，脉弱无力。

5. 虫积阻络

（1）临床证候　阴囊肿大，皮肤增厚，表面粗糙，失去弹性与收缩力，积液呈米泔水样，面唇部虫斑，舌淡，苔白，脉沉滑。

（2）辨证要点　阴囊肿大，皮肤增厚，面唇部虫斑，舌淡，苔白，脉沉滑。

三、鉴别诊断

（一）西医学鉴别诊断

1. 腹股沟斜疝

腹股沟斜疝患者站立时可见包块沿腹股沟管迅速突出，有时可见肠型或有肠鸣，检查时可触及肠管。交通性鞘膜积液患者阴囊逐渐增大，腹股沟管无明显包块突出，精索不粗大，透光试验阳性，要细致检查，不可贸然进行穿刺，以免误伤肠管。鉴别时应检查包块上端的精索是否粗大，若粗大则包块与腹腔相连，为腹股沟斜疝，不粗则可能为鞘膜积液。

2. 睾丸肿瘤

睾丸肿瘤的特点是质地较硬，可以有少量的鞘膜积液，B超检查时可见肿块为实质性，在检查时，若在包块后外方摸到附睾，则为肿瘤，若无附睾则可能是睾丸鞘膜积液，透光试验检查肿瘤为阴性，但厚壁的鞘膜积液也可以不透光，可以进行穿刺以明确诊断。

（二）中医学鉴别诊断

血疝

血疝有明显外伤史，迅速形成肿物，全阴囊增大，阴囊皮肤有瘀血斑，张力大，压痛明显。鞘膜积液多无皮肤瘀斑，压痛多呈弱阳性。

四、临床治疗

（一）提高临床疗效的要素

（1）详细询问病史，进行仔细地体格检查，全面掌握患者的病情特点。

（2）完善相关检查，明确诊断。

（3）中西医结合治疗，增强治疗效果。

（二）辨病治疗

1.观察治疗

2岁以内婴幼儿的鞘膜积液可自行吸收消退，不需要特殊处理。成年人较小的、无症状的、长期不增大的鞘膜积液，也不需要特别处理，定期随访观察。

2.手术治疗

（1）手术指征　2岁以下婴幼儿如合并腹股沟斜疝或积液量大无法自行吸收者，需手术治疗。2岁以上患者如为交通性鞘膜积液或影响生活质量时也需手术治疗。

（2）手术方式　①鞘膜翻转术。临床最常用，尤其适用于鞘膜无明显增厚者。②鞘膜切除术。临床常用，适用于鞘膜明显增厚者，手术复发概率小。③鞘膜折叠术。适用于鞘膜较薄、无并发症者。

3.注射治疗

穿刺抽液并注入硬化剂如鱼肝油酸钠等，使鞘膜发生炎性粘连，以消灭鞘膜腔。但注射治疗副作用较大，易复发和形成多房性鞘膜积液，目前很少使用。

（三）辨证治疗

1.辨证论治

（1）水湿内结

治法：疏肝理气，利水除湿。

方药：五苓散。猪苓，泽泻，白术，茯苓，桂枝。

加减：气虚自汗者加黄芪；阳虚者加附子、桂枝。

（2）寒湿内结

治法：温肾健脾，利水散结。

方药：水疝汤。小茴香，炒牵牛子，橘核，肉桂，槟榔，乌药，车前子，牛膝，当归，泽泻，赤芍，猪苓，茯苓。

加减：水肿较甚者加肉桂、附子。

（3）湿热蕴结

治法：清热化湿，利水消肿。

方药：大分清饮加减。茯苓，泽泻，木通，猪苓，栀子，枳壳，车前子，金银花，连翘，蒲公英。

加减：腰痛、下肢水肿者加怀牛膝、车前子。

（4）肾虚水滞

治法：补肾化湿，理气行水。

方药：右归丸合荔枝核汤加减。熟地黄，山药，山茱萸，菟丝子，杜仲，枸杞子，肉桂，附子，荔枝核，小茴香，青皮。

加减：气喘多汗者加龙骨、牡蛎。

（5）虫积阻络

治法：驱虫通络，化湿利水。

方药：马鞭草汤加减。马鞭草，薏苡仁，刘寄奴，穿山甲（先煎），小茴香，苍术，川牛膝，赤芍，茯苓，神曲，麦芽。

加减：阴虚水肿者加白茅根、西瓜皮。

2.外治疗法

（1）外敷法　取丁香适量，研为细末，装瓶密封。取适量药末填满脐窝，外敷固定，2天换药一次。

（2）药浸法　取鲜生姜汁一小杯，将阴囊浸入姜汁内，阴囊内有针刺感，渐回缩，约10分钟，缩小如常。

五、预后转归

本病若治疗正确及时，大部分能痊愈，没有后遗症，如果失治误治，缠绵不愈，则容易引起鞘膜增厚，影响睾丸的供血及温度调节，引起睾丸萎缩，如果为双侧病变，则可能导致男性不育。

六、预防调护

（1）在治疗过程中，应注意休息，减少活动，防止用力负重，用阴囊托带兜起阴囊，以利于积液吸收。

（2）若为继发性鞘膜积液，应积极治疗原发病灶，并根据原发病灶的部位采取相应的预防护理措施。

（3）注意保持阴囊清洁，防止感染。

（4）注意保温，不宜过劳，保持情绪稳定，节制性交，忌食生冷辛辣食物。

主要参考文献

［1］曹彬. 腹腔镜联合经阴囊小切口治疗特殊小儿鞘膜积液［J］. 中国微创外科杂志，2020，20（10）：911-914.

［2］曹艳敏. 睾丸鞘膜积液案［J］. 中国针灸，2020，40（5）：510.

［3］张新荣. 睾丸鞘膜积液的中医药治疗概况［J］. 现代中西医结合杂志，2018，27（25）：2847-2850.

第十七章　肾上腺疾病

第一节　皮质醇增多症

皮质醇增多症又称库欣综合征。皮质醇增多症是最常见的肾上腺皮质疾病，是由于肾上腺长期分泌过量的皮质醇引起。本病病因多种，包括肾上腺自主分泌皮质醇的肿瘤、垂体或其他脏器分泌过量的促肾上腺皮质激素（ACTH）使双侧肾上腺皮质增生，从而分泌过量的皮质醇。

中医学虽无皮质醇增多症的病名，但按照其临床表现可归入"肥胖""消渴""虚劳"等范畴。

一、病因病机

（一）西医学认识

皮质醇增多症的年发病率为1%~4%。2型糖尿病肥胖患者及血糖控制不佳且合并高血压者皮质醇增多症的发病率可达2%~5%。高发年龄为20~40岁，约占70%，女性多于男性。皮质醇增多症可分为外源性（医源性）和内源性，其中外源性皮质醇增多症最常见。对内源性皮质醇增多症，主要分为两种类型：ACTH依赖性和非依赖性。ACTH依赖性皮质醇增多症占80%~85%，其中70%是因垂体分泌过多的ACTH所致，30%是异位ACTH综合征。ACTH非依赖性皮质醇增多症一般是单侧肾上腺肿瘤造成的，60%为肾上腺皮质腺瘤，40%是肾上腺皮质癌。

临床上肾上腺皮质肿瘤的发生率占全身肿瘤0.5%。肾上腺皮质肿瘤大多数直径2~4cm（平均3.5cm），重量一般<50g，大多数10~30g，形状多为圆形或椭圆形，有完整包膜，切面为黄色或金黄色稍呈暗红色，很少有出血坏死灶，质地比较均匀。肿瘤一般为单个，两侧发生概率大致相等。肿瘤周围及对侧的肾上腺组织呈萎缩状态。

肾上腺皮质癌发生率较小，多为单侧散发，但2%~6%为双侧。肿瘤直径多>6cm，重量一般>100g，肿瘤形状常不规则，没有完整的包膜，切面呈粉红色，常有出血坏死灶。癌细胞形态似致密细胞，早期可出现肺（71%）、淋巴结（68%）、肝（42%）、骨（26%）等转移。肿瘤周围及对侧肾上腺都处于萎缩状态。

ACTH非依赖性双侧肾上腺大结节增生（AIMAH）是皮质醇增多症的一种罕见类型。原因不明，可能与异位受体表达或遗传有关。通常为双侧肾上腺大小不等的结节样增生，结节直径可达5cm，双侧肾上腺重量多超过60g，最大可超过200g，平均重量85~132g。结节切面金黄，无色素沉着，主要由透明细胞和致密细胞组成。AIMAH为良性病变，尚未发现恶性变或转移的报道。

原发性色素结节性肾上腺皮质病（PPNAD）罕见。PPNAD可单独存在，也可以伴随多发内分泌肿瘤。本病患者双侧肾上腺外观仅轻度增大，30%~40%患者肾上腺大小基本正常，每侧重量为0.9~13.4g，切面多呈深褐色或黑色，有色素沉着结节，结节间肾上腺皮质大多明显萎缩。

（二）中医学认识

中医认为形体属阴，功能为阳，合成物质属阴，分解代谢为阳。《素问·天元纪大论》中曰："形有盛衰，谓五行之治，各有太过不及也。"根据物象盛衰的道理，机体由于外来激素的"加强"作用，导致气化得"太过"，从而使五行"偏颇"。皮质醇增多症的临床表现，属于"五行不能承制大病""亢则害，害则病乱"的证候。从五行生克关系看，本病早期表现为水不涵木，由肾及肝，使之相生关系逆乱，甚至出现阴虚阳亢征象，由于五行生克关系长期逆乱，最终导致脾肾亏损，根据临床症状可分为肝肾阴虚、阴阳两虚、脾肾气虚和脾肾阳虚证。

二、临床诊断

（一）辨病诊断

1. 诊断要点

各型皮质醇增多症共有糖皮质激素分泌异常，皮质醇分泌增多，失去昼夜分泌节律，且不能被小剂量地塞米松抑制。符合下列至少一项检查方可诊断为皮质醇增多症。①血浆皮质醇昼夜节律：正常成人早晨8时均值为（276±66nmol/L）范围（165~441nmol/L），下午4时均值为129.6±52.4nmol/L（范围55~248nmol/L）；夜12时均值为（96.5±33.1）nmol/L（范围55~138nmo/L）。皮质醇增多症患者血浆皮质醇浓度早晨高于正常，晚上不明显低于清晨（表示正常的昼夜节律消失）。②尿游离皮质醇多在304nmol/24h以上，正常成人尿游离皮质醇排泄量为130~304nmol/24h，均值为（207±44）nmol/24h，因其能反映血中游离皮质醇水平，且较少受其他因素干扰，诊断价值高。③小剂量地塞米松抑制试验：每6小时口服地塞米松0.5mg，或每8小时口服地塞米松0.75mg，连服2天，第2天尿游离皮质醇不能抑制到55nmol/24h以下。④一次口服地塞米松法：测第1日血浆皮质醇作为对照值，当天午夜口服地塞米松1mg，次日早晨血浆皮质醇不能抑制到对照值的50%以下。

2. 相关检查

（1）垂体MRI检查　推荐对ACTH依赖性皮质醇增多症行MRI检查。本病垂体微腺瘤（直径<10mm）占90%以上，但约40%鞍区MRI正常。正常人群中，垂体偶发瘤出现概率为10%左右。

（2）肾上腺CT和MRI检查　推荐检查ACTH非依赖性皮质醇增多症。CT检查对肾上腺的分辨率最高，肾上腺MRI检查主要用于肾上腺疾病的分型。ACTH依赖性皮质醇增多症也可有肾上腺结节，双侧可不对称。人群中5%~10%的患者有直径<1cm的肾上腺结节，肾上腺良性肿瘤通常直径在2~4cm，双侧分泌皮质醇的肾上腺肿瘤罕见。95%的良性腺瘤含有丰富的脂类，一般平扫CT值≤10Hu，有增强效应。MRI可提示细胞内是否存在脂肪，有利于诊断良性腺瘤。肿瘤周围的肾上腺和对侧的肾上腺组织可以正常或萎缩。肾上腺皮质腺瘤需要与PPNAD、AIMAH和肾上腺皮质癌鉴别。四者均表现为ACTH非依赖性皮质醇增多症。PPNAD影像学以双侧肾上腺大小、形态基本正常，伴或不伴多发小结节为特点；AIMAH双侧肾上腺形态失常，有独特的大小不等的多发结节，结节直径可达5cm。肾上腺皮质癌一般直径>6cm，密度不均，有坏死、出血和钙化。小的肾上腺皮质癌与腺瘤的影像表现相似，但是利用平扫、增强等可以鉴别腺瘤和肾上腺皮质癌，另外肾上腺皮质癌可以有邻近组织器官的直接浸润、区域淋巴结转移、静脉癌栓和远处转移（肺、骨、肝）。

（二）辨证诊断

1. 肝肾阴虚

（1）临床证候　形体肥胖，容易出现痤疮，五心烦热，口干口苦，精神亢奋，舌红少苔，脉沉细数。

（2）辨证要点　肥胖，烦热，精神亢奋，舌红少苔，脉沉细数。

2. 脾肾气虚

（1）临床证候　面色萎黄，全身浮肿，少气懒言，小便短少，舌淡，苔白，脉细。

（2）辨证要点　面色萎黄，全身浮肿，舌淡，苔白，脉细。

3. 脾肾阳虚

（1）临床证候　食欲缺乏，腹胀，少气懒言，头晕乏力，腰膝酸软，苔薄白或白滑，脉沉细弱。

（2）辨证要点　食欲缺乏，乏力，苔薄白或白滑，脉沉细弱。

三、鉴别诊断

西医学鉴别诊断

本病需要与单纯性肥胖相鉴别。首先，单纯性肥胖可能存在一种或几种疑似皮质醇增多症的症状及体征，如合并高血压、葡糖糖耐量降低、月经紊乱、闭经、痤疮、多毛等；其次，轻或早期的皮质醇增多症无典型的向心性肥胖、无紫纹，尿17-羟皮质类固醇仅轻度升高，少数患者可被小剂量地塞米松抑制。另外单纯性肥胖尿17-羟皮质类固醇高，但皮质醇一般不高。单纯性肥胖无向心性肥胖及紫纹等特征，CT或MRI检查肾上腺多正常，无病变。

四、临床治疗

（一）提高临床疗效的要素

（1）明确检查，确定病因，针对病因治疗。

（2）早发现，早诊断，早治疗，及早有效控制并发症。

（二）辨病治疗

1. ACTH依赖性皮质醇增多症的治疗

（1）垂体肿瘤和异位分泌ACTH　肿瘤的手术切除：皮质醇增多症首选显微镜下经鼻经蝶窦垂体瘤切除术，初始缓解率为60%~80%，长期完全缓解率为50%~60%，复发率20%，垂体激素缺乏发生率达50%。原发肿瘤的切除可以使异位ACTH综合征的根治率达40%，完全缓解率达80%。

（2）垂体放疗　垂体放疗为皮质醇增多症的二线治疗，推荐用于垂体肿瘤手术无效或复发并且不能再次手术者。缓解率达83%，但可能出现长期垂体功能低下。

（3）靶腺（肾上腺）切除　靶腺切除是治疗ACTH依赖性皮质醇增多症的最后手段，目的在于快速缓解皮质醇增多症，手术指征如下。①垂体瘤术后复发或放疗及药物治疗失败者。②异位ACTH综合征原发肿瘤寻找或切除困难，病情危重（如严重感染、心力衰竭、精神异常）者。③药物治疗控制不满意或要求妊娠者。

（4）药物治疗　药物仅仅是辅助治疗，推荐用于下列情况。①术前准备。②存在手术和放疗禁忌证或其他治疗失败不愿手术者。③隐匿性异位ACTH综合征者。④严重恶性的皮质醇增多症的姑息性治疗。药物可选择肾上腺阻滞剂和神经调节药物。前者作用于肾上腺水平，后者主要作用于垂体水平，抑制ACTH的合成。

肾上腺阻滞剂主要包括美替拉酮、酮康唑、氨鲁米特、依托咪酯等，前3者能通过抑制皮质醇合成起作用，起效快速，但库欣病患者可能会出现ACTH过量分泌。副作用包括头痛、头晕、胃肠道反应、肝功能损害等。依托咪酯与酮康唑相似，对于严重的高皮质醇需要紧急控制者有效，但其镇静作用和给药方法限制了其在临床的应用。密妥坦为对抗肾上腺素能药物，引起线粒体变性，肾上腺皮质萎缩坏死，即药物性肾上腺切除。起效缓慢，主要用于肾上腺皮质癌术后及不能手术者，可以减少其75%的皮质醇水平，并使30%的患者瘤体暂时减小。

神经调节药物主要包括溴隐亭、罗格列酮、奥曲肽、卡麦角林等，有抑制ACTH合成的作用。

2. ACTH非依赖性皮质醇增多症的治疗

（1）肾上腺原发肿瘤 肾上腺皮质腺瘤推荐腹腔镜肾上腺肿瘤切除术，推荐保留肾上腺。肾上腺皮质癌应首选根治性肾上腺切除术。

（2）AIMAH和PPNAD AIMAH和PPNAD均为良性病变，治疗目的在于控制皮质醇增多症，因此保留肾上腺的手术方式是合理的选择，尽管存在二次手术风险，但可以避免激素依赖。对不能耐受手术的AIMAH患者也可考虑美替拉酮、生长激素释放抑制激素制剂、β受体阻滞剂等治疗。

3. 皮质醇增多症合并妊娠

高皮质醇可以抑制垂体促性腺激素的分泌，皮质醇增多症合并妊娠者罕见，诊断时平均孕期18周。与非妊娠皮质醇增多症不同，肾上腺皮质腺瘤为皮质醇增多症合并妊娠的主要病因，占40%~50%，库欣病仅占33%。皮质醇增多症合并妊娠者，母亲和胎儿风险增加，母亲高血压、糖尿病、心力衰竭等发病率70%，胎儿发育迟缓26%，易流产，早产者43%~60%，围生期死亡率15.4%，其中半数死产。

正常妊娠期皮质醇分泌会生理性增加，血浆、唾液皮质醇和尿游离皮质醇升高2~3倍。皮质醇变化始于孕期第11周，第12~24周到达峰值并持续至分娩前，产后5周方可恢复正常。血促肾上腺皮质激素释放激素、ACTH至分娩前可进行性升高3倍以上，产后2小时可降至正常。上述生理性改变使孕期皮质醇增多症诊断困难。

积极治疗皮质醇增多症合并妊娠可使活产率由76%提高至89%。推荐首选手术治疗，肾上腺肿瘤者术后活产率可达87%，库欣病可考虑经鼻经蝶窦手术。手术时间

为孕第12~24周。药物最常用者为美替拉酮，该药不会影响胎儿发育，但可能引起肾上腺皮质功能减退，并加重高血压诱发先兆子痫。禁用氨鲁米特和酮康唑。

（三）辨证治疗

1. 辨证论治

（1）肝肾阴虚

治法：滋阴补肾。

方药：知柏地黄丸加减。熟地黄，山茱萸，山药，泽泻，牡丹皮，茯苓，女贞子，枸杞子，丹参，金银花，知母，黄柏，金樱子，桑螵蛸。

加减：身重困倦、纳呆腹胀、恶心呕吐者加黄连、紫苏；尿少浮肿者加猪苓、茯苓、车前子；腰痛、舌质紫暗有瘀斑者加桃仁、红花；手足抽搐、烦躁不安者加羚羊角粉、地龙。

（2）脾肾气虚

治法：滋阴益气，补肾固涩。

方药：右归丸合参苓白术散加减。熟地黄，山药，山茱萸，枸杞子，杜仲，菟丝子，白术，茯苓，黄芪，蒲公英，金银花，淫羊藿，巴戟天，当归。

加减：口苦者加酒炒川黄连；大便秘结者加瓜蒌；虚热或汗多者加地骨皮；痰多者加川贝母；腹痛者加白芍、甘草；不寐者加炒酸枣仁；头晕目眩者加女贞子、桑椹等以补益肝肾。

（3）脾肾阳虚

治法：补肾健脾。

方药：参苓白术散合玉屏风散加减。黄芪，白术，防风，党参，茯苓，补骨脂，枸杞子，当归，赤芍，淫羊藿，肉苁蓉，芡实。

加减：下肢浮肿者加桂枝、炙甘草、防己。

2. 外治疗法

针灸：脾肾阳虚者，可选关元、中脘、

阴陵泉、水分、神阙、偏历等穴,每日1次。肝肾阴虚者,可加支沟、三阴交穴,每日1次。

3. 成药应用

六味地黄丸:用于阴虚型,每次8粒,每日3次,口服。

五、预后转归

(一)预后转归

皮质醇增多症可以导致高血压、糖耐量降低、高脂血症和高凝状态等,使患者心脑血管疾病风险增加,这是本病死亡的主要原因。皮质醇增多症者感染的发生率可达50%,严重者可致死。若伴有骨质疏松、病理性骨折、精神认知障碍等并发症者难以完全恢复正常。皮质醇可增多症患者经有效治疗后,皮质醇可恢复正常,其标化死亡率可以接近正常人群,但5年内心脑血管疾病发生率仍较高,若经治疗后皮质醇不能恢复正常者,标化死亡率是正常人群的3.8~5倍。肾上腺皮质腺瘤的5年生存率为90%,异位ACTH综合征的5年生存率为51%,肾上腺皮质癌的5年生存率为10%~23%。儿童患皮质醇增多症经早期治疗后可以改善身高,但最终身高低于正常人群。

(二)随访

1. 随访内容

随访内容包括临床表现、生化指标(血常规、血糖、电解质、血脂等)、激素水平(ACTH、午夜血浆或唾液皮质醇等)、CT和MRI检查等。

2. 随访方案

(1)推荐术后10~14天复查血、尿生化及激素指标(激素替代者停药24小时),促肾上腺皮质激素释放激素兴奋试验可判断垂体肿瘤是否残留等。术后2周内血浆皮质醇低于50nmol/L是库欣病缓解的最佳指标。

(2)每3个月检查激素水平,并结合临床症状判断下丘脑–垂体–肾上腺轴分泌功能的恢复情况,决定糖皮质激素剂量及是否停用,激素替代一般需>6个月,此后每6~12个月复查1次。

(3)随访期限 库欣病应随访10年以上;肾上腺皮质腺瘤应随访5年以上;异位ACTH综合征、AIMAH、PPNAD、肾上腺皮质癌等应终生随访。

六、预防调护

(1)对可疑病例筛查,及早发现本病,及时地治疗。

(2)术后应卧床休息,轻者可适当活动。

(3)宜给予高蛋白、高维生素、低脂、低钠、高钾的食物,每餐不宜过多或过少,要均匀进餐。

(4)预防感染,保持皮肤清洁,勤沐浴,换衣裤,保持床单的平整清洁。做好口腔、会阴护理。

(5)观察精神状态,防止发生事故。患者烦躁不安、异常兴奋、抑郁状态时、要注意严加看护,防止坠床,用床挡或用约束带保护患者,不宜在患者身边放置危险品,避免言行刺激,耐心仔细,应多关心照顾。

(6)每周测量身高、体重,预防脊柱突发性压缩性骨折。

七、专方选要

(1)六君子汤合五皮散加减 先治以健脾益气、化湿祛痰,后补肾填精。方用党参、山药、炒核桃仁各12g,白术8g,炙甘草5g,陈皮、半夏、白芥子、紫苏子各7g,生姜皮6g,茯苓、当归各10g,15剂,每日1剂,分2次煎服。当满月脸开始消退后,改为补肾填精方药。方用熟地黄20g,山药

12g, 山茱萸 8g, 牡丹皮、泽泻各 6g, 茯苓、覆盆子、枸杞子、肉苁蓉、菟丝子各 10g, 五味子 3g, 车前子 7g, 巴戟天、远志各 8g, 肉桂、附子（先煎）各 2g, 每日 1 剂, 分 2 次水煎, 早晚空腹服。服药后若不再头晕, 记忆力有所好转时, 改丸剂缓以图之。[《实用中医药杂志》, 2003, 5（19）：269。]

（2）逍遥散加减　治以疏肝健脾, 调养冲任。药用柴胡、茯苓、白术、郁金、香附各 12g, 当归、白芍各 15g, 佛手片 10g, 丹参 30g, 甘草 3g。上方加减调治 6 个月。[《山西中医》, 2002, 6（18）：10。]

主要参考文献

[1] 杨晓, 李敏. 皮质醇增多症西药治疗的研究进展 [J]. 医学综述, 2021, 27（17）：3488-3492.

[2] 陶沙. 皮质醇增多症的诊断和治疗研究进展 [J]. 慢性病学杂志, 2022, 23（4）：532-536+540.

[3] 邹文森, 黎林森. 医源性皮质醇增多症中医辨证治疗 187 例 [J]. 福建中医药, 1995, 26（6）：13.

[4] 桑苗苗. 异位肾上腺皮质腺瘤 - 罕见的皮质醇增多症病因 [J]. 中华内分泌代谢杂志, 2018, 34（12）：693-697.

[5] 陈家丽等. 皮质醇增多症患者妊娠一例 [J]. 中华内科杂志, 2017, 56（11）：135-136.

第二节　原发性醛固酮增多症

原发性醛固酮增多症（PA）是以体内醛固酮分泌增多引起肾素分泌被抑制为主要表现的综合征, 以高血压、低血钾、低血浆肾素活性（PRA）和碱中毒为主要表现, 又称 Conn 综合征。中医学虽无原发性醛固酮增多症的病名, 但按其不同的病理阶段和主要临床表现, 可分别归入“眩晕”“头痛”“痿证”“水肿”等范畴。

一、病因病机

（一）西医学认识

1. 流行病学

高血压患者中原发性醛固酮增多症的发生率占 0.5%~16%, 平均发生率 10%。原发性醛固酮增多症的患病率与高血压严重程度成正比。顽固性高血压者原发性醛固酮增多症的发病率可以达到 17%~20%。发病年龄高峰为 30~50 岁, 女性多于男性。

2. 分类

（1）特发性醛固酮增多症（IHA）　是原发性醛固酮增多症的一种, 症状多不典型。本病与垂体产生的醛固酮刺激因子有关, 对血管紧张素敏感, 肾素虽然受到抑制, 但肾素对体位改变及其他刺激仍有反应, 醛固酮分泌及临床表现一般较醛固酮腺瘤轻。

（2）醛固酮腺瘤（APA）　临床表现典型。曾认为占 PA 的 60%~70%, 但 ARR 用于筛查后, 其比例约占 40%~50%。醛固酮分泌不受肾素及血管紧张素 II 的影响。以肾上腺单侧肿瘤多见, 多发于左侧。肿瘤呈圆形、橘黄色, 一般较小, 仅 1~2cm。直径 < 0.5cm 者, 在病理上难以与结节性增生相鉴别。肿瘤 > 3~4cm 者发生肾上腺醛固酮腺癌的可能性增加。

（3）单侧肾上腺增生（UNAH）　具有典型的原醛表现, 病理检查多为单侧或以一侧肾上腺结节性增生为主。UNAH 症状的严重程度介于 APA 和 IHA 之间, 可能是 APA 的早期或 IHA 发展到一定时期的变型。其比例只占 1%~2%。单侧肾上腺全切术后, 高血压和低血钾可以长期缓解（> 5 年）。

（4）分泌醛固酮的腺癌　约占 1%, 肿瘤直径常 > 5cm, 形态不规则, 进展快, 手术、药物和放疗疗效均不理想, 术后复发率约 70%, 5 年生存率 52%。

（5）家族性醛固酮增多症（FH）　FH-I

即糖皮质激素治疗敏感性醛固酮增多症，是一种常见的染色体显性遗传病。高血压与低血钾不严重，常规降压药治疗无效，但糖皮质激素可以维持血压和血钾正常。FH-Ⅱ病因机制尚不完全清楚，但不同于FH-Ⅰ，糖皮质激素治疗无效，肾上腺切除可治愈或显著缓解高血压，可能与多个染色体位点异常改变有关。

（6）异位分泌醛固酮的肿瘤　此类型罕见，可发生于肾脏内的肾上腺皮质肿瘤或卵巢肿瘤（如畸胎瘤）。过量的醛固酮作用于肾远曲小管，钠－钾交换增加，水钠潴留，血钾降低，导致高血压和碱中毒。除肾上腺的病理改变外，肾脏可因长期缺钾引起近曲小管、远曲小管和集合管上皮细胞变性，严重者散在性肾小管坏死，肾小管功能严重紊乱。常继发肾盂肾炎，可有肾小球透明变性。长期高血压可以导致肾小动脉硬化。慢性失钾可以导致肌细胞蜕变，横纹消失。

（二）中医学认识

原发性醛固酮增多症属中医"眩晕""头痛""痿证""水肿"等范畴，以肝肾不足、脾气亏虚、肝阳上亢为主证，有时兼见气阴两虚、脾虚湿胜、湿瘀互结之证。上实下虚为其主要病机。肝肾阴虚，水不涵木，肝阳虚弱，故可见头目眩晕；中土无制，脾不主四肢，筋脉失养，日久发为肉痿，肢体乏力；阴虚内热则口渴多饮；肾气亏虚无以约束小便则多尿；心脉失养则心悸。故治宜滋阴潜阳为主，兼益气养阴、健脾利湿、活血化瘀。

二、临床诊断

（一）辨病诊断

1. 诊断要点

原发性醛固酮增多症的诊断主要是根据患者的临床表现对可疑的患者进行筛查、定性诊断和定位诊断等，可疑家族性遗传倾向者还需基因筛查。推荐下列人群进行原发性醛固酮增多症筛查试验。

（1）难治性高血压、高血压2级、高血压3级。

（2）不能解释的低血钾（包括自发性或利尿剂诱发者）。

（3）发病年龄早者（＜50岁）。

（4）肾上腺偶发瘤。

（5）原发性醛固酮增多症一级亲属高血压者。

（6）与高血压严重程度不成比例的脏器受损（如左心室肥厚、颈动脉硬化等）者。推荐血浆醛固酮/肾素浓度比值（ARR）为首选筛查试验。需标化试验条件（直立体位、纠正低血钾、排除药物影响），使得ARR结果更加准确可靠。血浆醛固酮＞15ng/dl，肾素浓度每小时＞0.2ng/(ml·h)，计算ARR有意义。有多种药物可能干扰ARR的测定：如螺内酯、β受体阻滞剂、钙通道阻滞剂、血管紧张素转化酶抑制剂、血管紧张素受体阻滞药等，建议试验前停用螺内酯6周以上，其他药物2周以上。α受体阻滞剂和非二氢吡啶类钙拮抗剂等对肾素和醛固酮影响较小，在诊断原发性醛固酮增多症过程中，推荐短期应用控制血压。

（7）定性诊断　推荐使用下列四项检查用于确诊。①高钠饮食负荷试验。②氟氢可的松抑制试验。③静脉生理盐水滴注试验。④卡托普利试验。

2. 相关检查

（1）肾上腺CT平扫加增强　上腹部CT薄层扫描（2~3mm）可检出直径＞5mm的肾上腺肿物。APA多＜1~2cm，低密度或等密度，强化不明显。APA＞3~4cm者可能为醛固酮癌。检查时必须注意肝面和肾脏面的小腺瘤。CT测量肾上腺各部分的厚度可用来鉴别 APA 和 IHA，厚度＞5mm，应考虑 IHA。CT 诊断定位单侧原发性醛固酮增多症的敏感性和特异性分别为 78% 和 75%。

（2）肾上腺静脉取血（AVS） AVS 是分侧定位原发性醛固酮增多症的金标准，敏感性和特异性分别为 95% 和 100%，并发症发生率＜2.5%。依据是否给予促肾上腺皮质激素分为两种方法，两种方法各有优缺点。促肾上腺皮质激素能够强烈刺激醛固酮分泌，有助于放大双侧肾上腺之间醛固酮水平的差异，准确性高，但操作要求高，容易失败；不给予药物直接取血者准确性稍差，但仍在 90% 以上，且方法简单可靠，推荐作为 AVS 的操作方法。AVS 失败率为 5%~10%。AVS 为有创检查，费用高。对于年龄＜40 岁者，如 CT 检查显示为明显的单侧孤立肾上腺皮质腺瘤，不推荐 AVS，直接手术。

（3）卧立位醛固酮试验 APA 不易受体位改变引起的血管紧张素 II 的影响，而 IAH 则反之。体位试验的准确性为 85%。推荐用于 AVS 失败的单侧病变。

（二）辨证诊断

1. 肝肾阴虚

（1）临床证候 头晕耳鸣，目涩，视物模糊，腰膝酸软，舌红少苔，脉沉细或细数。

（2）辨证要点 头晕耳鸣，腰膝酸软，舌红少苔，脉沉细。

2. 脾气亏虚

（1）临床证候 肢体软弱无力，神疲肢倦，肌肉萎缩，少气懒言，纳呆便溏，面色发白或萎黄无华，面浮，舌淡苔薄白，脉细弱。

（2）辨证要点 肢体软弱无力，神疲肢倦，面色萎黄无华，舌淡苔薄白，脉细弱。

3. 肝阳上亢

（1）临床证候 头晕头痛，面红目赤，烦躁易怒，口干口苦，溲黄便秘，舌红苔黄，脉弦。

（2）辨证要点 头晕，烦躁易怒，口干苦。舌红苔黄，脉弦。

4. 气阴两虚

（1）临床证候 头晕目眩，心悸怔忡，失眠健忘，心烦易怒，舌红，苔黄，脉弦数。

（2）辨证要点 头晕，心悸，失眠健忘，舌红，苔黄，脉弦数。

5. 脾虚湿困

（1）临床证候 面浮足肿，反复消长，劳累后或午后加重，腹胀纳少，面白神疲，尿少色清，大便溏，苔白腻，脉细缓。

（2）辨证要点 面浮足肿，腹胀纳少，面白神疲，尿少色清，大便溏，苔白腻，脉细缓。

6. 瘀血阻络

（1）临床证候 眩晕，头痛，失眠，健忘，心悸，面或唇色紫暗，舌有瘀斑或瘀点，脉弦涩。

（2）辨证要点 眩晕，失眠，健忘，面色紫暗，舌有瘀点，脉弦涩。

三、鉴别诊断

西医学鉴别诊断

1. 原发性高血压

原发性高血压患者醛固酮不高，使用普通降压药物有效，但当原发性高血压患者使用利尿药物时可使尿钾排泄过多又未及时补充时，血钾偏低，往往易被诊断为原发性醛固酮增多症。

2. 原发性低肾素型高血压

15%~20% 原发性高血压患者的肾素是被抑制，也称为原发性低肾素型高血压，易与 IAH 混淆。CT 或 MRI 检查不难鉴别。

3. Liddle 综合征

Liddle 综合征又称假性醛固酮增多症，是由于肾小管上皮细胞膜上钠通道蛋白异常，使钠通道常处于激活状态，临床表现中除醛固酮低外，其他临床症状与原发性醛固酮增多症几乎一致，应注意鉴别。

四、临床治疗

（一）提高临床疗效的要素

（1）明确检查，确定病因，及早治疗。

（2）运用多种手段，有效控制并发症。

（二）辨病治疗

1. 手术治疗

（1）手术指征 ①醛固酮腺瘤（APA）。②单侧肾上腺增生（UNAH）。③分泌醛固酮的肾上腺皮质癌或异位肿瘤。④由于药物副作用不能耐受长期药物治疗的 IHA 患者。

（2）手术方法 ①APA。推荐首选腹腔镜肾上腺肿瘤切除术，尽可能保留肾上腺组织。腹腔镜与开放手术疗效一致。如疑似多发性 APA 者，推荐患侧肾上腺全切除术。②UNAH。推荐醛固酮优势分泌侧，腹腔镜肾上腺全切。③IHA、GRA。以药物治疗为主，不推荐手术。但当患者因药物副作用无法坚持内科治疗时可考虑手术，切除醛固酮分泌较多侧或体积较大侧肾上腺。单侧或双侧肾上腺切除术后高血压治愈率仅为 19%。

（3）围手术期处理 ①术前准备。注意心、肾、脑和血管系统的评估。纠正高血压、低血钾。肾功能正常者，推荐螺内酯术前准备，剂量 100~400mg，每日 2~4次。如果低血钾严重，应口服或静脉滴注补钾。一般准备 1~2 周，在此期间，注意监控患者血压和血钾的变化。肾功能不全者，螺内酯酌减，以防止高血钾。血压控制不

理想者，加用其他降压药物。②术后处理。术后第 1 天停钾盐、螺内酯和降压药物，如血压波动，可调整药物。用适量生理盐水静脉补液。术后几周推荐钠盐丰富的饮食，避免高血钾。

2. 药物治疗

（1）螺内酯 推荐为首选药物。初始剂量每日 20~40mg，逐渐递增，每日剂量 < 400mg，每日 2~4 次，以维持血钾在正常值上限内为度。可使 48% 的患者血压 < 140/90mmHg，其中 50% 患者可单味药控制。如果血压控制欠佳，加用其他降压药物如噻嗪类。螺内酯的副作用在男性为乳腺发育、阳痿和性欲减退，在女性为月经不调等，副作用的发生率呈剂量相关性，当剂量 < 50mg，副作用的发生率为 6.9%，当剂量 > 150mg，副作用的发生率为 52%。

（2）依普利酮 推荐用于不能耐受螺内酯的患者，是高选择性醛固酮受体拮抗剂，与雄激素受体和黄体酮受体的亲和力分别为螺内酯的 0.1% 和 1%。本药的拮抗作用仅是螺内酯的 60%。初始剂量 25mg/d，后逐渐增加至 50~200mg/d，分两次口服。

（3）钙通道阻滞剂 可以抑制醛固酮分泌和血管平滑肌收缩，有硝苯地平、氨氯地平、尼卡地平等。

（4）ACEI 和血管紧张素受体阻滞药 减少 IHA 醛固酮的产生，常用药物有卡托普利、依那普利等。

（5）糖皮质激素 推荐用于 GRA，可用地塞米松。初始剂量为 0.125~0.25mg/d睡前服，剂量以维持正常血压、血钾和 ACTH 水平的最小剂量为佳。血压控制不满意者可加用依普利酮。

（三）辨证治疗

1. 辨证论治

（1）肝肾阴虚

治法：滋阴补肾。

方药：杞菊地黄丸加减。枸杞子，菊花，熟地黄，泽泻，牡丹皮，怀山药，山茱萸，茯苓，甘草。

加减：口苦者加川黄连；大便秘结者加瓜蒌；虚热汗多者加地骨皮；痰多者加川贝母。

（2）脾气亏虚

治法：补中益气，健脾生津。

方药：参苓白术散合补中益气汤加减。人参，白术，山药，扁豆，莲子，甘草，大枣，黄芪，当归，薏苡仁，茯苓，砂仁，陈皮，升麻，柴胡，神曲。

加减：腹痛者加白芍、甘草；不寐者加炒酸枣仁。

（3）肝阳上亢

治法：平肝潜阳，清热息风。

方药：羚羊角汤加减。天麻，钩藤，石决明（先煎），杜仲，牛膝，白芍，茯苓，生地黄，黄芩，首乌藤，甘草。

加减：腹痛者加白芍、甘草；不寐者加炒酸枣仁。

（4）气阴两虚

治法：滋阴补气，养心安神。

方药：当归补血汤合一贯煎加减。黄芪，当归，沙参，麦冬，生地黄，枸杞子，白芍，炒酸枣仁。

加减：大便秘结者加瓜蒌；虚热汗多者加地骨皮。

（5）脾虚湿困

治法：温运脾阳、利水消肿。

方药：实脾饮加减。黄芪，白术，茯苓，大腹皮，桂枝，厚朴，泽泻，木通，茯苓，大枣。

加减：口苦者加川黄连；大便秘结者加瓜蒌。

（6）瘀血阻络

治法：活血通窍。

方药：通窍活血汤加减。赤芍，川芎，桃仁，红花，生地黄，牛膝，柴胡。

加减：腹痛者加白芍、甘草；不寐者加炒酸枣仁。

2.外治疗法

针灸治疗：取风池、太冲、太阳穴，用捻法进针，中度强刺激，留针20分钟，每日1次，7日为一个疗程。

五、预后转归

APA和单侧肾上腺增生者术后患者的血钾正常、血压改善，35%~60%的患者高血压治愈（血压 < 140/90mmHg，不需要服用降压药物）。19%~71%服用螺内酯等药物的IHA患者血压能够控制。

六、预防调护

（1）定期体检，早发现，早诊断，早治疗。建议对下列疾病进行筛查。

（2）情志调护　对肝阳上亢烦躁易怒者要做好思想工作，使患者心情舒畅，减轻焦虑急躁情绪。

（3）定时测量血压，如有病情变化随时复诊。如有并发症，应按各种并发症护理常规进行。

（4）饮食调护　饮食宜清淡，忌甘肥油腻，多食水果蔬菜、豆类制品，不宜过饱，注意平衡饮食。

（5）休息　避免过度劳累，生活要有规律，起居定时，保持充足的睡眠。

七、专方选要

（1）建瓴汤加减　生山药30g，怀牛膝30g，代赭石24g，生龙骨18g，生牡蛎18g，生地黄18g，白芍12g，柏子仁12g，磁石12g，葛根12g。浮肿严重者酌加茯苓15g、泽泻12g、瞿麦12g、生姜皮9g、桑白皮9g、大腹皮9g、木通9g、陈皮9g；舌胖大、食欲缺乏、乏力者去代赭石、磁石、生龙骨、生牡蛎，酌加党参9~18g、茯苓12g、麦芽12g、砂仁12g、黄芪15~60g、当归 9~12g；阴虚者加熟地黄 12~24g、山茱萸 9~12g、茯苓 12g、牡丹皮 9~15g；口干、口渴严重者酌加沙参 12g、麦冬 12g、玉竹 12g、陈皮 6g；瘀血者酌加白芍 9g、当归 12g、丹参 9~15g、益母草 12g、桃仁 12g、红花 12g、僵蚕 12g、地龙 12g。上方加水 500ml，煎 80 分钟，取汁 150ml，再加水 400ml，取汁 150ml，两煎混合，每日 1 剂，分 3 次口服。[《中医杂志》，2002，6（43）：421.]

（2）升陷汤加减　黄芪 30g，知母 20g，葛根 18g，升麻 6g，柴胡 12g，桔梗 12g，陈皮 12g，冰片 0.2g（冲服），当归 12g，三七粉 3g（冲服），炙甘草 9g。水煎服，每天 1 剂。[《湖南中医杂志》，2013，12：82-83.]

主要参考文献

[1] 乔锦昌. 原发性醛固酮增多症诊治体会 [J]. 实用医技杂志，2017，24（10）：1112-1113.

[2] 江孟梅，乔鹏，李晓. 升陷汤加减治疗原发性醛固酮增多症验案 1 则 [J]. 湖南中医杂志，2013，12：82-83.

[3] 刘宇军，张立，孙立安，等. 保留肾上腺手术治疗醛固酮瘤的可行性 [J]. 中国临床医学，2009，16（4）：590-591.

第三节　儿茶酚胺增多症

由于嗜铬细胞分泌过量的儿茶酚胺（肾上腺素、去甲肾上腺素和多巴胺）从而引起以高血压为主要特征的临床综合征，主要包括肾上腺及肾上腺外嗜铬细胞瘤、肾上腺髓质增生、多发性内分泌肿瘤 2 型。

中医学无"儿茶酚胺增多症"病名，但根据病因病机及症状可以归纳为中医的"头痛""眩晕""心悸""消渴"等范畴。

一、病因病机

（一）西医学认识

本病常见类型如下。

1. 多发性内分泌肿瘤

多发性内分泌肿瘤是一种常染色体显性遗传病，临床表现为多种内分泌病变。

可分为多发性内分泌肿瘤 1 型、多发性内分泌肿瘤 2 型和多发性内分泌肿瘤 3 型。

2. 家族性嗜铬细胞瘤

家族性嗜铬细胞瘤系常染色体显性遗传疾病，有高度外显率。家族性嗜铬细胞瘤的发病率占嗜铬细胞瘤的 6%~10%，发病年龄较早，常见于儿童。双侧嗜铬细胞瘤中约 50% 的患者为家族性，同一家族的成员其发病年龄和肿瘤部位往往相同。经过多年研究发现，家族性嗜铬细胞瘤的患者存在各种各样的基因缺陷。另外，家族性嗜铬细胞瘤还常与神经纤维瘤病、视网膜血管瘤病等病并发。

3. 特殊部位的嗜铬细胞瘤

嗜铬细胞瘤可遍布盆腔以上的身体各部。如生长在某些特殊部位，其病因及临床意义更为复杂。嗜铬细胞瘤可发生于肾实质、胰腺后方、膀胱等处，常表现为排尿性晕厥。

（二）中医学认识

中医学认为六郁（食、气、血、热、痰、湿）作用于脾胃而酿成痰、瘀、浊等病理产物，以食郁为主导的六郁是本病的发病基础，以脾肾功能失调为核心的代谢功能紊乱是本病的基本病机。本病患者临床表现虚实夹杂，心、肝、脾、肾是主要累及的脏腑。

二、临床诊断

（一）辨病诊断

1.诊断要点

临床专家们对本病的临床特征进行了总结，包括"3联症""4个C""5个H""7个10%定律"。

（1）95%患者可有头痛、多汗和心悸这"3联症"。

（2）同时可伴有"4个C"　胆石症（cholelithiasis）、库欣（cushing）综合征（较少）、浅表性皮肤病变（cutaneous lesions）、小脑成血管细胞瘤（cerebullar hemangio-hlastoma）。

（3）"5个H"　高血压（hypertension）、头痛（headache）、多汗（hyperhidrosis）、代谢亢进（hypermetabolism）、高血糖（hyperglycemia）。

（4）"7个10%定律"　10%家族史、10%双侧肾上腺病变、10%恶性、10%多发性病变、10%肾上腺外病变、10%发生于儿童、10%合并多发性内分泌肿瘤2型或家族性疾病。

2.相关检查

（1）定性诊断　实验室测定血浆和尿游离儿茶酚胺及其代谢产物是诊断嗜铬细胞瘤的重要方法。肿瘤儿茶酚胺的释放入血呈"间歇性"，直接检测儿茶酚胺容易出现假阴性。但儿茶酚胺在肿瘤细胞内的代谢呈持续性，其中间产物甲氧基肾上腺素（MN）以"渗漏"形式持续释放入血，血浆游离MN和尿分离的甲氧基肾上腺素的诊断敏感性优于儿茶酚胺的测定。

临床疑诊但生化检查结果处于临界或灰区者应标化取样条件，推荐联合检测以提高准确率。

（2）定位诊断　儿茶酚胺增多症的定性诊断一经确立，就应该开始定位检查。采用CT、MRI、超声、间碘苄胍显像以及正电子发射断层成像检查。间碘苄胍显像是定位诊断的最佳选择，同时该检查也有定性诊断的功能。

影像学肿瘤定位扫描通常限定在胸腹多个部位。可用CT和MRI检查，用或不用造影剂。最新研究表明放射性物质结合核医学显像技术可做肿瘤定位，间碘苄胍是研究得最多的显像剂，用放射性^{131}I标记间碘苄胍后静脉注射，给药后第1、第2、第3天做扫描。正常肾上腺罕见浓集显像剂，而约90%嗜铬细胞瘤有浓集显像剂。上述检查不能明确者，正电子发射断层成像可以帮助诊断。腔静脉插管血浆取样测定儿茶酚胺做肿瘤水平定位，准确性较好，但检查具有侵入性，临床上很少应用。

（二）辨证诊断

1.肝阳上亢

（1）临床证候　头晕头痛，面红目赤，烦躁易怒，口干，口苦，溲黄便秘，舌红苔黄，脉弦。

（2）辨证要点　头晕，烦躁易怒，口干，口苦，舌红苔黄，脉弦。

2.肝肾阴虚

（1）临床证候　头晕耳鸣，目涩，视物模糊，腰膝酸软，舌红少苔或无苔，脉沉细或细数。

（2）辨证要点　头晕耳鸣，腰膝酸软，舌红少苔，脉沉细。

3.肝郁气滞

（1）临床证候　情志抑郁或急躁易怒，善太息，胸胁胀满疼痛，病情轻重与情志变化关系密切，或见咽部有异物感，或见瘿瘤，瘰疬，舌苔薄白，脉弦或涩。

（2）辨证要点　情志抑郁或急躁易怒，胸胁胀满疼痛，舌苔薄白，脉弦涩。

4.痰湿壅盛

（1）临床证候　形盛体胖，身体重着，

肢体困倦，胸膈痞满，痰涎壅盛，头晕目眩，呕不欲食，口干而不欲饮，口腻纳呆，神疲嗜卧，腹痛便溏，或妇女白带过多，舌体胖，苔白腻或白滑，脉滑。

（2）辨证要点　形盛体胖，肢体困倦，神疲嗜卧，舌体胖，苔白腻，脉滑。

5. 瘀血阻络

（1）临床证候　心胸阵痛，状如针刺刀割，痛有定处，固定不移，常在夜间加重，面色晦暗，皮肤粗糙干涩，夜不能寐或夜寐欠安，舌质紫暗或有瘀点，或有舌下络脉曲张，脉沉弦或涩。

（2）辨证要点　面色晦暗，皮肤粗糙，夜寐欠安，舌质紫暗或有瘀点，脉沉弦。

三、鉴别诊断

西医学鉴别诊断

1. 肾性高血压

肾性高血压伴有肾盂肾炎、多囊肾、糖尿病肾病等多种肾实质性疾病，且出现在高血压之前。尿常规检查异常，伴有不同程度的浮肿。血压升高仅是其病变的一部分，随着原发病的治愈，血压可以恢复正常。儿茶酚胺增多症血液和尿液中儿茶酚胺升高，CT 或 MRI 检查肾上腺多有病变。

2. 原发性醛固酮增多症

原发性醛固酮增多症是由于肾上腺疾病引起醛固酮分泌过多的病证，临床表现主要有高血压、低血钾、碱中毒等症状。儿茶酚胺增多症多表现为头痛、多汗等，血液和尿液中儿茶酚胺升高，不难鉴别。

3. 皮质醇增多症

皮质醇增多症由于肾上腺长期分泌过量皮质醇引起的疾病。主要表现为向心性肥胖、高血压、低血钾、糖尿病或糖耐量降低、生长发育障碍、性腺功能紊乱等症状。儿茶酚胺增多症多表现为头痛、多汗

等，血液和尿液中儿茶酚胺等升高。

四、临床治疗

（一）提高临床疗效的要素

（1）注重心理治疗，养成良好的生活习惯。

（2）分清标本，正确用药。

（3）本病属慢性病，发展过程很长，在反复发作后，正气渐亏，常呈本虚标实之象，故治疗用药必须虚实兼顾。

（二）辨病治疗

1. 治疗方法

治疗肾上腺嗜铬细胞瘤需要手术切除，双侧肾上腺增生的治疗方法为肾上腺次全切（一侧全切，一侧大部切除）。

2. 术前准备

（1）围手术期处理　术前充分准备是儿茶酚胺增生症手术成功的关键，通常需要 7~10 天降压、保护心功能。①长效 α 肾上腺受体阻滞剂，可阻断儿茶酚胺对血管的效应，使血管床扩张，有效血容量增加。避免术中分离肿瘤或做肿瘤摘除术时造成血压大幅度波动，常用的药物有酚苄明和酚妥拉明。②钙通道阻滞剂，如硝苯地平，能使血中的儿茶酚胺含量降低，增强降压作用。③普萘洛尔，可以控制 α 肾上腺受体阻滞剂引起的心率增快或不齐，使心率控制在 80~100 次 / 分。④扩容疗法。在应用 α 肾上腺受体阻滞剂的同时，由于血管床的扩张，血管容积相对增加，这可能造成肾上腺肿瘤切除后，回心血量及有效排出量锐减，严重者可能发生严重的低血容量休克，所以应在术前 1 天开始扩容，一般在术前补充液体 1000~2000ml，其中含全血 400~800ml，使血容量扩容至正常生理状态。在术前扩容的前提下，术中补血、补液时，应根据患者中心静脉

压、动脉血压及心电监测的结果而定。如果术中补液、补血量过多，也可能会造成心力衰竭。

（2）手术路径与术后处理 目前认为，对于单侧、孤立的肾上腺病变手术，可用腹腔镜手术治疗。嗜铬细胞瘤也可以经腹腔镜手术安全切除。恶性嗜铬细胞瘤本身不是腹腔镜手术的绝对禁忌证，但恶性肾上腺肿瘤伴有周围器官组织明显浸润且合并静脉瘤栓者是腹腔镜手术的绝对禁忌证。另外，即使是准备充分的患者，若手术当中很轻地触碰了肿瘤，有可能引起剧烈的血压升高。当血压突然升高时，应使用硝普钠静脉滴注，并暂停手术操作，直到血压恢复正常方可继续手术。如果肿瘤体积较大不能完全切除，应尽可能多切除肿瘤组织。术后放疗，使肿瘤体积缩小，激素分泌较少，症状减轻，但长期效果不理想。

（三）辨证治疗

1. 辨证论治

（1）肝阳上亢

治法：平肝潜阳，清热息风。

方药：羚羊角汤加减。天麻，钩藤，石决明（先煎），杜仲，牛膝，白芍，茯苓，生地黄，黄芩，首乌藤，甘草。

加减：口苦者加川黄连；大便秘结者加瓜蒌。

（2）肝肾阴虚

治法：滋阴补肾。

方药：杞菊地黄丸加减。枸杞子，菊花，熟地黄，泽泻，牡丹皮，怀山药，山茱萸，茯苓，甘草。

加减：虚热汗多者加地骨皮；痰多者加川贝母。

（3）肝郁气滞

治法：疏肝理气。

方药：柴胡疏肝散加减。柴胡，香附，枳壳，陈皮，川芎，白芍，甘草，郁金，川楝子。

加减：腹痛者加白芍、甘草；不寐者加炒酸枣仁。

（4）痰湿壅盛

治法：燥湿化痰。

方药：二陈汤合三子养亲汤加减。陈皮，半夏，白芥子，紫苏子，莱菔子，甘草。

加减：虚热汗多者加地骨皮；痰多者加川贝母。

（5）瘀血阻络

治法：活血通窍，通络止痛。

方药：通窍活血汤加减。桃仁，红花，当归，生地黄，川芎，赤芍，柴胡，桔梗，枳壳，牛膝，甘草。

加减：大便秘结者加瓜蒌；虚热汗多加地骨皮。

2. 外治疗法

（1）针灸治疗 取风池、太冲、太阳穴，用捻法进针，中度刺激，留针 20 分钟，每日 1 次，7 日为 1 个疗程。

（2）药物贴敷 吴茱萸末 3g，以陈醋调和，敷双侧涌泉穴，用胶布固定。每日换药 1 次，10 次为 1 个疗程。

（3）药物洗脚 钩藤 20g，剪碎，布包冰片少许，加温水每日晨起、睡前洗脚，每次 30 分钟，10 日为 1 个疗程。

五、预后转归

本病预后与年龄、病变性质、有无家族史及治疗早晚等有关。良性者 5 年生存率 > 95%，但约 50% 患者仍持续有高血压。本病的复发率为 6.5%~17%，复发者恶性率约 50%，家族性患者更易复发。恶性者不可治愈，5 年生存率约 50%，肝、肺转移较骨转移者预后差，其中约 50% 的患者在 1~3 年内死亡，但约 50% 的患者可存活 20 年以上。

六、预防调护

（1）情志调护　肝阳上亢烦躁易怒的患者要做好思想工作，使患者心情舒畅，减轻焦虑急躁情绪。

（2）饮食调护　饮食宜清淡，忌甘肥油腻，戒烟酒，多食水果蔬菜、豆类制品，不宜过饱，注意平衡饮食。

（3）休息　避免过度劳累，生活要有规律，起居定时，保持充足的睡眠。

（4）加强体育锻炼，增强体质。

七、专方选要

李恩宽教授常用方剂为桑寄生30g，钩藤30g，代赭石30g，夏枯草30g，牛膝20g，地龙30g，豨莶草20g，野菊花15g，山楂30g，黄芩15g，淫羊藿30g，杜仲20g，何首乌30g，黄柏15g，枸杞子30g，党参30g，五灵脂15g，合欢皮30g。水煎服，每剂分2次口服。此方是治疗阴虚阳亢所导致的高血压病的名方。方中钩藤、代赭石、地龙平肝潜阳息风；桑寄生、牛膝、淫羊藿、杜仲补益肝肾；夏枯草、野菊花、黄芩清肝泻火；枸杞子、何首乌补肝肾阴虚；黄柏清泻下焦相火，除骨蒸，清泻下焦湿热；山楂健脾消食；豨莶草降血压。诸药合用，共奏清肝泻火、平肝潜阳、补益肝肾之功，标本兼治。[《湖南中医药杂志》，2016（1）：87-88.]

主要参考文献

[1] 钱善军，张敏. 天麻钩藤饮对自发性高血压大鼠血清儿茶酚胺的影响研究 [J]. 实用中医药杂志，2012，28（10）：814-815.

[2] Waguespack SG，Rich T，Grubbs E，et al. A current review of the etiology, diagnosis, and treatment of pediatric pheochromocytoma and paraganglioma [J]. J Clin Endocrinol Metab，2010，95（5）：2023-2037.

第十八章　肾衰竭

第一节　急性肾衰竭

急性肾衰竭是指因各种原因引起的肾小球滤过率在短时间内（几小时至几天）急剧下降，血中氮质产物积聚，水电解质和酸碱平衡失调引起的全身症状，是一种严重的临床综合疾病。

急性肾衰竭属于中医"癃闭""关格"范畴。早在《黄帝内经》中就对该病有了一定的认识。如《灵枢·本输》中说"三焦……实则闭癃"，这些论述指出了该病位在膀胱与三焦，病性属实。张仲景补充了《黄帝内经》中的不足，对小便不利进行病因病机方面的论述，在《伤寒论·平脉法第二》中云："关则不得小便，格则吐逆。"明确指出该病是以小便不通和呕吐为主症的疾病，并指出此病为邪气关闭三焦，引起三焦不通的"卒暴之疾"。

一、病因病机

（一）西医学认识

1. 病因和分类

在临床上，根据不同的原因将急性肾衰竭分为肾前性、肾性和肾后性三种。急性肾衰竭可能会同时伴有不同种类的损害，而且经常会出现一种以上的损害。不同原因引起的急性肾衰竭，其治疗措施也有很大的区别，因此，明确病因诊断非常重要。

（1）肾前性急性肾衰竭　肾前性急性肾衰竭也被称为肾前性氮质血症，发生率占急性肾衰竭的55%~60%。产生肾前性急性肾衰竭的根本原因是各种因素引起有效循环血量减少，造成肾脏灌注压下降，使肾小球不能保持足够的滤过率，但肾实质的组织完整性却没有损害。引起肾前性急性肾衰竭的常见原因有脱水、出血、各种休克和心力衰竭等。

（2）肾性急性肾衰竭　肾性急性肾衰竭是由肾实质病变所导致的，包括肾小球、肾小管间质及肾血管性病变，发生率占急性肾衰竭的35%~40%。根据病因和病理变化不同，肾性急性肾衰竭的原因可分为肾中毒型和肾缺血型两类。肾中毒型的常见因素有重金属、X线造影剂、抗生素、磺胺类药、灭虫药、生物毒等。肾缺血型常见的因素如下。①创伤、大出血、大手术、烧伤、感染性休克、过敏性休克，血液循环量显著减少。②肾血管、肾组织病变，如肾小球肾炎、急性间质性肾炎、流行性出血热、妊娠毒血症、肾动脉栓塞等。③血管收缩。

（3）肾后性急性肾衰竭　双侧尿流突然受阻，包括肾盂、输尿管、膀胱、尿道的梗阻，如双侧输尿管结石、前列腺增生、膀胱功能失调等，最终导致肾小球滤过率降低，造成急性肾衰竭。正常单个肾脏可以清除代谢废物，所以梗阻所致急性肾衰竭大多为双侧性。由前列腺（包括增生、肿瘤）所致的膀胱颈部梗阻是最常见原因。梗阻一旦解除，大部分患者可完全恢复。

2. 发病机制

迄今为止急性肾衰竭的发病机制仍未被完全了解。一般认为急性肾衰竭的发病与肾血管、肾小管反流、肾小管阻塞等因素有关。此外，还有其他发病因素，包括肾神经活动增强、腺苷产生增加、氧自由基产生增加、肾小管上皮细胞极性丧失、内皮素产生增加等。

（二）中医学认识

中医认为急性肾衰竭的病因与湿热、热毒、液脱、津伤等有关。急性肾衰竭的病机与肺脾肾的传导失常、脏腑病变有关，其中肾脏受损，膀胱气化功能失常，水湿浊邪不能排出体外是发病关键。如《素问·灵兰秘典论》指出："膀胱者，州都之官，津液藏焉，气化则能出矣。"在《素问·宣明五气》中指出："膀胱不利为癃，不约为遗溺。"说明膀胱气化不利可以导致本病。膀胱的气化功能又和三焦密切相关，尤以下焦最为重要。

二、临床诊断

（一）辨病诊断

1.诊断要点

急性肾衰竭时出现的肾脏细胞凋亡，大致可分为两个阶段。第一个阶段是在急性损伤后几天内，第二个阶段是在急性肾衰竭的恢复期。在临床上分为少尿期、多尿期和恢复期三个不同的时期。

（1）少尿期　少尿期为急性肾衰竭整个病程的主要阶段，平均时间1~2周，短者5~6天，最长可以超过1个月。临床表现为尿量骤减或逐渐减少，当尿量少于400ml者称为少尿，少于100ml者称为无尿。少尿期越长，病情越重，如果由少尿转为无尿，表明病情恶化。在少尿期主要表现为水、电解质、酸碱平衡的失调和代谢产物的积聚。高钾血症是少尿期患者最危急的电解质紊乱表现，因为正常人90%的钾是由肾脏排泄，一旦发生急性肾衰竭，钾排出受限，血钾可以迅速升高，当血钾高达6~6.5mmol/L时如果不及时纠正，可能引起心律失常、心搏骤停甚至突然死亡。这是急性肾衰竭死亡的常见原因，而且往往在起病后1~2天内出现。

少尿期的临床表现主要是恶心、呕吐、头痛、头晕、烦躁、乏力、嗜睡以及昏迷。由于少尿期患者体内水、钠蓄积，还可见高血压、肺水肿和心力衰竭。当蛋白质的代谢产物不能经肾脏排泄，易造成含氮物质在体内积聚，出现氮质血症。如同时伴有感染、损伤、发热，则蛋白质分解代谢加快，血尿素氮、肌酐升高较快，形成尿毒症，提示病情严重，预后较差。

（2）多尿期　在少尿或无尿后，如果在24小时内尿量增加并超过400ml，就可以认为是多尿期的开始。多尿期大约持续2周，尿量每天可超过3000ml。在开始进入多尿期时，尿毒症的症状并不能改善，甚至会更严重，但当血尿素氮开始下降时，病情会逐渐好转。

多尿期的临床表现主要是体质虚弱、全身乏力、心悸、气促、消瘦、贫血等。这一时期因为肾功能未完全恢复，患者仍处于高脂血症状态，抵抗力低，很容易发生感染、上消化道出血和心血管并发症，所以仍有一定的危险性。

（3）恢复期　在多尿期后，患者进入恢复阶段。在这一阶段患者体力和全身状况都在逐渐恢复，要2~3个月的时间。患者在恢复早期症状变化较大，有的可毫无症状，有的体质虚弱、乏力、消瘦。少数患者肾功能持久不恢复，则提示可能有肾脏永久性损害。

2.相关检查

（1）体格检查　体格检查对于评估患者的全身状况非常有用，并有助于判断急性肾衰竭的诱因。颈静脉检查可以估计中心静脉压力；肺部和心脏听诊可以评估心力衰竭的征象；对末梢和骶部的检查可以了解水肿的情况。肾后性急性肾衰竭患者可能会出现肾区叩击痛。

（2）尿液检查　尿液检查对于急性肾

衰竭的鉴别诊断有着极其重要的意义。肾前性氮质血症往往会出现浓缩尿，尿比重较高，可能会出现透明管型，但很少发现细胞成分。尿路梗阻可能会有稀释的尿液或等渗尿，如果伴有感染或结石会出现一些白细胞或红细胞。急性肾小管坏死通常伴随等渗尿，在显微镜下会出现肾小管上皮细胞同时伴有粗糙的颗粒管型和上皮细胞管型。急性间质性肾炎往往伴随脓尿和白细胞管型。白细胞管型也往往提示急性肾盂肾炎或急性肾小球肾炎。急性肾小球肾炎常有高浓度的尿蛋白以及红细胞管型。

（3）血液检查 血液检查对急性肾衰竭的诊断很重要，对鉴别诊断也有帮助。血尿素氮和血清肌酐进行性增加是诊断急性肾衰竭的依据。嗜酸性粒细胞的增多提示急性间质性肾炎。血尿素氮和血清肌酐的比例＞20，则提示可能有氮质血症、尿路梗阻。

（4）肾脏钠处理能力的检测 由于灌注压下降，肾脏的基本反应是尽可能地重吸收钠和水，以保持血管内容量。对钠大量重吸收会导致尿钠浓度降低，对水大量重吸收会导致尿渗透压和尿肌酐浓度上升。在急性肾小管坏死时，肾小管对钠和水的重吸收能力明显减弱。

（5）肾衰指数测定 在急性肾衰竭患者中，钠排泄分数或肾衰指数＜1提示肾前性氮质血症。

（6）超声检查 肾脏超声检查在急性肾衰竭的评估中很重要。肾脏超声检查可以发现肾脏体积增大、集合系统分离、局部肿块和尿路结石。借助多普勒技术，还能检测肾脏内不同血管的血流情况。

（7）CT和MRI检查 CT扫描可以显示盆腔和腹后壁肿块、肾结石、肾脏体积大小及肾积水。磁共振显像（MRI）能够提供和超声一样多的信息，且对解剖结构的分辨程度更高。

（二）辨证诊断

1. 热毒炽盛

（1）临床证候 壮热不已，烦躁不安，心悸气喘，口干欲饮，头痛，身痛，尿少黄赤，或尿闭，舌质红，苔黄干，脉数。

（2）辨证要点 烦躁不安，尿少黄赤，舌质红，苔黄干，脉数。

2. 火毒瘀滞

（1）临床证候 高热，谵语，狂躁，干呕，腰痛，吐血，衄血，咯血，尿血，斑疹紫黑或鲜红，舌深绛紫暗，苔黄，脉细数。

（2）辨证要点 高热，烦躁，腰痛，苔黄，脉细数。

3. 湿热蕴结

（1）临床证候 尿少尿闭，纳呆食少，恶心呕吐，胸闷腹胀，口中尿臭，头痛，发热，咽干，烦躁，严重者可有神昏谵语，舌红，苔黄腻，脉滑数。

（2）辨证要点 尿少尿闭，纳呆食少，烦躁，舌红，苔黄腻，脉滑数。

4. 邪陷心肝

（1）临床证候 身热，心悸，心烦，神昏谵语狂躁，抽搐惊厥，面青唇黑，舌质红绛紫暗，脉滑数。

（2）辨证要点 心悸，心烦，谵语狂躁，舌质红绛紫暗，脉滑数。

5. 内闭外脱

（1）临床证候 神昏谵语，躁扰不安，手足厥冷，汗出黏冷，气微欲绝或气短息促，二便秘结，唇黑甲青，舌绛色暗，干燥起刺，脉细数或沉伏。

（2）辨证要点 神昏谵语，手足厥冷，舌绛色暗，脉细数或沉伏。

6. 气阴亏损

（1）临床证候 气短，神疲，乏力，嗜睡，自汗或盗汗，手足心热，心烦不安，腰酸，舌质淡红，苔薄，脉细数无力。

（2）辨证要点　气短，神疲，乏力，心烦不安，舌质淡红，苔薄，脉细数无力。

三、鉴别诊断

中医学鉴别诊断

本病需要与亡血失津所致的少尿从病因病机上鉴别。急性肾衰竭与湿热、热毒、液脱、津伤等有关，病机与肺脾肾传导失常、脏腑病变有关，肾脏受损，膀胱气化功能失常，水湿浊邪不能排出体外是发病关键。亡血失津所致的少尿多由燥热灼伤津液，或因大汗、吐泻及失血等所致，由于津液亏少，失去濡润滋养作用，出现少尿。

四、临床治疗

（一）提高临床疗效的要素

（1）明确急性肾衰竭的病因，尽早解除诱因，治疗原发病。

（2）定期复查，及时发现有损肾功能的因素，积极处理。

（二）辨病治疗

1.体液紊乱的治疗

急性肾衰竭患者，无论是少尿型还是非少尿型，都必须小心控制入液量。将总入液量限制在尿液排出量加上不显性损失量的基础上，以保持体液平衡。如果患者接受了大量的静脉补液或者不限制口服补液，就容易发生体液超负荷。使用利尿剂可能会增加尿量，使部分肾小管损伤较轻的少尿型急性肾小管坏死患者转变为非少尿型。

多巴胺可以增加肾血流量。当剂量为每分钟按体重0.5~2μg/kg时，多巴胺有扩张血管的作用，当剂量为每分钟按体重2~10μg/kg时，多巴胺能够增加心输出量，当多巴胺剂量为每分钟按体重大于10μg/kg

时，则会引起血管收缩。使用多巴胺治疗肾功能稳定的患者时，其肾小球滤过率和肾血流会增加。低剂量的多巴胺能够增加尿液的排出，但不能清除肌酐。多巴酚丁胺不增加尿液的排出量，但可以增加肌酐的清除速度。对已经恢复循环血液容量后仍然少尿的患者，使用多巴胺能够增加尿液的排出量。

接受了上述治疗后仍然少尿的患者必须尽早接受透析治疗。

2.电解质紊乱的治疗

急性肾衰竭的患者，特别是继发于急性肾小管坏死者，容易出现电解质紊乱，比如酸中毒、高钾血症、高磷血症等。可以通过预防性进食低钾、低蛋白的食物，同时限制液体的摄入，避免出现电解质紊乱。

（1）酸中毒　急性肾衰竭中的酸中毒通常不属于急症，因为它一般发展较慢且伴有呼吸代偿。如 HCO_3^- 低于15mmol/L，可选用5%碳酸氢钠100~200ml静脉滴注。对于严重酸中毒患者，应立即开始透析。

（2）高钾血症　高钾血症是急性肾衰竭中最常见也是最危险的电解质紊乱的信号。血清钾超过6.0mmol/L就必须进行心电图（ECG）的监测。高钾血症时，ECG上最早的变化是T波高尖，随后是P波振幅减弱，各种传导异常，最后是QRS波增宽。当ECG出现这种改变时，应该给予紧急处理。①钙剂（10%葡萄糖酸钙10~20ml）稀释后静脉缓慢注射。②11.2%乳酸钠或5%碳酸氢钠100~200ml静脉滴注，纠正酸中毒并同时促进钾离子向细胞内流动。③50%葡萄糖溶液加普通胰岛素缓慢静脉注射，可以促进糖原合成，使钾离子向细胞内移动。若以上措施均无效，应立即开始透析。

（3）高磷酸盐血症　当血液透析和腹膜透析对磷酸盐的清除受到限制时，可口服磷酸盐药物治疗。

3.透析治疗

对顽固性的体液和电解质紊乱（如高钾血症、严重代谢性酸中毒、容量负荷过重）、严重脑病、出血倾向、胸腔积液、尿毒症、肺炎和心包炎等都可采用透析治疗。透析治疗目的是尽早清除体内过多的水分、毒素，纠正高钾血症和代谢性酸中毒以稳定机体的内环境，有助于液体、热量、蛋白质及其他营养物质的摄入，有利于肾损伤细胞的修复和再生。急性肾衰竭患者可选择血液透析、腹膜透析及连续性肾脏替代治疗。

（1）血液透析　治疗急性肾衰竭最常用的方法是血液透析。血液透析比腹膜透析或连续性肾脏替代治疗能更快地将液体和溶质转移出去。血液透析治疗对血流动力学影响较明显，而且可能合并低血压、缺氧以及出血，血液透析的不良反应还有痉挛、头痛、癫痫和昏迷等。血液透析费用偏高。

（2）腹膜透析　腹膜透析是将腹膜作为透析器来进行溶质的转移。它不需要进入循环，而且对血流动力学的影响小于血液透析。腹膜透析纠正电解质失衡和体液超负荷的速度比血液透析慢。因此，可运用在透析指征还不紧急的情况下。尽管腹膜透析更安全而且普遍耐受性好，但它还是会合并腹膜炎、透析液渗漏以及胸腔积液等情况。

（3）连续性肾脏替代治疗　连续性肾脏替代治疗的，血流动力学稳定性很好，而且不需要昂贵的设备和专门的血液透析技师。对于容量超负荷的患者，它比腹膜透析能更快地移除液体。该技术的主要缺点是需要动脉通路，还必须持续性抗凝。

（三）辨证治疗

1.辨证论治

（1）热毒炽盛

治法：清热泻火解毒。

方药：白虎汤合黄连解毒汤加减。石膏，知母，甘草，粳米，黄连，黄芩，黄柏，栀子。

加减：若发热重者加紫雪散；口渴甚者加石斛、天花粉；小便短赤或尿血者加大蓟、小蓟、白茅根、生地榆；腑实便秘者加大黄；吐衄、发斑者加生地黄、牡丹皮、玄参。

（2）火毒瘀滞

治法：清热解毒，泻火凉血，活血化瘀。

方药：清瘟败毒饮加减。石膏，生地黄，犀角，栀子，桔梗，黄芩，知母，赤芍，玄参，连翘，甘草，牡丹皮，鲜竹叶。

加减：若尿血较多者加小蓟、白茅根；神昏者加石菖蒲、郁金；病重者加安宫牛黄丸。

（3）湿热蕴结

治法：清热解毒，利湿化浊。

方药：甘露消毒丹加减。滑石，茵陈，黄芩，石菖蒲，川贝母，通草，藿香，射干，连翘，薄荷，白豆蔻。

加减：热势重者加石膏、金银花；湿重或水肿者加泽泻、茯苓、车前子；痰蒙重者加石菖蒲、郁金。

（4）邪陷心肝

治法：清心开窍，凉肝息风，活血化瘀。

方药：安宫牛黄丸合羚角钩藤汤合桃核承气汤加减。羚羊角，霜桑叶，川贝母，生地黄，钩藤，菊花，茯神，白芍，甘草，竹茹，桃仁，当归，牡丹皮，大黄，芒硝，安宫牛黄丸。

加减：高热且风动不止者加紫雪丹；痰蔽心窍神昏深重者加至宝丹。

（5）内闭外脱

治法：开闭固脱。

方药：生脉散合参附汤合安宫牛黄丸。

人参，炮附子，生姜，大枣，麦冬，五味子。

（6）气阴亏损

治法：益气养阴。

方药：薛氏参麦汤加减。西洋参，麦冬，石斛，木瓜，生甘草，生谷芽，鲜莲子。

加减：肾阴虚损、阴虚火旺者，加六味地黄丸合二至丸；肾气虚损、肾气不固者，加肾气丸合桑螵蛸散；湿热留恋不解者，加温胆汤。

2.外治疗法

针灸治疗：第1组穴位取中脘、水分、关元、天枢、足三里、丰隆、三阴交穴。第2组穴位取大椎、命门、肾俞、阴陵泉、脾俞、三焦俞、太溪穴。两组穴位交替使用，每天针刺1次，每次针刺1组，每周针刺5次，留针时间为30分钟，连续治疗2个月。其中关元、足三里、肾俞和脾俞用补法，其余穴位用平补平泻法，大椎、关元、足三里、肾俞、中脘、命门穴加灸法。

3.成药应用

（1）保肾丸　适用于肾阳不足者，每次6g，每日2次，口服。

（2）至灵胶囊　适用于肺肾两虚，每次2粒，每日3次，口服。

4.单方验方

降浊灌肠方：生大黄、生牡蛎各30g，浓煎120ml，高位保留灌肠。[《中医药信息》，2005，22（4）：9-10.]

（四）医家诊疗经验

张琪

张琪教授认为急性肾衰竭多以尿少、尿闭、恶心呕吐、胃脘痞满、大便不通、发热口干、虚烦不眠、惊悸不安、舌质红、苔黄腻、脉滑数为主症，辨证多为胃气不和、痰热内扰、浊毒内蕴，治当清热和胃、化痰降浊，方用半夏泻心汤合温胆汤加减（半夏、黄芩、黄连、枳实、竹茹、厚朴、干姜、茯苓、砂仁等）。若肿甚者，加泽泻、白术、猪苓、大腹皮、木瓜等利水之品；若大便闭、呕不止者，可加桃仁、赤芍、丹参、葛根、大黄、连翘、紫苏等；若完谷不化者，可加神曲、山楂、麦芽；若伴有外感发热者，可加石膏、柴胡。[《中医杂志》，2004，45（17）：741-742.]

五、预后转归

一般来说，肾后性急性肾衰竭预后较好，尿路梗阻解除后肾内病变可以迅速恢复或好转。对于肾毒素损害引起急性肾小管坏死患者，如进入体内的毒物数量多且毒性强，如汞、砷及毒蕈等引起器官广泛损害者，预后较差，肾毒性药物，如庆大霉素类或X线造影剂所致者，预后较好。创伤及休克所致的急性肾小管坏死，预后较差，而单纯脱水、脱盐、失血所致者，预后较好。

感染或药物所致的急性间质性肾炎多数预后较好，严重持续缺血所致的肾皮质坏死预后最差，因肾缺血导致的急性肾小管坏死，病变范围较广，如出现基膜断裂、上皮坏死，预后较差。

六、预防调护

（一）预防

（1）平素起居、饮食有节，讲究卫生，避免外邪侵袭，加强体育锻炼，提高机体防御能力。

（2）尽量避免使用和接触对肾脏有毒害的药物或毒物。

（3）早发现、早诊断、早治疗。

（二）调护

（1）食用优质蛋白质，如鱼、鸡、虾

等动物蛋白质。

（2）少尿期时，严格限制水分的摄入，以防体液过多引起急性肺水肿或稀释性低钠血症。根据体液排出量来决定每日的摄入量。根据血钠的测定结果采用低盐、无盐或低钠的饮食。

（3）定期复查相关指标，保持酸碱平衡，防止电解质紊乱。

七、专方选要

（1）复方大黄灌肠液　大黄15g，生牡蛎20g，赤芍15g，白花蛇舌草20g，丹参25g，败酱草15g，薏苡仁20g，水煎，于睡前保留灌肠。[《中国药业》，2002，11（11）：60.]

（2）清毒液　生大黄30g，制附子10g，生牡蛎30g，蒲公英3g，黄芪30g，益母草30g，枳实20g，水煎，保留灌肠。[《中国中西医结合急救杂志》，2005，12（2）：118.]

（3）生脉饮合增液汤　西洋参15g，麦冬15g，玄参15g，生地黄15g，熟地黄15g，沙参15g。水煎服，每日1剂。[《辽宁中医杂志》，2005，32（1）：62.]

主要参考文献

［1］王会祥，宋晔. 中西医结合治疗急性肾衰竭的临床观察［J］. 中医中药，2019，17（1）：162-163.

［2］韦金宏. 急性肾衰竭临床治疗研究进展综述［J］. 大家健康（中旬版），2017，11（10）：74.

［3］史丹阳. 连续性肾脏替代治疗用于重症急性肾衰竭的临床效果［J］. 当代医学，2020，26（30）：97-99.

［4］戴梦瑶. 连续性血液净化治疗急性肾衰竭护理体会探讨［J］. 临床医药文献电子杂志，2020，7（46）：70-71.

第二节　慢性肾衰竭

慢性肾衰竭是指由各种原因造成慢性肾脏疾病进行性发展，引起肾单位和肾功能不可逆丧失，不能维持肾脏的基本功能，最后导致尿毒症和肾功能完全丧失，临床以代谢产物潴留、水电解质和酸碱平衡失调、全身各系统受累为主要表现的临床综合征。从原发病起病到慢性肾衰竭，间隔时间可为数年到十余年。

慢性肾衰竭属中医学"关格""癃闭""虚劳""水肿""腰痛"等范畴，慢性肾衰竭患者多有脾肾亏虚，而脾肾亏虚是痰、瘀产生的主因。脾失输布，不能"升清"，肾失开合，不能"泌浊"，故湿浊或痰湿内停，停而成饮，凝聚成痰。慢性肾衰竭患者病程较长，可因脾肾气虚无力推动致瘀，或脾肾火衰，温煦无权而致瘀，或阴虚火旺，灼血为瘀，或湿浊痰阻，气机不畅，郁而成瘀。所以慢性肾衰竭患者瘀血证候极为多见。

一、病因病机

（一）西医学认识

1. 流行病学

慢性肾脏病的防治已经成为世界各国所面临的重要公共卫生问题之一。研究表明30余年来慢性肾脏病的患病率有上升趋势。据统计，美国成人慢性肾脏病的患病率已高达10.9%，慢性肾衰竭的患病率为7.6%。我国慢性肾脏病的患病率为8%~10%，其确切患病率尚待进一步调查。

慢性肾衰竭的主要病因有肾小球肾炎、肾小动脉硬化、糖尿病肾病、肾小管间质性肾炎病变、遗传性肾脏疾病（如多囊肾、奥尔波特综合征）以及长期服用解热镇痛剂及接触重金属等。在发达国家，糖尿病肾病、肾小动脉硬化已经成为慢性肾衰竭的主要病因。从终末期肾脏病的发病年龄来看，高血压和糖尿病导致发生慢性肾衰竭者可以发生于任何年龄。局灶节段性肾小球硬化、狼疮性肾炎和泌尿道先天性畸形常在 40 岁以前导致慢性肾衰竭。多囊肾、膜性肾小球肾炎、膜增生性肾小球肾炎和硬皮病多在 40~55 岁之间发生慢性肾衰竭。胆固醇结晶栓塞性肾病、镇痛药性肾炎、多发性骨髓瘤等引起慢性肾衰竭的发病年龄多在 55 岁以上。

2. 发病机制

大多数慢性肾脏疾病患者都会逐渐发展成为慢性肾衰竭。肾功能慢性受损后，有些患者的肾功能可以在较长的时间内维持稳定，另外一些人则呈进行性发展，这取决于潜在的原发肾脏疾病，例如慢性肾小球疾病患者的肾功能损害比慢性肾小管间质性肾脏病和高血压肾动脉硬化发展要快。肾衰竭进展还取决于就诊时肾功能损害的程度以及高血压和蛋白尿的严重程度。就诊时若有高血压提示预后不良。慢性肾衰竭发病机制复杂，目前尚未完全清楚。

（二）中医学认识

中医学认为慢性肾衰竭的病因甚为复杂，常包括以下几个方面。①先天禀赋不足，脏腑功能失调。②久病失治，伤及脾肾。③饮食不节，起居失常，劳倦过度。

中医学认为肾为五脏之本，司膀胱气化，主骨生髓。在《景岳全书·癃闭》中说："夫膀胱为藏水之腑，而水之入也，由气以化水，故有气斯有水，水之出也，由水以达气，故有水始有溺。"脾主运化，能升清降浊，化生气血。若久病失治，或感受湿热之邪，致脾肾衰败，水液气化不利、健运失司，久则蕴成湿浊、湿热、痰湿和溺毒。而湿浊、湿热又可以中困脾胃、下注伤肾，困遏阳气，耗伤气阴，正气愈伤，邪气愈盛。

二、临床诊断

（一）辨病诊断

1. 诊断要点

早期常有食欲缺乏，恶心，呕吐，头痛，乏力，夜尿多，逐渐出现少尿，浮肿，血压高。多数患者口中有异味，口腔黏膜溃疡，鼻出血或消化道出血等，可有注意力不易集中、反应迟钝、肢体麻木、嗜睡或躁动不安等神经精神症状，严重者可见大小便失禁甚至昏迷。有胸闷、气短、心前区不适者，提示并发尿毒症心肌病；咳嗽、咯血、夜间不能平卧者，提示并发肺水肿或尿毒症肺炎。少数患者会有胸闷，持续性心前区疼痛，或伴有不同程度发热，可能为心包积液。

2. 相关检查

（1）体格检查　多数患者血压高。可见贫血貌或面色黧黑，颜面部或下肢浮肿。可有精神神志异常，全身或局部出血，呼吸浅快或端坐呼吸，颈静脉怒张，心界扩大，胸膜或心包摩擦音，心率或心律改变，肝肿大及腹水等体征。

（2）尿液检查　尿常规显示尿蛋白阳性，晚期肾功能损害明显时，尿蛋白反见减少。尿沉渣镜检有不同程度的血尿、管型尿，蜡样管型对慢性肾衰竭有诊断价值。尿比重降低至 1.018 以下，或固定在 1.010 左右，尿渗透压在 450mOsm/（kg·H_2O）以下。

（3）血常规　血红蛋白降低，一般在 80g/L 以下，红细胞压积和网织红细胞计数减少，白细胞正常或降低，感染或严重酸中毒时白细胞可升高，血小板正常或降低，红细胞沉降率增快。

（4）生化检查　应根据病情做以下常规检查，如三酰甘油、胆固醇、高密度脂蛋白、低密度脂蛋白、载脂蛋白 A、载脂蛋白 B、肌酸激酶、胆碱酯酶、乳酸脱氢酶、血糖以及血 pH 值测定等。

（5）血清免疫学检查　包括血清 IgA、IgM、IgG、补体 C3、补体 C4，T 淋巴细胞等。

（6）影像学检查　①B 超检查提示双肾体积缩小，肾皮质回声增强。②放射性核素肾脏显像提示肾小球滤过率下降及肾脏排泄功能障碍。③胸部 X 线检查可见肺水肿、心胸比例增大、心包积液、胸腔积液等。

（二）辨证诊断

1.脾肾气虚

（1）临床证候　面色无华，倦怠乏力，气短懒言，食欲缺乏，腹胀，大便偏稀，口淡不渴或渴不欲饮，腰膝酸痛，手足不温，夜尿频多，舌质淡有齿痕，苔薄腻，脉沉弱。

（2）辨证要点　倦怠乏力，食欲缺乏，腹胀，腰膝酸痛，舌质淡，苔薄腻，脉沉弱。

2.脾肾阳虚

（1）临床证候　面色苍白，神疲乏力，食欲缺乏，便溏，或有水肿，口黏，口淡不渴，腰膝酸软或腰冷痛，畏寒肢冷，夜尿频多，舌质淡胖，齿痕明显，脉沉细或沉迟。

（2）辨证要点　面色苍白，神疲乏力，食欲缺乏，夜尿频多，舌质淡胖，脉沉细。

3.肝肾阴虚

（1）临床证候　面色萎黄，口干、口苦不喜饮或喜冷饮，目睛干涩，大便干结，腰膝酸痛，头痛，头晕，耳鸣，手足心热，尿少色黄，舌淡红，无苔或苔薄黄，脉弦细。

（2）辨证要点　面色萎黄，腰膝酸痛，头晕耳鸣，尿少色黄，舌淡红，无苔或苔薄黄，脉弦细。

4.脾肾气阴两虚

（1）临床证候　面色少华，气短乏力，腰膝酸软，口干唇燥，皮肤少津，饮水不多，或有手足心热，或手足不温，尿少色黄，夜尿清长，舌质淡有齿痕，脉沉细。

（2）辨证要点　面色少华，气短乏力，皮肤少津，尿少色黄，舌质淡有齿痕，脉沉细。

5.阴阳两虚

（1）临床证候　极度乏力，畏寒肢冷，手足心热，精神萎靡，头晕目眩，腰膝酸软，食欲缺乏，便溏，小便黄赤，舌质淡，舌体白胖有齿痕，脉沉细或细弦。

（2）辨证要点　畏寒肢冷，精神萎靡，食欲缺乏，便溏，舌质淡，舌体白胖有齿痕，脉沉细。

6.脾阳虚弱，湿浊寒化

（1）临床证候　神疲体倦，四肢乏力，畏寒倦卧，腹胀纳呆，恶心呕吐，口中尿臭，口淡口黏，胸脘痞满，大便秘结，不思饮食，舌质淡，苔厚腻，脉沉细无力。

（2）辨证要点　四肢乏力，腹胀纳呆，胸脘痞满，舌质淡，苔厚腻，脉沉细无力。

7.湿浊中阻，浊邪犯胃

（1）临床证候　恶心、呕吐，口中秽臭，口黏，口干，口苦，或痰多，胸脘痞闷，腹胀纳呆，或有发热烦躁，心烦失眠，便秘，舌质红，苔黄腻，脉滑数。

（2）辨证要点　胸脘痞闷，腹胀纳呆，心烦失眠，舌质红，苔黄腻，脉滑数。

8.脾胃虚弱，水气不化

（1）临床证候　水肿，胸腹胀满，畏寒肢冷，腰膝酸软，大便溏薄，小便短少，舌质淡，苔腻，脉沉迟或沉细。

（2）辨证要点　胸腹胀满，畏寒肢冷，腰膝酸软，小便短少，舌质淡，苔腻，脉沉细。

三、鉴别诊断

西医学鉴别诊断

1. 急性肾衰竭

急性肾衰竭病史较短，贫血较轻或无，肾脏大小正常或稍大。慢性肾衰竭病史较长，肾脏体积减小，有时慢性肾衰竭患者可因急性应激状态（感染、吐泻、食物中毒等）导致肾功能急剧下降，应注意区别。

2. 消化道肿瘤

慢性肾衰竭患者常出现食欲不振、恶心呕吐、消瘦等，常被怀疑为消化道肿瘤（胃癌、肝癌等），消化道肿瘤患者通过胃镜、B超、CT等检查可显示相应部位肿瘤，多无肾功能异常。慢性肾衰竭患者肾功能检查肌酐增高，影像学检查无消化系统肿瘤。

四、临床治疗

（一）提高临床疗效的要素

（1）明确慢性肾衰竭的病因，尽早解除诱因，治疗原发病。

（2）定期复查，及时发现有损肾功能的因素，积极处理。

（二）辨病治疗

1. 饮食控制

高蛋白质饮食会加重肾脏负担，限制蛋白质的摄入量能改善尿毒症的症状、降低血浆尿素水平。因此，在饮食控制方面既要减少氮的摄入量，又要维持氮的平衡，还要保证摄入必需的氨基酸，和足够的能量，以减少蛋白质的分解。

目前推荐蛋白质摄入量 $0.6\sim0.8g/(kg \cdot d)$，其中64%的蛋白质为植物蛋白，46%为动物蛋白。无论何种饮食治疗方案，都必须摄入足量热量，此外还需注意补充维生素及叶酸等营养素以控制钾、磷等摄入。

2. 肾移植

成功的肾移植会恢复正常的肾功能（包括内分泌和代谢功能），可以使患者完全康复。移植的肾可以由志愿捐献遗体者供肾或亲属供肾（由兄弟姐妹或父母供肾），亲属供肾肾移植的效果更好。肾移植后需要长期服用免疫抑制剂，防止排斥反应，常用的药物为糖皮质激素、环孢素、硫唑嘌呤等。

3. 心血管系统并发症

（1）心包炎　心包炎重在预防。通过透析疗法将尿素氮降低60%以上可以预防尿毒症心包炎。有严重胸痛者需要服用止痛药。但是阿司匹林及含阿司匹林的药物止痛效果不明显，还可能加重出血倾向导致心包腔出血，哌替啶可以引起精神错乱和癫痫发作，均不宜使用，可用吗啡止痛。非甾体抗炎药直接注入心包腔内，可以减少粘连，但效果不确定。心包有积液时可行外科手术引流，防止心包压塞。如果加强透析10~14天后无反应，可以考虑做心包切除手术。

（2）充血性心力衰竭　血管紧张素转化酶抑制剂能改善充血性心力衰竭的症状。无肾脏病的充血性心力衰竭患者，应用地高辛治疗效果好。对舒张期功能不全的充血性心力衰竭患者不要使用地高辛，宜采用血管紧张素转化酶抑制剂、钙通道阻滞剂或β受体阻滞剂治疗。血管紧张素转化酶抑制剂是充血性心力衰竭患者可以选用的扩血管药物。

（3）高血压　限制盐的摄入，每天不超过5g。一般情况下可用噻嗪类利尿剂，如 SCr > 2mg/dl，宜采用袢利尿剂。有蛋白尿或肾病综合征的患者宜用血管紧张素转化酶抑制剂，可以减少蛋白尿，减缓肾脏病的发展进程，但肾血管性高血压者禁用。血管紧张素转化酶抑制剂最好与钙通道阻滞剂合用，疗效更佳。严重高血压时可同时使用三种降压药物，血压宜控制在正常范围内。

4. 贫血

慢性肾衰竭患者由于肾实质进行性破坏，红细胞生成素合成相对缺乏，不能促进干细胞造血，是引起尿毒症贫血的主要因素。重组红细胞生成素可用于治疗慢性肾病贫血，可静脉或皮下注射给药，皮下注射效果更佳，注射后的红细胞应该每周增长 0.5%~1%。如增长不满意，应检查是否缺铁，或需增加重组红细胞生成素的剂量。使用后可大大减少输血量，减少肝炎、艾滋病的传播和铁的存积。但使用重组红细胞生成素会造成血压升高，因而需要加大降压药物的剂量。少数患者可能出现癫痫。其他少见的副作用为头痛、肌肉痛、流感样症状和注射部位刺痛。重组红细胞生成素配合补铁可以又快又好地纠正贫血。

5. 高钾血症和代谢性酸中毒

发生高钾血症时需要限制饮食中钾的摄入，停止使用抑制细胞摄取钾或抑制醛固酮分泌的药物。口服聚磺苯乙烯和血液透析均能降低血钾。

（三）辨证治疗

1. 辨证论治

（1）脾肾气虚

治法：益气健脾补肾。

方药：香砂六君子汤合肾仙汤加减。党参，黄芪，白术，陈皮，砂仁，淫羊藿，巴戟天，茯苓，山药，木香，仙茅。

加减：若气虚较甚者可用人参、党参；若食欲缺乏者可加山楂、炒麦芽；若肾阳不足者可加附子、肉桂、沉香；若脾虚湿困者可加藿香、紫苏叶、白豆蔻、厚朴、苍术、草果等；脾虚泄泻者加补骨脂、肉豆蔻、干姜；脾虚下陷者加柴胡、升麻。

（2）脾肾阳虚

治法：温补脾肾。

方药：实脾饮加减。茯苓，白术，草果，干姜，厚朴，巴戟天，制附子，肉桂（冲服），党参，枸杞子。

加减：伴阴虚者去附子、干姜，加淫羊藿；水肿重者加猪苓、泽泻；气虚者加黄芪、人参。

（3）肝肾阴虚

治法：滋补肝肾。

方药：六味地黄汤加味。熟地黄，山茱萸，枸杞子，山药，茯苓，炒杜仲，牡丹皮，泽泻，女贞子，墨旱莲，菊花。

加减：热象明显者加龙胆草、栀子；遗精盗汗者加煅龙骨、煅牡蛎；若血压高且足冷面红者可用附子、肉桂；痰多者加石菖蒲、天竹黄、胆南星；若气虚重者可加黄芪、党参；兼湿热者加知母、黄柏。

（4）脾肾气阴两虚

治法：益气养阴。

方药：参芪地黄汤加减。人参（另煎），黄芪，熟地黄，茯苓，太子参，山药，山茱萸，牡丹皮，枸杞子，当归，陈皮，紫河车粉（冲服）。

加减：肺阴不足者加玄参、麦冬、桔梗、生甘草、百合、沙参；心阴不足者加麦冬、五味子；大便干结者加锁阳、肉苁蓉、火麻仁、制大黄；水肿重者加白茅根、车前子。

（5）阴阳两虚

治法：阴阳两补。

方药：金匮肾气丸加减。生地黄，山药，茯苓，山茱萸，泽泻，牡丹皮，淫羊藿，麦冬，龟甲，肉桂（冲服），炮附子，仙茅。

加减：伴有小便不利者加车前子、泽泻；阴虚重者去附子，加泽泻。

（6）脾阳虚弱，湿浊寒化

治法：温阳降浊。

方药：温脾汤加减。生大黄（后下），制附子，干姜，人参，甘草，川厚朴，枳实，黄芪。

加减：恶心呕吐者加姜竹茹、代赭石；腹胀嗳气者加大腹皮、木香。

（7）湿浊中阻，浊邪犯胃

治法：清热化湿，和胃止呕。

方药：黄连温胆汤加减。黄连，陈皮，砂仁，枳实，竹茹，槐花，茯苓，败酱草，姜半夏，甘草，大黄炭，生姜。

加减：大便秘结者，去大黄炭，加生大黄。

（8）脾胃虚弱，水气不化

治法：健脾补肾，温阳利水。

方药：实脾饮加减。炮附子，炮干姜，厚朴，白术，大腹皮，桂枝，猪苓，泽泻，巴戟天，茯苓。

加减：胸满气逆、腹胀尿少者，加牵牛子、防己；畏寒乏力、小便清长者加桂枝、赤芍。

2. 外治疗法

针灸治疗：①中脘、水分、关元、天枢、足三里、丰隆、三阴交。②大椎、命门、肾俞、阴陵泉、脾俞、三焦俞、太溪。上述穴位每天针刺1次，每次针刺1组，两组穴位交替使用每周针刺5次，留针时间为30分钟，连续治疗2个月。

3. 成药应用

保肾丸：适用于肾阳不足者，每次6g，每日2次，口服。

4. 单方验方

降浊灌肠方：生大黄、生牡蛎各30g，浓煎120ml，高位保留灌肠。[《中医药信息》，2005，22（4）：9-10.]

（四）医家诊疗经验

1. 莫燕新

莫燕新教授结合多年临床实践经验，认为慢性肾衰竭者以湿浊内扰、瘀血内阻为主要病机，主要病位在脾、肾二脏。莫老认为肾的精微封藏失职和脾的运化水谷功能障碍是本病发生的主要原因，湿浊内扰，瘀血内阻是因为肾的气化功能失常而致体内湿浊难以正常排泄，脾的运化功能失常而致气血生化乏源，内生湿浊，气虚无力推动血行，日久则会产生瘀血内阻，这是本病的主要病理原因，故以益肾健脾法治疗，恢复脾肾的功能。据此拟"莫氏肾衰方"（组成有生地黄、牡丹皮、怀山药、茯苓、山茱萸、车前子、淡竹叶、猪苓、薏苡仁、三七等）治疗慢性肾衰竭。[《大家健康》，2014，8（5）：36-39.]

2. 郭恩绵

郭恩绵教授认为慢性肾衰竭的病机关键为脾肾亏虚，肾失开阖，脾失健运，不能及时将体内代谢产物排出体外，水液及毒物蓄积体内，日久而形成湿浊、瘀血、痰浊、尿毒等邪毒，阻碍气血生成，出现各种临床证候。慢性肾衰竭病程较长，这是因为湿毒浊邪黏腻重浊，较难祛除。治疗此病，常以祛邪为先，但需要强调祛邪之剂不宜过度峻猛，以泄浊解毒为核心，攻补兼施又以攻为主。常用的化浊解毒药有藿香、佩兰、砂仁、大黄等；补益药有太子参、黄芪、白术、山药等。临床治疗本病需重用太子参、黄芪，用量均为30g以上，旨在以补气生血养血，纠正贫血。若呕吐者，加用紫苏，以和中止呕，效果明显；若阴虚者加山茱萸、生地黄、麦冬、龟甲、鳖甲等；阳虚者则加菟丝子、附子、肉桂、肉苁蓉等。活血养血常用当归、白芍、阿胶、川芎等。[云南中医中药杂志，2014，35（2）：8-9.]

五、预后转归

慢性肾衰竭是一个进行性发展的疾病，具有不可逆性，预后不良。本病的发展与两个因素有关。一是基础病因，如患慢性肾小球肾炎、无梗阻性肾盂肾炎、糖尿病肾病、多囊肾等，不同疾病平均生存时间不同。二是各种并发症和加剧因素，在各种并发症中，以合并高血压者预后最差，各种加剧因素，如感染、脱水、治疗失当等，均可能导致肾功能恶化，但如果能迅速纠正加剧因素，可以延缓病情发展。

六、预防调护

（1）详细询问病史，努力做到早期诊断。

（2）定期随访，至少每3个月复诊一次，根据病情积极对症处理。

（3）消除或减轻焦虑、恐惧、悲观情绪，树立战胜疾病的信心，积极接受各种治疗。

（4）注意观察病情，及早发现少尿、无尿、高血钾、低血钙、心力衰竭等危象，并及时就医。

七、专方选要

（1）补阳健肾方　锁阳15g、淫羊藿15g、红景天15g、菟丝子10g、莪术15g、女贞子10g、炒白术15g、益母草30g，水煎服，每日1剂。[《甘肃中医》，2010，23（4）：20.]

（2）肾济方　淫羊藿30g、巴戟天10g、黄芪30g、泽泻30g、猪苓30g、川芎20g、生龙骨30g、生牡蛎30g、生大黄16g、桂枝12g、白花蛇舌草30g、蒲公英20g、半夏6g、水蛭10g，水煎服，每日1剂。[《辽宁中医杂志》，2011，38（5）：917-920.]

主要参考文献

[1] 石梅雪，马进，芦宇. 郭恩绵教授治疗慢性肾衰竭经验 [J]. 云南中医中药杂志，2014，35（2）：8-9.

[2] 姚新星，刘途. 中西医结合治疗慢性肾衰竭49例临床观察 [J]. 中国民族民间医药，2018，（9）：114-116.

[3] 王贺勇，熊兰月. 中西医结合治疗慢性肾衰竭临床观察 [J]. 山西中医，2016，（11）：23-24.

[4] 戴梦瑶. 连续性血液净化治疗急性肾衰竭护理体会探讨 [J]. 临床医药文献电子杂志，2020，7（46）：70-71.

第十九章 男性不育与性功能障碍

第一节 男性不育

男性不育是指育龄夫妇同居2年以上，性生活正常，未采取任何避孕措施，女方有受孕能力，因男方原因致女方不能受孕的一种病证。

一、病因病机

（一）西医学认识

男性不育常见原因如下。

（1）先天性异常 先天性睾丸发育不全或不发育等。

（2）获得性睾丸损伤 如外伤炎症、高温射线等。

（3）勃起和射精功能障碍 常见严重的勃起功能障碍、不射精及逆行射精。

（4）全身性疾病 糖尿病及神经系统疾病会导致精子发育异常。慢性肝、肾、甲状腺疾病，长期接触有毒物质，长期大量抽烟、饮酒及吸食毒品，过度紧张及心理异常变化，都会影响生育。

（5）医源性因素 泌尿生殖系统手术可能损伤睾丸、输精管等影响生育。

（6）感染性不育 生殖系统各部位如睾丸、附睾、精囊、精索、前列腺的炎症都有可能造成不育。

（7）免疫性不育 睾丸在炎症、外伤及感染等情况下会产生抗精子抗体，影响生育。

（8）内分泌性不育 和生育有关的激素水平发生失调，如促甲状腺激素等异常。

（二）中医学认识

中医学认为不育症与肾、心、肝、脾等脏器有关，与肾脏关系最为密切。大多由于精少、精弱、死精、无精、精稠、阳痿及不射精等引起。

若禀赋不足，肾气虚弱，命门火衰，可以导致阳痿不举。若阳气内虚，则无力射出精液。若病久伤阴，精血耗散，则精少精弱。若元阴不足，阴虚火旺，相火偏亢，精热黏稠不化，均可能导致不育。

情志不舒，郁怒伤肝，肝气郁结，疏泄无权，可以导致宗筋痿而不举。或气郁化火，肝火亢盛，灼伤肾水，肝木失养，宗筋拘急，精窍之道被阻，亦可影响生育。

平素嗜食肥甘滋腻、辛辣刺激之品，损伤脾胃，脾失健运，痰湿内生，郁久化热，阻遏命门之火，可以导致阳痿、死精等，造成不育。

二、临床诊断

（一）辨病诊断

1. 诊断要点

育龄夫妇同居2年以上，性生活正常，未用避孕措施而未能怀孕。

经检查为男性睾丸先天性异常、精索静脉曲张、性功能障碍等不能使女方怀孕。

2. 相关检查

（1）全身情况 要注意患者的体型、毛发分布、肥胖程度、男性乳房是否发育、有无水肿等。

（2）生殖系检查 应仔细检查外生殖器、前列腺及精囊，考虑各种男性不育的原因。

（二）辨证诊断

1.肾阴亏虚

（1）临床证候　精液量少，精子数少，液化不良，精子畸形较多，伴有腰膝酸软，头晕耳鸣，遗精早泄，或阴茎异常勃起，或射精障碍，失眠健忘，五心烦热，盗汗，口咽干燥，形体消瘦，足跟疼痛，大便干燥，舌质红，少苔或无苔，脉细数。

（2）辨证要点　腰膝酸软，五心烦热，舌质红，少苔或无苔，脉细数。

2.肾阳不足

（1）临床证候　精液清冷，精子稀少，活动率低，活动力弱，射精无力，性欲淡漠，伴腰膝冷痛，精神萎靡，神疲乏力，面色㿠白，动则气短，四肢不温，阴部湿冷，小便清长，夜尿量多，舌质淡胖，苔薄白而润，脉沉细无力。

（2）辨证要点　腰膝冷痛，性欲淡漠，舌质淡胖，苔薄白而润，脉沉细无力。

3.脾肾两虚

（1）临床证候　精液清稀，精子数少，性欲减退，或阳痿早泄，伴有腰酸腿软，肢体畏寒，面色㿠白，全身乏力，腹胀便溏，纳食不香，舌质淡，苔薄白，脉沉细。

（2）辨证要点　腰酸腿软，腹胀便溏，舌质淡，苔薄白，脉沉细。

4.气血亏虚

（1）临床证候　精液稀薄，精子量少，性欲减退，或阳痿早泄，面色不华，形体衰弱，神疲乏力，心悸怔忡，眠差多梦，健忘，头晕目眩，食少纳呆，懒言气短，爪甲色淡，舌淡苔少，脉沉细。

（2）辨证要点　面色不华，食少纳呆，懒言气短，舌淡苔少，脉沉细。

5.湿热下注

（1）临床证候　精液中有较多白细胞，精子数少，精液不液化，阳强不射精，同房后睾丸及耻骨附近憋胀不适，尿短赤灼热，茎中热痛，腰部有酸重感，两腿沉重，身倦乏力，头重，心烦口干，喜凉饮，大便不畅，舌红苔黄腻，脉滑数。

（2）辨证要点　精液中有较多白细胞，心烦口干，舌红苔黄腻，脉滑数。

6.痰浊凝滞

（1）临床证候　精液量少，无精子或精子数少，不射精，伴有睾丸肿硬疼痛，头晕目眩，胸闷泛恶，心神不宁，体态肥胖，舌胖苔白腻，脉沉滑。

（2）辨证要点　胸闷泛恶，体态肥胖，舌胖苔白腻，脉沉滑。

三、临床治疗

（一）提高临床疗效的要素

（1）全面检查，明确不育的病因，对症治疗。

（2）养成良好的生活习惯，如忌烟酒、注意休息等。

（二）辨病治疗

1.预防性治疗

为了防止男性不育应注意下列几点。①预防性传播疾病。②睾丸下降不完全者，应在2岁前治疗。③避免接触对睾丸有害的化学物品。④若采用有损睾丸功能的治疗，应提前保存患者的精液。

2.非手术治疗

（1）特异性治疗　当病因诊断明确，治疗方法针对性强时，可采用特异性治疗，如用促性腺激素治疗低促性腺激素性腺功能减退症。

（2）半特异性治疗　当病因、病理、发病机制尚不明确时，治疗措施只需要解决部分发病环节，如抗感染等。

（3）非特异性治疗　如病因不明的精子减少症需要采用经验性治疗等。

3.手术治疗

（1）解除精索静脉曲张和睾丸下降不全的手术。

（2）解除输精管道梗阻手术。

（3）解除其他致使精液不能正常进入女性生殖道因素的手术，如尿道下裂修复术等。

4.辅助生殖技术

（1）人工授精（AIH） 精子体外处理后，收集质量好的精子做宫腔内人工授精（IUI），主要适用于男性免疫性不育，成功率为 8%~10%。

（2）卵泡质内单精子注射（ICSI） 主要适用于严重的少精子症、死精子症以及梗阻性无精子症患者。该技术有 80% 左右的正常受精率，每次移植 2~3 个胚胎，受孕率可达 40%~50%。

（三）辨证治疗

1.辨证论治

（1）肾阴亏虚

治法：滋阴补肾，填精种子。

方药：五子衍宗丸合左归饮加减。菟丝子，枸杞子，覆盆子，熟地黄，山茱萸，五味子，山药，茯苓，车前子，甘草。

加减：若遗精早泄者加牡蛎、龙骨、五味子、芡实；精子成活率低者加党参、麦门冬、何首乌。

（2）肾阳不足

治法：益肾温阳，佐以补精。

方药：金匮肾气丸合五子衍宗丸加减。肉苁蓉，仙茅，淫羊藿，熟附子，肉桂，山茱萸，山药，五味子，覆盆子，熟地黄，菟丝子，枸杞子。

加减：若性欲淡漠、阳痿精薄者加阳起石、韭菜子；精子成活率低或死精不育者加鹿鞭、巴戟天。

（3）气血亏虚

治法：益气健脾，养血生精。

方药：八珍生精汤加减。党参，白术，茯苓，白芍，当归，阿胶，黄芪，熟地黄，菟丝子，枸杞子，黄精，紫河车，甘草。

加减：精液量少及精子数少者加山药、何首乌、女贞子。

（4）湿热下注

治法：清利湿热，消肿解毒。

方药：龙胆泻肝汤合萆薢渗湿汤加减。龙胆草，黄柏，通草，黄芩，栀子，牡丹皮，泽泻，茯苓，当归，萆薢，车前子，薏苡仁，生地黄。

加减：若精液中有白细胞者加土茯苓、蒲公英、金银花。

（5）脾肾两虚

治法：温补脾肾，益气生精。

方药：十子汤合六君子汤加减。菟丝子，桑椹，枸杞子，女贞子，补骨脂，蛇床子，覆盆子，金樱子，五味子，茯苓，白术，党参，陈皮，法半夏，车前子，甘草。

加减：若精子活动率低者加附子、肉桂；精子数少者加鹿角胶、黄精。

（6）痰浊凝滞

治法：化痰理气，散结通络。

方药：苍附导痰汤加减。苍术，陈皮，法半夏，胆南星，枳实，香附，茯苓，白术，泽泻，车前子，路路通，穿山甲。

加减：精液不化者加浙贝母、玄参、生牡蛎、苦杏仁；精子异常者加枸杞子、菟丝子。

2.外治疗法

针刺治疗：①取曲骨、三阴交、关元、中极穴。②取八髎、肾俞、命门、腰阳关穴。针刺隔日 1 次，两组交替进行，用补法，针刺后隔姜灸，10 次为一个疗程，连续做 3 个疗程。

五、预后转归

一般来说，本病的预后与不育的原因

直接相关。若睾丸及生殖系统结构基本正常，有生精功能，那么经过治疗多可以痊愈。若属于先天性睾丸发育不全、无精子症及生殖系统结构严重畸形等器质性不育，则多数较难治愈。

六、预防调护

（1）提倡劳逸结合，有节律地进行性生活。

（2）治疗期间饮食应以清淡且富有营养为主，平素可以食用莲子、银耳、百合等食物，既可以顾护脾胃，又可以益肾养精。

（3）患病之后，医护人员应多安慰患者，减轻其紧张与焦虑情绪。

七、专方选要

（1）生精汤　治疗肾虚血瘀型少精不育症。组成为何首乌10g，蜂房10g，鹿衔草10g，菟丝子15g，枸杞子15g，蛇床子15g，淫羊藿10g，黄精15g，丹参20g。

（2）温肾益精丸　治疗肾阳虚、命门火衰型精子活力低下症。组成为熟地黄180g，菟丝子480g，鹿角霜120g，白术480g，肉桂30g。炼蜜为丸，每次6g，每日2次。

主要参考文献

［1］刘峰. 基因多态性与男性不育关系的研究进展［J］. 河南医学研究，2022，31（19）：3645-3648.

［2］刘贵中. 射精功能障碍与男性不育［J］. 中国性科学，2021，30（5）：49-51.

［3］李日庆. 中医药治疗男科领域临床优势病种的探讨［J］. 中国实验方剂学杂志，2021，27（12）：182-188.

［4］邢益涛，黄卫，彭玉平，等. 308例男性不育症患者舌脉的流行病学研究［J］. 中国男科学杂志，2022，36（5）：68-72.

［5］卢毅，谭琨，耿福能，等. 海马多鞭丸治疗肾阳不足型男性不育症临床研究［J］. 江西中医药，2022，53（7）：42-44.

［6］黄甜甜. 清利湿热法治疗男性不育症的思路探讨［J］. 中国性科学，2021，30（3）：92-94.

第二节　男性性功能障碍

正常男性性功能的整体活动过程包括性欲唤起、阴茎勃起、性交、性欲高潮、射精性满足5个环节，以上任一环节或多环节发生了异常，都称为男性性功能障碍。

男性性功能障碍可以分为性欲障碍（性欲低下、无性欲、性厌恶、性欲亢进等）、勃起障碍（勃起功能障碍、异常勃起）、射精障碍（早泄、不射精、逆行射精）和感觉障碍（性交疼痛、感觉异常、痛性勃起、痛性射精、性高潮减退或缺如）。勃起功能障碍是最常见的男性性功能障碍，本节以其为代表论述，其他疾病不做赘述。

一、病因病机

（一）西医学认识

勃起功能障碍常见病因如下。

（1）心理性勃起功能障碍　通常分为五个亚型。①害怕勃起失败的焦虑型（性恐惧焦虑等）。②抑郁型（包括药物或疾病引起的抑郁症）。③婚姻矛盾，夫妻关系紧张型。④性知识缺乏以及宗教影响顾忌型。⑤困窘-强迫人格型（快感缺乏、性欲倒错、精神异常）。

（2）神经性勃起功能障碍　勃起是一种神经血管活动，神经性勃起功能障碍可能由大脑、脊髓、阴部神经、小动脉及海绵体上的感受器病变引起，其中脊髓病变是最常见的原因。

（3）动脉性勃起功能障碍 阴茎内动脉及阴茎外动脉的疾患影响了海绵体的血液灌注。

（4）静脉性勃起功能障碍 静脉漏、异常的静脉通道、静脉瓣膜功能受损及先天性静脉发育不全等，都可能导致静脉性勃起功能障碍。

（5）内分泌性勃起功能障碍 性腺功能减退、糖尿病、甲状腺疾患等均可以引起。

（6）手术创伤性勃起功能障碍 外科手术若是损伤了与勃起机制相关的内分泌系统、血管、神经等，可能会导致勃起功能障碍。

（7）药物性勃起功能障碍 某些药物直接或间接作用于中枢神经影响勃起功能，如巴比妥类药物，可以抑制性欲和性唤起。

（8）其他原因 衰老、全身性疾病等。

（二）中医学认识

阳痿的发病，多责之于肾，命门火衰是本病的主要病机，肝气郁结、湿热下注、瘀血阻络和心脾两虚亦为阳痿发病的重要病机。

1. 命门火衰

房事不节，恣情纵欲，肾精亏虚，阴损及阳，或元阳不足，素体阳虚，命门火衰，精气虚冷，阳事不兴，而成阳痿。

2. 惊恐伤肾

房事之中突发意外，卒受惊恐，恐则气下，或初次性交，惧怕失败，顾虑重重，或未婚性交，担心女方怀孕等，均可致阳痿。

3. 肝气郁结

情志不畅，所愿不得；或悲伤过度，郁郁寡欢，或暴怒气逆，肝气郁结，木失调达，气血不畅，宗筋失养，而痿软不用。

4. 湿热下注

过食肥甘厚腻之品，酿生湿热，或外感湿热之邪，内阻中焦，郁蒸肝胆，伤及宗筋，致使宗筋弛纵不收，而生阳痿。

5. 瘀血阻络

跌打损伤，伤及肾府、玉茎，致瘀血内阻，络脉不通，而致阴茎痿软不用。

6. 心脾两虚

思虑过度，劳倦伤心，而致心气不足，心血亏耗，或大病久病之后，元气大伤，气血两虚，形体衰弱，宗筋痿软，而阳事不兴，发生阳痿。

二、临床诊断

（一）辨病诊断

1. 诊断要点

成年男性在性欲冲动及充分的性刺激下，阴茎不能勃起，或勃起硬度不够，或勃起时间短暂，而不能插入阴道或插入阴道很快痿软，致使性交失败。

2. 相关检查

（1）体格检查 勃起功能障碍患者体检包括内分泌系统、神经系统、血管系统和外生殖器的全面检查，40岁以上男子还应常规检查前列腺。

（2）实验室检查 患者血常规、尿常规、空腹血糖、肝功能、血尿素氮、血肌酐、血清电解质多正常。

（3）特殊检查 ①夜间阴茎膨胀试验。根据夜间阴茎膨胀试验的结果可以初步鉴别心理性和器质性勃起功能障碍。正常人每夜有3~5次生理性勃起，每次至少持续25~35分钟，常出现于睡眠快速眼动期。心理性勃起功能障碍患者这种勃起不受到影响，器质性勃起功能障碍患者则缺乏此种勃起或勃起不全。正规夜间阴茎膨胀试验要求在特殊的睡眠室内进行，连续3夜用水银应力计在阴茎根部和前端监测其周径变化，同时用多种描记仪（脑电图描记、眼动电图描记、肌电图描记仪）监测睡眠质量（睡眠质量可影响勃起活动）。但此方法只能监测阴茎膨胀程度而不能记录其硬度，操作烦琐，应用范围有限。目前应用较多的是便携式硬度测试仪，患者可以在家中较自然的睡眠状态下进行测试，入睡前将两个测试环分别安置于阴茎前端和根部，小型记录仪捆绑在患者大腿上，次日经电子计算机打印出测试结果。正常每夜勃起频率 3~6 次，每次勃起时间持续 10~15 分钟，硬度超过 70%，膨胀大于 2~3cm。②可视性刺激阴茎勃起硬度试验是在实验室内，观看色情影像，刺激大脑皮质勃起中枢，引起心理性勃起，同时用微变温度计测量阴茎皮肤的温度，用水银应力计测定阴茎周径增大值，用硬度计计算出阴茎横向、纵向压力，测量阴茎硬度，描绘出 3 条曲线，比较可视性刺激阴茎勃起硬度试验前后曲线的变化。正常勃起时，因海绵体充血温度升高，阴茎周径增大，可以达坚硬性勃起。心理性勃起功能障碍 3 条曲线均上升，器质性勃起功能障碍 3 条曲线均无反应，可以鉴别。

（二）辨证诊断

1. 肾气不足

（1）临床证候　勃起无力，举而不坚，时有早泄，腰膝酸软，神疲乏力，头晕健忘，气短自汗，舌淡，苔白，脉细无力。

（2）辨证要点　腰膝酸软，神疲乏力，舌淡，苔白，脉细无力。

2. 肝气郁结

（1）临床证候　勃起无力或不坚，甚至不能勃起，性欲减退，胸闷不舒，时发太息，胁肋胀满，急躁易怒，咽干口苦，情绪失调，舌红，苔薄，脉弦。

（2）辨证要点　胸闷不舒，急躁易怒，咽干口苦，舌红，苔薄，脉弦。

3. 心脾两虚

（1）临床证候　阴茎萎弱不举或举而不坚，性欲减退，神疲乏力，失眠倦怠，心悸健忘，面色少华，食少便溏，舌淡苔白，脉细无力。

（2）辨证要点　神疲乏力，心悸健忘，食少便溏，舌淡苔白，脉细无力。

4. 气滞血瘀

（1）临床证候　勃起不坚有阴部外伤史，外阴、下腹时有疼痛，痛处固定，舌质紫暗或有瘀点，脉弦沉涩。

（2）辨证要点　有阴部外伤史，痛处固定，舌质紫暗或有瘀点，脉弦沉涩。

5. 肝胆湿热

（1）临床证候　阴茎勃起不坚，甚至不能勃起，时有心烦口苦，急躁易怒，伴阴囊潮湿瘙痒，时有坠胀感，时有胸胁胀满，肢体困倦，小便短赤黄少，大便溏结不调，舌红苔黄腻，脉弦数或滑数。

（2）辨证要点　心烦口苦，阴囊潮湿瘙痒，舌红苔黄腻，脉弦数或滑数。

6. 惊恐伤肾

（1）临床证候　有同房惊恐史，性欲无异常，夜间或清晨阴茎可勃起，但同房时勃起无力或不坚，神疲心悸，失眠多梦，胆怯易惊，舌淡苔薄，脉沉弦。

（2）辨证要点　有同房惊恐史，神疲心悸，胆怯易惊，舌淡苔薄，脉沉弦。

7. 脾肾两虚

（1）临床证候　阴茎萎软，勃起无力，甚至不能勃起，性欲淡漠，神疲乏力，少气懒言，头晕耳鸣，动辄汗出，腰膝酸软，纳少腹胀，大便溏薄，小便清长，舌淡胖或有齿痕，苔薄白，脉沉弱。

（2）辨证要点　神疲乏力，小便清长，舌淡胖或有齿痕，苔薄白，脉沉弱。

三、鉴别诊断

西医学鉴别诊断

1. 早泄

勃起功能障碍往往与早泄并存，但两

者的临床表现不同。早泄为性交时阴茎能够勃起，且能达到足够的硬度插入阴道，但勃起的时间较短，甚至刚触及阴道即射精，阴茎继而迅速疲软，以致性交过早结束。早泄能够进行性交，但性交时间很短，而勃起功能障碍则是阴茎不能勃起或勃起的硬度极差，不能进行性交。二者临床表现有同有异，应注意鉴别。

2. 性欲淡漠

勃起功能障碍与性欲淡漠均可导致性生活异常。但勃起功能障碍者不能进行性交。性欲淡漠是指男子的性交欲望较低，影响阴茎的勃起及性交的频率，但在性交时阴茎能够正常勃起。

四、临床治疗

（一）提高临床疗效的要素

全面检查，明确病因，积极对症治疗。

（二）辨病治疗

1. 心理性勃起功能障碍

心理性勃起功能障碍应在排除器质性因素的基础上，按心理学原则进行心理及行为治疗，也可以用血管活性药物注射及真空负压吸引等方法对症治疗。

2. 器质性勃起功能障碍

（1）药物治疗 ①作用于中枢神经系统药物。育亨宾，该药的有效率为46%；溴隐亭，主要用于高泌乳素血症合并勃起功能障碍患者。②作用于外周神经系统的药物。目前广泛应用的药物为枸橼酸西地那非，该药可以使阴茎海绵体平滑肌松弛，有效率可以达到83%，常用剂量为50~100mg。但需要注意服用硝酸盐及其他扩血管药时不宜应用本药，凝血功能障碍、活动性溃疡及视网膜炎患者慎用本药。甲磺酸酚妥拉明，主要通过肾上腺素和去甲肾上腺素作用促进勃起，常用剂量为40mg，

有效率为52%。③激素替代治疗。对于原发性性腺功能低下者，可以使用雄激素类药物，如十一酸睾酮、丙酸睾酮等；对于继发性性腺功能低下者，可以使用促性腺激素治疗。对于40岁以上的患者应排除良性前列腺增生和前列腺癌。④尿道外用药物治疗。血管活性药物经尿道黏膜、尿道海绵体和阴茎海绵体吸收可以使阴茎勃起，有效率为65%。⑤阴茎局部外用药。经阴茎皮肤给药起到类似尿道给药的作用，常用药物有硝酸甘油乳剂、氨茶碱等，虽然使用方便，但可能会刺激局部皮肤。

（2）物理治疗 真空缩窄装置。该装置主要通过真空与缩窄作用增加阴茎血流量使阴茎勃起，再用外力压迫根部阻止血液回流，维持勃起。适合于各型勃起功能障碍患者，尤其是老年勃起功能障碍患者，常见副作用为阴茎瘀血、感觉异常、痛性射精等，血液系统疾病及精神障碍患者禁用。

（3）手术治疗 可以治疗阴茎血管病变或对其他治疗无效以及较为严重复杂的勃起功能障碍患者。目前采用最多的方法是阴茎假体置入术，几乎适用于所有严重的勃起功能障碍患者。

（三）辨证治疗

1. 辨证论治

（1）肾气不足

治法：补肾气，益肾精。

方药：补肾填精汤加减。枸杞子，黄芪，茯苓，何首乌，菟丝子，怀山药，肉苁蓉，当归，泽泻，覆盆子，车前子，五味子，鹿角胶，红参，陈皮，路路通。

加减：肾阴虚者去鹿角胶加牡丹皮、知母；肾阳虚者加附子、肉桂；瘀血者加丹参、红花。

（2）肝气郁结

治法：疏肝解郁，理气兴阳。

方药：逍遥散加减。甘草，当归，茯苓，白芍，白术，柴胡。

加减：热多者加黄芩；寒多者加生姜。

（3）心脾两虚

治法：健脾养心，益气补血。

方药：归脾汤加减。白术，茯神，黄芪，龙眼肉，酸枣仁，人参，木香，甘草。

加减：血虚明显者加阿胶、何首乌；气滞明显者加香附。

（4）气滞血瘀

治法：行气活血，祛瘀充阳。

方药：血府逐瘀汤加减。当归，生地黄，桃仁，红花，赤芍，枳壳，甘草，川芎，牛膝，柴胡，桔梗。

加减：气郁重者加川楝子、香附；血瘀者加丹参。

（5）肝胆湿热

治法：清热利湿，通利脉道。

方药：龙胆泻肝汤加减。龙胆草，栀子，黄芩，木通，泽泻，车前子，柴胡，甘草，当归，生地黄。

加减：高热者加犀角；皮肤潮红明显者加大黄；痒甚者加大黄、白鲜皮。

（6）惊恐伤肾

治法：镇静安神，通阳起痿。

方药：朱砂安神丸加减。朱砂，黄连，当归，生地黄，甘草。

加减：胸中烦热较甚者加莲子心；失眠多梦者加酸枣仁、柏子仁。

（7）脾肾两虚

治法：健脾益肾，补气振阳。

方药：鹿角胶丸加减。鹿角胶，鹿角霜，龟甲，熟地黄，牛膝，当归，人参，白术，茯苓，杜仲，菟丝子。

加减：遗精早泄者加肉苁蓉；腰酸痛者加巴戟天；脾虚者加白术、党参。

2. 外治疗法

针刺治疗：取关元、命门、次髎、三阴交、足三里穴。肾虚者配肾俞、太溪穴；心脾两虚者配中脘、神门、内关穴；湿热下注者配丰隆、阴陵泉穴。每日1次，10次为1个疗程，休息3~5日后再行第2个疗程。

3. 成药应用

（1）加味逍遥丸　用于肝郁脾虚，兼夹肝热型，每次6g，每日2次，口服。

（2）知柏地黄丸　用于阴虚火旺型，每次8丸，每日2次，口服。

4. 单方验方

马钱五子丸：制马钱子18g，麻黄32g，枸杞子30g，菟丝子30g，覆盆子30g，五味子30g，车前子30g。共研细末，每日服用2次，每次10g，10天为1个疗程。若无效，停服10天后再服1个疗程。注意马钱子毒性较大，且有蓄积作用，临床使用本药时应严格掌握剂量，且不宜久服。

五、预后转归

一般心理性勃起功能障碍者经心理疏导和适当干预治疗，大部分可以治愈。轻度器质性勃起功能障碍者通过口服或局部用药，可以取得不同程度的效果。严重的器质性勃起功能障碍者，可以用手术治疗，效果视病情及手术方法而定。

六、预防调护

（1）加强科普教育，让患者了解与性交有关的知识，了解精神因素在勃起功能障碍者发病中的作用，尽量解除患者的精神负担。

（2）除了对患者本人进行精神疏导，还应教育其妻子体谅丈夫，主动配合男方治疗。

（3）白天工作量大时，可以改变同房时间，比如将性生活安排在精力充沛时进行。

（4）根据不同的体质，选择适当的饮食。阴虚内热体质的患者饮食宜清淡，忌辛辣；阳虚体质的患者饮食宜温补，忌苦寒清泄。

七、专方选要

疏情补肾化振汤：治疗气滞肾虚瘀血型勃起功能障碍，组成为熟地黄、淫羊藿各24g，枸杞子、丹参、合欢皮各30g，山茱萸12g，菟丝子、穿山甲各15g，石菖蒲、香附、三七末（冲服）、白术、柴胡、人参各9g，蜈蚣3条。肾为先天之本，藏先天之精，故用熟地黄、山茱萸、淫羊藿、枸杞子补肾益精，为君药；丹参、三七、穿山甲、蜈蚣、合欢皮、柴胡、香附宣畅情志，活血化瘀，为臣药，使宗筋畅通，阴器充血而能举；脾胃为后天之本，精血生化之源，阳明主润宗筋而束利机关，治痿独取阳明，故用白术、人参为佐药，健脾补气，益气生血；其余为使药。全方共奏补肾化瘀、调节情志的功效。[《中医杂志》，1997，38（7）：399.]

主要参考文献

[1] 李光辉. 仙鹿口服液联合西地那非治疗男性勃起功能障碍的疗效观察 [J]. 现代药物与临床，2021，36（5）：1032-1035.

[2] 赵蔚波. 国医大师王琦治疗勃起功能障碍的经验 [J]. 中华中医药杂志，2021，36（3）：1406-1408.

[3] 宋哲，徐康，杨军，等. 十味温胆汤治疗痰热型男性性功能障碍疗效及对血清性激素的影响 [J]. 现代中西医结合杂志，2020，29（6）：625-628.

[4] 徐潘. 右归丸联合穴位贴敷治疗肾阳虚型勃起功能障碍临床研究 [J]. 新中医，2021，53（10）：32-34.

[5] 滕晓鹏，恽鸿博. 疏肝益阳胶囊与万艾可联合治疗2型糖尿病合并男性性功能障碍对患者性激素水平、心理和人际关系的影响 [J]. 中国性科学，2021，30（10）：133-136.

[6] 张会波，尤建军，杜宏宏，等. 疏肝益阳胶囊联合万艾可对糖尿病男性性功能障碍患者血清睾酮、雌二醇水平及性功能的影响 [J]. 现代生物医学进展，2017，17（28）：5512-5515.

第二十章　泌尿系性传播疾病

第一节　淋病

淋病是最常见的性传播疾病之一，是由淋病奈瑟球菌（简称淋球菌）引起的泌尿和生殖系统化脓性感染疾病。主要通过性交传染，少数也可以通过污染的衣物等间接传染，其临床特点是尿道刺痛和尿道口排出脓性分泌物。本病属中医"毒淋""花柳毒淋"范畴。

一、病因病机

（一）西医学认识

1. 流行病学

淋病的高发年龄为 15~29 岁，夏季高于冬季，男性多于女性。另外，贫民、受教育程度低及未婚者发生率较高，我国淋病的高发年龄为 20~39 岁，男性居多。但近年来，淋病的发病率呈下降趋势。淋球菌耐药菌株的出现与流行是造成淋病蔓延扩散的重要原因之一。

2. 病原学

淋病的病原体是淋球菌，人类是淋球菌唯一的天然宿主。淋球菌侵入人体后，借助其菌毛、外膜迅速与上皮细胞黏附，然后被柱状上皮细胞吞噬，在细胞内淋球菌大量繁殖，导致细胞溶解，随着细菌释放到黏膜下间隙，引起黏膜下感染，可见黏膜红肿、糜烂，上皮细胞脱落，形成典型的尿道脓性分泌物。

（二）中医学认识

1. 湿热毒蕴

因宿娼恋色或误用秽浊湿热之器具，湿热污秽之气，从下焦前阴窍口侵入体内，阻滞膀胱，局部气血运行不畅，湿热熏蒸，精败肉腐，损伤溺窍，气化不利，脂脓随之而出，则小便如膏脂。湿热蕴结下焦，经气不利，膀胱气化失司，故尿急、尿痛、排尿困难。

2. 正虚邪恋

湿热秽浊之邪久恋，耗气伤津，阻滞气血，久病及肾，肾阴亏虚，瘀结内阻，正虚邪恋，虚实夹杂，病程缠绵。

3. 肾元虚损

由于淫欲不节、房劳过度或久治不愈，下元疲惫，耗伤肾气，升津无能，固摄无权，精微脂液下流而成精浊，病情较重，病程较长。

二、临床诊断

（一）辨病诊断

1. 诊断要点

（1）男性淋菌性尿道炎　潜伏期 1~14 天，平均在感染后 3~5 天发病。临床表现为尿道口红肿、刺痛，有少量稀薄黏液流出，可伴发热、头痛及全身不适等症状，1~2 天后分泌物变黏稠呈深黄色或黄绿色，夜间阴茎可有勃起疼痛。检查时尿道口红肿，轻轻挤压尿道即可见到尿道口有黄色脓液，包皮可因炎性肿胀不能翻起，在包皮与阴茎头间可见脓液；阴茎红肿且有压痛，腹股沟淋巴结可肿大、红肿、疼痛、化脓破溃。发病 2 周后，约 60% 的患者可侵犯后尿道，出现尿意窘迫、尿频、急性尿潴留。约 25% 的患者临床症状不典型。少数未经治疗或治疗不彻底的患者，淋球菌可隐伏于尿道隐窝或尿道旁腺，本病可转为慢性疾病。

（2）女性淋病　①淋菌性宫颈炎。女性淋球菌感染的部位在子宫颈，淋球菌能附着于复层扁平上皮。因为淋菌性宫颈炎很少产生临床症状，潜伏期难以确定，无症状的患者有40%~60%，阴道分泌物异常或增多，可能是唯一症状，患者常有外阴刺痒及烧灼感，偶有下腹部及腰痛。检查时可见子宫颈炎性改变，子宫颈红肿、触痛、质脆、糜烂，可有黄绿色脓性分泌物从宫颈口流出。②淋菌性尿道炎。常于性交后2~5天发病，有尿频、尿急、尿痛的症状。检查时尿道口红肿、溢脓，按压尿道时可有脓性分泌物。③前庭大腺炎。急性感染时常单侧发作，腺体开口处红肿、剧痛，腺管闭塞可以形成脓肿。

（3）男性有并发症的淋病　淋菌性尿道炎如未获及时正规治疗，可能会产生多种并发症，如前列腺炎、精囊炎、附睾炎、尿道球腺炎、尿道旁脓肿、阴茎水肿等，这些并发症可能单独出现，也可能同时出现，因为炎症导致的尿道狭窄可能会继发不育症。

（4）女性有并发症的淋病　主要是盆腔炎，包括输卵管炎、子宫内膜炎、输卵管卵巢脓肿、盆腔脓肿、腹膜炎等。急性输卵管炎是淋病的重要并发症，可能导致不育。

（5）淋菌性结膜炎　以新生儿多见，在经过患有淋病母亲产道时被感染，于出生后2~3天发病，多为双侧。偶见成人，多为自体接种，常为单侧性。临床表现为眼睑潮红肿胀，结膜充血，有脓液外溢，若延误治疗，可致角膜溃疡，引起穿孔、失明。

（6）淋菌性咽炎　常见于口交者。患者有咽干不适、咽痛、发热、颈部淋巴结肿大等症状。

（7）淋菌性肛门直肠炎　主要见于男同性恋者。临床表现为里急后重，有脓血便，肛门内黏膜充血，有脓性分泌物，治疗较困难。

（8）淋菌性皮肤病　很少见，常发生于会阴部、冠状沟和阴茎，偶发生于手部。初起为红斑、丘疹，之后便发展成水疱、脓疱或糜烂，周围组织有红晕，皮损中可以查到淋球菌。

（9）播散性淋球菌感染　播散性淋球菌感染系淋球菌通过血行播散到全身，出现较严重的全身感染。临床可分为2个阶段，最初为菌血症阶段，有发热、白细胞增高和皮肤损害症状，紧接着第二阶段有腱鞘炎或脓毒性关节炎。少数患者还会出现心内膜炎、心肌炎、心包炎或脑膜炎。

2. 相关检查

（1）涂片　分泌物涂片革兰染色。男性有症状淋菌性尿道炎95%以上为阳性，可以明确诊断；女性患者阳性率40%~60%。涂片法一般不推荐诊断直肠和咽部淋球菌的感染。

（2）培养　淋球菌培养是确诊淋病的重要依据，淋球菌培养的阳性率男性为80%~95%，女性为80%~90%，必要时可进行药敏试验。

（二）辨证诊断

1. 湿热毒蕴

（1）临床证候　尿道口红肿，尿液浑浊如脂，尿道口溢脓，尿急，尿频，尿痛，淋漓不止，严重者尿道黏膜水肿，附近淋巴结红肿疼痛，女性宫颈充血、触痛，伴有脓性分泌物，可有前庭大腺红肿热痛，伴有发热等全身症状，舌红，苔黄腻，脉滑数。

（2）辨证要点　尿道口红肿伴溢脓，小便不畅，舌红，苔黄腻，脉滑数。

2. 阴虚毒恋

（1）临床证候　小便短涩不畅，淋漓

不尽,女性带下多,或尿道口见少许黏液,酒后或疲劳后复发,腰膝酸软,五心烦热,食欲缺乏,舌红,苔少,脉细数。

（2）辨证要点 小便不畅,淋漓不尽,尿道口少量黏液,舌红,苔少,脉细数。

三、鉴别诊断

（一）西医学鉴别诊断

（1）非特异性尿道炎

非特异性尿道炎临床症状与淋病相似,但有明显的诱因,若因导尿管等引起的继发感染,则分泌物涂片无革兰阴性双球菌。根据分泌物有无革兰阴性双球菌可以明确诊断和鉴别。

（2）念珠菌性阴道炎

念珠菌性阴道炎有外阴、阴道瘙痒和白带增多的症状,白带呈白色水样或凝乳状,镜检可见到菌丝和孢子。根据分泌物镜检可明确诊断和鉴别。

（3）滴虫性阴道炎

滴虫性阴道炎可见阴道瘙痒,白带增多,白带呈米汤样泡沫状,分泌物涂片可以找到滴虫。

（4）细菌性阴道炎

细菌性阴道炎可见白带增多,呈灰色,有鱼腥味。根据涂片和培养是否能检查到淋球菌可以明确鉴别和诊断。

（二）中医学鉴别诊断

本病需要与膏淋鉴别。膏淋可表现为尿频、尿急、尿道灼热刺痛不适,但小便多表现为浑浊如米泔水或滑腻如脂膏,尿常规及分泌物培养不难鉴别。

四、临床治疗

（一）提高临床疗效的要素

（1）早期诊断,早期治疗。

（2）针对不同的病情采用不同的治疗

方法。

（3）嘱性伴侣同时用药,治疗后密切随访。

（二）辨病治疗

1. 淋菌性尿道炎、宫颈炎、直肠炎

（1）头孢曲松 肌内注射或静脉滴注,250mg单剂量使用。

（2）氟喹诺酮类 如氧氟沙星单次口服400mg,环丙沙星单次口服500mg。

（3）头孢噻肟 1g肌内注射。

2. 淋菌性咽炎

应用头孢曲松250mg,单次肌内注射或静脉滴注。

3. 妊娠期淋病

头孢曲松钠250mg,单次肌内注射。如果对头孢过敏,可用大观霉素2g一次性肌内注射。喹诺酮类、多西环素和四环素对孕妇及胎儿有毒性作用,妊娠期妇女禁用。

4. 婴儿和儿童淋球菌感染

对于体重大于45kg的儿童,按成人治疗方案进行治疗。对于体重低于45kg的儿童,用头孢曲松钠125mg,一次性肌内注射或静脉滴注,也可用大观霉素2g一次性肌内注射。但是,如果婴儿胆红素水平高,特别是早产儿,应慎用头孢曲松钠。

5. 淋菌性眼炎

新生儿:头孢曲松钠25~50mg/kg,总量不超过125mg,肌内注射或静脉注射,每日1次,连续治疗7天,或大观霉素40mg/kg肌内注射,每日一次,连续治疗7天。

成人:头孢曲松钠1g,肌内注射或静脉滴注,每日一次,连续治疗7天,或大观霉素2g肌内注射,每日一次,连续治疗7天。同时用生理盐水冲洗眼部,每小时1次。

6. 淋菌性附睾炎

头孢曲松钠250~500mg,静脉注射,每日一次,连续治疗10天,或大观霉素2g肌内注射,每日一次,连续治疗10天。

7. 淋菌性盆腔炎

头孢曲松钠 500mg，静脉注射，每日一次，连续治疗 10 天，或大观霉素 2g 肌内注射，每日一次，连续治疗 10 天。应同时加服甲硝唑 400mg，每日 2 次，连续治疗 10 天，或多西环素 100mg，每日 2 次，连续治疗 10 天。

8. 播散性淋球菌感染

选用更有效的抗感染药物，加大药物剂量，连续用药，给予足够时间。

（三）辨证治疗

1. 辨证论治

（1）湿热毒蕴

治法：清热利湿，解毒化浊。

方药：八正散加减。车前子（包煎），瞿麦，萹蓄，栀子，木通，土茯苓，萆薢，贯众，连翘，竹叶，炙甘草。

加减：大便秘结者加大黄。

（2）阴虚毒恋

治法：滋阴降火，利湿去浊。

方药：知柏地黄汤加减。知母，黄柏，熟地黄，玄参，山药，茯苓，牡丹皮，泽泻，萆薢，车前子（包煎），白术，贯众，栀子，土茯苓，连翘，女贞子，墨旱莲，牛膝，益母草，炙甘草。

加减：便溏者去知母，加山药、扁豆花；月经不调者加益母草、香附。

2. 外治疗法

药用玄参，秦皮，黄连，黄柏，白花蛇舌草，白头翁，龙胆草。每日 1 剂，水煎外洗，每日 2 次，7 天为 1 个疗程，用药 3 个疗程，嘱性伴侣同时治疗。玄参清热凉血，泻火解毒。黄连、黄柏、白花蛇舌草、白头翁清热泻火，燥湿止痒。诸药合用，能清热解毒燥湿，治疗淋病效果满意。

五、预后转归

淋病患者在急性期如果得到及时正规治疗可以痊愈。无并发症老年患者经单次大剂量药物治疗，绝大多数患者可以治愈。如治疗不及时或不彻底，可能有不育、异位妊娠、盆腔炎、尿道狭窄等并发症。因此，应抓紧时机在急性期彻底治愈淋病。

六、预防调护

（一）预防

（1）杜绝不洁性生活，提倡性交时使用避孕套。

（2）洁身自爱，注意个人卫生。

（二）调护

（1）患病期间禁止性生活，污染物如内裤、浴巾以及其他衣物等应注意消毒，禁止与婴幼儿、儿童同浴。

（2）忌烟酒，忌辛辣刺激性食物，保持会阴部清洁干燥。

主要参考文献

［1］陈康宁，高轲，李荣欣，等. 核酸扩增试验在淋病诊断和治疗中的研究进展［J］. 中国性科学，2018，27（11）：135-138.

［2］陈慧媛，梁景耀，梁晓冬. 淋球菌耐药现况及淋病治疗策略研究进展［J］. 临床皮肤科杂志，2020（1）：58-61.

第二节　非淋菌性尿道炎

非淋菌性尿道炎是指通过性交传染的一种尿道炎，患者在分泌物中查不到淋球菌但常可以查到沙眼衣原体或解脲支原体等。

一、病因病机

（一）西医学认识

1. 流行病学

非淋菌性尿道炎在全世界各地都有发病，在西方国家，非淋菌性尿道炎的发病率已跃居性病首位。近年来非淋菌性尿道炎在我国的发病率逐渐增加，居性病发病率的第三位，仅次于淋病和尖锐湿疣，男性多于女性。

2.病原学

非淋菌性尿道炎 40%~50% 由沙眼衣原体引起，20%~30% 由解脲支原体感染引起，也可能因阴道毛滴虫、白色念珠菌、单纯疱疹病毒或其他微生物引起。沙眼衣原体主要寄生于腺上皮，在细胞内生长繁殖，在其特殊的发育周期中，有始体和原体两种形态，始体呈圆形或卵圆形，原体呈球形，每个发育周期约为 40 个小时。沙眼衣原体对热敏感，56~60 ℃仅能存活5~10 分钟。使用 0.1% 甲醛液和 0.5% 苯酚液可以杀死沙眼衣原体，75% 乙醇杀灭沙眼衣原体的能力很强，半分钟即有效。沙眼衣原体对利福平、四环素类抗生素等均敏感。

支原体广泛分布于自然界，约有 150种，与人类有关的支原体有肺炎支原体、人型支原体、解脲支原体和生殖支原体，肺炎支原体可以引起肺炎，后三者可以引起泌尿生殖道感染。支原体的特点是无细胞壁，形态呈多形性，大小为 0.2~0.3μm，很少超过 1.0μm，支原体对热的抵抗力与细菌相似，但有些支原体抵抗力较差，用苯酚、甲醛液可以轻易将其杀死。支原体对青霉素及头孢菌素不敏感，但对红霉素和四环素类抗生素敏感。

（二）中医学认识

非淋菌性尿道炎相当于中医学"淋证""淋浊""白浊""带下病"的范畴，多因房室不洁感染秽浊之邪，经溺窍或阴户而入，阻滞下焦，蕴结膀胱，化热化火，导致膀胱气化不利，肝经气机不畅，气血瘀阻而致。初期属实，中期虚实夹杂。病位在下焦，与脾、肾、膀胱等脏腑有关。

二、临床诊断

（一）辨病诊断

1.诊断要点

非淋菌性尿道炎的潜伏期一般为 1~3周，平均 10~12 天，好发于性生活活跃的中青年，男性较女性多见。

（1）男性非淋菌性尿道炎　尿道炎的症状较淋病轻，可有尿道刺痒、烧灼感，排尿疼痛，少数有尿频。尿道口轻度红肿，分泌物稀薄，量少，为浆液性或脓性，多需要用手挤压尿道才可见分泌物溢出。晨起尿道口常可见少量黏液性分泌物，在内裤上可见污渍。20%~30% 淋病患者经正规治疗后有上述症状，这可能为并发衣原体或支原体感染。因为衣原体和支原体感染所致的尿道炎潜伏期较淋菌性尿道炎长，所以非淋菌性尿道炎患者症状出现较晚。

（2）女性非特异性生殖道感染　女性生殖道感染者，大都无临床症状，但是携带病原体，常在性伴侣诊断后去医院检查时发现。当母亲有衣原体感染时，35%~50% 的新生儿通过产道时可以发生眼部感染，主要症状为眼部有黏液脓性分泌物，如不及时治疗可转变为慢性。

（3）并发症　本病不治疗或治疗不及时，可以出现多种并发症。男性常并发附睾炎、前列腺炎、精囊炎等，女性常并发盆腔炎、前庭大腺炎、直肠炎、肛周炎等。感染衣原体或支原体后，男性的精子数量及质量会有不同程度的影响，女性患盆腔炎若继发输卵管阻塞可以导致不孕症。

2.相关检查

（1）衣原体检查　直接免疫荧光抗体法抗体。以荧光物质标记特异衣原体单克隆抗体检查标本中有无衣原体，敏感性和特异性分别为 80%、95%。细胞培养是诊断和鉴定沙眼衣原体的金标准，敏感性和特异性均较高。

（2）支原体检查　直接免疫荧光抗体法可以检测标本中的抗原，也可采用培养方法进行支原体的鉴定，并可同时进行药敏试验。值得注意的是，正常人，尤其是女性宫颈中常可查到支原体，因而对支原体培养阳性者，还应结合病史及临床表现进行分析判断，决定是否需要给予治疗。

（二）辨证诊断

1. 湿热下注

（1）临床证候　尿道口轻度红肿，有浆液或黏液性分泌物，尿道刺痒，可有尿频，尿急，尿痛，血尿，外阴痛，舌红，苔黄腻，脉滑数。

（2）辨证要点　尿道刺痒，伴尿频，尿急，舌红，苔黄腻，脉滑数。

2. 肝经湿毒

（1）临床证候　小便涩滞，淋漓不畅，余沥不尽，胁腹胀痛，下腹部坠胀不适，尿道内有烧灼感，尿痛较剧，血尿较频，舌红少苔或薄苔，脉细。

（2）辨证要点　尿道内有烧灼感，小便淋漓不尽，舌红少苔，脉细。

3. 脾肾亏虚

（1）临床证候　病程较长，复发次数较频，有尿频，血尿，尿道口有浆液或黏液性分泌物，伴有口干自汗，腰膝酸软，精神倦怠，下腹部坠胀不适，舌质淡、苔薄白，脉沉细无力。

（2）辨证要点　反复尿频，血尿，腰膝酸软，舌质淡，苔薄白，脉沉细无力。

三、鉴别诊断

（一）西医学鉴别诊断

本病需要与淋菌性尿道炎鉴别，淋病潜伏期较短，一般为2~3天，而非淋菌性尿道炎则为1~3周或更长。淋病可偶见低热等全身症状，多有排尿困难，非淋菌性尿道炎一般无全身症状，可有轻度排尿困难。淋病分泌物量多，呈脓性，非淋菌性尿道炎分泌物量少，常呈稀薄黏液状，经组织细胞培养可以明确致病菌。

（二）中医学鉴别诊断

本病需要与膏淋鉴别。膏淋可表现为尿频，尿急，尿道灼热、刺痛不适，但小便多表现为浑浊如米泔水或滑腻如脂膏，尿常规及分泌物培养可进一步明确鉴别。

四、临床治疗

（一）提高临床疗效的要素

（1）详细询问病史及治疗的经过，找出病因，及时治疗。

（2）耐心地向患者解释疾病的病因病机，消除患者的疑虑，让患者对自身疾病有一个正确的认识，积极配合治疗。

（3）辨证要准确，用药要恰当。

（二）辨病治疗

1. 尿道炎或宫颈炎

（1）多西环素100mg口服，每日2次，连续服用7~10天。

（2）阿奇霉素单次口服1000mg。

（3）氧氟沙星300mg口服，每日2次，连续7天。

（4）红霉素500mg口服，每日4次，连续7天。

（5）四环素100mg，口服，每天2次，连续10天。

2. 妊娠期妇女

红霉素500mg，口服，每日4次，连续7天，或250mg，口服，每日4次，连续14天。

3. 复发性非淋菌性尿道炎

甲硝唑2g单次口服，加红霉素500mg，口服，每日4次，连续7天。

（三）辨证治疗

辨证论治

（1）湿热下注

治法：清热利湿。

方药：八正散加减。木通，车前子，萹蓄，瞿麦，山栀子，甘草，滑石，乌药，荆芥。

加减：大便秘结者加生大黄；湿热伤阴者加生地黄、知母。

（2）肝经湿毒

治法：清利湿热，解毒祛湿。

方药：龙胆泻肝汤加减。栀子，龙胆草，黄芩，柴胡，甘草，生地黄，当归，车前子，泽泻。

加减：高热者加石膏、犀角；食滞者加枳壳；痒甚者加白鲜皮。

（3）脾肾亏虚

治法：补肾健脾益肾。

方药：四君子汤合六味地黄汤加减。生地黄，牡丹皮，山药，山茱萸，地骨皮，知母，黄柏，党参，白术，茯苓，甘草。

加减：面色萎黄泛白者加附子、肉桂。

五、预后转归

本病患者及时正规治疗可以痊愈。如治疗不及时或不彻底，可产生如不育、异位妊娠、盆腔炎、尿道狭窄等并发症。因此，应抓紧时机在急性期彻底治愈。

六、预防调护

（一）预防

（1）杜绝不洁性生活，提倡性交时使用避孕套。

（2）洁身自爱，注意个人卫生。

（二）调护

（1）患病期间禁止性生活，污染物如内裤、浴巾以及其他衣物等应注意消毒，禁止与婴幼儿、儿童同浴。

（2）忌烟酒。忌辛辣刺激性食物，保持会阴部清洁干燥。

主要参考文献

［1］刘全忠，秦蓓．非淋菌性尿道炎病原体致病性的研究进展［J］．皮肤性病诊疗学杂志，2017（3）：147-150.

［2］刘磊．中西医结合治疗男性非淋菌性尿道炎63例疗效探讨［J］．中国现代药物应用，2016，10（10）：179-180.

第三节　尖锐湿疣

尖锐湿疣是由人乳头状瘤病毒引起的一种良性赘生物，其临床特点是在皮肤黏膜交界处，尤其是外阴、肛周出现淡红色或灰色赘生物。本病主要通过性接触传染。

一、病因病机

（一）西医学认识

1. 流行病学

本病是常见性病之一。尖锐湿疣在我国的发病率仅次于淋病。本病高发于性生活活跃人群，以20~34岁发病率最高，男女均可发生。

2. 病原学

尖锐湿疣是人乳头状瘤病毒引起。人乳头状瘤病毒的唯一宿主是人类，实验动物包括鼠、兔等均不能被感染。

（二）中医学认识

本病又称生殖器疣、性病疣，属于中医"臊疣"的范畴。

患者素有肝胆湿热，复因恣情纵欲，交媾不洁而感邪毒，湿热蕴结下焦，浸溃于二阴皮肤黏膜而成，或邪毒直中肝经，随肝经下注阴器而致，或过食肥甘酒醇，内生湿热，注于肛周会阴，复染疣毒，热毒互结，蕴于肌肤，凝滞气血，聚成疣疮。

若治疗不当，反复发作，湿气困脾，或劳累过度，房事不洁，均可导致脾气亏虚，运化失司，不能化湿行水，湿毒难去，缠绵难愈，反复发作。

二、临床诊断

（一）辨病诊断

1. 诊断要点

患者发病前多有不洁性交史或配偶感染史，潜伏期在1~8个月不等，平均3个月。常见发病位置如下。

（1）男性尿道口　虽然男性尿道口不是尖锐湿疣的好发部位，但治疗困难，且易复发。临床表现为尿道口有疣赘生物，表面光滑，可呈乳头状，颜色潮红，表面湿润，检查时需将尿道口黏膜充分暴露，方能见到疣体，有时病毒可沿尿道逆行而上，造成尿路感染，此时需要做尿道镜检查。

（2）女性宫颈　宫颈口上皮是从阴道复层扁平上皮向宫颈管柱状上皮相移行的部分，不是尖锐湿疣的好发部位，一般是被人乳头状瘤病毒16型和18型所感染。大量证据表明，人乳头状瘤病毒感染与生殖器癌，尤其是女性宫颈癌有明确的关系。

（3）肛门周围　肛周皮肤多皱褶，且行走时多摩擦，尖锐湿疣常常多发于肛门周围。初起时为多个丘疹，之后呈疣赘状生长，大的可呈菜花状，也有扁平状、乳头状。因继发感染，所以分泌物常有难闻的臭味。发生在男性肛周的，应注意询问是否有同性肛交史。

（4）口唇及咽部黏膜　尖锐湿疣可发生在口、唇、口腔及咽喉部黏膜上皮，表现为较小、潮红、柔软、乳头状的疣状赘生物，常见于口交者。

2. 相关检查

（1）醋酸试验　是指上皮细胞已经受到人乳头状瘤病毒感染，但尚未出现肉眼可见的变化。亚临床感染可以用醋酸试验清晰地显示出来。其方法是使用3%~5%醋酸溶液浸润的纱布包绕或敷贴在可疑的皮肤或黏膜表面，3~5分钟后揭去，典型的尖锐湿疣表面呈现白色，而亚临床感染则表现为白色的斑块或斑点。醋酸试验对辨认早期的尖锐湿疣及亚临床感染是一个简单易行的方法。

（2）组织病理学检查　典型的尖锐湿疣镜下表现为乳头状增生，棘层肥厚，表面有轻度角化亢进及角化不全。在棘细胞层及颗粒层内可见细胞质空泡化，细胞体较大，有一个圆形深染的核，核周空泡化、淡染，在核膜与浆膜间有丝状物相连，使细胞看起来呈猫眼状。细胞质空泡化是尖锐湿疣的特征性表现，在棘细胞中，上层更为明显。

（3）阴道镜检查　阴道镜是特殊的放大镜，主要用于观察宫颈、阴道部的黏膜。阴道镜可将宫颈表面放大20~40倍，对诊断宫颈上皮亚临床感染、发现癌前病变有很大帮助。

（4）细胞学检查　主要用于检查女性阴道或宫颈上皮有无人乳头状瘤病毒感染，在被检部位刮取细胞并涂于玻片上，以95%酒精固定，常用巴氏染色，镜下所见分为五级。Ⅰ级，正常；Ⅱ级，炎症；Ⅲ级，可疑癌；Ⅳ级，高度可疑癌；Ⅴ级，癌症。Ⅱ级又可以分为Ⅱa及Ⅱb，Ⅱa涂片中可见炎症细胞，Ⅱb涂片中除炎症细胞外还含有少许轻度核异质细胞。

（5）免疫组化方法　为确定是否有人乳头状瘤病毒感染，需用特异性抗人乳头状瘤病毒抗体，做组织化学染色检查，对病原可进行组织学定位。

（二）辨证诊断

1. 肝经湿热

（1）临床证候　菜花样疣体增生，疣体红色或灰色，表面潮湿，易于糜烂，尿赤便结，口苦咽干，舌红，苔黄腻，脉滑数。

（2）辨证要点　菜花样疣体增生，易糜烂，舌红，苔黄腻，脉滑数。

2. 气滞血瘀

（1）临床证候　疣体暗红或暗紫色，表面坚硬，时感会阴部或胸胁部刺痛，舌质紫暗，脉沉涩。

（2）辨证要点　疣体暗红，表面坚硬，舌质暗，脉沉涩。

3. 脾虚湿浊

（1）临床证候　湿疣反复发作，疣体淡或灰色，或有渗液，神疲乏力，便溏，舌质淡，苔白腻，脉濡数。

（2）辨证要点　湿疣反复发作，神疲乏力，舌质淡，苔白腻，脉濡数。

4. 肝肾亏虚

（1）临床证候　疣体色红，腰膝酸软，头目眩晕，盗汗遗精，小便色黄量少，大便干燥，舌红，苔少，脉细数。

（2）辨证要点　疣体色红，腰膝酸软，舌红，苔少，脉细数。

三、鉴别诊断

西医学鉴别诊断

1. 扁平湿疣

这是二期梅毒的特征性临床表现，肛周或外阴部存在扁平的丘疹，表面湿润，约 0.5cm 大小，无蒂，表面不呈乳头状或颗粒状。患者的躯干部及掌、跖部可见皮疹。梅毒血清试验阳性，将扁平湿疣表面的分泌物印片置于暗视野显微镜下检查，可见到很多活动的梅毒螺旋体。根据醋酸试验和组织病理学检查可明确诊断与鉴别。

2. 阴茎珍珠样丘疹

阴茎珍珠样丘疹发生在冠状沟，为皮色或淡红色针头大小柔软的小丘疹，表面光滑。沿冠状沟排列成 1 行或 2 行。醋酸试验阴性，如不能确诊可定期随访，阴茎珍珠样丘疹的形状大小不会发生变化。尖锐湿疣临床表现为尿道口有疣赘生物，表面可以是光滑的也可呈乳头状，颜色潮红，表面湿润，检查时需将尿道口黏膜充分暴露，方能见到疣体。根据突起物的外观及出现位置可明确诊断和鉴别。

3. 女阴假性湿疣

女阴假性湿疣发生在小阴唇的内侧面，多数为淡红色丘疹，分布均匀，呈鱼子状，根据组织病理学检查可明确诊断和鉴别。

四、临床治疗

（一）提高临床疗效的要素

（1）治疗时以外治为主，内治为辅。

（2）结合辨证论治，调节机体的免疫功能，提高疗效，降低复发率。

（二）辨病治疗

尖锐湿疣的治疗方法很多，包括外用药、冷冻、激光、电灼、系统治疗等，应视具体病变的大小、部位、数量及患者的全身情况来定。

1. 外用药物

（1）0.5% 鬼臼毒素酊　对于数量少，疣体小，单个疣体直径＜2cm 的尖锐湿疣疗效较好。应用该药时，应向患者仔细说明使用方法，将药液涂于疣体上，每日 2 次，连续 3 天为 1 个疗程，如果疣体没有脱落，则在停药 4 天后做第 2 疗程治疗，可连续用药 3 个疗程。不良反应主要是局部疼痛、红肿，没有发现全身性不良反应，孕妇禁用。对于包皮过长的患者，外用 0.5% 鬼臼毒素酊后，局部红肿常较明显，个别患者包皮及阴茎可高度水肿，此时应暂停用药，并用生理盐水做湿敷。

（2）10%~25% 足叶草酯酊　本药毒性较大，大面积使用可能会产生全身性的毒性反应，每次药量不应超过 0.5ml，1~4 小时后将药液洗去。孕妇禁用。

（3）三氯乙酸溶液　本溶液是一个化学腐蚀剂，应当由有经验的医护人员使用，不宜交给患者本人使用。使用时将药液直接涂于皮损上，如疣体没有被腐蚀脱落，则 1 周后才能重复使用。用药时应注意保护周围正常皮肤，以免受伤。

（4）干扰素　局部外用干扰素，通过刺激 T 细胞及抑制病毒起到治疗效果，对小的尖锐湿疣有一定效果，外用时局部不会出现红肿、疼痛等不良反应，但起效较慢，需连续外用 4~6 周。

（5）5% 咪喹莫特乳膏　外用免疫调节剂，通过刺激局部产生干扰素及其他细胞因子而起作用。优点是药物无刺激性，局部不会出现红肿、疼痛等不良反应，但是起效较慢，需要连续外用 4~6 周以上。

2. 物理疗法

（1）液氮冷冻　利用液氮挥发时产生的低温，作用于病变组织，使之发生坏死从而达到治疗目的。对小的尖锐湿疣损害，一般采用棉签法，用棉签浸蘸液氮后，稍加压放置于皮损上数秒钟，如此反复多次。对大的损害，可采用特制的冷冻器或用棉球浸蘸液氮后，压于患处，如此反复数次，每周 1 次，一般需数次治疗。

（2）二氧化碳激光　是治疗尖锐湿疣的一个有效手段。适用于疣体较小的患者，在女性宫颈口、男性尿道口的尖锐湿疣难以使用外用药，可采用二氧化碳激光治疗。

（3）电灼　适用于有蒂、大的尖锐湿疣。当尖锐湿疣呈菜花状生长时，基底常形成蒂，此时可先以电灼法在蒂部做切割，再采用冷冻、激光或药物等治疗。

（4）光动力学治疗　将光敏物涂于患处，数小时后照射激光，由于激光选择性地被摄取了光敏物的细胞吸收，所以仅对感染了人乳头状瘤病毒的细胞起到破坏作用，该方法损伤小，适用于尿道口的尖锐湿疣。

3. 手术

大的尖锐湿疣需要用手术方法将疣的主体切除，待伤口愈合后采用局部用药或冷冻等方法治疗。有的患者包皮过长，在包皮上有很多尖锐湿疣损害，建议做包皮环切术。

（三）辨证治疗

1. 辨证论治

（1）肝经湿热

治法：清热泻火，利湿化浊。

方药：龙胆泻肝汤加减。龙胆草，黄芩，山栀子，泽泻，木通，车前子，当归，生地黄，柴胡，生甘草。

加减：渗液较多者加薏苡仁，败酱草。

（2）气滞血瘀

治法：行气活血，化瘀消疣。

方药：桃红四物汤加减。桃仁，红花，当归，白芍，川芎，熟地黄，蒲公英，党参，延胡索，甘草。

加减：疣硬难消者加穿山甲、丝瓜络；会阴部刺痛明显者加炒三棱、赤芍、牛膝。

（3）脾虚湿浊

治法：益气健脾，化湿消浊。

方药：除湿胃苓汤加减。炒苍术，炒厚朴，陈皮，猪苓，泽泻，赤茯苓，炒白术，滑石，防风，山栀子，木通，肉桂，生甘草。

加减：神疲乏力者加党参、黄芪。

（4）肝肾亏虚

治法：滋肾养肝，柔筋消疣。

方药：六味地黄汤加减。熟地黄，山茱萸，山药，牡丹皮，泽泻，茯苓。

加减：尿赤者加黄连、黄柏、土茯苓。

2.外治疗法

（1）熏洗法 取板蓝根、山豆根、木贼、香附、白矾、皂矾、侧柏叶、生薏苡仁，煎水先熏后洗，每日 1~2 次。

（2）点涂法 用鸦胆子仁捣烂涂敷，或鸦胆子油点涂患处后包扎，3~5 天换药一次。应注意保护周围正常皮肤，适用于疣体小而少者。

五、预后转归

尖锐湿疣的预后一般良好，虽然治疗后复发率较高，但经过正确处理最终可达临床治愈。

六、预防调护

（一）预防

（1）杜绝不洁性生活，提倡性交时使用避孕套。

（2）洁身自爱，注意个人卫生。

（二）调护

（1）治疗期间严禁性生活，劝说其性伴侣同时接受检查治疗，避免不洁性生活。

（2）忌烟酒，忌辛辣刺激性食物，保持会阴部清洁干燥。

主要参考文献

［1］任俊杰，刘丽. 活血祛疣汤联合他咪唑莫特软膏在尖锐湿疣治疗中的应用效果及其对性功能的影响［J］. 中国性科学，2019，28（4），110-112.

［2］周慧萍，罗新霓，周建丽，等. 中医内外用药联合激光治疗吸食冰毒患者合并尖锐湿疣的临床研究［J］. 中国药物滥用防治杂志，2019，25（3），145-146.

第四节　生殖器疱疹

生殖器疱疹为性传播的疾病之一，由单纯疱疹病毒侵犯生殖器部位皮肤和黏膜引起的炎症性疾病。本病特点是局部出现群集小疱，糜烂，自觉灼痛，主要通过性接触传播，本病属中医"阴部热疮""阴疮""阴疳"范畴。

一、病因病机

（一）西医学认识

1.流行病学

近 20 年来，世界各地的生殖器疱疹感染者明显增加，呈逐年递增趋势，在我国以东南沿海省份发病率较高。

2.病原学

生殖器疱疹 85%~90% 由单纯疱病毒 2 型引起，患者多与疱疹病毒感染者直接接触，单纯疱病毒经过皮肤黏膜轻微的擦伤或裂口侵入上皮细胞，并在其中复制、繁殖，引起细胞坏死，引发炎症细胞的浸润，并刺激机体的免疫反应。侵入机体的病毒沿外周感觉神经向上进入脊神经节，建立潜伏感染。当受到某些因素的激发，病毒沿外周围神经下行至皮肤和黏膜，引起复发。

（二）中医学认识

本病发于外阴，病在下焦，与肝脾肾关系密切。男女之间不洁的性生活是引起生殖器疱疹最直接的原因。由于房事不洁，外阴皮肤黏膜腠理疏松或破损，淫毒之邪乘虚而入，蕴于前阴，郁久化热化火，以致出现水泡、糜烂和灼热疼痛，注于后阴则大便不爽。

二、临床诊断

（一）辨病诊断

1. 诊断要点

（1）原发性生殖器疱疹　患者既往无单纯疱疹病毒感染的病史，血清中无单纯疱疹病毒抗体，在感染单纯疱疹病毒后，临床表现最重。患者与有活动性单纯疱疹病毒损害的患者发生性接触后发病，潜伏期3~14天，平均在6天。本病首先出现在外阴部，男性好发于阴茎头、冠状沟、包皮、阴茎，女性好发于外阴、宫颈、肛周及臀部。可见粟粒状大丘疹、水疱，可以彼此融合成片，2~4天后破溃成为糜烂或浅溃疡，自觉瘙痒、灼痛。损害侵及尿道时，患者会出现尿痛、排尿困难、尿道口有黏液性分泌物等症状。侵及宫颈时，会有宫颈糜烂、白带增多等症状。患者可有腹股沟淋巴结肿大，但不会发生化脓及破溃。发病1周内不时有新皮疹出现，7~10天时皮疹达到高峰，之后逐渐消退结痂，一般需要18~21天皮疹才能完全消退。部分患者在发病的第1周可出现发热、头痛、恶心、畏光，颈部僵直等。

（2）复发性生殖器疱疹　原发性生殖器疱疹皮疹消退后，约有60%的患者会在半年至1年内复发。复发前数小时至1~2天，局部常有不适症状，如灼热、感觉异常或刺痛等。患者的外阴部出现丘疹、水疱，与原发性生殖器疱疹相比损害较局限，数量亦少。皮损破溃后呈点状糜烂或浅溃疡，一般4~5天后结痂，10天左右皮损痊愈，患者腹股沟淋巴结不肿大，亦可能不出现全身症状。

（3）亚临床感染　是指无生殖器疱疹临床表现的单纯疱疹病毒感染者。实际上单纯疱疹病毒阳性者大多数没有出现过可辨识的生殖器疱疹损害，仅20%有典型损害，还有20%为无症状的亚临床感染。对原发性生殖器疱疹的女性患者做定期随访，取宫颈分泌物做病毒培养，经常出现阳性结果，这说明虽然临床上无生殖器疱疹的表现，但单纯疱疹病毒却寄居在宫颈上皮细胞内，并且不断脱落下来。这种处于亚临床感染的病毒携带者是本病的重要传染源。

2. 相关检查

（1）病毒培养　自疱疹底部取材，女性还可从宫颈部位取材，做病毒培养，此法敏感性较高，结果特异性高，是本病诊断的金标准。

（2）细胞学检查　巴氏涂片。用窥阴器暴露宫颈后，刮片在宫颈口取材涂片后做巴氏染色，检查多核巨细胞。细胞学检查的敏感性低，为培养法的40%~50%，若结果为阳性有助于诊断，但结果阴性也不能否定诊断。

（3）检测血清抗体　适用于无症状携带者。

（二）辨证诊断

1. 肝经湿热

（1）临床证候　生殖器部位出现群集小疱，糜烂或溃疡，甚至出现脓疱，伴痒和疼痛，口干，口苦，小便黄，大便秘结，或腹股沟淋巴结肿痛，舌质红，苔黄腻，脉弦数。

（2）辨证要点　生殖器部位出现群集小疱，舌红，苔黄，脉弦数。

2. 阴虚邪恋

（1）临床证候　生殖器部位出现水疱，糜烂或溃疡，日久不愈，遇劳复发，伴神疲乏力，腰膝酸软，心烦口干，五心烦热，失眠多梦，舌质红，苔少或薄腻，脉弦细数。

（2）辨证要点　生殖器部位出现水疱，伴神疲乏力，舌质红，苔少或薄腻，脉弦细数。

三、鉴别诊断

西医学鉴别诊断

1. 硬下疳

硬下疳由梅毒螺旋体感染导致，症见圆形单发溃疡，常为单发，基底触诊如软骨样硬度，无压痛亦无自觉疼痛，溃疡面分泌物涂片以暗视野显微镜检查可见大量活动的梅毒螺旋体，叫资鉴别。

2. 白塞病

白塞病可见生殖器部位出现多个溃疡，常复发，经常与生殖器疱疹混淆。但白塞病还有口腔溃疡、角膜溃疡等损害，不难鉴别。

四、临床治疗

（一）提高临床疗效的要素

（1）治疗应内外结合提高疗效。

（2）结合辨证论治，调节机体的免疫功能，降低复发率。

（二）辨病治疗

1. 抗病毒治疗

阿昔洛韦、伐昔洛韦和泛昔洛韦这3种药物都能选择性地抑制单纯疱疹病毒DNA的合成，阻止病毒复制。用它们治疗生殖器疱疹可以减轻症状，缩短病程，减少排毒，长期服用可以减少复发，减轻复发症状，不良反应少而轻，是治疗生殖器疱疹有效而安全的药物。①阿昔洛韦400mg，口服，1天3次，服用7~10天。②伐昔洛韦300mg，口服，1天2次，服用7~10天。③泛昔洛韦250mg，口服，1天3次，服用7~10天。如10天后皮损未完全愈合，可延长疗程。

2. 心理治疗

由于本病容易复发，常给患者带来烦恼和焦虑，应耐心、细致地对患者进行心理治疗，鼓励患者积极配合治疗。

（三）辨证治疗

1. 辨证论治

（1）肝经湿热

治法：清热利湿，化浊解毒。

方药：龙胆泻肝汤加减。龙胆草，黄芩，山栀子，泽泻，木通，车前子，当归，生地黄，柴胡，生甘草。

加减：口干口苦者加玄参、知母、天花粉；大便秘结者加大黄。

（2）阴虚邪恋

治法：滋阴降火，解毒除湿。

方药：知柏地黄汤加减。熟地黄，山茱萸，生山药，泽泻，茯苓，牡丹皮，知母，黄柏。

加减：神疲乏力、腰膝酸软者加白术、桑寄生、巴戟天；心烦口干、五心烦热者加天冬、麦冬、柴胡；失眠多梦者加酸枣仁、合欢皮、首乌藤等。

2. 外治疗法

（1）保持患处清洁与干燥，皮损处可外涂1%~5%阿昔洛韦软膏或凝胶或3%膦甲酸钠软膏等。

（2）疱疹溃破后的糜烂面，可用紫草油外搽。

五、预后转归

对于初发生殖器疱疹的患者，经治疗后，全身症状消失，皮损消退，局部无疼痛，无感觉异常及淋巴结无肿大，即为临床痊愈。但本病易复发，应积极复诊，减少复发。

六、预防调护

（一）预防

（1）杜绝不洁性生活，提倡性交时使用避孕套。

（2）洁身自爱，注意个人卫生。

（二）调护

（1）治疗期间严禁性生活，劝说其性伴侣同时接受检查治疗，避免不洁性生活。

（2）保持心情舒畅，预防感冒，忌辛辣刺激性食物等。

（3）积极治疗其他疾病，加强营养，增强体质，提高机体的抵抗能力。

主要参考文献

[1] 杨云东，纳猛. 伐昔洛韦联合转移因子及皮下氧治疗复发性生殖器疱疹 [J]. 皮肤病与性病，2014，36（6），356-357.

[2] 吴永慧，门伟伟，周明星，等. 中西医结合治疗男性复发性生殖器疱疹的疗效分析 [J]. 皮肤病与性病，2019，41（1），51-52.

[3] 杨利敏. 中西医结合治疗生殖器疱疹 40 例临床观察 [J]. 皮肤病与性病，2018，40（4），520-521.

[4] 王晨霞，张莉. 泛昔洛韦联合膦甲酸钠对复发性生殖器疱疹患者免疫功能的影响 [J]. 中国中西医结合皮肤性病学杂志，2021，20（1）：44-46.

附

录

临床常用检查参考值

一、血液学检查

指标			标本类型	参考区间
红细胞（RBC）	男			$(4.0\sim5.5)\times10^{12}/L$
	女			$(3.5\sim5.0)\times10^{12}/L$
血红蛋白（Hb）	新生儿			170~200g/L
	成人	男		120~160g/L
		女		110~150g/L
平均红细胞血红蛋白（MCV）				80~100fl
平均红细胞血红蛋白（MCH）				27~34pg
平均红细胞血红蛋白浓度（MCHC）				320~360g/L
红细胞比容（Hct）（温氏法）	男			0.40~0.50L/L
	女			0.37~0.48L/L
红细胞沉降率（ESR）（Westergren 法）	男		全血	0~15mm/h
	女			0~20mm/h
网织红细胞百分数（Ret%）	新生儿			3%~6%
	儿童及成人			0.5%~1.5%
白细胞（WBC）	新生儿			$(15.0\sim20.0)\times10^{9}/L$
	6个月至2岁时			$(11.0\sim12.0)\times10^{9}/L$
	成人			$(4.0\sim10.0)\times10^{9}/L$
白细胞分类计数百分率	嗜中性粒细胞			50%~70%
	嗜酸性粒细胞（EOS%）			0.5%~5%
	嗜碱性粒细胞（BASO%）			0~1%
	淋巴细胞（LYMPH%）			20%~40%
	单核细胞（MONO%）			3%~8%
血小板计数（PLT）				$(100\sim300)\times10^{9}/L$

二、电解质

指标		标本类型	参考区间
二氧化碳结合力（CO_2-CP）	成人	血清	22~31mmol/L
钾（K）			3.5~5.5mmol/L
钠（Na）			135~145mmol/L
氯（Cl）			95~105mmol/L
钙（Ca）			2.25~2.58mmol/L
无机磷（P）			0.97~1.61mmol/L

三、血脂血糖

指标		标本类型	参考区间
血清总胆固醇（TC）	成人	血清	2.9~6.0mmol/L
低密度脂蛋白胆固醇（LDL-C）（沉淀法）			2.07~3.12mmol/L
血清三酰甘油（TG）			0.56~1.70mmol/L
高密度脂蛋白胆固醇（HDL-C）（沉淀法）			0.94~2.0mmol/L
血清磷脂			1.4~2.7mmol/L
α-脂蛋白			男性（517±106）mg/L
			女性（547±125）mg/L
血清总脂			4~7g/L
血糖（空腹）（葡萄糖氧化酶法）			3.9~6.1mmol/L
口服葡萄糖耐量试验服糖后 2 小时血糖			＜7.8mmol/L

四、肝功能检查

指标		标本类型	参考区间
总脂酸		血清	1.9~4.2g/L
胆碱酯酶测定（ChE）（比色法）	乙酰胆碱酯酶（AChE）		80000~120000U/L
	假性胆碱酯酶（PChE）		30000~80000U/L
铜蓝蛋白（成人）			0.2~0.6g/L
丙酮酸（成人）			0.06~0.1mmol/L
酸性磷酸酶（ACP）			0.9~1.90U/L
γ-谷氨酰转移酶（γ-GGT）	男		11~50U/L
	女		7~32U/L

指标			标本类型	参考区间
蛋白质类	蛋白组分	清蛋白（A）	血清	40~55g/L
		球蛋白（G）		20~30g/L
		清蛋白/球蛋白比值		（1.5~2.5）：1
	总蛋白（TP）	新生儿		46.0~70.0g/L
		＞3岁		62.0~76.0g/L
		成人		60.0~80.0g/L
	蛋白电泳（醋酸纤维膜法）	α_1球蛋白		3%~4%
		α_2球蛋白		6%~10%
		β球蛋白		7%~11%
		γ球蛋白		9%~18%
乳酸脱氢酶同工酶（LDiso）（圆盘电泳法）		LD_1		（32.7±4.60）%
		LD_2		（45.1±3.53）%
		LD_3		（18.5±2.96）%
		LD_4		（2.90±0.89）%
		LD_5		（0.85±0.55）%
肌酸激酶（CK）（速率法）		男		50~310U/L
		女		40~200U/L
肌酸激酶同工酶		CK-BB		阴性或微量
		CK-MB		＜0.05（5%）
		CK-MM		0.94~0.96（94%~96%）
		CK-MT		阴性或微量

五、血清学检查

指标	标本类型	参考区间
甲胎蛋白（AFP，αFP）	血清	＜25ng/ml（25μg/L）
小儿（3周~6个月）		＜39ng/ml（39μg/L）
包囊虫病补体结合试验		阴性
嗜异性凝集反应		（0~1）：7
布鲁斯凝集试验		（0~1）：40
冷凝集素试验		（0~1）：10
梅毒补体结合反应		阴性

指标		标本类型	参考区间
补体	总补体活性（CH50）（试管法）	血浆	50~100kU/L
补体经典途径成分	C1q（ELISA 法）	血清	0.18~0.19g/L
	C3（成人）		0.8~1.5g/L
	C4（成人）		0.2~0.6g/L
免疫球蛋白	成人		700~3500mg/L
IgD（ELISA 法）	成人		0.6~1.2mg/L
IgE（ELISA 法）			0.1~0.9mg/L
IgG	成人		7~16.6g/L
IgG/ 白蛋白比值			0.3~0.7
IgG/ 合成率			-9.9~3.3mg/24h
IgM	成人		500~2600mg/L
E- 玫瑰花环形成率		淋巴细胞	0.40~0.70
EAC- 玫瑰花环形成率			0.15~0.30
红斑狼疮细胞（LEC）		全血	阴性
类风湿因子（RF）（乳胶凝集法或浊度分析法）		血清	＜ 20U/ml
外斐反应	OX19		低于 1∶160
Widal 反应（直接凝集法）	O		低于 1∶80
	H		低于 1∶160
	A		低于 1∶80
	B		低于 1∶80
	C		低于 1∶80
结核抗体（TB-G）			阴性
抗酸性核蛋白抗体和抗核糖核蛋白抗体			阴性
抗干燥综合征 A 抗体和抗干燥综合征 B 抗体			阴性
甲状腺胶体和微粒体胶原自身抗体			阴性
骨骼肌自身抗体（ASA）			阴性
乙型肝炎病毒表面抗原（HBsAg）			阴性
乙型肝炎病毒表面抗体（HBsAb）			阴性
乙型肝炎病毒核心抗原（HBcAg）			阴性

指标	标本类型	参考区间
乙型肝炎病毒 e 抗原（HBeAg）	血清	阴性
乙型肝炎病毒 e 抗体（HBeAb）		阴性
免疫扩散法		阴性
植物血凝素皮内试验（PHA）		阴性
平滑肌自身抗体（SMA）		阴性
结核菌素皮内试验（PPD）		阴性

六、骨髓细胞的正常值

指标		标本类型	参考区间
增生程度		骨髓	增生活跃（即成熟红细胞与有核细胞之比约为 20∶1）
粒系细胞分类	原始粒细胞		0~1.8%
	早幼粒细胞		0.4%~3.9%
	中性中幼粒细胞		2.2%~12.2%
	中性晚幼粒细胞		3.5%~13.2%
	中性杆状核粒细胞		16.4%~32.1%
	中性分叶核粒细胞		4.2%~21.2%
	嗜酸性中幼粒细胞		0~1.4%
	嗜酸性晚幼粒细胞		0~1.8%
	嗜酸性杆状核粒细胞		0.2%~3.9%
	嗜酸性分叶核粒细胞		0~4.2%
	嗜碱性中幼粒细胞		0~0.2%
	嗜碱性晚幼粒细胞		0~0.3%
	嗜碱性杆状核粒细胞		0~0.4%
	嗜碱性分叶核粒细胞		0~0.2%
红细胞分类	原始红细胞		0~1.9%
	早幼红细胞		0.2%~2.6%
	中幼红细胞		2.6%~10.7%
	晚幼红细胞		5.2%~17.5%

指标		标本类型	参考区间
淋巴细胞分类	原始淋巴细胞	骨髓	0~0.4%
	幼稚淋巴细胞		0~2.1%
	淋巴细胞		10.7%~43.1%
单核细胞分类	原始单核细胞		0~0.3%
	幼稚单核细胞		0~0.6%
	单核细胞		0~6.2%
浆细胞分类	原始浆细胞		0~0.1%
	幼稚浆细胞		0~0.7%
	浆细胞		0~2.1%
其他细胞	巨核细胞		0~0.3%
	网状细胞		0~1.0%
	内皮细胞		0~0.4%
	吞噬细胞		0~0.4%
	组织嗜碱细胞		0~0.5%
	组织嗜酸细胞		0~0.2%
	脂肪细胞		0~0.1%
分类不明细胞			0~0.1%

七、血小板功能检查

指标		标本类型	参考区间
血小板聚集试验（PAgT）	连续稀释法	血浆	第五管及以上凝聚
	简易法		10~15s 内出现大聚集颗粒
血小板黏附试验（PAdT）	转动法	全血	58%~75%
	玻璃珠法		53.9%~71.1%
血小板第 3 因子		血浆	33~57s

八、凝血机制检查

指标		标本类型	参考区间
凝血活酶生成试验		全血	9~14s
简易凝血活酶生成试验（STGT）			10~14s
凝血酶时间延长的纠正试验		血浆	加甲苯胺蓝后，延长的凝血时间恢复正常或缩短 5s 以上
凝血酶原时间（PT）		全血	30~42s
凝血酶原消耗时间（PCT）	儿童		> 35s
	成人		> 20s
出血时间（BT）		刺皮血	（6.9±2.1）min，超过 9min 为异常
凝血时间（CT）	毛细管法（室温）	全血	3~7min
	玻璃试管法（室温）		4~12min
	塑料管法		10~19min
	硅试管法（37℃）		15~32min
纤维蛋白原（FIB）		血浆	2~4g/L
纤维蛋白原降解产物（PDP）（乳胶凝聚法）			0~5mg/L
活化部分凝血活酶时间（APTT）			30~42s

九、溶血性贫血的检查

指标		标本类型	参考区间
酸化溶血试验（Ham 试验）		全血	阴性
蔗糖水试验			阴性
抗人球蛋白试验（Coombs 试验）	直接法	血清	阴性
	间接法		阴性
游离血红蛋白			< 0.05g/L
红细胞脆性试验	开始溶血	全血	4.2~4.6g/L NaCl 溶液
	完全溶血		2.8~3.4g/L NaCl 溶液
热变性试验（HIT）		Hb 液	< 0.005
异丙醇沉淀试验		全血	30min 内不沉淀
自身溶血试验			阴性
高铁血红蛋白（MetHb）			0.3~1.3g/L
血红蛋白溶解度试验			0.88~1.02

十、其他检查

指标		标本类型	参考区间
溶菌酶（lysozyme）		血清	0~2mg/L
铁（Fe）	男（成人）		10.6~36.7μmol/L
	女（成人）		7.8~32.2μmol/L
铁蛋白（FER）	男（成人）		15~200μg/L
	女（成人）		12~150μg/L
淀粉酶（AMY）（麦芽七糖法）			35~135U/L
		尿	80~300U/L
尿卟啉		24h 尿	0~36nmol/24h
维生素 B_{12}（VitB$_{12}$）		血清	180~914pmol/L
叶酸（FOL）			5.21~20ng/ml

十一、尿液检查

指标			标本类型	参考区间
比重（SG）			尿	1.015~1.025
蛋白定性	磺基水杨酸			阴性
	加热乙酸法			阴性
蛋白定量（PRO）	儿童		24h 尿	< 40mg/24h
	成人			0~80mg/24h
尿沉渣检查	白细胞（LEU）		尿	< 5 个 /HP
	红细胞（RBC）			0~3 个 /HP
	扁平或大圆上皮细胞（EC）			少量 /HP
	透明管型（CAST）			偶见 /HP
尿沉渣 3h 计数	白细胞（WBC）	男	3h 尿	< 7 万 /h
		女		< 14 万 /h
	红细胞（RBC）	男		< 3 万 /h
		女		< 4 万 /h
	管型			0/h

指标			标本类型	参考区间
尿沉渣 12h 计数	白细胞及上皮细胞		12h 尿	< 100 万
	红细胞（RBC）			< 50 万
	透明管型（CAST）			< 5 千
	酸度（pH）			4.5~8.0
中段尿细菌培养计数			尿	< 10^6 菌落 /L
尿胆红素定性				阴性
尿胆素定性				阴性
尿胆原定性（UBG）				阴性或弱阳性
尿胆原定量			24h 尿	0.84~4.2μmol/（L·24h）
肌酐（CREA）	成人	男		7~18mmol/24h
		女		5.3~16mmol/24h
肌酸（creatine）	成人	男		0~304μmol/24h
		女		0~456μmol/24h
尿素氮（BUN）				357~535mmol/24h
尿酸（UA）				2.4~5.9 mmol/24h
氯化物（Cl）	成人	以 Cl⁻ 计		170~255mmol/24h
		以 NaCl 计		170~255mmol/24h
钾（K）	成人			51~102mmol/24h
钠（Na）	成人			130~260mmol/24h
钙（Ca）	成人			2.5~7.5mmol/24h
磷（P）	成人			22~48mmol/24h
氨氮				20~70mmol/24h
淀粉酶（Somogyi 法）			尿	< 1000U/L

十二、肾功能检查

指标			标本类型	参考区间
尿素（UREA）			血清	1.7~8.3mmol/L
尿酸（UA）（成人酶法）	成人	男		150~416μmol/L
		女		89~357μmol/L

指标			标本类型	参考区间
肌酐（CREA）	成人	男	血清	53~106μmol/L
		女		44~97μmol/L
浓缩试验	成人		尿	禁止饮水 12h 内每次尿量 20~25ml，尿比重迅速增至 1.026~1.035
	儿童			至少有一次比重在 1.018 或以上
稀释试验				4h 排出所饮水量的 0.8~1.0，而尿的比重降至 1.003 或以下
尿比重 3 小时试验			尿	最高尿比重应达 1.025 或以上，最低比重达 1.003，白天尿量占 24 小时总尿量的 2/3~3/4
昼夜尿比重试验				最高比重＞1.018，最高与最低比重差≥0.009，夜尿量＜750ml，日尿量与夜尿量之比为（3~4）∶1
酚磺肽（酚红）试验（FH 试验）	静脉滴注法			15min 排出量＞0.25
				120min 排出量＞0.55
	肌内注射法			15min 排出量＞0.25
				120min 排出量＞0.05
内生肌酐清除率（Ccr）	成人		24h 尿	80~120ml/min
	新生儿			40~65ml/min

十三、妇产科妊娠检查

指标			标本类型	参考区间
绒毛膜促性腺激素（hCG）			尿或血清	阴性
绒毛膜促性腺激素（HCG STAT）（快速法）	男（成人）		血清，血浆	无发现
	女（成人）	妊娠 3 周		5.4~7.2IU/L
		妊娠 4 周		10.2~708IU/L
		妊娠 7 周		4059~153767IU/L
		妊娠 10 周		44186~170409IU/L
		妊娠 12 周		27107~201615IU/L
		妊娠 14 月		24302~93646IU/L
		妊娠 15 周		12540~69747IU/L
		妊娠 16 周		8904~55332IU/L
		妊娠 17 周		8240~51793IU/L
		妊娠 18 周		9649~55271IU/L

十四、粪便检查

指标	标本类型	参考区间
胆红素（IBL）	粪便	阴性
氮总量		< 1.7g/24h
蛋白质定量（PRO）		极少
粪胆素		阳性
粪胆原定量	粪便	68~473μmol/24h
粪重量		100~300g/24h
细胞		上皮细胞或白细胞偶见 /HP
潜血		阴性

十五、胃液分析

指标		标本类型	参考区间
胃液分泌总量（空腹）		胃液	1.5~2.5L/24h
胃液酸度（pH）			0.9~1.8
五肽胃泌素胃液分析	空腹胃液量		0.01~0.10L
	空腹排酸量		0~5mmol/h
	最大排酸量		3~23mmol/L
细胞			白细胞和上皮细胞少量
细菌			阴性
性状			清晰无色，有轻度酸味含少量黏液
潜血			阴性
乳酸（LACT）			阴性

十六、脑脊液检查

指标		标本类型	参考区间
压力（卧位）	成人	脑脊液	80~180mmH$_2$O
	儿童		40~100mmH$_2$O
性状			无色或淡黄色
细胞计数			（0~8）×10^6/L（成人）
葡萄糖（GLU）			2.5~4.4mmol/L
蛋白定性（PRO）			阴性

指标		标本类型	参考区间
蛋白定量（腰椎穿刺）			0.2~0.4g/L
氯化物（以氯化钠计）	成人	脑脊液	120~130mmol/L
	儿童		111~123mmol/L
细菌			阴性

十七、内分泌腺体功能检查

指标			标本类型	参考区间
血促甲状腺激素（TSH）（放免法）				2~10mU/L
促甲状腺激素释放激素（TRH）			血清	14~168pmol/L
促卵泡成熟激素（FSH）	男			3~25mU/L
	女	卵泡期	24h尿	5~20IU/24h
		排卵期		15~16IU/24h
		黄体期		5~15IU/24h
		月经期		50~100IU/24h
促卵泡成熟激素（FSH）	男			1.27~19.26IU/L
	女	卵泡期	血清	3.85~8.78IU/L
		排卵期		4.54~22.51IU/L
		黄体期		1.79~5.12IU/L
		绝经期		16.74~113.59IU/L
促肾上腺皮质激素（ACTH）	上午8:00		血浆	25~100ng/L
	下午18:00			10~80ng/L
催乳激素（PRL）	男			2.64~13.13μg/L
	女	绝经前（＜50岁）		3.34~26.72μg/L
		黄体期（＞50岁）		2.74~19.64μg/L
黄体生成素（LH）	男		血清	1.24~8.62IU/L
	女	卵泡期		2.12~10.89IU/L
		排卵期		19.18~103.03IU/L
		黄体期		1.2~12.86IU/L
		绝经期		10.87~58.64IU/L

指标			标本类型	参考区间
抗利尿激素（ADH）（放免）			血浆	1.4~5.6pmol/L
生长激素（GH）（放免法）	成人	男	血清	< 2.0μg/L
		女		< 10.0μg/L
	儿童			< 20.0μg/L
反三碘甲腺原氨酸（rT₃）（放免法）				0.2~0.8nmol/L
基础代谢率（BMR）			—	-0.10~+0.10（-10%~+10%）
甲状旁腺激素（PTH）（免疫化学发光法）			血浆	12~88ng/L
甲状腺 ¹³¹I 吸收率	3h ¹³¹I 吸收率		—	5.7%~24.5%
	24h ¹³¹I 吸收率		—	15.1%~47.1%
总三碘甲腺原氨酸（TT₃）			血清	1.6~3.0nmol/L
血游离三碘甲腺原氨酸（FT₃）				6.0~11.4pmol/L
总甲状腺素（TT₄）				65~155nmol/L
游离甲状腺素（FT₄）（放免法）				10.3~25.7pmol/L
儿茶酚胺总量			24h 尿	71.0~229.5nmol/24h
香草扁桃酸	成人			5~45μmol/24h
游离儿茶酚胺	多巴胺		血浆	血浆中很少被检测到
	去甲肾上腺素（NE）			0.177~2.36pmol/L
	肾上腺素（AD）			0.164~0.546pmol/L
血皮质醇总量	上午 8:00			140~630nmol/L
	下午 16:00			80~410nmol/L
5- 羟吲哚乙酸（5-HIAA）	定性		新鲜尿	阴性
	定量		24h 尿	10.5~42μmol/24h
尿醛固酮（ALD）				普通饮食：9.4~35.2nmol/24h
血醛固酮（ALD）	普通饮食（早6时）	卧位	血浆	（238.6±104.0）pmol/L
		立位		（418.9±245.0）pmol/L
	低钠饮食	卧位		（646.6±333.4）pmol/L
		立位		（945.6±491.0）pmol/L
肾小管磷重吸收率			血清/尿	0.84~0.96
肾素	普通饮食	立位	血浆	0.30~1.90ng/（ml·h）
		卧位		0.05~0.79ng/（ml·h）
	低钠饮食	卧位		1.14~6.13ng/（ml·h）

指标			标本类型	参考区间
17- 生酮类固醇	成人	男	24h 尿	34.7~69.4μmol/24h
		女		17.5~52.5μmol/24h
17- 酮类固醇总量（17-KS）	成人	男		34.7~69.4μmol/24h
		女		17.5~52.5μmol/24h
血管紧张素Ⅱ（AT-Ⅱ）		立位	血浆	10~99ng/L
		卧位		9~39ng/L
血清素（5- 羟色胺）（5-HT）			血清	0.22~2.06μmol/L
游离皮质醇			尿	36~137μg/24h
（肠）促胰液素			血清、血浆	（4.4±0.38）mg/L
胰高血糖素	空腹		血浆	空腹：17.2~31.6pmol/L
葡萄糖耐量试验（OGTT）	口服法	空腹	血清	3.9~6.1mmol/L
		60min		7.8~9.0mmol/L
		120min		＜ 7.8mmol/L
		180min		3.9~6.1mmol/L
C 肽（C-P）	空腹			1.1~5.0ng/ml
胃泌素			血浆空腹	15~105ng/L

十八、肺功能

指标		参考区间
潮气量（TC）	成人	500ml
深吸气量（IC）	男性	2600ml
	女性	1900ml
补呼气容积（ERV）	男性	910ml
	女性	560ml
肺活量（VC）	男性	3470ml
	女性	2440ml
功能残气量（FRC）	男性	（2270±809）ml
	女性	（1858±552）ml
残气容积（RV）	男性	（1380±631）ml
	女性	（1301±486）ml

指标		参考区间
静息通气量（VE）	男性	（6663±200）ml/min
	女性	（4217±160）ml/min
最大通气量（MVV）	男性	（104±2.71）L/min
	女性	（82.5±2.17）L/min
肺泡通气量（VA）		4L/min
肺血流量		5L/min
通气/血流（V/Q）比值		0.8
无效腔气/潮气容积（VD/VT）		0.3~0.4
弥散功能（CO吸入法）		198.5~276.9ml/（kPa·min）
气道阻力		1~3cmH$_2$O/（L·s）

十九、前列腺液及前列腺素

指标			标本类型	参考区间
性状			前列腺液	淡乳白色，半透明，稀薄液状
细胞	白细胞（WBC）			＜10个/HP
	红细胞（RBC）			＜5个/HP
	上皮细胞			少量
淀粉样小体				老年人易见到，约为白细胞的10倍
卵磷脂小体				多量，或可布满视野
量				数滴至1ml
前列腺素（PG）（放射免疫法）	PGA	男	血清	13.3±2.8nmol/L
		女		11.5±2.1nmol/L
	PGE	男		4.0±0.77nmol/L
		女		3.3±0.38nmol/L
	PGF	男		0.8±0.16nmol/L
		女		1.6±0.36nmol/L

二十、精液

指标	标本类型	参考区间
白细胞	精液	＜ 5 个 /HP
活动精子百分率		射精后 30~60min 内精子活动率为 80%~90%，至少＞ 60%
精子数		39×10^6/ 次
正常形态精子		＞ 4%
量		每次 1.5~6.0ml
黏稠度		呈胶冻状，30min 后完全液化呈半透明状
色		灰白色或乳白色，久未排精液者可为淡黄色
酸碱度（pH）		7.2~8.0

《当代中医专科专病诊疗大系》
参 编 单 位

总主编单位

开封市中医院 　　　　　　　　　　广州中医药大学第一附属医院

海南省中医院 　　　　　　　　　　广东省中医院

河南中医药大学 　　　　　　　　　四川省第二中医医院

执行总主编单位

首都医科大学附属北京中医医院 　　北京中医药大学深圳医院（龙岗）

中国中医科学院广安门医院 　　　　北京中医药大学

安阳职业技术学院 　　　　　　　　云南省中医医院

常务副总主编单位

中国中医科学院西苑医院 　　　　　沈阳药科大学

吉林省辽源市中医院 　　　　　　　中国中医科学院望京医院

江苏省中西医结合医院 　　　　　　河南中医药大学第一附属医院

中国中医科学院眼科医院 　　　　　山东中医药大学第二附属医院

北京中医药大学东方医院 　　　　　四川省中医药科学院中医研究所

山西省中医院 　　　　　　　　　　北京中医药大学厦门医院

副总主编单位

辽宁中医药大学附属第二医院 　　　包头市蒙医中医医院

河南大学中医院 　　　　　　　　　重庆中医药学院

浙江中医药大学附属第三医院 　　　天水市中医医院

新疆哈密市中医院（维吾尔医医院）　中国中医科学院西苑医院济宁医院

河南省中医糖尿病医院 　　　　　　黄冈市中医医院

贵州中医药大学

广西中医药大学第一附属医院

辽宁中医药大学第一附属医院

南京中医药大学

三亚市中医院

辽宁中医药大学

辽宁省中医药科学院

青海大学

黑龙江省中医药科学院

湖北中医药大学附属医院

湖北省中医院

安徽中医药大学第一附属医院

汝州市中西医结合医院

湖南中医药大学附属醴陵医院

湖南医药学院

湖南中医药大学

咸宁市中医医院

中国中医科学院

南阳理工学院张仲景国医国药学院

长垣中西医结合医院

成都中医药大学附属医院

成都中医药大学第二附属医院

兰州市中医医院

扬州市中医院

高安市中医医院

馆陶县中医医院

江西中医药大学

辽宁中医药大学附属第三医院

盐城市中医院

河南省人民医院

云南中医药大学

常务编委单位
（按首字拼音排序）

安钢职工总医院

安徽中医药大学第二附属医院

安阳市中西医结合医院

安阳市中医院

安阳市肿瘤医院

百色市中医医院

北海市中医医院

北京市昌平区中西医结合医院

北京市平谷区中医医院

北京中医药大学第三附属医院

澄迈县中医院

赤水市中医医院

重庆市北碚区中医院

重庆市中医院

重庆医科大学中医药学院

重庆医药高等专科学校

重庆中医药学院第一临床学院

德江县民族中医医院

防城港市中医医院

福建中医药大学附属康复医院

广西中医药大学

广西中医药大学第一附属医院（仙葫院区）

广元市中医医院

桂林市中医医院

海口市中医医院

河南省骨科医院

河南省洛阳正骨医院

河南省中西医结合儿童医院

河南省中医药研究院

河南省中医院

河南中医药大学第二附属医院

河南中医药大学第三附属医院

南昌市洪都中医院

南京市中医院

黑龙江省中医医院

湖北省妇幼保健院

湖北省中医院

湖南中医药大学第一附属医院

黄河科技学院附属医院

江苏省中西医结合医院

焦作市中医院

开封市第二中医院

开封市儿童医院

开封市光明医院

开封市中心医院

来宾市中医医院

兰州市西固区中医院

梨树县中医院

辽宁省肛肠医院

聊城市中医医院

洛阳市中医院

南京市溧水区中医院

南京中医药大学苏州附属医院

南阳市骨科医院

南阳张仲景健康养生研究院

南阳仲景书院

内蒙古医科大学

宁波市中医院

宁夏回族自治区中医医院暨中医研究院

宁夏医科大学附属银川市中医医院

平顶山市第二人民医院

平顶山市中医医院

钦州市中医医院

青海大学医学院

山西中医药大学

陕西省中医药研究院

陕西省中医医院

陕西中医药大学第二附属医院

上海市浦东新区光明中医医院

上海中医药大学附属岳阳中西医结合医院

上海中医药大学附属上海市中西医结合医院

上海中医药大学针灸推拿学院

深圳市中医院

沈阳市第二中医医院

苏州市中西医结合医院

天津市中医药研究院附属医院

天津武清泉达医院

天津医科大学总医院

田东县中医医院

温州市中西医结合医院

梧州市中医医院

武穴市中医医院

徐州市中医院

义乌市中医院

银川市中医医院

英山县人民医院

张家港市中医医院

长春中医药大学附属医院　　　　　郑州大学第一附属医院
浙江省中医药研究院基础研究所　　郑州市中医院
镇江市中医院　　　　　　　　　　中国疾病预防控制中心传染病预防控
郑州大学第二附属医院　　　　　　制所
郑州大学第三附属医院　　　　　　中国中医科学院针灸研究所

编委单位
（按首字拼音排序）

安阳市人民医院　　　　　　　　　滑县第三人民医院
鞍山市中医院　　　　　　　　　　焦作市儿童医院
白城中医院　　　　　　　　　　　焦作市妇女儿童医院
北海市人民医院　　　　　　　　　焦作市妇幼保健院
北京市海淀区医疗资源统筹服务中心　开封市妇幼保健院
重庆两江新区中医院　　　　　　　开封市苹果园卫生服务中心
重庆市江津区中医院　　　　　　　开封市中医肛肠病医院
东港市中医院　　　　　　　　　　林州市中医院
福建省立医院　　　　　　　　　　灵山县中医医院
福建中医药大学附属第三人民医院　隆安县中医医院
福建中医药大学附属人民医院　　　那坡县中医医院
福建中医药大学国医堂　　　　　　南乐县中医院
福建中医药大学中医学院　　　　　南乐益民医院
广西中医药大学第一附属医院仁爱分院　南乐中医肛肠医院
广西中医药大学附属国际壮医医院　南宁市武鸣区中医医院
贵州省第二人民医院　　　　　　　南阳名仁中医院
合浦县中医医院　　　　　　　　　南阳市中医院
河南科技大学第一附属医院　　　　宁夏回族自治区中医医院
河南省立眼科医院　　　　　　　　平顶山市第一人民医院
河南省眼科研究所　　　　　　　　平南县中医医院
河南省职业病医院　　　　　　　　濮阳市第五人民医院
河南医药健康技师学院　　　　　　濮阳市中医医院
鹤壁职业技术学院医学院　　　　　日照市中医医院
滑县中医院　　　　　　　　　　　融安县中医医院

三门峡市中医院　　　　　　　　邢台市中医院

厦门市中医院　　　　　　　　　兴安界首骨伤医院

陕西省中医药研究院　　　　　　兴化市人民医院

商水县中医院　　　　　　　　　沂源县中医医院

上海仁爱医院　　　　　　　　　长治市上党区中医院

石家庄市中医院　　　　　　　　昭通市中医医院

天门市中医医院　　　　　　　　郑州大学第五附属医院

尉氏县中医院　　　　　　　　　郑州市金水区总医院

温县中医院　　　　　　　　　　郑州澍青医学高等专科学校

温州市中医院　　　　　　　　　中国人民解放军陆军第 83 集团军医院

湘潭市中医医院　　　　　　　　中国中医科学院中医临床基础医学研究所

新乡市中医院　　　　　　　　　珠海市中西医结合医院

新乡医学院第三附属医院